# 老年疾病诊治与健康教育

主编　谢　琳　李重方　李　潇
　　　郝金翠　焦美凤　毕苗苗

U0194162

华龄出版社
HUALING PRESS

图书在版编目（CIP）数据

老年疾病诊治与健康教育/谢琳等主编. -- 北京：
华龄出版社，2024.4
ISBN 978-7-5169-2674-1

Ⅰ.①老… Ⅱ.①谢… Ⅲ.①老年病—诊疗 Ⅳ.
①R592

中国国家版本馆 CIP 数据核字（2024）第 013038 号

**责任编辑** 林欣雨     **责任印制** 李未圻

| | | | | | |
|---|---|---|---|---|---|
| **书 名** | 老年疾病诊治与健康教育 | | **作 者** | 谢琳 等 | |
| **出 版<br>发 行** | 华龄出版社 HUALING PRESS | | | | |
| **社 址** | 北京市东城区安定门外大街甲 57 号 | | **邮 编** | 100011 | |
| **发 行** | （010）58122255 | | **传 真** | （010）84049572 | |
| **承 印** | 运河（唐山）印务有限公司 | | | | |
| **版 次** | 2024 年 4 月第 1 版 | | **印 次** | 2024 年 4 月第 1 次印刷 | |
| **规 格** | 787mm×1092mm | | **开 本** | 1/16 | |
| **印 张** | 21.5 | | **字 数** | 500 千字 | |
| **书 号** | ISBN 978-7-5169-2674-1 | | | | |
| **定 价** | 79.00 元 | | | | |

# 本书编委会

**主　编**　谢　琳　李重方　李　潇　郝金翠　焦美凤　毕苗苗
**副主编**　谷　琦　孟　珂　杜　娜　于民善　王昭清　仵　芳
　　　　　刘会义　李　翠
**编　委**（按姓氏笔画为序）
　　　　　于民善　山东省军区济南第二离职干部休养所门诊部
　　　　　王昭清　山东第一医科大学附属消化病医院
　　　　　仵　芳　山东省军区济南第二离职干部休养所门诊部
　　　　　刘会义　济宁市养老服务指导中心
　　　　　毕苗苗　威海市中医院
　　　　　陈德莉　海军青岛特勤疗养中心
　　　　　杜　娜　新乡市中心医院
　　　　　李　潇　济南市优抚医院
　　　　　李重方　利津县中心医院
　　　　　李　翠　山东省军区威海离职干部休养所
　　　　　谷　琦　泰安市中心医院（青岛大学附属泰安市
　　　　　　　　　中心医院、泰山医养中心）
　　　　　孟　珂　新乡市中心医院
　　　　　郝金翠　庆云县人民医院
　　　　　焦美凤　潍坊市高密市姜庄镇卫生院
　　　　　谢　琳　河南省军区新乡第二离职干部休养所

# 前　言

　　目前，中国正处在人口老龄化加速发展的关键时期，充分重视人口老龄化高峰前各个阶段的人口问题、经济问题和社会问题，是落实和完善科学发展观，构建和谐社会的迫切需要。近年来，对老年疾病的防治及抗衰老的研究已成为社会的热门课题，发达国家也已将医学与保健的重点转移到老年疾病防治研究上，并取得了一定的进展。为了系统总结这些内容，我们集体编写了《老年疾病诊治与健康教育》一书，奉献给读者，以期对老年人的医疗保健有所帮助。

　　本书根据老年人的生理变化、临床特点，对内科、外科、妇科、肿瘤等系统常见疾病的病因、临床表现、诊断、治疗和健康教育进行了系统阐述。本书简明扼要、重点突出、全面实用、条理清晰，适合临床医护人员和老年人阅读。

　　由于时间紧迫、水平有限，在本书编写中，不妥之处在所难免，恳请同仁及读者不吝赐教和批评指正，以便不断修订完善。

编　者

2023 年 11 月

# 目 录

# 第一章 呼吸系统疾病

## 第一节 慢性阻塞性肺病

慢性阻塞性肺疾病（COPD）是一种气流受限不完全可逆、呈进行性发展的疾病。由于肺功能检查对确定气流受限有重要意义，因此，肺功能是诊断 COPD 的重要手段。在吸入支气管舒张剂后，$FEV_1$/用力肺活量（FVC）<70% 表明存在气流受限，并且不能完全逆转。

COPD 与慢性支气管炎、肺气肿有密切关系。慢性支气管炎、肺气肿发展到一定程度，出现不完全可逆的气道受阻时则诊断为 COPD；临床上，慢性支气管炎和肺气肿是导致 COPD 的常见疾病。另一方面，慢性咳嗽咳痰虽常先于气流受限存在许多年，然而不是所有此类患者都会进展为 COPD；少数 COPD 患者没有慢性咳嗽咳痰史。在我国，COPD 是导致慢性呼吸衰竭和慢性肺源性心脏病最常见的病因，约占 80%。是老年人的一种常见病。

### 一、病因

COPD 的确切病因尚不清楚，所有与慢支和肺气肿发生有关的因素都可能参与 COPD 的发病。已经发现的危险因素可以分为外因（即环境因素）与内因（即个体易患因素）两类。

（一）外因

1. 吸烟

吸烟是目前公认的 COPD 已知危险因素中最重要者。国外较多流行病学研究结果表明，与不吸烟人群相比，吸烟人群肺功能异常的发生率明显升高，出现呼吸道症状的人数明显增多，肺功能检查中反映气道是否有阻塞的核心指标第一秒用力呼气容积（$FEV_1$）的年下降幅度明显增快；而且，经过长期观察，目前已经明确吸烟量与 $FEV_1$ 的下降速率之间存在剂量—效应关系，即吸烟量越大，$FEV_1$ 下降越快。对于已经患有 COPD 者，吸烟的患者其病死率明显高于不吸烟的患者。在吸烟斗和吸雪茄的人群中 COPD 的发病率虽然比吸香烟的人群要低一些，但仍然显著高于不吸烟人群。国内研究结果与国外相似。一项十万人群的研究结果表明，COPD 患者中，其发病与吸烟有关者占 71.6%，虽然略低于国外 80% 左右的数据，但吸烟仍然是 COPD 发病最重要的危险因素。被动吸烟也可能导致呼吸道症状以及 COPD 的发生。实验室研究结果表明，吸烟可以从多个环节上促进 COPD 的发病，如能使支气管上皮纤毛变短，排列不规则，使纤毛运动发生障碍，降低气道局部的抵抗力；可以削弱肺泡吞噬细胞的吞噬功能；还可以引起支气管痉挛，增加气道阻力。尽管吸烟是引起 COPD 的最重要的环境因素，但是，并不是所有吸烟这都会发生 COPD。事实上，吸烟人群中只有一部分人最终发生 COPD，提示个体易患性在 COPD 的发病中具有十分重要的作用。

2. 吸入职业粉尘和化学物质

纵向研究资料证明，煤矿工人、开凿硬岩石的工人、隧道施工工人和水泥生产工人的 $FEV_1$ 年下降率因其职业粉尘接触而增大，粉尘接触严重的工人，其对肺功能的影响超过吸烟者。吸入烟尘、刺激性气体、某些颗粒性物质、棉尘和其他有机粉尘等也可以促进 COPD 的发病。动物实验也已经证明，矿物质粉尘、二氧化硫、煤尘等都可以在动物模型上引起与人类 COPD 相类似的病变。

3. 空气污染

长期生活在室外空气受到污染的区域可能是导致 COPD 发病的一个重要因素。对于已经患有 COPD 的患者，严重的城市空气污染可以使病情加重。室内空气污染在 COPD 发病中的作用颇受重视；国内已有流行病学研究资料表明，居室环境与 COPD 易患性之间存在联系。

4. 生物燃料

近年来，国内外研究证明，在厨房通风条件不好的情况下，使用木柴、农作物秸秆以及煤等生物燃料作为生活燃料，可以增加 COPD 的患病风险。

5. 呼吸道感染

对于已经罹患 COPD 者，呼吸道感染是导致疾病急性发作的一个重要因素，可以加聚病情进展。但是，感染是否可以直接导致 COPD 发病目前尚不清楚。

6. 社会经济地位

社会经济地位与 COPD 的发病之间具有密切关系，社会经济地位较低的人群发生 COPD 的概率较大，可能与室内和室外空气污染、居室拥挤、营养较差以及其他与社会经济地位较低相关联的因素有关。

（二）内因

尽管吸烟是已知的最重要的 COPD 发病危险因素，但在吸烟人群中只有一部分人发生 COPD，说明吸烟人群中 COPD 的易患性存在着明显的个体差异。导致这种差异的原因还不清楚，但已明确下列内因（即个体易患性）具有重要意义：

1. 遗传因素

流行病学研究结果提示 COPD 易患性与基因有关，但 COPD 肯定不是一种单基因疾病，其易患性涉及多个基因。目前唯一比较肯定的是不同程度的 α1 - 抗胰蛋白酶缺乏可以增加 COPD 的发病风险。其他如谷胱甘肽 S 转移酶基因、基质金属蛋白酶组织抑制物 - 2 基因、血红素氧合酶 - 1 基因、肿瘤坏死因子 - α 基因、白介素（IL）- 13 基因、IL - 10 基因等可能与 COPD 发病也有一定关系。

2. 气道高反应性

国内和国外的流行病学研究结果均表明，气道反应性增高者其 COPD 的发病率也明显增高，二者关系密切。

3. 肺脏发育、生长不良

在怀孕期、新生儿期、婴儿期或儿童期由各种原因导致肺脏发育或生长不良的个体在成人后容易罹患 COPD。

**二、发病机制**

（一）已有认识

COPD 的发病机制尚未完全明了。目前普遍认为 COPD 以气道、肺实质和肺血管的慢性炎症为特征，在肺的不同部位有肺泡巨噬细胞、T 淋巴细胞（尤其是 $CD_8^+$）和中性粒细胞增加，部分患者有嗜酸性粒细胞增多。激活的炎症细胞释放多种介质，包括白三烯 B4（LTB4）、白细胞介素 8（IL-8）、肿瘤坏死因子-α（TNF-α）和其他介质。这些介质能破坏肺的结构和（或）促进中性粒细胞炎症反应。除炎症外，肺部的蛋白酶和抗蛋白酶失衡、氧化与抗氧化失衡以及自主神经系统功能紊乱（如胆碱能神经受体分布异常）等也在 COPD 发病中起重要作用。吸入有害颗粒或气体可导致肺部炎症；吸烟能诱导炎症并直接损害肺脏；COPD 的各种危险因素都可产生类似的炎症过程，从而导致 COPD 的发生。

（二）发病机制新认识

T 细胞介导的炎症反应参与 COPD 和肺气肿的发生与发展过程，并与疾病的严重程度相关，提示免疫反应可能在其中起重要作用。

更有学者认为，COPD 是一种由吸烟引起的自身免疫性疾病。吸烟的 COPD 患者外周血中可检测到针对肺上皮细胞的 IgG 自身抗体。用弹力蛋白刺激吸烟的肺气肿患者外周血中 $CD_4^+$ T 细胞，这些细胞分泌 γ-干扰素和 IL-10 的含量与肺气肿严重程度呈正相关，同时可检测到针对弹力蛋白的抗体，吸烟诱导的肺气肿可能是针对弹力蛋白片段的自身免疫反应。

这些均表明在 COPD 的发病中，自身免疫反应是重要机制。最新研究显示，COPD 患者有显著增高的抗内皮细胞抗体（AECA），COPD 患者中 AECA 的表达明显升高，这些发现提示 COPD 患者中存在自身免疫反应成分并伴有内皮细胞损害。

**三、病理**

COPD 的病理改变主要表现为慢性支气管炎及阻塞性肺气肿的病理变化。

**四、病理生理**

气道阻塞和气流受限是 COPD 最重要的病理生理改变，引起阻塞性通气功能障碍。患者还有肺总量、残气容积和功能残气量增多等肺气肿的病理生理改变。大量泡壁的断裂导致肺泡毛细血管破坏，剩余的毛细血管受肺泡膨胀的挤压而退化，致使肺毛细血管大量减少，此时肺区虽有通气，但肺泡壁无血液灌流，导致生理无效腔气量增大；也有部分肺区虽有血液灌流，但肺泡通气不良，不能参与气体交换，导致血液分流。这些改变产生通气与血流比例失调，肺内气体交换效率明显下降。加之肺泡及毛细血管大量丧失，弥散面积减少，进一步使换气功能发生障碍。通气和换气功能障碍可引起缺氧和二氧化碳潴留，发生不同程度的低氧血症和高碳酸血症，最终出现呼吸衰竭，继发慢性肺源性心脏病。

**五、诊断**

**（一）病史**

多有长期吸烟史或较长期接触粉尘、烟雾、有害气体等。常有反复呼吸道感染史，冬季多发，病程较长。

**（二）临床表现**

**1. 症状**

（1）慢性咳嗽：通常是 COPD 的首发症状，初起咳嗽呈间歇性，晨起加重，以后早晚或整日均有咳嗽。但夜间咳嗽并不显著。有少数患者可无咳嗽症状而出现明显的气流受限。

（2）咳痰：黏液性痰，合并感染时有脓痰，痰量增多，任何形式的慢性咳痰均可提示 COPD。

（3）气短或呼吸困难：是 COPD 标志性症状，也是大多数患者就医的原因，也是引起生活自理能力下降及对疾病产生焦虑心理的主要原因，逐渐加重，随着时间的增加而呈持续性，以至日常活动甚至休息时也感气短，患者诉："呼吸费力"、"沉重"、"缺乏空气"或"憋气"。运动及呼吸道感染时症状加重。

（4）喘息和胸闷：是 COPD 非特异性症状。部分患者特别是重度患者有喘息，胸部紧闷感通常劳力后发生，与呼吸费力、肋间肌等容性收缩有关。

（5）全身性症状，晚期患者常体重下降，食欲减退、营养不良，外周肌肉萎缩和功能障碍、精神抑郁和（或）焦虑等，合并感染时可咳血痰或咯血。

**2. 体征**

早期 COPD 体征可不明显，随着病情的发展可出现桶状胸。

（1）视诊及触诊：胸廓形态异常、胸部过度膨胀，前后经增大、剑突下胸骨下角（腹上角）增宽及腹部膨隆等；常见呼吸变浅，频率增快，辅助呼吸肌，如斜角肌及胸锁乳突肌参加呼吸运动；触诊：语颤减弱或消失。重症可见胸腹矛盾运动；患者呼吸时常采用缩唇呼吸，以增加呼出气量；呼吸困难加重时，常采取前倾坐位；低氧血症者可出现黏膜及皮肤发绀，伴右心衰竭者可见下肢水肿、肝大。

（2）叩诊：肺叩诊过清音，肺肝浊音界下移，心浊音界缩小。

（3）听诊：两肺呼吸音减低，呼气延长，部分患者可闻及干、湿性啰音，剑突部心音较清晰响亮。

**（三）实验室及其他检查**

**1. 肺功能检查**

是判断气流受限的主要客观指标，对 COPD 诊断、严重程度评价、疾病进展状况、预后及治疗反应判断等都有重要意义。气流受限是以第一秒用力呼气容积占预计值百分比（$FEV_1$% 预计值）和第一秒用力呼气容积占用力肺活量百分比（$FEV_1/FVC$）的降低来确定的。$FEV_1/FVC$ 是 COPD 的一项敏感指标，可检出轻度气流受限。$FEV_1$% 预计值是中、重度气流受限的良好指标，它变异性小，易于操作，应作为 COPD 肺功能检查的基本项目。吸入支气管舒张剂后 $FEV_1 < 80$% 预计值，且 $FEV_1/FVC < 70$% 者，可确定为不能完全可逆的气流受限。

肺总量（TLC）、功能残气量（FRC）和残气容积（RV）增高，肺活量（VC）减低，RV/TLC 增高，均为阻塞性肺气肿的特征性变化。

2. 胸部 X 线检查

COPD 早期胸片可无异常变化。以后可出现慢支和肺气肿的影像学改变。虽然 X 线胸片改变对 COPD 诊断特异性不高，但作为确定肺部并发症及与其他肺疾病进行鉴别的一项重要检查，应该常规使用。CT 检查对有疑问病例的鉴别诊断有较高价值。

3. 血气分析

对确定发生低氧血症、高碳酸血症、酸碱平衡失调以及判断呼吸衰竭的类型有重要价值。

4. 其他

COPD 合并细菌感染时，血白细胞增高，核左移。痰培养可能检出病原菌，常见病原菌为肺炎链球菌、流感嗜血杆菌、卡他莫拉菌和肺炎克雷伯杆菌等。

（四）诊断及鉴别诊断

1. 全面采集病史进行评估

诊断 COPD 时，首先应全面采集病史，包括症状、既往史和系统回顾、接触史。症状包括慢性咳嗽、咳痰、气短。既往史和系统回顾应注意：出生时低体重、童年时期有无哮喘、变态反应性疾病、感染及其他呼吸道疾病史如结核病史；COPD 和呼吸系统疾病家族史；COPD 急性加重和住院治疗病史；有相同危险因素（吸烟）的其他疾病，如心脏、外周血管和神经系统疾病；不能解释的体重下降；其他非特异性症状，喘息、胸闷、胸痛和晨起头痛；要注意吸烟史（以包年计算）及职业、环境有害物质接触史等。

2. 诊断

COPD 的诊断应根据临床表现、危险因素接触史、体征及实验室检查等资料综合分析确定。考虑 COPD 的主要症状为慢性咳嗽、咳痰和（或）呼吸困难及危险因素接触史；存在不完全可逆性气流受限是诊断 COPD 的必备条件。肺功能测定指标是诊断 COPD 的金标准。用支气管舒张剂后 $FEV_1/FVC < 70$% 可确定为不完全可逆性气流受限。凡具有吸烟史及（或）环境职业污染接触史及（或）咳嗽、咳痰或呼吸困难史者均应进行肺功能检查。COPD 早期轻度气流受限时可有或无临床症状。胸部 X 线检查有助于确定肺过度充气的程度及与其他肺部疾病鉴别。

3. 鉴别诊断

COPD 应与支气管哮喘、支气管扩张症、充血性心力衰竭、肺结核等鉴别。与支气管哮喘的鉴别有时存在一定困难。

## 六、治疗

### (一) 目标和病情评估

COPD 是一种不可逆的慢性进展性疾病,其治疗目标为:①延缓病情进展;②控制症状;③减少并发症和急性加重;④增加活动能力,扩大活动范围;⑤解除心理情绪障碍。总之,尽可能延长患者生存时间,提高其生活质量。

### (二) 减少危险因素

戒烟是目前证明唯一行之有效的方法。戒烟后咳嗽咳痰减轻,因增龄引起的 $FEV_1$ 减退速度较非戒烟者缓慢。越早戒烟越好。大力进行戒烟宣传,提倡健康生活方式。另外,对于接触有害气体或粉尘者,应改善工作或生活环境,并注意预防呼吸道感染。

### (三) 稳定期治疗

慢阻肺稳定期治疗目的主要包括减缓病情进展,改善临床症状,预防病情加重,降低死亡率。戒烟和氧疗是目前减少死亡率唯一有效的干预措施。药物治疗可以预防和控制症状,减少症状急性加重的频率和严重程度,可提高患者的运动耐力和生存质量。根据慢阻肺的严重程度,逐步增加治疗;同时根据患者对治疗的反应,及时调整治疗方案。

1. 支气管扩张剂

①$\beta_2$ 受体激动剂:主要有沙丁胺醇和特布他林等,为短效定量雾化吸入剂,主要用于缓解呼吸困难,按需使用。尚可选用沙美特罗、福莫特罗等长效 $\beta_2$ 受体激动剂。老年人要谨慎使用高剂量,因其可能导致心动过速、低血钾。②抗胆碱能药:如异丙托溴铵气雾剂,起效较沙丁胺醇慢。长效抗胆碱药有噻托溴铵,选择性作用于 $M_1$、$M_3$ 受体,长期使用可以改善呼吸困难,提高运动耐力和生存质量,减少急性加重的频率。③茶碱类:如氨茶碱及其缓释或控释片。用药前要充分考虑患者年龄、性别和影响茶碱血浆浓度的药物因素,对于老年人、心力衰竭和肝肾功能不全等患者要减量使用,密切监测血药浓度。

2. 糖皮质激素

长期规律吸入激素适用于 $FEV_1$ 占预计值 <70% (Ⅲ级和Ⅳ级) 且有临床症状及反复加重的高风险患者。在老年慢阻肺患者中,吸入激素和 $\beta_2$ 受体激动剂联合制剂能改善症状和肺功能,提高生存质量,减少入院的复合风险。目前已有氟地卡松/沙美特罗、布地奈德/福莫特罗两种联合制剂。

3. 祛痰药

有利于气道引流通畅,改善通气功能,但效果不确切,仅对少数有黏痰的患者有效,如盐酸氨溴索、乙酰半胱氨酸、羧甲司坦等。

4. 长期家庭氧疗

可以提高患者生活质量和生存率,对血流动力学、运动能力和精神状态均会产生有益的影响。目前,长期家庭氧疗多运用在慢阻肺合并呼吸衰竭者 (Ⅳ级)。

5. 外科治疗

(1) 肺大疱切除术:在有指征的患者,术后可减轻患者呼吸困难的程度并使肺功能得到改善。术前胸部 CT 检查、动脉血气分析及全面评价呼吸功能对于决定是否手术是非常重要的。

（2）肺减容术：是通过切除部分肺组织，减少肺过度充气，改善呼吸肌做功，提高运动能力和健康状况，但不能延长患者的寿命。主要适用于上叶明显非均质肺气肿，康复训练后运动能力仍低的一部分患者，但其费用高，属于实验性姑息性外科的一种手术。不建议广泛应用。

（3）肺移植术：对于选择合适的 COPD 晚期患者，肺移植术可改善生活质量，改善肺功能，但技术要求高，花费大，很难推广应用。

总之，稳定期 COPD 的处理原则根据病情的严重程度不同，选择的治疗方法也有所不同。

（四）加重期治疗

COPD 常会出现急性加重，主要原因为气道感染（病毒、细菌），其他可以导致加重的继发性原因包括肺炎、肺栓塞、气胸、肋骨骨折/胸部创伤、不合理用药（镇静剂、麻醉剂、$\beta_2$ - 受体阻断剂）、心力衰竭或心律失常，应注意区别。加重的诊断和分级尚无统一标准，主要根据基础肺功能损害和现有症状程度，轻者气急加重，咳嗽和咳痰增加。重者可出现急性呼吸衰竭（或称慢性呼吸衰竭急性加重）。如果没有酸血症和呼吸衰竭，社区医疗服务和家庭护理条件良好，可先启用或增加支气管扩张剂吸入治疗及抗生素治疗，数小时如果症状改善，则可以继续在家庭治疗，如无效则当去医院。

COPD 急性加重病情严重者需住院治疗。OPD 急性加重到医院就诊或住院治疗的指征：①症状显著加剧，如突然出现的静息状况下呼吸困难；②出现新的体征或原有体征加重（如发绀、外周水肿）；③新近发生的心律失常；④有严重的伴随疾病；⑤初始治疗方案失败；⑥高龄 COPD 患者的急性加重；⑦诊断不明确；⑧院外治疗条件欠佳或治疗不力。

COPD 急性加重病情严重者需住院治疗。COPD 急性加重到医院就诊或住院治疗的指征：①症状显著加剧，如突然出现的静息状况下呼吸困难；②出现新的体征或原有体征加重（如发绀、外周水肿）；③新近发生的心律失常；④有严重的伴随疾病；⑤初始治疗方案失败；⑥高龄 COPD 患者的急性加重；⑦诊断不明确；⑧院外治疗条件欠佳或治疗不力。

COPD 急性加重收入重症监护治疗病房（ICU）的指征：①严重呼吸困难且对初始治疗反应不佳；②精神障碍，嗜睡，昏迷；③经氧疗和无创性正压通气（NIPPV）后，低氧血症（$PaO_2 < 50mmHg$）仍持续或呈进行性恶化，和（或）高碳酸血症（$PaCO_2 > 70mmHg$）无缓解甚至有恶化，和（或）严重呼吸性酸中毒（pH < 7.30）无缓解，甚至恶化。

应根据症状、血气、胸部 X 线片等评估病情的严重程度。

1. 控制性氧疗

氧疗是 COPD 加重期患者住院的基础治疗。给氧途径包括鼻导管或文丘里（Venturi）面罩。鼻导管给氧时，吸入的氧浓度与给氧流量有关，估算公式为吸入氧浓度（%）= 21 + 4 × 氧流量（L/min）。一般吸入氧浓度为 28% ~ 30%，吸入氧浓度过高时引起二氧化碳潴留的风险加大。氧疗 30 分钟后应复查动脉血气以确认氧合满意而未引起 $CO_2$ 潴留或酸中毒。

2. 抗生素

COPD 急性加重并有脓性痰是应用抗生素的指征。起初应根据患者所在地常见病原菌类型经验性地选用抗生素，如给予 β 内酰胺类/β 内酰胺酶抑制剂、大环内酯类或喹诺酮类。如果对最初选择的抗生素反应欠佳，应及时根据痰培养及抗生素敏感试验调整药物。长期应用广谱抗生素和激素者易继发真菌感染，宜采取预防和抗真菌措施。

3. 支气管舒张剂

COPD 急性加重期用短效 $β_2$ - 受体激动剂治疗。如效果不佳，可加用抗胆碱能药物（异丙托溴铵、噻托溴铵等）。严重 COPD 急性加重者，应静脉滴注茶碱类药物，但应注意茶碱类药物血药浓度的个体差异。

4. 糖皮质激素

COPD 急性加重期住院患者宜在应用支气管舒张剂基础上，口服或静脉滴注糖皮质激素，激素的剂量要权衡疗效及安全性，建议口服泼尼松 30 ~ 40mg/d，连续 7 ~ 10 日后逐渐减量停药。也可以静脉给予甲泼尼龙 40mg，每日 1 次，3 ~ 5 日后改为口服。延长给药时间不能增加疗效，反而会使不良反应增加。

5. 机械通气

可通过无创或有创方式给予机械通气，根据病情需要，可首选无创性机械通气。机械通气，无论是无创或有创方式都只是一种生命支持方式，在此条件下，通过药物治疗消除 COPD 加重的原因使急性呼吸衰竭得到逆转。进行机械通气患者应有动脉血气监测。

6. 合并心功能不全的治疗

COPD 合并心功能不全在老年人中并不少见，由于两者临床症状重叠，鉴别诊断困难。在临床实践中心脏超声检查（ultrasound cardiogram，UCG）被广泛用于心功能不全的诊断。不过 UCG，因为有很多客观和人为的因素影响诊断的准确性。

7. 其他治疗措施

注意纠正身体水、电解质失衡。补充营养，根据患者胃肠功能状况调节饮食，保证热量和蛋白质、维生素等营养素的摄入，必要时可以选用肠外营养治疗。积极排痰治疗，最有效的措施是保持机体有足够体液，使痰液变稀薄；其他措施如刺激咳嗽、叩击胸部、体位引流等方法，并可酌情选用祛痰药。积极处理伴随疾病（如冠心病、糖尿病等）及并发症（如休克、弥散性血管内凝血、上消化道出血、肾功能不全等）。

### 六、预后

COPD 是慢性进行性疾病，目前尚无法使其病变逆转；但积极采用综合性治疗措施可以延缓病变进展。$FEV_1$ 测定值对于判断预后意义较大。晚期常继发慢性肺源性心脏病。

### 七、健康教育

1. 重症患者应卧床休息，呼吸困难者取半卧位。保持室内空气流通、新鲜。冬季应有保暖设备，避免患者受凉感冒加重病情。

2. 给予营养丰富、易消化普通饮食，重症患者可给软饭或半流质饮食。

3. 重度缺氧并二氧化碳潴留的患者行低流量间歇给氧，避免持续或过量给氧。

4. 鼓励患者咳嗽、咳痰、嘱其变换体位，轻拍背部，尽量使痰排出，改善通气功能。

5. 做好口腔、皮肤和生活护理，记录出入量。

6. 观察痰的颜色、性状、黏稠度、气味及量的改变；观察呼吸困难、缺氧和二氧化碳潴留的表现。如呼吸困难是否合并有耳垂、口唇、四肢末端（甲床）发绀，如出现二氧化碳潴留除全身发绀外尚有头痛、心悸、精神不振、嗜睡等，发现上述情况及时通知医生。

7. 指导患者进行呼吸功能锻炼

（1）腹式呼吸：患者取立位（体弱者可取坐位或仰卧位），一手放于腹部，一手放于胸前，吸气时尽力挺腹，胸部不动，呼气时腹部内陷，尽量将气呼出，每分钟呼吸7～8次。如此反复训练，每次10～20分钟。

（2）缩唇呼吸：用鼻吸气用口呼气，呼气时口唇缩拢似口哨状，持续慢慢呼气，同时收缩腹部，吸气与呼气之比为1:2或1:3。

8. 预防慢性阻塞性肺疾病的关键在于避免发病的高危因素、急性加重的诱因和增强机体免疫力，主要包括：戒烟是最重要的干预措施，在疾病的任何阶段戒烟都有助于防止疾病的进展；控制职业暴露和环境污染，减少有害气体或颗粒的吸入；积极预防感染，定期注射流感疫苗和肺炎球菌多糖疫苗；保持心情舒畅，缓解焦虑、紧张、抑郁精神状态，积极配合治疗；对慢性支气管炎患者，应定期监测肺通气功能，尽早发现气流受限并采取相应的防治措施。

（杜娜）

# 第二节　老年人肺炎

肺炎是老年人群中的常见病、多发病，也是老年人死亡的重要原因。同济医科大学分析了1247例住院老年患者，发现死于呼吸系统疾病的占9.5%。北京医院的统计资料表明，80岁以上老年人肺炎为第1位死因，90岁以上死者中，有一半死于肺炎。其主要原因是因老年人免疫功能衰退和伴有其他慢性疾病。因此，重视老年人肺炎的防治对提高老年人生活质量有极其重要的意义。

## 一、病因和发病机制

肺炎可由细菌、病毒、支原体等引起。多为细菌性，或初为病毒性感染后并发细菌感染，且多为顽固耐药的"住院获得细菌"混合感染。近年来，由于抗生素的广泛应用，耐药菌株不断出现，致病病菌发生了很大变化。过去认为，毒力低的致病菌革兰阴性杆菌亦可以在老年患者中不断引起感染。目前，一些过去尚属罕见的新病原也相继出现，且有增长趋势，如军团菌、卡氏肺囊虫、巨细胞病毒等。近年来，肺霉菌的发病率逐渐上升。另外，病毒、支原体感染亦有上升。鉴别诊断中应考虑到它们的可能性。老年人随着年龄的增长，呼吸道局部抵抗力降低，呼吸肌无力，全身其他器官功能的减退，特别易将口、咽及上消化道的内容物吸入气管，致使病原体达到下呼吸道，滋生繁殖，引起肺泡毛细血管充血、水肿，肺泡内有纤维蛋白渗出和细菌浸润。

## 二、诊断

肺炎的表现多种多样，取决于感染的程度、病程、致病菌的类型。

### （一）病史

1. 近期有呼吸道感染。

2. 因与外界接触而生病（受凉淋雨等），有过度疲乏、醉酒、精神刺激、病毒感染史。

### （二）临床表现

典型的肺炎临床表现有高热、寒战、咳嗽，咳铁锈色痰和胸痛。病侧肺可有湿性啰音及其他实变体征。老年人机体反应能力下降，大多数患者症状不典型，起病多缓慢而隐袭，发热不显著或有中度不规则发热、很少畏寒及寒战，全身症状较重，乏力倦怠，食欲锐减。轻度咳嗽，痰多黏稠，咳出困难，量不大，很少发现铁锈色痰（肺炎球菌肺炎特征）或果酱样痰（克雷伯杆菌肺炎特征）。有些患者起始症状是嗜睡、意识障碍、末梢循环衰竭及休克。同济医科大学报道70例老年人休克，其中肺炎35例，占首位。此外，肺实变体征多不典型，常发现呼吸音减低，肺底部啰音。

### （三）实验室及其他检查

1. 血常规

约有50%患者的细胞总数不升高，但血沉加快，细胞核左移明显，50%病例有贫血，为感染的重要指征。

2. 痰液涂片

革兰染色后镜检，是简单确定病原菌的方法。

3. 痰培养

革兰阴性杆菌居多，且多混合生长为特点。据240例老年人肺炎中184例痰菌培养，15例培养出各类细菌和真菌，其中68例培养出混合细菌。

4. 血培养

有半数呈阳性，有时需反复培养才获阳性结果。

5. X线检查

肺炎球菌性肺炎常见大片均匀致密的阴影，有的则呈斑点状、小片状阴影。金黄色葡萄球菌肺炎，病变可呈小叶性、融合性肺段或肺叶实变。肺炎杆菌和绿脓杆菌肺炎均可呈小叶或大叶性病变，易形成空洞。部分老年患者肺部并无异常征象，阴影不典型，这与老年人肺净化功能减退，肺实质功能细胞减少，肺泡纤维增生，肺血流量减少，全身器官老化有关。

肺炎经治疗后无吸收或吸收后又在原部位重复出现者，可能为肺癌引起的阻塞性肺炎，应动态观察胸片，反复检查痰中有无癌细胞，尽早做纤维支气管镜检，以明确诊断。

### 三、治疗

肺炎多起病急骤，症状笃重，甚则危及生命，故临床当以急重病对待。抗生素应用是治疗细菌性肺炎的最主要环节。

（一）常规治疗

1. 抗生素治疗

在病情一经诊断，应立即给予敏感抗生素治疗。

（1）肺炎球菌肺炎：首选青霉素。青霉素 G，80 万 U，肌内注射，每日 2 次，疗程 7 ~ 10 日；重者静脉滴注，每日 240 万 ~ 480 万 U；合并脓胸等并发症，每日可用 1000 万 U 左右，疗程适当延长。红霉素为主要候补药物，罗红霉素（又名罗力保），150mg，口服，每 12 小时 1 次。

（2）金葡菌肺炎：苯唑西林 1 ~ 2g，每 4 小时一次，肌内注射或静脉滴注；氯唑西林每日 2 ~ 6g，分 2 ~ 4 次肌内注射或静脉滴注；头孢唑啉（先锋霉素Ⅴ）每日 4 ~ 6g，分 3 ~ 4 次肌内注射或静脉滴注；头孢噻吩每日 3 ~ 6g，分 3 ~ 4 次肌内注射或静脉滴注；红霉素每日 1 ~ 1.5g，分 4 次口服。

（3）革兰阴性杆菌肺炎：头孢唑啉每日 6 ~ 10g，加丁胺卡那霉素每日 0.4g，均分 2 次静脉滴注；头孢哌酮（先锋必）每日 4 ~ 6g 或头孢噻甲羧肟（复达欣）每日 2 ~ 4g，分 2 次加入少量液体中静脉滴注。

2. 抗病毒治疗

金刚烷胺 0.1g，每日 2 次，连服 3 ~ 5 日。三氮唑核苷（病毒唑）可按每 10mg/kg，口服或肌内注射；也可雾化吸入，每次 20 ~ 30mg（2 岁以上），溶于蒸馏水 30mL 内，雾化吸完为止，每日 2 次，连续 5 ~ 7 日。

3. 支持疗法

鼓励患者多饮水，每日 1 ~ 2L。进食易消化并含足够热量的饮食，必要时补充液体。做好护理，高热者可用冰袋冷敷或乙醇浴物理降温，一般不用退热剂，酌情使用止痛剂，缺氧者（$PaO_2 < 60mmHg$ 或有发绀）及时给氧。

（二）感染性休克的治疗

1. 一般治疗

立即进行抢救，平卧、吸氧、保暖，维持呼吸道通畅，行心电图监护。

2. 纠正休克

（1）补充血容量：补液量和速度应视病情和心肺功能而定，液体组成有生理盐水、平衡盐、葡萄糖盐水或低分子右旋糖酐溶液。低分子右旋糖酐 500 ~ 1000mL 静脉滴注，每日 1 次。伴有代谢性酸中毒时，予以 4% 碳酸氢钠 400 ~ 600mL 每日 1 次静脉滴注。老年患者注意肺部湿啰音与尿量变化，必要时可静脉注射毒毛旋花子苷 K0.125 ~ 0.25mg，对于感染性休克的患者纠正酸中毒是很重要的一项措施。

（2）血管活性药物的应用：在输液的同时，可加用诸如多巴胺、异丙肾上腺素、间羟胺（阿拉明）等血管活性药物以帮助恢复血压，保证重要器官的血液供应，使收缩压维持在 12～13.3kPa（90～100mmHg）。在补充血容量的情况下，亦可应用血管扩张药，以改善微循环。若合并心、肾衰竭，酌情予以正性肌力药或利尿药。

3. 积极控制感染

感染性休克可能与患者感染严重或抗生素用量不足、感染未得到有效控制有关。因此，须加大青霉素使用剂量，用量可达 1000 万 U/d，分 4 次静脉滴注，或根据痰液或血液细菌培养和药物敏感试验选用有效抗生素静脉滴注。必要时可选用高效、广谱抗生素，如先锋必 4～6g/d，或复达欣 2～3g/d，或头孢三嗪 1～2g/d 进行治疗，以尽快控制感染。合并厌氧菌感染时，可同时使用甲硝唑 250mL，静脉滴注，每日 1 次。

4. 糖皮质激素的应用

病情严重，全身中毒症状明显经上述处理血压仍不升，可于 24 小时内静脉滴注氢化可的松 100～200mg，休克纠正即停药。一般主张不超过 3 日。主要是根据微循环改善的情况而决定。纠正休克后，若尿量仍少于 30mL/h 者，应快速滴入 20% 甘露醇 250mL，或呋塞米 40mg 肌内注射。若仍无明显效果，则应按肾功能不全处理。应测定中心静脉压，如低于 6.7kPa（50mmHg）时应提高滴速，接近 13.3kPa（100mmHg）时则应减慢滴速。无条件测定中心静脉压时，则观察颈外静脉是否怒张，呼吸有无加剧，肺底水泡音有否增多，结合几方面的体征调整滴速。需要时可适当提高滴速，但应严防滴速过快而并发急性肺水肿。对严重休克者，可采取两组静脉同时输液，一组用以快速输入右旋糖酐加肾上腺皮质激素、抗生素等；一组用以滴注碳酸氢钠溶液及血管活性药物，当血压稳定后即将此组输液通道撤除，保留一组继续输液。

5. 纠正水、电解质和酸碱平衡紊乱

补液不宜过快，以免引起肺水肿。输血可改善血的氧含量，增加抗体和中和毒性，纠正血中钾、钠、氯的含量。必要时可予以呼吸兴奋剂。

6. 加强支持疗法

食物中以高糖、高维生素、高蛋白为主。不能口服者予以鼻饲，予以大量维生素 C 3～5g，每日 1 次，静脉滴注。

7. 预防心、肾功能不全

对于原有心脏病患者，应注意输液速度，避免因输液过快而诱发心衰。必要时，可给予毛花苷 C（西地兰）0.2～0.4mg，静脉注射。若患者经过补液，尿量仍 <400mL/24h 时，应考虑有肾功能不全的存在；如果患者收缩压 >12kPa（90mmHg），可给予 10～20mg 呋喃苯胺酸利尿，帮助代谢产物的排出；如果患者收缩压 < 12kPa（90mmHg），则应继续增加补液量。

**四、健康教育**

1. 卧床休息，多饮水，进食柔软易消化、高蛋白、高纤维素、高热量的流质或半流质饮食，给患者一个安静舒适的环境，保持室内空气湿润。口唇疱疹者，局部涂以 1% 甲紫或抗病毒软膏以防止继发感染。对于有发绀和呼吸困难者应半卧位，中流量吸氧。

2. 严密观察患者体温、脉搏、呼吸、血压等变化。尤其对老年体弱患者，应定时进行检查，这具有重要的临床意义。高热时给予物理降温，在头部、腋下与腹股沟等大血管处放置冰袋，或采用 32~36℃ 的温水擦浴也可采用 30%~50% 乙醇擦浴，降温后半小时测体温，注意降温效果并记录于体温单上。寒战时可增加盖被或用热水袋使全身保暖，并饮用较热开水。气急、发绀时应予以氧气吸入，同时给予半坐位。如发现患者面色苍白、烦躁不安、四肢厥冷、末梢发绀、脉搏细速、血压下降等，应考虑为休克型肺炎，应及时通知医生，按休克型肺炎进行处理。若发现患者体温下降后又复升，则应考虑是否有并发症出现，应立即通知医生，并协助做必要的处理。

3. 观察患者的咳嗽、咳痰、痰的颜色、性状、量、气味，并及时汇报异常改变。患者入院后应迅速留取痰标本送检痰涂片或细菌培养。鼓励患者进行有效的咳痰，如无力咳嗽或痰液黏稠时，应协助患者排痰，采取更换体位、叩背，按医嘱服用祛痰止咳剂、痰液黏稠给予蒸汽吸入或超声雾化吸入等，以稀释痰液，利于咳出。

4. 观察患者是否有胸痛、腹胀、烦躁不安、谵妄、失眠等症状。胸痛时可让患者向患侧卧位，疼痛剧烈时可用胶布固定，以减少胸廓活动，减轻疼痛，必要时应按医嘱服用止痛片。腹胀时可给予腹部热敷或肛管排气。烦躁不安、失眠时，可按医嘱给予水合氯醛口服或保留灌肠。

5. 观察药物的反应及不良反应。如应用青霉素要详细询问过敏史，即使皮试阴性，仍有可能发生过敏反应，应密切观察。注意二重感染及抗菌药物的毒性反应。

6. 休克型肺炎的监护

1）首先将患者安置在安静的抢救室内，有专人护理。患者取休克卧位，注意保暖，禁用热水袋，室内温、湿度应适宜。休克患者病情危急，应注意做好保护性医疗。

2）迅速建立两条静脉通路，一条快速滴注扩充血容量液体，可加入糖皮质激素及抗生素；另一条先滴注碳酸氢钠液，后再加入平衡液及血管活性药物。按输液顺序输入所需液体。在快速扩容过程中应注意观察脉率、呼吸次数、肺底啰音及出入量等，避免发生肺水肿。

3）氧气吸入。一般采用鼻导管法给氧，氧流量 2~4L/min。如患者发绀明显或发生抽搐时需加大吸氧浓度，达 4~6L/min。给氧前应注意清除呼吸道分泌物，保证呼吸道通畅，以达到有效吸氧。

4）按医嘱给予血管活性药物时，应根据血压调整滴数，切勿使药液漏出血管，以免发生局部组织坏死。

5）密切观察病情变化，持续心电及生命体征监测。

（1）神志状态：早期表现为精神紧张、烦躁不安等交感神经兴奋症状。当休克加重时，脑血流减少，患者表情淡漠、意识模糊、甚至昏迷。神志、意识反映感染性休克时体内血液重新分配，脑部血液灌注情况及脑组织缺氧程度。

（2）血压：早期血压下降，脉压差小，提示严重感染引起毛细血管通透性增加，周围循环阻力增加，心排血量减少，有效血容量不足，病情严重。

（3）脉搏的强度和频率：是观察休克症状的重要依据。脉搏快而弱随后出现血压下降，脉搏细弱不规则或不易触及，表示血容量不足或心力衰竭。

（4）呼吸：早期呼吸浅促，后期出现呼吸不规则，呼吸衰竭，因肺微循环灌注不足，肺表面活性物质减少，发生肺萎缩或肺不张而造成。

（5）体温：可为高热、过高热或体温不升，若高热骤降在常温以下示休克先兆。

（6）皮肤黏膜及温湿度：反映皮肤血液灌流情况，如面、唇、甲床苍白和四肢厥冷，表示血液灌注不足。

（7）出血倾向：皮肤黏膜出现出血点、紫癜或输血针头极易发生阻塞，表示有弥散性血管内凝血的可能。

（8）尿量：常出现少尿或无尿，常见肾缺血或肾小管坏死所致。必要时留置尿管导尿，准确测量。

（9）注意观察用药后的反应，观察用药后血压、脉搏、呼吸、尿量等变化，如发现血压上升、四肢温暖、尿量增多、面色红润，说明疗效好。

7. 肺炎是引发老年人各种严重并发症的重要诱因之一，也是导致老年人死亡的最常见原因之一。每年的冬春季节，应注意防寒保暖，保证充足的睡眠，适量运动，增强抵抗力。戒烟，避免吸入有害粉尘，保持室内通风换气。进食时细嚼慢咽，多进流质饮食，以免造成吸入性肺炎。对于长期卧床的老年人，宜勤翻身、拍背，鼓励患者咳嗽，促进痰液的排出。保持心情舒畅，适当多饮水。饮食上要选择高蛋白、高碳水化合物的低脂肪食物以及富含维生素 C、维生素 A 的蔬菜水果。目前，接种肺炎链球菌疫苗是预防老年人肺炎的有效方法。

（杜娜）

# 第三节　老年人肺结核

肺结核病是由结核分枝杆菌引起的肺部感染性疾病。长期以来，结核病认为是婴幼儿和青年人的多发病。近几十年来，由于抗结核药物的合理应用以及卡介苗普种等结核防治措施的加强，婴幼儿和青少年结核病的患病率和病死率下降十分显著，而老年人特别是老年男性患病率下降缓慢，死亡率随年龄增长而上升。据统计，我国 65～69 岁患肺结核率相当于青少年组的 2.3～36.9 倍，痰涂片阳性患病率相当于青年组的 1.9～7.5 倍。老年人肺结核多数临床症状不典型，有的虽患有活动性肺结核，排出大量结核菌，并不出现症状，仍随便接触周围人群，其传播危险性极大。老年人肺结核患者体质弱，免疫力低下，易合并其他疾病，病情较复杂，治疗效果差。因此，积极防治老年人肺结核病是保障人民身体健康的重要一环。

## 一、病因和发病机制

结核病的传播与流行有 3 个条件，即传染源、传染途径、易感人群。传染源是痰菌呈阳性的肺结核患者。结核菌在阴暗地方可以长期生存，繁殖力强，经飞沫、尘埃或空气进入呼吸道。老年人肺结核发病率高的主要原因：

1. 人口老龄化

人口老龄化是人类社会进步的标志，是世界人口发展的必然趋势。根据 WHO 规定：≥60 岁人口数占总人口数的比例超过 10%，≥65 岁人口数超过 7% 则称之为老年型国家或地区。许多工业化国家均已成为老年型国家。我国既是结核病高负担国家之一（病例数仅次于印度，居世界第二位，据2010 年全国流行病学抽样调查结果估算，当年全国 15 岁以上活动性肺结核患者约 502 万，其中传染性肺结核患者 133 万，涂阳肺结核即痰涂片抗酸杆菌阳性 65 万），也是耐多药结核病高负担国家之一（2007～2008 年全国耐药性基线调查结果显示我国每年新发耐多药肺结核患者 12 万，占全球 1/4）。结核病已成为重要的公共卫生和社会问题。WHO 已将其列为重点控制的传染病之一，我国也将肺结核列为乙类传染病。随着老年人口的增多、寿命的延长，各种老年病必然也随之增多，老年结核病构成比也呈逐渐增高的趋势。

2. 免疫衰老

免疫衰退是指与年龄相关的免疫器官逐渐萎缩和免疫功能的衰退，免疫衰老是老龄化过程中的病理生理变化。老年人免疫系统常发生如下的改变：循环淋巴细胞数减少、主要是 T 淋巴细胞减少约 15%，淋巴细胞膜上的 IL－2R 减少、由于对抗原刺激后淋巴细胞增殖降低而导致三磷酸腺苷水平降低等。机体的抗结核免疫细胞水平启动的 B 淋巴细胞生成包括新生初始 B 细胞及免疫记忆 B 细胞的生成及功能均是随着年龄增长而逐渐降低。

3. 伴发各种慢性疾病

老年人常伴有各种慢性病。已证明糖尿病、慢性营养不良、胃切除术后、酗酒、恶性肿瘤等均易引起免疫功能降低而有利于结核病发病。尤其值得关注的是全球糖尿病呈增长趋势，IDF 报告，2010 年全球糖尿病患者为 2.85 亿人，估计 2030 年将可能达到 4.40 亿人。糖尿病患者是结核病的易感人群，其肺结核患病率高于非糖尿病组的 2～3 倍。Kim 等在韩国进行了 1988～1990 年的纵向观察，其结果为糖尿病、患者的结核病估计年发病率为 1061/10 万，而非糖尿病对照组则为 306/10 万，糖尿病患者发生各型肺结核及细菌学确定的肺结核的相对危险度（relative risks，RR）各为 3.47 及 5.15。而 2 型糖尿病患病率正是随着年龄增长而增高的，Walker 等分析了 2005 年英国不同年龄、性别与人种的糖尿病患病率及对肺结核的影响发现：不论性别、人种，＞65 岁的糖尿病患病率均显著高于其他各年龄组，在 2005 年 3461 例新发肺结核患者中 384 例归因于糖尿病，因此，糖尿病患病率增高也是老年结核病增多的原因之一。

4. 其他

由于老年人不健康的精神心理状态，有限的经济条件，社会、家庭的关怀不够，主客观原因导致的就诊不及时，医疗设施及服务的不完善、不到位，以及医务人员对老年结核病的认识不足等诸多原因，也可能是老年结核病疫情下降缓慢的重要因素。此外，老年结核病不仅包括内源性复燃及（或）外源性再染机制发病的初发肺结核，还包括复发以及反复发作迁延不愈的复治和慢性结核病，这也可能造成老年结核病构成比增多的因素。

结核病的基本病理改变有以下 3 种表现：其一，渗出性病变：在病变初期，即病情进展及人体免疫力低下时，结核菌引起的肺血管充血、组织水肿、细胞浸润，即结核性炎症。此种病变为可逆性，可以完全吸收，也可变为增生性病变。其二，增生性病变：主要表现为结核结节和结核性肉芽肿的形成，其中有上皮样细胞和朗罕氏细胞的形成。这对结核病的诊断是具有特异性的。其三，变质性病变：病变发生凝固性坏死，也称干酪性坏死。在坏死不很完全的区域中，有大量的结核菌，而已坏死的区域结核菌减少或消失。在机体抵抗力低落的情况下，结核病易浸润发展，并按一定途径在体内播散、肺内支气管播散、淋巴管播散、血行播散和消化道播散，从而引起相应组织器官的结核病。根据 1987 年全国结核病防治工作会议，我国结核病可分为原发型肺结核、血行播散型肺结核、浸润型肺结核、慢性纤维空洞型肺结核、结核性胸膜炎。老年人肺结核多为浸润型及血行播散型肺结核。

## 二、诊断

### （一）病史

询问有无与结核患者密切接触的情况，如同室工作、共同进餐等；工作环境和家庭生活环境；有无麻疹、糖尿病、尘肺、艾滋病、慢性疾病营养不良或使用糖皮质激素、免疫抑制剂等减低人体免疫功能的状况；以及对结核病知识了解的程度等。

### （二）临床表现

**1. 症状**

早期或轻度肺结核可无症状。典型肺结核起病缓，病程经过较长，有低热、乏力、食欲不振、咳嗽、少量咯血。

（1）全身中毒症状：表现为午后低热、盗汗乏力、食欲减退、体重减轻。一般不伴畏寒，多有全身不适。在血行播散时可有高热，妇女可有月经失调或闭经。

（2）呼吸系统症状：常见症状有：①咳嗽、咳痰。常为干咳或少量黏液性痰，伴继发感染时可有大量脓痰，支气管内膜结核咳嗽剧烈呈呛咳；②咯血。约半数患者有不同程度咯血，炎性病灶毛细血管通透性增高，引起痰中带血；小血管损伤可有中等量咯血；空洞壁动脉瘤破裂可发生大量咯血；有时钙化的结核病灶因硬结机械性损伤血管，或因结核性支气管扩张而咯血；③胸痛。病变累及壁层胸壁时，相应胸壁有刺痛，一般并不剧烈，部位固定，随呼吸和咳嗽而加重；④呼吸困难。病变范围广泛，肺功能减退，可出现呼吸困难；并发气胸或大量胸腔积液，则有急骤出现的呼吸困难。

**2. 体征**

肺结核患者多呈无力型，营养不良；重症者可出现呼吸困难，多为混合型呼吸困难，可伴有发绀；高热者呈热病容。大部分患者呈扁平胸，当病灶小或位于肺组织深部，多无异常体征。若病变范围较大，患侧胸部呼吸运动减弱，叩诊呈浊音，听诊有时呼吸音减低，或为支气管肺泡呼吸音。因肺结核好发生在上叶的尖后段和下叶背段，故锁骨上下、肩胛间区叩诊略浊，咳嗽后闻及湿啰音，对诊断有参考意义。当肺部病变发生广泛纤维化或胸膜增厚粘连时，则患侧胸廓下陷，肋间隙变窄，气管移向患侧，叩浊，而对侧可有代偿性肺气肿征。

3. 并发症

自发性气胸、脓气胸、支气管扩张、肺心病。结核菌随血液播散可并发脑膜、心包、泌尿生殖系统或骨结核。

4. 老年肺结核

临床表现除有上述共同特点外，应注意 4 点。

（1）首发症状：一般认为，老年肺结核发病隐袭、病程缓慢，症状常不典型。据统计，老年肺结核以咳嗽、咯血、发热、呼吸困难和食欲不振五项之一作为首发症状者占 81.8%，其中咳嗽为第 1 位，占 39.1%。

（2）常见症状：据我国一组 797 例 60 岁以上老年肺结核分析。常见症状顺序为：咳嗽、咯血、胸痛、气急与发热，即呼吸道症状较明显。

（3）合症非结核性疾病比例高：老年肺结核往往合并有慢性阻塞性肺病、糖尿病等，这些疾病的临床表现往往掩盖了肺结核的临床症状，值得注意。肺结核合并被控制的糖尿病者，结核病灶进展迅速，易有干酪性坏死及支气管扩散。

（4）老年人血行播散型肺结核发生率有增高趋势：老年人发病多隐袭，因累及各系统而发生各种非特异的症状和体征，误诊率较高。胸片有典型改变者占 1/3 ~ 2/3，结核菌素试验可为阴性。

（三）实验室及其他检查

1. X 线检查

老年人肺结核早期可以没有任何症状，因此，定期胸部 X 线检查，仍是发现肺结核病的重要手段之一。肺结核病病变的基本 X 线影像：渗出性病变：呈片絮状，中心较浓密，周边较淡，边缘模糊，可互相融合。干酪样病变：密度较高、均匀，边缘清晰，结节状或球形病灶。增生型病变：斑片状密度较高，病灶边缘清晰。纤维化与钙化：纤维化病灶指密度较高的不规则的索条状阴影。病灶钙化是愈合的表现，为密度较高的点状或块状，边缘锐利，似骨或类金属阴影。结核性空洞：按洞壁的性质和周围组织状态，有侵蚀性空洞、薄壁空洞、干酪空洞和纤维空洞等。因肺结核病程长，病变复杂的阴影可在同一患者的胸片中见到以上多种表现。

2. 痰结核菌检查

痰中查结核杆菌仍是最简单、最直接诊断肺结核病的方法，因此对原有呼吸道症状咳痰的患者，当病情发生改变或按原有疾病治疗效果不显著者，需警惕同时合并有肺结核病，查痰抗酸杆菌也是最好进行鉴别诊断的方法。但老年人肺结核的痰菌阳性率较低。

3. 结核菌素试验

传统的旧结核菌素（OT）试验虽是常用的辅助诊断手段之一，但老年人对结核菌素的敏感性下降，约 15% 老年活动性肺结核患者对结核菌素试验呈阴性反应。有时 OT 试验对鉴别诊断有一定帮助。

4. CT 检查

胸部 CT 可显示普通 X 线胸片上见不到的或轮廓不清的各种病灶，并能显示纵隔、肺门淋巴结的情况，对病灶及其周围组织、大血管的关系有较好的显示。但 CT 对肺结核病变定性鉴别上，不如 X 线检查。

5. 支气管镜检查

对支气管结核和肺结核的鉴别诊断有一定的价值。

6. 血象、血沉

轻者血常规无显著变化，重者可有继发性贫血，白细胞总数可以增多，核左移，大单核细胞数增加，淋巴细胞相对地减少。血沉增速，病变好转后可趋正常。但血沉变化无助结核病的诊断。

（四）诊断与鉴别诊断

1. 诊断

肺结核分为四型，Ⅰ型：原发性肺结核；Ⅱ型：血行播散型肺结核；Ⅲ型：继发型肺结核，其中包含有浸润型肺结核、慢性纤维空洞型肺结核和干酪样肺炎等；Ⅳ型：结核性胸膜炎。

老年肺结核虽常无自觉症状，无特异症状及体征，仍应详细询问病史，有无结核患者密切接触史、肺结核及肺外结核病史，有无诊断、治疗史，询问有无糖尿病和使用免疫抑制剂情况，以提供诊断线索。如出现咳嗽、咳痰 2 周以上不缓解或在原呼吸道疾病症状加重超过 2 周均应常规做 X 线检查，及时做痰涂片找抗酸杆菌以及血清学分子生物学，肺 CT 等，必要时做纤维支气管镜行病理学、细胞学、酶学等各方面检查。对高度疑诊的患者可先行抗结核药物治疗性诊断。

2. 鉴别诊断

由于老年人合并症较多，有报道老年人肺结核的误诊率为 6.7% ～49.6%，甚至有的尸检后才能确诊。误诊的病种有慢性支气管炎、肺气肿、支气管扩张症、感冒、肺炎、肺脓肿、肺癌、伤寒、败血症、纵隔淋巴瘤、结节病等。因而临床要提高对老年人肺结核的认识，注意同以上疾病鉴别。

### 三、治疗

合理的化学疗法是消灭传染源、防止复发，从而控制结核病流行的根本措施。关于初、复治化疗方案，早已推广使用，并日趋完善。但是，由于老年肺结核患者的机体免疫功能随增龄而下降，其合并症均较成年人多，所以化学疗法的效果较差。但研究也表明，老年人肺结核病如治疗得当，可完全获得与青年人一样好的效果，获得好的预后。

1. 初治病例

痰菌阴性，病变轻微，无空洞者，可单用异烟肼 100mg，口服，每日 3 次。痰菌阳性或疑有空洞，可联合应用两药治疗。先以链霉素 0.75g，肌内注射，每日 1 次与异烟肼 100mg，口服，每日 3 次，合用 3 个月后，链霉素改为 0.75mg，肌内注射，每周 2 次；或改为异烟肼与对氨水杨酸 2.0 ～3.0g，口服，每日 4 次，合用半年，其后以异烟肼巩固治疗。重症者如急性血行播散性肺结核或干酪性肺炎，可联合三药治疗。如链霉素、异烟肼、对氨水杨酸；利福平 0.45 ～0.6g，口服，每日 1 次，乙胺丁醇 0.2 ～0.3g，口服，每日 3 次，异烟肼；链霉素、异烟肼、利福平等。疗程视病情而定，一般 1 ～2 年，若联合使用两种或三种杀菌药或和一种杀菌药和两种抑菌药，则疗程可缩短至9个月。不可症状消失后，立即停止使用抗结核药，以致疗程不足，病情反复。

2. 复治病例

复治老年患者以往曾正规或不正规进行过治疗，但每个患者用药时间长短不一，化疗次数、药物配伍和剂量不同，以及有无耐药性的产生等，情况较为复杂。治疗原则是：对已接受系统化疗或完成化疗者，复发时仍可按初治方案用药；有条件地区，可按药敏试验选用敏感药，或采用未曾用过的药物两药或三药联合治疗；对于病变广泛、有空洞、痰菌阳性、呼吸功能不全、反复恶化的复治患者，化疗效果多属不佳，需根据具体情况考虑用药。可以异烟肼加2～3种第二线药物联合使用。

通过十余年来的研究，已有许多新药用于临床，为老年肺结核患者治疗创造了有利的条件。

利福定：此药虽与利福平（RFP）有交叉耐药性，而杀菌作用较强，剂量只需RFP的一半，对动物肝脏与血液的毒性反应较RFP小。

利福喷丁（RPE）。全国利福喷丁临床协作研究证明，每周只需服药一次（顿服500～600mg）。用于治疗肺结核初、复治患者，疗程（9个月）结束时痰菌阴转率、病变有效率和空洞关闭率与REP每日连用组相比疗效一致。

利福布丁（RBU）。为利福霉素的螺哌啶衍生物。最大特点是对耐RFP菌的作用，对结核菌和MAC有较高活性。不足之处是口服吸收不完全，血清峰值浓度低。目前已在临床试用。

氟嗪酸（OFX）：该药在日本试用于耐多种抗结核药的慢性空洞型肺结核，用量每日0.3～0.6g（分1～3次），并取得肯定疗效，且无严重不良反应。目前，我国对耐药结核菌感染亦在试用OFX。

环丙氟哌酸（CFX）：本品对结核菌的MIC稍优于氟嗪酸，两者均有高度杀结核菌活性，口服剂量为每次250mg，每日2次。

斯巴沙星：本品对结核杆菌的MIC为0.1mg/L，优于OFX数倍，在小鼠体内的抗结核活性比OFX强6～8倍。其剂量50～100mg/kg，相当于异烟肼25mg/kg，毒性亦小，专家们认为它是第一个像异烟肼那样能防止小鼠结核菌感染的喹诺酮类药物。目前正在进一步临床试验。

结核病的症状多种多样，除用抗痨药物治疗，改善患者营养状况外，及时治疗全身的和局部的症状是康复的重要环节。有明显毒性症状或有咯血等并发症时，须卧床休息。咯血较多时，应取患侧卧位并用安络血、6-氨基己酸、对羧基苄胺等止血剂或中药参三七粉、云南白药等。也可用脑神经垂体素5～10U加入50%葡萄糖溶液40mL内，缓慢静推或加入5%葡萄糖溶液500mL内静脉滴注。高血压、冠心病忌用。发热患者一般抗结核药物治疗并适当休息可逐渐恢复。高热时可在抗结核药物治疗基础上用肾上腺皮质激素。如呼吸道继发感染，须选用抗生素治疗。刺激性咳嗽，可用镇咳药；咳必清25mg，每日3次，痰液黏稠不易咳出时，可用祛痰剂或用雾化吸入等。

3. 手术治疗

包括肺叶切除和全肺切除，现已减少采用。要注意严格选择适应证。

### 四、健康教育

1. 开放性结核应住单人病室，如条件受限，可把病种相同的患者安置一室。患者出去应带口罩，洗脸用具、食具等一切用具均应单独应用，并定期消毒。严格探视制度，避免交叉感染。

2. 危重、高热、咯血或大量胸腔积液的患者应卧床休息，病情稳定后可逐渐活动。病室应保持安静、清洁、阳光充足、空气流通。

3. 给予高蛋白、高热量、多维生素易消化饮食，如牛奶、鸡蛋、豆腐、鱼肉、新鲜蔬菜、水果等。

盗汗者应鼓励多饮水，常洗澡或擦澡，并及时更换床单及内衣。

4. 室内保持一定湿度，避免尘埃飞扬引起的刺激咳嗽。室内可用紫外线照射消毒，每日或隔日 1 次，每次 2 小时。用过的被服应在烈日下暴晒 4 ~ 8 小时。

5. 按时测量体温、脉搏、呼吸与血压。入院后连续留 24 小时痰浓缩查结核菌 3 次；遵医嘱应用抗结核药物，应掌握给药原则、用量和方法；因持续咯血静脉滴注或推注神经垂体素时，速度不宜过快；反复咯血药物不能奏效需行人工气腹时，应做好术前准备、术中配合、术后观察不良反应；需行支气管镜窥视时，应向患者解释手术方法和目的，鼓励患者密切配合。

6. 密切观察患者咯血的量、性质，尤应注意是否有喉部发痒、胸闷、咳嗽等咯血先兆，以便及早进行处理。咯血患者应安静休息，护士要给患者进行耐心解释，消除其紧张情绪，必要时可用少量镇静剂、止咳剂。有时小量咯血经以上处理，往往能自行停止。大咯血时护士应陪伴患者，动作要迅速而保持镇静，以消除患者恐惧心理；嘱患者少翻身，取患侧卧位，以免波及健侧；保持呼吸道通畅，指导患者轻轻将血咯出，同时可按医嘱应用垂体后叶素、安络血等止血剂。在大咯血时，应注意患者是否有窒息先兆及窒息，当出现胸闷、气促、咯血不畅、情绪紧张、面色灰暗、喉部有痰鸣音等窒息先兆表现时，应立即用导管吸出血块。在患者咯血时，若突然咯血不畅，有血块，或咯血突然中止，出现胸闷、呼吸困难、发绀严重、表情恐惧、张口瞪目、大汗淋漓、两手乱抓、抽搐等，提示呼吸道窒息，应立即抱起患者双腿呈倒立位，轻轻叩打背部，以使呼吸道内血块排出，并尽快挖出或吸出口、鼻、咽、喉部的血块，然后迅速通知医生进行相应处理，如作气管插管或气管切开，以解除呼吸道阻塞。

7. 观察药物不良反应，抗结核药物治疗的疗程长，易发生药物不良反应，如听神经损害属不可逆转，更应仔细观察。异烟肼可引起周围神经炎及皮疹，对氨水杨酸可引起胃肠不适及肝损害，乙胺丁醇可引起感觉异常，视力障碍等。一旦发现以上情况，应及时与医生联系，及早停药。

8. 对症护理

（1）发热：体温高于 38.5℃者，应多休息、多饮水，并给予物理降温，必要时给予小剂量解热镇痛药治疗。重症高热可遵照医嘱进行强效抗结核药物治疗，并按高热护理。

（2）盗汗：及时擦干以免着凉、需更换衣服、被单，湿水擦浴，使患者感觉舒适。

（3）咳嗽：指导患者进行有效咳嗽，适当给予止咳祛痰剂如棕色合剂、盐酸溴环己胺醇（沐舒坦）等，必要时辅以雾化吸入，湿化气道，达到稀释痰液的作用。

（4）胸痛：患侧卧位，必要时给予止痛药以减轻疼痛。渗出性胸膜炎积液较多时，应及早抽液，以减轻压迫症状。

9. 康复

（1）加强对老年人群保健的关注，提高身体素质和防御能力，改善社区医疗服务，方便老年人及时就医。

（2）鉴于老年肺结核的发病机制以内源性复燃为主，肺部，有陈旧病变者宜动态观察，有可疑症状者宜进一步检查。我国为结核病高疫情国家，还应注意有外源性再感染的可能；尤其有活动性肺结核的接触史者。

（3）具有糖尿病等易感因素的高危人群，需定期胸部 X 线检查以便及时发现。

（4）加强结核病防治机构与综合医院的协作与交流，防止具有可疑症状，初诊于综合医院门诊患者的可能漏诊。

（5）坚持早期、联合、规律、全程、适量的抗结核治疗原则，减少、防止耐药结核病的产生。

（6）一般说，化学预防治疗不适用于老年人，需权衡化学预防治疗降低发病率效果的"利"和可能发生不良反应的"弊"，必要时，可酌情予以异烟肼或异烟肼、利福喷丁的预防治疗，但需密切观察可能发生的不良反应以便及时处置。

（杜娜）

# 第四节　慢性肺源性心脏病

慢性肺源性心脏病（简称肺心病），为肺组织、胸廓或肺动脉的慢性病变致肺循环阻力增加，引起右心室肥厚，最终发展成右心功能代偿不全及呼吸衰竭的一种心脏病。本病在我国比较常见，是老年人的一种常见多发病。肺心病的病死率随着年龄的增长而增加，40 岁以上病死率上升较为明显，60 岁以上就更为突出。老年肺心病的临床特点是心衰及心律失常发生率高，容易发生酸碱失衡和水、电解质紊乱，容易出现精神症状，伴发高血压、冠心病者多见等。因此，肺心病是一种严重威胁老年人生命的一种疾病，是老年医学研究的重要课题。

## 一、病因和发病机制

导致慢性肺心病的病因多种多样，按原发病发生的部位可分为慢性支气管、肺疾病，胸廓运动障碍性疾病，肺血管疾病及其他。

1. 慢性支气管、肺疾病

原发于支气管，如慢性支气管炎、慢性阻塞性肺疾病、晚期哮喘等，其中由慢性阻塞性肺疾病导致的肺心病约占 80% 以上，其次可发生于肺实质或间质，如重症肺结核、尘肺、间质性肺病引起的肺部病变等。

2. 胸廓运动障碍性疾病

如广泛性胸膜肥厚粘连、胸廓畸形、类风湿性脊柱炎等引起胸廓活动受限，大量胸腔积液、气胸致使肺受压等引起肺泡通气不足。此外，由于呼吸中枢的神经兴奋性降低或神经肌肉的传递功能障碍，致使呼吸运动减弱，导致肺泡通气不足，继而发生肺循环高压，引起肺心病。

3. 肺血管病变

广泛或反复发生的多发性肺小动脉栓塞及肺小动脉炎、结节性多动脉炎、特发性肺动脉高压等均可引起血管内膜增厚，管腔狭窄、阻塞或血管扩张度降低，从而发生肺动脉高压、右心负荷加重，并发展为慢性肺心病。

4. 其他

睡眠呼吸暂停综合征、先天性口咽畸形等亦可产生低氧血症，使肺血管收缩反应性增高，发展为肺心病。

肺心病可造成患者呼吸系统功能和结构的改变，导致——系列体液因子和肺血管的变化，使肺血管的阻力增加，肺动脉血管的结构重塑，产生肺动脉高压。早期肺动脉高压为功能性的，经治疗可缓解，随着病情的不断进展，肺动脉高压发展为持续性，在此基础上右心负荷加重，再加上其他因素的共同作用，最终引起右心室扩大、肥厚，甚至发生右心功能衰竭。

## 二、诊断

### （一）病史

有慢性支气管炎、肺气肿及其他引起肺结构或功能损害而导致右心室肥大的疾病。

### （二）临床表现

1. 肺、心功能代偿期

本期主要为慢支、肺气肿的表现。慢性咳嗽、咳痰、喘息、劳累时胸闷、心悸、气急，冬季加重，常发生呼吸道感染。肺气肿阳性体征；心音遥远，但肺动脉瓣区可有第二心音亢进，提示有肺动脉高压；三尖瓣区出现收缩期杂音或剑突下示心脏搏动，提示有右心室肥大；颈静脉充盈，肝在肋缘下可触及，无压痛；营养不良。

2. 肺、心功能失代偿期

本期可见胸闷、乏力、呼吸困难、呼吸频率加快、发绀，重者头痛、失眠、神志恍惚、张口呼吸、大汗淋漓、谵妄、抽搐甚至昏迷等呼吸衰竭症状；也可见气急、心悸、厌食、呕吐、上腹胀满、面及下肢水肿等右心衰竭症状。体征可见球结膜充血水肿、眼底视网膜血管扩张和视盘水肿等颅内压增高表现。腱反射减弱或消失。皮肤潮红多汗，颈静脉怒张，肝肿大且压痛，肝颈静脉回流征阳性，腹腔积液及下肢肿胀。血压早期升高，晚期下降。心率增快或心律失常，三尖瓣区闻及收缩期吹风样杂音，严重者出现舒张期奔马律及第三心音、第四心音。肺动脉瓣第二心音亢进。

### （三）并发症

1. 常见并发症

（1）肺性脑病：肺心病急性期感染加重，出现呼吸功能衰竭所致缺氧、二氧化碳潴留而引起精神障碍、神经系统症状的一种综合征，是肺心病死亡的首要原因，应积极防治。早期可表现为头痛、烦躁不安、恶心、呕吐、视力下降、判断力减退等；后期可出现神志恍惚、癫痫样发作、谵妄，严重者可出现昏睡甚至昏迷。

（2）心律失常：是肺心病常见并发症，多表现为房性期前收缩及阵发性室上性心动过速，其中以紊乱性房性心动过速最具特征性，也可有心房扑动及心房颤动。少数病例由于急性严重心肌缺氧，可出现心室颤动以至心搏骤停。

（3）水、电解质代谢紊乱：肺心病急性发作期，因缺氧和二氧化碳潴留、心力衰竭、Ⅱ型呼吸衰竭以及肺心病晚期合并多器官功能损害等，可发生各种不同类型的酸碱平衡失调及发生水电解质紊乱，如水钠潴留、呼吸性酸中毒、呼吸性碱中毒合并代谢性酸中毒等。

（4）上消化道出血：肺心病晚期严重并发症，主要是由于缺氧和高碳酸血症引起胃黏膜屏障损害；其次肺心病患者长期处于慢性应激状态；此外使用肾上腺皮质激素等药物治疗时，在胃黏膜屏障减弱的基础上使胃黏膜损伤，导致出血。

（5）弥散性血管内凝血（DIC）：因肺心病患者长期缺氧导致血液黏稠度升高，血流缓慢；急性发作期感染损伤血管内皮，激活凝血因子；低血压、休克使内脏灌注不足导致缺氧，造成酸中毒，有利于血管内微血栓形成。

（6）休克：慢性肺心病并发休克不多见，一旦发生，预后不良。

2. 老年 COPD 易出现的并发症

老年人慢性肺心病具有病程长、起病隐匿、临床表现不典型等特点，除以上常见并发症外，还易发生自发性气胸、肺叶段性肺炎、支气管肺癌、肺栓塞和肺梗死、肺结核、冠心病等并发症，但常误诊为原发病急性加重，临床中应注意鉴别。

（四）实验室及其他检查

1. 血液检查

可见红细胞、血红蛋白升高，电解质及酸碱失衡，部分患者可见肝肾功能异常。凝血功能检查有助于了解有无高凝状态。血流动力学检查可了解红细胞变形性等变化。

2. X 线检查

除有胸、肺基础疾病及急性感染表现外，尚有肺动脉高压及右心室肥大。

X 线诊断标准如下：①右下肺动脉干≥15mm，或其横径与气管横径之比值≥1.07或经动态观察右下肺动脉干增宽＞2mm；②肺动脉段中段明显突出或其高度≥3mm；③中心肺动脉扩张和外周分支纤细，两者之间形成鲜明对比；④圆锥部显著凸出（右前斜位45°）或其高度≥7mm；⑤右心室增大。具有以上五项中一项即可诊断为肺动脉高压。

3. 心电图检查

主要表现有右心室肥大的改变，如电轴右偏、额面平均电轴≥+90°、重度顺钟向转位、$R_{V1}+S_{V5}≥1.05mV$ 及肺型 P 波。也可见右束支传导阻滞及低电压图形，可作为诊断慢性肺心病的参考条件。在 $V_1$、$V_2$ 甚至延至 $V_3$，可出现酷似陈旧性心肌梗死图形的 QS 波，应注意鉴别。

4. 超声心动图检查

通过测定右心室流出道内径（≥30mm）、右心室内径（≥20mm）、右心室前壁的厚度、左右心室内径比值（<2）、右肺动脉内径或肺动脉干及右心房增大等指标，可诊断慢性肺心病。

5. 血气分析

慢性肺心病肺功能代偿期可出现低氧血症或合并高碳酸血症，当 $PaO_2 < 8kPa$（60mmHg）、$PaCO_2 > 6.67kPa$（50mmHg）时，表示有呼吸衰竭。

6. 其他

肺功能检查对早期或缓解期肺心病患者有意义。痰细菌学检查对急性加重期肺心病可以指导抗生素的选用。心电向量图主要显示右心房、右心室增大的表现，目前已很少应用。CT检查在肺心病的诊断中仅起辅助诊断作用。核素心血管造影可以精准地反映右心室的功能。右心导管检查是判断肺动脉高压的金标准，可直接获得准确、可靠的血流动力学资料，是一项创伤性检查，一般不作为慢性肺心病的常规检查。

（五）诊断与鉴别诊断

1. 诊断

患者有慢性支气管炎、肺气肿、其他肺胸疾病或肺血管病等原发性基础疾病；引起肺动脉高压、右心室增大或右心功能不全表现，如 $P_2 > A_2$、颈静脉怒张、肝颈静脉回流征阳性、肝大压痛、下肢水肿等，并有心电图、X线胸片、超声心动图有右心增大肥厚的征象，可以做出诊断。

2. 鉴别诊断

慢性肺心病需与以下疾病鉴别：

（1）冠状动脉粥样硬化性心脏病（冠心病）：慢性肺心病与冠心病都常见于老年患者，尤其是有些老年人同时有肺气肿体征，使诊断更为困难。冠心病有典型的心绞痛、心肌梗死的病史或心电图表现，若有左心衰竭的发作史、原发性高血压、高脂血症、糖尿病史更有助鉴别；体检、X线及心电图检查呈左心室肥厚为主的征象。部分老年肺心病患者也可合并冠心病，目前对两病并存的诊断尚无统一诊断。对于肺心病合并冠心病诊断可参考以下两个条件：①有典型心绞痛史和心肌梗死病史；②心电图提示左胸导联有恒定的缺血性 ST - T 改变。次要条件为年龄、高血压史、心电图提示并发室性心律失常、$A_2 > P_2$。凡肺心病诊断明确，符合主要条件之一者，可诊断为肺心病合并冠心病，仅具备次要条件为合并冠心病可疑。冠心病合并肺心病的患者，其右心室梗死的可能性大。肺心病合并冠心病的临床诊断率不高，冠状动脉造影是确诊的唯一选择。

（2）风湿性心瓣膜病：风湿性心脏病三尖瓣疾患应与肺心病的相对三尖瓣关闭不全相鉴别。前者往往有风湿性关节炎和心肌炎的病史，其他瓣膜如二尖瓣、主动脉瓣常有病变，X线、心电图、超声心动图有特殊表现。

（3）原发性心肌病：原发性心肌病右心力衰竭引起肝大、肝颈静脉回流征阳性、下肢水肿，可与慢性肺心病区分。

三、治疗

慢性肺心病是呼吸系统病变的晚期表现，其所发生的低氧血症和高碳酸血症，常影响全身各重要脏器和组织。因此，在治疗中，急性加重期关键在于迅速有效地控制感染，保持呼吸道通畅，纠正缺氧和 $CO_2$ 潴留，处理好电解质紊乱和酸碱平衡，改善右心衰竭状态；病情缓解期，应抓紧扶正固本的防治措施，积极治疗基础病变，提高免疫力，减少急性发作，延缓病情发展。

（一）急性发作期治疗

积极控制感染，通畅呼吸道，改善呼吸功能；纠正缺氧和二氧化碳潴留；控制呼吸和心力衰竭，积极处理并发症。

1. 控制感染

参考痰涂片、痰培养及药物敏感试验选择抗生素。不能明确何种致病菌感染时，可根据感染的环境及痰涂片革兰染色选用抗菌药物，提倡对致病菌的覆盖，目前主张联合用药。社区获得性感染多以革兰阳性菌为主，医院获得性感染多以革兰阴性菌为主，或选用两者兼顾的抗生素。常用的有青霉素类、氨基糖苷类、喹诺酮类及头孢类抗生素。原则上选用窄谱抗生素为主，选用广谱抗生素时必须注意可能的继发真菌感染。

2. 治疗呼吸功能不全

宜采取综合措施，包括扩张支气管、糖皮质激素、增加分泌物的排出、湿化气道、通畅气道、纠正缺氧和二氧化碳潴留。

3. 控制心力衰竭

肺心病患者一般在积极控制感染、改善呼吸功能后心力衰竭便能得到改善，患者尿量增多，水肿消退，肿大的肝缩小，压痛消失，不需加用利尿剂。但对治疗后无效的较重患者可适当选用利尿、强心或血管扩张药。

4. 控制心律失常

一般心律失常经过控制感染、纠正缺氧后可自行消失。如果持续存在，可根据心律失常的类型选用药物。

5. 抗凝治疗

应用普通肝素或低分子肝素防止肺微小动脉原位血栓形成。

6. 防治并发症

积极救治并发症，具体治疗方法可参阅有关章节。

7. 营养支持治疗

肺心病多伴有营养不良和呼吸肌疲劳，加强营养支持治疗有利于改善呼吸功能，促进患者康复。

8. 加强护理工作

因病情复杂，必须严密观察病情变化，加强对心肺功能的监护。借助翻身、拍背排出呼吸道分泌物，是改善通气功能的一项有效措施。

（二）缓解期治疗

多采用中西药结合的综合措施，目的是增强患者的免疫功能，去除诱发因素，减少或避免急性加重期的发生，逐渐使心肺功能得到部分恢复。

### 四、健康教育

1. 心肺功能代偿期，无明显二氧化碳潴留者嘱其卧床休息；心肺功能失代偿期应绝对卧床休息并给予半卧位。

2. 高蛋白、高热量、高维生素、低钠易消化饮食。

3. 密切观察病情变化，如有明显头痛、烦躁、恶心、呕吐、谵妄、性格改变或出现意识障碍，一般提示有发生肺性脑病或酸碱平衡失调、电解质紊乱的可能，应立即告知医生处理。

4. 低流量（1~2L/min）、低浓度（25%~30%）持续给氧，并观察用氧效果。

5. 保持呼吸道通畅，鼓励、帮助患者正确排痰。

6. 药物治疗护理

（1）静脉应用呼吸兴奋药时，应保持呼吸道通畅，注意有无皮肤潮红、出汗、血压升高、脉速、肌肉震颤、抽搐等不良反应。

（2）慎用镇静药、强心药、碱性药物、利尿药。

（3）长期应用抗生素的患者，注意观察有无真菌感染。

7. 遵医嘱准确记录24小时出入液量。

8. 注意口腔卫生，加强皮肤等基础护理，预防压疮等并发症的发生。

9. 指导呼吸功能锻炼及长期氧疗，避免受凉，劝其戒烟。

（陈德莉）

# 第二章 循环系统疾病

## 第一节 心力衰竭

心力衰竭是一种复杂的临床症状群,为各种心脏病的严重阶段,发病率高,5 年存活率与恶性肿瘤相仿。老年人常同时并存多系统、多器官疾病,机体内环境稳定性发生改变,各器官储备功能显著下降,因此,老年人心力衰竭临床表现错综复杂,治疗矛盾多,预后差。随着我国人口老龄化的快速增长,心血管病危险人群基数巨大,心力衰竭已成为危害老年人群健康的重大问题。

### 一、病因和发病机制

**(一)多病因性**

冠状动脉硬化性心脏病(简称冠心病)、高血压病是老年人心力衰竭最常见的原因。Framingham 心脏研究显示,老年人心力衰竭患者中 70% 以上为高血压和(或)冠心病引起。老年人往往同时患有多种疾病,如冠心病、高血压性心脏病、肺源性心脏病(简称肺心病)、退行性心脏瓣膜病、贫血性心脏病等。老年人心力衰竭也可以是两种或两种以上心脏病共同作用的结果,以其中一种心脏病为主要原因,其他的心脏病参与并加重心力衰竭,使病情复杂化。

**(二)左室射血分数正常的心力衰竭多**

左室射血分数(LVEF)正常或接近正常(LVEF > 45% 或 50%),但有症状和(或)体征的心力衰竭,临床主要指舒张性心力衰竭,由于左室松弛缓慢及僵硬度增加导致舒张功能不全引起。

**(三)医源性心力衰竭发生率高**

老年人心脏储备能力下降,因快速大量输液,摄取钠过量等因素可突然诱发心力衰竭。

**(四)诱因多样化**

老年人心力衰竭常见诱因与其他年龄组相同,但由于老年人心脏储备功能差,更易诱发心力衰竭。其中以呼吸道感染(尤其是肺炎),急性心肌缺血最为常见;其次为心律失常,如快速心房颤动,阵发性室上性心动过速等;其他诱因包括劳累、情绪激动、饱餐、肺栓塞、肾衰竭等。

## 二、诊断

### （一）病史

老年人心力衰竭的基本病因不同于中青年，多见于冠心病、高血压性心脏病，也见于老年人退行性心瓣膜病、心肌病及肺心病等，而且可同时存在于同一患者而构成多病病因。

老年人急性心力衰竭最常见的诱因是呼吸道感染，尤其是上呼吸道感染及肺炎，其次是情绪激动或过度体力劳动、心律失常、过量或过速输液、钠盐摄入过多、高血压、药物使用不当（如洋地黄中毒或骤然停药、利尿剂过量、β受体阻滞剂及抗心律失常药等有负性肌力作用的药物抑制心肌收缩力），均能诱发或加重心力衰竭。甲状腺功能亢进虽非老年人多发病，但因发病比较隐蔽，临床不典型，易被忽略，所以，对心力衰竭不易控制的患者应注意甲状腺功能亢进的相关检查。

### （二）临床表现

#### 1. 症状不典型

由于老年人反应较差，往往合并肝、肺、肾、甲状腺等疾病，并伴随有认知功能的下降，使得部分患者已处于中度心力衰竭，但是可以完全无症状，而一旦受到某种因素诱发，即可发生重度心力衰竭，危及生命。老年人发生急性左心衰竭时，由于心输出量下降，造成脑供血不足，可出现神经精神症状，如意识障碍、失眠等。老年人心力衰竭还可表现为呼吸系统症状如慢性咳嗽，消化系统症状如腹胀、恶心、呕吐等。有些老年人白天进食或活动后出现阵发性呼吸困难，与夜间阵发性呼吸困难具有相同的临床意义。

#### 2. 体征特异性差

肺部湿啰音、体位性水肿、第三心音或第四心音奔马律是老年人心力衰竭的常见体征。由于老年人常有多种疾病并存，心力衰竭体征的敏感性及特异性均有不同程度下降，应加强综合判断。老年人重度肺气肿可导致心浊音界缩小、杂音强度减弱、不易听到奔马律及肝下移造成肝大的假象。老年人可能因伴有窦房结功能低下或病态窦房结综合征，发生心力衰竭时心率不快，甚至表现为心动过缓。老年人心力衰竭时易合并肺部感染，肺部湿啰音不能视为心力衰竭的体征。老年人踝部水肿还见于活动少、慢性下肢静脉功能不全、低蛋白血症、药物的使用（特别是钙拮抗剂）等。

#### 3. 常有多种疾病并存

各种疾病间的相互影响可掩盖或加重心脏病的症状与体征，或产生与心衰类似的临床表现，导致诊断上的困难。例如，气促、呼吸困难、咳嗽是心功能不全的最常见症状，但易被误诊为慢性支气管炎、肺气肿等慢性肺部疾患。

#### 4. 易并发多器官衰竭

由于老年人各脏器储备功能明显下降，心力衰竭时易合并其他脏器功能障碍，如心律失常、肾衰竭、水与电解质及酸碱失衡、脑供血不足、认知功能障碍等。

（三）实验室及其他检查

1. 左心衰竭

X线检查可见心影增大，肺静脉充血期仅见肺上叶静脉扩张，支气管、血管阴影增粗、模糊，出现 Kerley B 线或 A 线；肺门云雾状、蝶状阴影。肺毛细血管楔压增高，以漂浮导管测定，正常者在 1.6 kPa 以下。循环时间测定，臂—舌时间延长，臂—肺时间正常。

2. 右心衰竭

X线检查右心房和右心室增大，上腔静脉增宽。周围静脉压测定明显增高。循环时间测定，臂—肺时间延长，臂—舌时间亦延长。

左心衰竭和右心衰竭行心电图检查，可见各种类型的心律失常、心肌缺血、心脏肥大、心肌梗死等基础心脏病变的心电图改变及低钾等电解质紊乱。有条件可经超声心动图、核心脏学检查来诊断。

根据上述症状特点和有心脏病病史，结合实验室检查、X线检查、心电图检查、肺功能测定、血流动力学检查、心功能测定等可做出诊断。

根据体力活动的限度，心脏功能可分为四级。一级：体力活动不受限制，一般性体力活动不引起症状；二级：体力活动稍受限，不能胜任一般的体力活动，可引起呼吸困难、心悸等症状；三级：体力活动大受限制，不能胜任较轻的体力活动，可引起心力衰竭的症状和体征；四级：体力活动能力完全丧失，休息时仍有心力衰竭的症状及体征。

### 三、鉴别诊断

左心衰竭早期的劳力性气促和阵发性夜间呼吸困难需与肺部疾患引起的呼吸困难和非心源性肺水肿相鉴别；右心衰竭主要与心包积液、缩窄性心包炎、肾炎、肝硬化等引起的水肿鉴别。

### 四、治疗

（一）病因治疗

去除和限制基本病因，消除诱因。如采用药物、介入或手术治疗改善冠心病心肌缺血；高血压性心脏病的降压治疗；慢性心瓣膜病的介入或手术治疗；先天性心脏病的手术矫治等可使部分心力衰竭解除或根治。消除诱因如控制呼吸道感染、抗心律失常、避免过劳及情绪激动等有助于防止心力衰竭的发生或加重。

（二）减轻心脏负荷

1. 休息

休息是减轻心脏负担的有效措施之一，且必须是身、心两方面的休息。安慰、解释以及帮助患者解决一些生活上的困难，使患者感到安心和舒适。严重者需绝对卧床 1 ~ 2 周。根据病情的需要，给予适量的镇静药和安眠药，使脑力休息和保证充分的睡眠。

2. 供氧

鼻导管和面罩给氧。一般为低流量持续吸氧。

3. 饮食管理

限制钠盐摄入，每日食盐量不宜超过 2g，轻者可适当增加，相当于正常人的半量。鼓励患者多吃新鲜水果、蔬菜、蘑菇及大枣等，一方面补充维生素，有利于心肌代谢，同时又可以防止应用利尿剂后排尿过多引起低血钾。此外，饮食上避免胃的过度充盈，以减轻腹胀、呼吸困难及心脏负担。由于患者长期卧床，活动量减少，使肠蠕动减慢，因此要注意患者的排便情况，除饮食中增加粗纤维食物外，可服些轻泻剂如镁乳、液状石蜡，或用开塞露等。

4. 利尿剂的应用

利尿剂是心力衰竭治疗中最常用的药物，通过排钠排水对缓解瘀血症状，减轻水肿有十分显著的效果。但是它并不能提高心肌的收缩力，不能使心排血量增加，在左室充盈压不太高的情况下，大量利尿可使心排血量下降。常用的利尿剂有：

（1）噻嗪类：如氢氯噻嗪 25mg，每日 2～3 次。环戊噻嗪 0.25～0.5mg，每日 2～3 次。和噻嗪类作用相似的氯噻酮 0.1g，每日 1 次。上述药物常和潴钾利尿剂交替使用，糖尿病和痛风患者忌用。

（2）襻利尿剂：如呋塞米 20～40mg，每日 1～2 次，或肌内、静脉注射 20～40mg，每日 1～2 次。依他尼酸 25～50mg，每日 1～2 次，或依他尼酸钠 25～50mg，肌内或静脉注射，每日 1 次。由于不良反应较多而日趋少用。布美他尼 0.5～1mg 口服或静脉注射，每日 1～2 次。

（3）保钾利尿剂

螺内酯（安体舒通）：作用于肾远曲小管，干扰醛固酮的作用，使钾离子吸收增加，同时排钠利尿，但利尿效果不强。在与噻嗪类或襻利尿剂合用时能加强利尿作用并减少钾的丢失，一般用 20mg，每日 3 次。

氨苯蝶啶：直接作用于肾远曲小管，排钠保钾，利尿作用不强。常与排钾利尿剂合用，起到保钾作用，一般 50～100mg，每日 2 次。

阿米诺利：作用机制与氨苯蝶啶相似，利尿作用较强而保钾作用较弱，可单独用于轻型心衰的患者，5～10mg，每日 2 次。

保钾利尿剂可能产生高钾血症。与排钾利尿剂联合应用时，发生高血钾的可能性不大，但不宜同时服用钾盐。

5. 血管扩张剂

血管扩张药物近年来发展很快，有很多新药问世，按其作用机制可分为：

（1）直接作用于血管平滑肌：如硝酸酯、硝普钠、肼屈嗪、米诺地尔，新药有恩哒嗪、羟胺肼哒嗪、垂匹地尔、潘钠西地尔。

（2）交感神经阻滞剂：如哌唑嗪、酚妥拉明、妥拉唑啉、酚苄明、双苄胺，新药有三甲唑嗪、多塞唑嗪、吲哚拉明、乌拉哌地尔。

（3）血管紧张素转换酶抑制剂：如卡托普利（巯甲丙脯酸）、苯脂丙脯酸。

（4）钙通道阻滞剂：如硝苯地平。

按其作用部位分为：主要扩张动脉的药，如硝苯地平、肼屈嗪、敏尔定；主要扩张静脉的药，如硝酸酯；均衡扩张动脉和静脉的药，如硝普钠、哌唑嗪、三甲唑嗪、卡托普利和依那普利。

（三）加强心肌收缩力

洋地黄类药物可加强心肌收缩力和减慢心率。

1. 洋地黄类正性肌力药物

常用的洋地黄制剂为地高辛、洋地黄毒苷及毛花苷 C、毒毛花苷 K 等。

（1）洋地黄中毒：洋地黄的应用应个体化。因其中毒量与治疗量接近，易出现中毒反应，故用药中要注意观察中毒征象，一旦发生，立即停药治疗中毒。

（2）洋地黄中毒的处理：立即停药，有室性期前收缩、室上性心动过速或合并低钾者，可用钾盐和苯妥英钠治疗；出现缓慢性心律失常时，阿托品常能显效，个别严重者，常需安装临时起搏器。近年来发现，镁离子不但可以兴奋受洋地黄抑制的 $Na^+ - K^+ - ATP$ 酶，还可改善心肌的代谢，防止钾的丢失，纠正严重的心律失常以及降低心脏前后负荷等作用。这样既能防治洋地黄中毒，又可治疗心力衰竭。一般剂量为 25% 硫酸镁 10mL 加入液体中静脉滴注，每日 1 次，连用 3~5 日多能显效，低血钾严重者可同时补充钾盐。

2. 非洋地黄类正性肌力药物

非洋地黄类正性肌力药物可用于洋地黄治疗无效或不能耐受洋地黄的患者。现试用于临床的药物如下。

1）β 受体激动剂

（1）多巴胺：主要兴奋 $\beta_1$ 受体和多巴胺受体。可使心肌收缩力增加，心排血量增多，尿量增多，而体循环血管阻力不变或略降低。剂量：静脉滴注，每分钟 1~5 $\mu g/kg$。

（2）多巴酚丁胺：是多巴胺的衍生物，它具有增强心肌收缩力的作用，而增快心率的作用比多巴胺小，对周围血管的作用比多巴胺弱。因而总的来看，多巴酚丁胺更宜于心力衰竭的治疗。剂量：静脉滴注，每分钟 2.5~10 $\mu g/kg$。

（3）左旋多巴：近年来，文献报告左旋多巴（L - dopa）为多巴胺的前体，是一种口服儿茶酚胺类药物，口服后可转化为多巴胺。有人用 L - dopa 伍用维生素 $B_6$ 治疗 34 例心力衰竭，总有效率达 85%。未发现心律失常等其他不良反应。剂量：开始 250mg/次，每日 2~4 次，每隔 3~7 日增加一次剂量，直至最理想的疗效。

（4）对羟苯心胺（PNL）：PNL 系一新的 $\beta_1$ 受体激动剂，有强大的正性肌力作用，可口服也可静脉给药。业已发现本药治疗心力衰竭安全有效，适于各种心力衰竭，可作为洋地黄的替代药或辅助药。加之能改善窦房结及房室传导功能，故对心动过缓的心力衰竭尤为适用。对急性心力衰竭及休克相对较差。剂量：口服 10~20mg，每日 3 次，最大剂量每日 200mg。可长期应用。静脉注射：每分钟 25~100 $\mu g/kg$，通常 2.5~5mg 稀释后缓慢注射。静脉滴注每分钟 15 $\mu g/kg$，控制心率在每分钟 100 次以内。本药治疗难治性心力衰竭可收到良好效果，与洋地黄合用有协同作用而不增加心律失常的发生。一般无明显不良反应，偶有心率增快，多于 1 小时内恢复，个别有室性期前收缩、胸闷、精神紧张，尚有大剂量使用导致心肌缺血的报道。

2）磷酸二酯酶抑制剂：这类药物是近年来新开发出来的一组正性肌力药物，其正性肌力效应是通过对心肌磷酸二酯酶活性的抑制，减少 cAMP 水解，使进入细胞内 $Ca^{2+}$ 增加所致。其扩血管效应也与平滑肌内 cAMP 浓度增加相关。

（1）氨力农（氨联吡啶酮）：氨力农优点是正性肌力作用明显增强而心肌耗氧量则显著降低（-30%），但对心肌有急性缺血性损害而非衰竭心肌，用药后心外膜心电图示 ST 段抬高，因而不宜应用。伴有心力衰竭时则不加重心脏缺血，其作用优于洋地黄及多巴酚丁胺。剂量：25～150mg，每 6 小时 1 次口服；静脉注射每分钟 6～10 μg/kg；静脉滴注每次 0.75～0.76mg/kg。不良反应少。

（2）米力农（二联吡啶酮）：米力农其正性肌力作用为氨力农的 10～15 倍，不良反应小，耐受性好。是目前此类药物中最有希望的药物。适用于急性、慢性、顽固性充血性心力衰竭。剂量：2.5～7.5mg 口服，每日 1 次；静脉注射按 1.0mg/kg 给药。与卡托普利、硝普钠合用疗效更佳，亦可联用洋地黄、多巴酚丁胺等。

（3）依诺昔酮：依诺昔酮系咪唑衍生物，静脉注射速度为每分钟 1.25mg，首次量为 0.5mg/kg，每 15～20 分钟 1 次，每次递增 0.5mg/kg 直至 1.5～3.0mg/kg，作用持续 4.5～14（平均 10.8）小时。但本药并不降低病死率，且有一定不良反应。

3）具有多种作用机制的正性肌力药物：这类药物通过两种或多种生化途径增强心肌收缩力。氟司喹南、匹莫苯和维司力农是临床研究较集中的具代表性的药物。

（四）抗肾素—血管紧张素系统相关药物的应用

**1. 血管紧张素转换酶抑制剂（ACEI）**

ACEI 目前种类很多，根据其半衰期的长短确定用药剂量及每日用药次数。应从小剂量开始，如能耐受则每隔 3～7 日剂量加倍，直至目标剂量。根据临床实验（ATLAS）结果，推荐应用大剂量。ACEI 的目标剂量或最大耐受量应根据患者治疗反应来决定，只要患者能耐受，可一直增加到最大耐受量或目标剂量，即可长期维持应用。但应注意，剂量调整的快慢取决于每个患者的临床状况，有低血压史、低钠血症、糖尿病、氮质血症以及服用保钾利尿剂者，递增速度宜慢。

ACEI 的良好治疗反应通常要到 1～2 个月或更长时间才能显示出来，但即使症状改善并不明显，ACEI 仍可减少疾病进展的危险性，仍应长期维持治疗，以降低死亡率或再住院率。撤除 ACEI 可能导致临床状况恶化，应避免。

**2. 血管紧张素 II 受体拮抗剂（ARB）**

ARB 如氯沙坦、缬沙坦等，其长期疗效尚待评估。

**3. 抗醛固酮制剂**

螺内酯等抗醛固酮制剂小剂量（螺内酯 20mg，每日 1～2 次）对抑制心血管的重构、改善慢性心力衰竭的远期预后有很好的作用。

（五）β 受体阻滞剂的应用

**1. 阿替洛尔**

阿替洛尔口服起始量 6.25mg，每日 2 次，无不良反应时，每周加量 1 次，增加量每次 6.25mg，直至 25mg，每日 2 次。

**2. 美托洛尔**

美托洛尔口服起始量 12.5mg，每日 1～2 次，无不良反应时，每周增加 12.5mg/d，至 50mg，每日 2 次。

3. 卡维地洛

近年的研究证实，兼有非选择性 β 受体和 α 受体阻滞作用的卡维地洛同样可改善心力衰竭患者的预后。

（六）舒张性心力衰竭的治疗

舒张性心力衰竭多见于高血压和冠状动脉粥样硬化性心脏病，主要侧重于病因治疗。长期治疗是应用 β 受体阻滞剂、钙拮抗剂、ACEI。尽量维持窦性心律，保持房室顺序传导，保证心室舒张期充分的容量。对肺瘀血症状较明显者，可适量应用静脉扩张剂（硝酸盐制剂）或利尿剂降低前负荷；无收缩功能障碍者禁用正性肌力药物。

（七）顽固性心力衰竭的治疗

经常规强心、利尿、扩血管治疗无效的心力衰竭，称为顽固性心力衰竭，又称难治性心力衰竭。治疗包括：

（1）重新评价心脏病及心力衰竭的诊断是否正确。

（2）寻找心血管病的并发症及心外因素，如风湿活动、感染性心内膜炎等。

（3）评价以往的治疗是否合理、恰当，包括利尿剂、血管扩张剂的应用，以及有否洋地黄用量不足或中毒等。

（4）进行心力衰竭的强化治疗，包括调整洋地黄类药物的剂量、用法，选用非洋地黄类强心药与作用部位不同的利尿剂联合应用，根据血流动力学特点，合理选用血管扩张剂及应用 ACEI 治疗。对高度顽固性水肿也可使用血液透析疗法，晚期病例可考虑行心脏移植。

**五、健康教育**

（一）休息

让患者取半卧或端坐位安静休息，鼓励患者多翻身、咳嗽，尽量做缓慢的呼吸。避免长期卧床休息，以防发生静脉血栓、肺栓塞、压疮等问题。注意心理护理，使患者身体、心理都得到放松。

（二）饮食

心力衰竭患者均有不同程度的水钠潴留，控制水钠摄入对治疗心力衰竭十分重要。一般患者每日限制钠盐在 5 g 以下，严重者应少于 2 g，但不宜限制过久，服利尿剂者可适当放宽，以防低钠血症的发生。应告知患者及家属下列药物和食物含钠量高，宜加以限制：①碳酸氢钠、溴化钠；②发酵面食、点心，如苏打饼干、油条、皮蛋、碱面包、汽水等。食物宜清淡、易消化且富含维生素类，避免饱食及进辛辣有刺激的饮食。

（三）防治便秘

防止大便干燥，避免大便用力，如有便秘，可服用缓泻剂或应用开塞露等，并劝告患者禁用烟酒。

（四）环境

病室内保持温暖、安静，阳光充足，空气流通，但要避免使患者受凉而并发呼吸道感染。

（五）病情观察

对心力衰竭住院的患者，需每日按时测量体温、呼吸、心率、脉搏及血压。在测量心率、脉搏时，不应少于1分钟。本病需注意观察以下几点：

1）观察患者的呼吸状态，必须加强夜间巡视，发现患者不能入眠、烦躁、不能平卧、呼吸短促、伴有咳嗽或有阵发性夜间呼吸困难，提示患者的病情尚未控制，应给予取半卧位、吸氧，同时报告医生，按医嘱给予用药。

出现急性肺水肿时护理应注意：

（1）协助患者采取端坐位，两腿下垂。

（2）四肢轮流结扎止血带。

（3）鼻导管持续高流量吸氧 4~6 L/min，必要时给予 50% 乙醇湿化吸氧，氧流量 6~8 L/min。

（4）遵医嘱给予镇静剂，皮下注射吗啡或哌替啶。安慰患者不要紧张、恐惧，以消除顾虑。

（5）遵医嘱迅速给予强心、利尿及血管扩张剂、激素治疗，并密切观察患者的面色、心率、心律、血压、神志等变化并准确记录。

（6）症状缓解后，仍需继续密切观察病情，以免病情反复。

2）对于有大咯血者，应注意安定患者情绪，测量血压，记录咯血的时间、量及颜色，及时报告医生，按医嘱给予治疗措施。

3）注意观察水肿的消长情况，每日测量体重，准确记录出入量。遵医嘱正确使用利尿剂，在应用快速利尿剂时，最好在上午注射，以使患者在白天利尿，有利于夜间休息；如尿量过多，必要时可建议医生减量或停用利尿剂。对严重水肿的患者，应按时翻身，保持床铺平整干燥。大量利尿者应测血压、脉搏和抽血查电解质，观察有无利尿过度引起的脱水、低血容量和电解质紊乱的表现，尤其是应用排钾利尿剂后有无乏力、恶心、呕吐、腹胀等低钾表现。对于利尿反应差者，应找出利尿不佳的原因，如了解肾脏功能情况，是否存在低血压、低血钾、低血镁或稀释性低钠血症，以及用药是否合理等。

4）遵医嘱给予扩血管药物时，应注意观察和预防药物的不良反应，应用血管扩张药物前测血压、心率，调整静脉滴数，如出现胸闷、出汗、气急、脉速、恶心、呕吐等不良反应时，应通知医生，立即停止注射。口服血管扩张剂时，应从小剂量开始，防止患者出现体位性低血压。

5）应用洋地黄类药物应注意

（1）使用洋地黄前，应先测心率（律），如心率<60次/分或出现室性早搏，应暂缓给药并及时与医生联系。

（2）由于洋地黄治疗量和中毒量接近，而且个体对洋地黄的反应有差异，使用时应注意观察有无恶心、呕吐、食欲缺乏或头昏、头痛、嗜睡、视物模糊、黄视等洋地黄毒性反应。如有上述情况，应停用洋地黄及利尿剂，并报告医生，协助处理。

（3）在应用洋地黄药物期间，不宜同时服用钙剂，以免与洋地黄起协同作用而导致中毒。

（4）老年人、肺心病、心肌炎及心肌梗死并发心力衰竭需用洋地黄药物时，由于其敏感性较强，易造成中毒，故剂量宜适当减少，不宜长期应用。

（5）静脉给药时应用5%~20%的葡萄糖溶液稀释，混匀后缓慢静推，一般不少于10分钟，用药时注意听诊心率及节律的变化。

6）注意休克的临床表现，观察患者面色、神志、呼吸、血压、心率、心律及尿量的变化，测心率至少1分钟。

7）对必须静脉输液、输血的患者，应注意每日输液量不宜过多。输液量原则是量出为入，入量略少于出量。成人每日以750~1 000mL为宜，以糖液为主，糖盐比例一般是2:1，同时补充钾盐，以防因糖的氧化及利尿作用而发生低钾血症。应严格掌握静脉滴注速度，一般每分钟20~30滴。也不宜过慢，以免影响用药目的及影响患者休息，使患者过于劳累，而使心力衰竭加重。输血量应掌握为少量多次，滴注速度不应超过每分钟20滴。

8）患者突然胸痛、呼吸急促、发绀，且有咯血时，需考虑可能因下肢静脉血栓或右心室内附壁血栓脱落，随血流进入肺内而并发肺栓塞或肺梗死，应立即给予吸氧，测血压，同时做好X线检查准备，协助医生进行处理。

（六）康复

心力衰竭往往反复发作，而且随着病程延长而加重，原发病又难以根治。因此，心力衰竭防治效果的好坏，在很大程度上，取决于患者自我防护意识及护理质量的好坏。应教育患者纠正不良的生活方式，保持正确的疾病观及稳定的心理状态，注意避免可导致心力衰竭的诱发因素，如感染，尤其是呼吸道感染；过度劳累；情绪过激；钠盐摄入过多等。在药物治疗上应有连贯性，并注意严格遵医嘱服用药物，随意减量可使心力衰竭复发或加重；随意加量可导致药物中毒。应告知患者常用药物的不良反应，尤其是洋地黄类药物的不良反应，以便患者自我监测。患者应定期门诊随访，由医生对治疗做出必要的调整。

（李翠）

# 第二节　高血压

高血压是老年人最常见的疾病之一，世界卫生组织报告70岁以上的老年人中50%患有高血压。我国20世纪50年代以后的统计资料表明，高血压始终是老年患者首要的死因。

关于高血压的诊断标准，目前，世界卫生组织所制定的同时也为我国所采纳的高血压诊断标准是：收缩压≥140mmHg，舒张压≥90mmHg。此外，按主要器官有无功能性或器质性改变或伴并发症进行三级分期。美国"高血压诊查、评估和治疗联合委员会"还提出：可按舒张压程度分为轻度90~104mmHg、中度105~114mmHg、重度≥115mmHg三级，以此作为临床研究的依据。老年人高血压还可分为经典型高血压（即收缩压与舒张压均升高）、单纯舒张压升高、单纯收缩压升高3种。

高血压在老年人群中相当普遍，过去曾认为它是老年人自然老化过程的表现，现在则认识到它的严重性和危害性，证明它既不是生理活动的自然发展，也不是机体老化的自然现象。采取相应的控制措施，能降低老年高血压的患病率和病死率。

**一、病因和发病机制**

（一）病因

老年人高血压病因与年轻人高血压病因并无太大差别，其发病因素主要有以下几点：

1. 家族倾向

调查发现半数高血压患者有家族史，提示本病有遗传因素存在。

2. 职业和环境

长期高度精神紧张而体力活动又较少的职业，可使交感神经肾上腺素能系统活动增高，使血压升高。

3. 肥胖

有人调查肥胖者高血压的患病率是体重正常者的 2～6 倍。肥胖之所以能导致血压升高，可能与肥胖者交感神经肾上腺素能系统的活动性增强和血容量增加有关。

4. 食盐

每日食盐量 7g 以上者患病率高，体内钠盐过多可增加血容量，提高交感神经活性，从而使血压升高。

5. 饮酒

研究发现过度饮酒者高血压患病率升高，其机制可能与血中儿茶酚胺浓度升高有关。

6. 其他

吸烟的人群中，本病患病率较高。血脂增高和尿酸增高者亦较多。水中微量元素镉或饮用软水可能促使血压升高。

（二）发病机制

老年人高血压的发病原理与年轻人高血压不完全相同。老年人高血压的主要原因是由于外周血管阻力的增加，而血容量增加者不多见。外周血管阻力增加的原因主要有：动脉粥样硬化；动脉血管对交感神经系统收缩血管的反应性增强；老年人血浆中儿茶酚胺的浓度增加使动脉血管收缩等。因此，老年人高血压多以收缩压升高为主，舒张压往往不高或偏低。这种单纯的收缩压增高与老年人动脉顺应性降低所致的大小动脉血管扩张度减退有关。此外，周围血管阻力的增高可加重心脏的后负荷，因而逐渐发生心肌向心性肥大，使心肌需氧更多，从而导致冠状动脉供氧不足，引发心绞痛。长期血压升高也可造成脑、肾等重要器官的损害。

**二、诊断**

（一）病史

应了解有无明显的家族史，注意发病年龄（40 岁以后发病率明显增多，尤其是收缩压增高明显）、饮食量及盐和脂类摄入量，是否从事注意力高度集中的职业，是否长期处于对视觉、听觉形成慢性刺激的环境，有无长期精神紧张、忧郁和心理应激的情况，有无烟酒嗜好，是否超重等。

（二）临床表现

高血压临床上有原发性与继发性之分。继发性常见于肾性高血压、嗜铬细胞瘤等，多有原发疾病表现，老年人少见。原发性高血压即高血压病，约占高血压90%。其病程进展缓慢，早期症状较少，有的在查体时发现血压增高。也可有头晕、头痛、头胀、颈部发紧、面色红、耳鸣口苦、失眠、注意力不集中、容易疲倦、脚步轻飘等。在血压增高的基础上，由于全身细小动脉一时性强烈痉挛，血压急剧增高，可出现剧烈头痛、头晕、恶心、呕吐、心悸、出汗、视物模糊等，即高血压危象。部分老年人因脑血管严重而持久痉挛，脑血循环急性障碍，血压突然升高，并伴有剧烈头痛、呕吐、烦躁、抽搐、昏迷、视盘水肿等，即高血压脑病。长期高血压还可造成心、脑、肾等重要器官的损害，如长期高血压使心脏后负荷加重，心肌代偿性肥厚，成为高血压心脏病；脑部损害可发生脑卒中；长期高血压也可引起肾小动脉硬化，出现肾功能不良，肾损害早期可表现有蛋白尿，晚期可出现肾衰竭。高血压患者眼底可见视网膜动脉痉挛、变细，动脉和静脉交叉压迹，渗出、出血或有视盘水肿。

高血压可分为Ⅲ期。

Ⅰ期高血压：血压达到确诊高血压水平，临床无心、脑、肾并发症者。

Ⅱ期高血压：血压达到确诊高血压水平，并有下列一项者：X线、心电图或超声检查见有左心室肥大；眼底检查见有眼底动脉普遍和局部变窄；蛋白尿或（和）血浆肌酐浓度轻度升高。

Ⅲ期高血压：血压达到确诊高血压水平，并有下列一项者，脑出血或高血压脑病；左心衰竭；肾衰竭；眼底出血或渗出，视盘水肿或有或无。

临床分期有助于高血压的治疗和预后判断。

（三）实验室及其他检查

1. 尿常规检查

尿常规检查可阴性或有少量蛋白和红细胞，急进型高血压患者尿中常有大量蛋白、红细胞和管型，肾功能减退时尿比重降低，尿浓缩和稀释功能减退，血中肌酐和尿素氮增高。

2. X线检查

X线检查轻者主动脉迂曲延长或扩张，并发高血压性心脏病时，左心室增大，心脏呈靴形样改变。

3. 超声波检查

心脏受累时，二维超声显示早期左室壁搏动增强，第Ⅱ期高血压多见室间隔肥厚，继之左心室后壁肥厚；左心房轻度扩大；超声多普勒于二尖瓣上可测出舒张期血流速度减慢，舒张末期速度增快。

4. 心电图和心向量图检查

心电图和心向量图检查心脏受累的患者又可见左心室增厚或兼有劳损，P波可增宽或有切凹，P环振幅增大，特别是终末向后电力更为明显。偶有心房颤动或其他心律失常。

5. 血浆肾素活性和血管紧张素Ⅱ浓度测定

血浆肾素活性和血管紧张素Ⅱ浓度测定二者可增高，正常或降低。

6. 血浆心钠素浓度测定

血浆心钠素浓度测定心钠素浓度降低。

目前，我国采用国际上统一的标准，即收缩压 ≥140mmHg 和（或）舒张压 ≥90mmHg即诊断为高血压。

以上诊断标准适用于男女两性任何年龄的成人，对于儿童，目前尚无公认的高血压诊断标准，但通常低于成人高血压诊断的水平。

上述高血压的诊断必须以非药物状态下二次或二次以上非同日多次重复血压测定所得的平均值为依据，偶然测得一次血压增高不能诊断为高血压，必须重复和进一步观察。

### 三、鉴别诊断

由于原发性高血压与继发性高血压的治疗方法有别。某些继发性高血压如能及时去除病因，可获临床治愈，血压恢复正常。因此，两者的鉴别诊断具有重要的临床意义。

（一）肾疾病

肾疾病引起的高血压是继发性高血压中最常见的一种，称为肾性高血压。以下列疾病常见。

1. 肾实质性疾病

最常见的是肾小球肾炎、肾盂肾炎和多囊肾。急性肾小球肾炎引起高血压在诊断方面无甚困难。慢性肾炎和高血压病有时容易混淆。慢性肾炎患者一般较年轻，常有肾炎病史，有水肿、贫血、血浆蛋白降低及肾功能改变，尿中蛋白及管型出现于血压升高之前，所引起的高血压有舒张压较高、脉压小、血压波动小、交感神经阻滞剂的降压效果较差等特点，眼底改变也与高血压病的所见不同，氮质血症也较为明显。

慢性肾盂肾炎及多囊肾常有泌尿道感染史和相应的临床表现，尿中脓细胞较多，尿细菌培养多为阳性，血压增高仅见于该病的晚期，肾盂造影对确立诊断很有帮助。

2. 肾动脉狭窄

肾动脉狭窄或阻塞常引起典型的肾血管性高血压，其临床特点：①缺少高血压家族史；②近期新出现高血压且进展较快；③患者年龄较小而又未找到明确病因；④已患的高血压突然加重或年老者发生恶性高血压疾病；⑤最近有腰痛史或腰部创伤后血压升高；⑥降压药物疗效较差。部分患者在上腹部或脊肋角处可听到血管性杂音。怀疑本病时，可做同位素肾图、静脉肾盂造影、分侧肾功能测定等检查，肾动脉造影可明确诊断。

（二）大血管病变

先天性主动脉缩窄、缩窄性大动脉炎引起的降主动脉或腹主动脉缩窄，均可引起高血压。其特点是：①上肢血压增高而下肢血压明显低于上肢；②约半数患者可听到血管杂音，如主动脉弓缩窄的血管杂音可在锁骨下听及，腹主动脉缩窄可于腹部听到血管杂音；③缩窄性大动脉炎常引起一侧或双侧桡动脉搏动细弱或消失（无脉病）。

（三）内分泌疾病

下列三种疾病需鉴别：

1. 嗜铬细胞瘤

嗜铬细胞瘤因分泌大量肾上腺素和去甲肾上腺素而引起高血压。临床表现为剧烈头痛、心悸、出汗、面色苍白、恶心、乏力、心动过速等特征。血压增高期尿中肾上腺素、去甲肾上腺素或代谢产物 3－甲氧－4 羟苦杏仁酸（VMA）显著增高，注射 α－受体阻滞剂苄胺唑啉后，如果血压明显下降则提示嗜铬细胞瘤的存在。腹膜后充气造影、断层摄片、静脉肾盂造影、肾上腺血管造影等有助于肿瘤的定位诊断。

2. 原发性醛固酮增多症

原发性醛固酮增多症是肾上腺皮质增生或肿瘤分泌醛固酮过多所致，除表现有高血压外，还有多饮、多尿、肌无力、周期性瘫痪、血钾低等，提示本病。血和尿中醛固酮增多，具有诊断价值，可资鉴别。

3. 皮质醇增多症

肾上腺皮质肿瘤或增生，分泌糖皮质激素过多，使水、钠潴留致高血压。本病有典型的满月脸、向心性肥胖、多毛、皮肤薄而有紫纹、血糖增高、尿糖阳性等特征性表现，鉴别诊断一般不难。

（四）妊娠高血压疾病

多发生于妊娠后期 3～4 个月、分娩期或产后 48 小时内。以高血压、水肿、蛋白尿为特征，严重者可发生抽搐和昏迷。孕前无高血压史及早孕期血压不高者不难诊断。孕前有高血压者或肾脏疾病者易有妊娠高血压疾病。

（五）颅脑疾病

如脑炎、颅脑创伤、颅内肿瘤均可导致颅内高压，引起血压增高，根据神经系统的特殊临床表现，易于鉴别。主要诊断方法有头颅超声波检查、头颅 X 线摄影、腰椎穿刺、计算机 X 线断层扫描等。

## 四、治疗

（一）治疗原则

1. 高血压病治疗目的

可明确归纳为以下 4 点。

（1）降低并稳定维持血压至正常范围。

（2）控制症状，改善和提高患者的生活质量。

（3）防止靶器官损害，延缓和逆转高血压所致的靶器官重构和其他病理生理改变，减少和防治并发症。

（4）延长患者的生命，降低病死率，提高生存率。

2. 老年人高血压的治疗特点

（1）降压对防治心、脑、肾并发症较中年人更重要。

（2）老年人收缩压升高较舒张压升高更危险。

（3）老年人舒张压升高较中年人舒张压升高易控制。

在降压治疗中应贯彻整体治疗的原则，采用药物与非药物治疗相结合的方法，循序渐进，平稳降压。若非高血压急症，一般无须急剧降压。应坚持长期规律的降压治疗，提高服药的依从性。

至于血压降至何种水平为佳，据高血压的最佳治疗研究（HOTS）试验的结果，应将收缩压与舒张压分别控制在 135 mmHg 与 85mmHg 以下。但一般认为，"降低至患者能够耐受而无不良反应的程度即为合适水平"。我国的"高血压防治指南"强调，青、中年和糖尿病患者血压应控制的标准为收缩压 <130mmHg，舒张压 <85mmHg，老年人至少降压至正常高值为妥（140/90mmHg）。

（二）治疗方案

1. 非药物治疗

又称"改变生活方式"的治疗，是防治高血压及心血管疾病有效、安全的措施，对于轻度和早期高血压患者有肯定的疗效，所有患者均需采用。其目的在于：①降低血压；②减少降压药物的用量；③预防高血压的并发症。

2. 药物治疗

主要用于非药物治疗仍不能控制血压的原发性高血压，对于中、重度高血压患者应给予药物治疗。目前，常用的一线药物有六大类：利尿剂、β 受体阻滞剂、钙通道阻滞剂、ACEI、血管紧张素 II 受体阻滞剂和 α₁ 受体阻滞剂。

1）利尿剂：利尿剂使细胞外液容量减低、心排血量降低，并通过利钠作用使血压下降。降压作用缓和，服药 2~3 周作用达高峰，适用于轻、中度高血压，尤其适宜于老年人收缩期高血压及心力衰竭伴高血压的治疗。可单独用，更适宜与其他类降压药合用。

剂量和用法：①氢氯噻嗪 25mg，每日 1~2 次；②环戊噻嗪 0.25mg，每日 2 次；③呋塞米 20mg，隔日 1 次；④螺内酯 20mg，每日 2~3 次；⑤氨苯蝶啶 100mg，每日 2~3 次。以上均为口服。

主要不良反应：可出现低血钾、低血氯性碱中毒、血糖和血尿酸增高，螺内酯和氨苯蝶啶合用则可引起高钾血症。

近年来专家认为，利尿剂仍为降低血压必要的药物，因为：

（1）有良好的降压效果，适合于轻、中度高血压，如吲哒帕胺每日 1 次口服，疗效甚好。

（2）小剂量氢氯噻嗪 6.25~12.5mg，每日 1 次口服，对糖、脂及尿酸代谢影响甚微，应及时注意实验室监测，如若代谢异常，糖、脂及尿酸有所上升，则应尽早停药，停药后能够恢复正常。

（3）同时用钾盐，以避免低血钾、乏力等不良反应。

（4）利尿剂降压更适合于伴有心力衰竭、水肿患者。

（5）利尿剂也适用于中、重度高血压者，与其他降压药合用，以增强疗效。应用适当，对高血压的治疗是相当有效的。

2）β 受体阻滞剂：其降压机制是通过阻滞 β 受体而降低心排血量，外周循环发生适应性改变，血管阻力下降。此外，可抑制肾素分泌。适用于高肾素型高血压，或伴有高排血量、心动过速及心绞痛的患者。通常与利尿剂和扩血管药使用。不良反应有心动过缓、高脂血症、支气管痉挛、低血糖等。盐酸普萘洛尔（心得安）易通过血脑屏障，发生失眠、抑郁等不良反应。

（1）普萘洛尔：普萘洛尔是目前治疗高血压最常用的药物。其降压机制复杂，有降低心排血量、抑制肾素分泌及中枢作用等诸说。单独使用普萘洛尔治疗高血压有效率为 50% ~ 70%。如与利尿剂和血管扩张剂合用，则疗效为 90% 以上。普萘洛尔的有效降压剂量一般为每日 160mg，剂量越大，疗效越明显，有的用至每日 4 000mg。国内一般多用每日 40 ~ 400mg。

（2）纳多洛尔：本品对原发性高血压的疗效与普萘洛尔相当，一般由每日 40mg 开始，逐渐增至每日 240 ~ 480mg。单用时易发生水钠潴留而降低疗效，故常与利尿剂合用，有效率为 60% ~ 90%。其禁忌证与其他 β 受体阻断药相同，即支气管哮喘、窦性心动过缓、房室传导阻滞、心源性休克和心力衰竭时不宜使用。

（3）西利洛尔：为选择性 $\beta_1$ 受体阻滞剂。兼有部分 $\beta_2$ 受体激动和扩血管作用与普萘洛尔不同。本品对血脂代谢、肾功能和支气管平滑肌无不良影响，且能消除或缩小高血压引起的左室肥大。每日服药 1 次即可降压。不良反应常用有乏力、失眠、胃肠功能紊乱等。

（4）喷布洛尔（戊丁心安）：为非选择性 β 受体阻滞剂，具有中度内在拟交感活性，中等剂量时不影响肾血流动力学。亦不影响血糖和血脂代谢，单独应用时有效率约 70%。不良反应有心动过缓、胃肠功能紊乱、头痛、头晕等。

（5）阿罗洛尔：该药对 α 和 β 受体均有阻滞作用，作用强度之比为 1∶8。单用时的有效率约 76%。不良反应有心动过缓、头晕、乏力、胃肠功能紊乱和房室传导阻滞等。

（6）吲哚洛尔（心得静、吲哚心安）：本品对 $\beta_1$ 和 $\beta_2$ 受体均有阻滞作用，作用强度为普萘洛尔的 6 倍，本品常与利尿剂合用。用法：开始 10mg，每日 2 次或 5mg 每日 3 次。若疗效不满意，每 2 ~ 3 周可将每日量增加 10mg，最大剂量为每日 60mg。不良反应有疲劳、失眠、头晕、心动过缓、传导阻滞、低血压和肢端发冷等。

此外，可用于治疗高血压的新型 β 受体阻滞剂有贝凡洛尔、比索洛尔、依泮洛尔、氨磺洛尔、卡维地诺和美沙洛尔等。

3）钙通道阻滞剂（CCB）：由一大组不同类型化学结构的药物所组成，其共同特点是阻滞钙离子 L 型通道，抑制血管平滑肌及心肌钙离子内流，从而使血管平滑肌松弛，心肌收缩降低，使血压下降。CCB 为轻、中度高血压一线药，尤其适用于老年性高血压、收缩期高血压及伴有心、脑、肾血管并发症的患者。

（1）硝苯地平：每次 5 ~ 10mg，每日 3 次，口服，可增至每次 20mg。

（2）尼群地平：每次 5mg，每日 2 ~ 3 次，口服，最大剂量每日 40mg。

（3）尼莫地平：每次 20 ~ 40mg，口服，每日 3 次，最大剂量每日 240mg。

（4）硫氮䓬酮：每次 30mg，口服，每日 3 次，必要时可增至每日 180mg，最大剂量为每日 270mg。

（5）氨氯地平（络活喜）：每日 1 次，方便有效。

（6）尼卡地平：为新型钙拮抗剂。适用于各类型高血压，尤其适用于高龄高血压急症或（和）伴有脑血管障碍及冠心病患者。本品 20mg，压碎成粉，舌下含化。

4）ACEI：是近年来进展最为迅速的一类药物。降压作用是通过抑制 ACE 使血管紧张素 Ⅱ 生成减少，同时抑制激肽酶使缓激肽降解减少，两者均有利于血管扩张，使血压降低。ACEI 对各种程度高血压均有一定降压作用，对伴有心力衰竭、左室肥大、心肌梗死后、糖耐量减低或糖尿病肾病蛋白尿等合并症的患者尤为适宜。高血钾、妊娠、肾动脉狭窄患者禁用。最常见的不良反应是干咳，可发生于 10% ~20% 患者中，停用后即可消失。引起干咳原因可能与体内缓激肽增多有关。

（1）卡托普利：对各型高血压具有显著降压作用，但也有报道，对轻、中度高血压单独使用本品疗效并不理想，只有在联用利尿剂后其疗效才可以提高。从小剂量开始，25mg，每日 2 ~3 次，达合适剂量 100mg，每日 2 次维持。重度高血压可同时使用卡托普利与硝苯地平。

（2）雷米普利：系新型的第二代血管紧张素转换酶抑制剂，治疗高血压的最低有效日剂量为 5mg，单独应用的有效率约 70%。

5）血管紧张素 Ⅱ 受体阻滞剂：通过对血管紧张素 Ⅱ 受体的阻滞，可较 ACEI 更充分有效地阻断血管紧张素对血管收缩、水钠潴留及细胞增生等不利作用。适应证与 ACEI 相同，但不引起咳嗽反应为其特点。血管紧张素 Ⅱ 受体阻滞剂降压作用平稳，可与大多数降压药物合用（包括 ACEI）。

（1）氯沙坦：25 ~100mg，每日 1 次。

（2）缬沙坦：80mg，每日 1 次。

（3）伊贝沙坦：150mg，每日 1 次。

6）$\alpha_1$ 受体阻滞剂

（1）哌唑嗪：本品为肾上腺素 $\alpha_1$ 受体阻断药，能松弛血管平滑肌，使血压降低，临床主要用于轻、中度高血压，其降压作用比噻嗪类利尿药强。国内曾报道 105 例高血压患者，用本品治疗后，有效率为 65.7%。对伴有心室内传导阻滞、阻塞性支气管痉挛性疾病、糖尿病、痛风或高脂血症的高血压患者，也可应用本品。常用维持量为每日 3 ~20mg，分 2 ~3 次服用。为避免发生首剂综合征（如眩晕、头痛、心悸、出汗、无力等），首剂一般为 0.5mg，不宜超过 1mg，睡时服用。若无不良反应，则第 2 日给予 0.15 ~1mg，每日 2 ~3 次，间隔 2 ~3 日，可酌情递增剂量至维持量。

（2）特拉唑嗪：本药的化学结构与哌唑嗪相似，每日服药 1 次即可。抗高血压效能与哌唑嗪相仿，但本药口服后起效缓和，作用平稳，甚少有哌唑嗪样首剂综合征，对血脂代谢亦有良好的改善作用。常用剂量为 1 ~10mg，每日 1 次。不良反应有头晕、乏力等。

（3）多沙唑嗪：其化学结构与哌唑嗪相似，起效缓，一般无首剂综合征，单用时有效率 65%。常用量每日 1 ~8mg。不良反应有眩晕、恶心、头痛、头晕、疲劳和嗜睡等。

（4）三甲氧唑嗪：口服后吸收较快，一般小于 1 小时出现血流动力学效应，血浆半衰期为 2~4 小时。该药长期降压治疗的优点是用药后代偿机制不被激活，血浆容量、心率和血浆肾素活性不变，长期使用不会出现耐药性。在治疗高血压时，三甲氧唑嗪的使用剂量可采取递增的方法，先以 25mg，每日 3 次，以后每日总量为 600~900mg。

（5）哌胺甲尿定：是一种兼有可乐定样抑制交感神经紧张性和突触后膜 $\alpha_1$ 受体阻滞作用的药物。经临床验证本品能满意地降低高血压患者的卧位或立位的收缩压和舒张压。降压时心率增快不明显，由于该药能刺激中枢神经系统的 $\alpha_2$ 受体，故有可乐定样的中枢神经镇静作用。剂量为每日 5~10mg，分 3 次口服，药物的不良反应很少。

（6）吲哚拉明：本品能有效地降低静止和运动的高血压，对卧位和立位的收缩压和舒张压增高均有明显降压作用，长期用药可维持 3 年以上。单用本品降压剂量过大时，药物的不良反应发生率较高，最主要的不良反应是抑郁症、性功能紊乱和阳痿，故该药宜作为二线或三线降压药。剂量为 75~225mg，分 2~3 次口服，停药时不会发生"撤退综合征"。

此外尚有：

1）血管扩张剂：常与 β 受体阻滞剂和利尿剂合用。常用的有肼屈嗪、哌唑嗪、米诺地尔、二氮嗪、胍乙啶、硝普钠等。新型的血管扩张剂尚有布酞嗪、恩拉嗪、匹尔拉嗪、托酞嗪、卡拉嗪和莫匹拉嗪等。

（1）肼屈嗪：从 10~20mg，每日 2~4 次口服开始，每日每剂加 10mg，每日总量应在 100mg 以下，超过 200mg 易产生不良反应。

（2）米诺地尔：主要用于重度高血压和伴有肾功能衰竭的严重高血压者。2.5mg，每日 4 次，每 2~3 日增加 1 次剂量，达总量在每日 40mg 以下。

（3）二氮嗪：可用于高血压危象，重度耐药的高血压病。但对充血性心衰、糖尿病和肾功能不全者忌用。主要为静脉给药，每次 200~300mg，可与呋塞米配合。

（4）胍乙啶：主要用于舒张压较高的严重高血压病患者。对高血压危象、嗜铬细胞瘤者禁用。10mg，每日 1~2 次，以后每周递增每日 10mg。

（5）硝普钠：主要用于高血压危象紧急降压。通常以 50μg/mL 浓度溶液静脉滴注，每分钟 25~50μg，逐渐加量至血压满意下降为止，剂量可达每分钟 300μg，一般疗程不超过 1~2 日。

（6）布酞嗪：化学结构与肼屈嗪相似，直接作用于血管平滑肌，使血管扩张，血管阻力降低，血压下降。长期应用不产生耐受性，不影响心率。剂量：每日 90~180mg，分 2 次或 3 次饭后服用。不良反应主要有消化系统症状、循环系统症状、精神神经系统症状和过敏反应等。

2）α、β 受体阻滞剂

（1）酚妥拉明：25~50mg，每日 2~3 次。对急症特别是嗜铬细胞瘤患者可静脉注射或静脉滴注，每次 1~10mg，待血压下降后改口服。

（2）酚苄明：10~20mg，每日 3 次。

（3）柳胺苄心定：本品为竞争性 α 和 β 受体阻断剂，对轻、中度高血压的有效率为 88%，对重度高血压的有效率为 60%~80%，对常规降压治疗无效的顽固性患者亦有效。且可与其他降压药物联合应用。采用本品加利尿药治疗高血压的效果相当于应用利尿剂、β受体阻断剂加α受体阻断剂（哌唑嗪）或血管扩张药（肼屈嗪）合并用药的效果。临床实验表明在治疗高血压病时优于单一的β受体阻断剂或α受体阻断剂。剂量一般为100～200mg，每日2～3次，饭时服，疗程2周。

3）其他：包括中枢交感神经抑制剂如可乐定、甲基多巴；周围交感神经抑制剂如胍乙啶、利血平等。上述药物曾多年用于临床并有一定的降压疗效，但因其不良反应较多且缺乏心脏、代谢保护，因此不适宜于长期服用。

目前，国内复方降压制剂较多，常用的有：

（1）复方降压片，每片含利血平0.032mg、肼肽嗪3.2mg、氢氯噻嗪3.2mg、盐酸异丙嗪2.0mg、氯氮䓬（利眠宁）2.0mg及其他维生素B族等。常用量1片，每日2～3次。

（2）安达血平片，含利血平0.32mg、双肼肽嗪10mg，每次1片，每日2～3次。

（3）其他尚有复方罗布麻片、降压静、复方路丁片等。该类复方制剂药物种类较多，且剂量不易掌握，故不符合阶梯治疗和个体化治疗原则。因降压作用较缓和，不良反应较少，尚可酌情观察使用。

（三）降压药物的选择和应用

凡能有效控制血压并适宜长期治疗的药物就是合理的选择，包括不引起明显不良反应，不影响生活质量等。

1. 首选药物

上述四类药物即利尿剂、β受体阻滞剂、钙离子拮抗剂和ACEI中任何一种，均可作为第一阶梯药。

2. 阶梯治疗

是治疗高血压的一种用药步骤。选用第一阶梯药物后，从小量开始，递增药量，至最大量仍不能控制血压时，加用第二种药物，或更多药物联合，直到血压控制至正常或理想水平。血压控制后逐渐减量。

3. 具体用药

应根据病程、血压程度和波动规律、年龄、有无并发症以及药物特点、在体内高峰时间等，加以合理用药，进行个体化治疗。

（1）年轻患者宜首选β受体阻滞剂或ACEI。

（2）老年或低肾素型应选用利尿剂和钙拮抗剂，开始用成人剂量的一半。

（3）伴心绞痛或快速心律失常时应使用β受体阻滞剂。

（4）合并糖尿病、痛风、高血脂患者宜使用ACEI、钙拮抗剂或受体阻滞剂。

（5）肾功能不全时，ACEI是目前较理想药物，也可应用钙拮抗剂。病情严重者可使用呋塞米，要防止低血容量加重肾功能损害等。

（6）合并有心力衰竭者，宜选择ACEI、利尿剂。

（7）伴妊娠者，不宜用ACEI、血管紧张素Ⅱ受体阻滞剂，可选用甲基多巴。

（8）对合并支气管哮喘、抑郁症、糖尿病患者不宜用β受体阻滞剂；痛风患者不宜用利尿剂；合并心脏起搏传导障碍者不宜用β受体阻滞剂及非二氢吡啶类钙通道阻滞剂。

4. 降压目标及应用方法

由于血压水平与心、脑、肾并发症发生率呈线性关系，因此，有效的治疗必须使血压降至正常范围，即降到 140/90mmHg 以下，老年人也以此为标准。对于中青年患者（＜60岁）、高血压合并糖尿病或肾脏病变的患者，治疗应使血压降至 130/85mmHg 以下。

原发性高血压诊断一旦确立，通常需要终身治疗（包括非药物治疗）。经过降压药物治疗后，血压得到满意控制，可以逐渐减少降压药的剂量，但一般仍需长期用药，中止治疗后高血压仍将复发。

### 五、健康教育

1. 做好心理护理教育

高血压是一种慢性病，护理人员应耐心解释，做好思想工作，消除顾虑，使患者心情舒畅、乐观。日常生活中，要心神宁静，避免精神刺激和情绪激动，树立战胜疾病的信心，积极配合治疗。

2. 合理作息

患者除血压显著升高或症状加重时需适当休息外，一般可以参加力所能及的社会活动或家务劳动，坚持体力劳动与脑力劳动相结合，避免过度劳累，以调整恢复大脑皮质的正常功能。平时生活要规律，应积极参加文体活动，培养爱好与兴趣，使生活丰富多彩，如参加打球、书法、绘画、养花、听音乐、练医疗气功和打太极拳。老年人每日保证充足的睡眠，尤其对脑力劳动者更重要，午间保证休息 30 分钟至 1 小时，以消除大脑疲劳，保持精力充沛。任何疲劳与紧张的工作和娱乐活动均能使血压上升，所以患者要避免工作或娱乐活动到深夜，或把休息时间也用来连续工作或突击完成任务，一旦发现头痛、头晕、耳鸣、眼花时，不能继续勉强把工作做完，应卧床休息；症状加重时，及时去医院诊治。

3. 防治诱发因素

要告诉患者积极预防、治疗和消除有害的诱发因素，如寒冷、劳累、紧张、激动、过量饮酒、食盐多、肥胖等因素，以减少血管痉挛、血容量增多及周围血管阻力增高而引起高血压的发病。

4. 饮食护理

饮食宜清淡，少食含高胆固醇的食物，如松花蛋、动物脂肪、鱼子等。肥胖者应控制饮食，每顿有七八分饱合适，忌饱餐。尤其是晚餐过食油腻食物，易使血脂升高，增加血液黏稠度，诱发心肌梗死。饮食中以含不饱和脂肪酸高的植物油如豆油、玉米油为主。鼓励进食部分粗粮如水果。多食海带、紫菜、虾皮。避免刺激性食物与饮料如辣椒、胡椒、浓茶与咖啡等。以喝少量清淡绿茶为宜。戒除烟酒，吸烟能使血氧减少、血压暂时性升高，加速动脉硬化；饮酒能增加血液黏稠度，使脑血流量减少，增加发生脑血栓的机会；高浓度乙醇能影响血小板功能使红细胞脆性增加，而增加患中风的机会。平时还要重视不吃过多糖类食品，糖多在肝脏中可转化为中性脂肪，和胆固醇一样，可使动脉硬化。

5. 病情观察

（1）注意神志、血压、心率、尿量、呼吸频率等生命体征的变化，每日定时测量并记录血压。血压有持续升高时，密切注意有无剧烈头痛、呕吐、心动过速、抽搐等高血压脑病和高血压危象的征象。出现上述现象时应给予氧气吸入，建立静脉通路，通知病危，准备各种抢救物品及急救药物，详细书写特别护理记录单；配合医生采取紧急抢救措施，如快速降压、制止抽搐，以防脑血管疾病的发生。

（2）注意用药及观察，高血压患者服药后应注意观察服药反应，并根据病情轻重、血压的变化决定用药剂量与次数，详细做好记录。若有心、脑、肾严重并发症，则药物降压不宜过快，否则脑供血不足易发生危险。血压变化大时，要立即报告医生予以及时处理。要告诉患者按时服药及观察，忌乱用药或随意增减剂量与擅自停药。用降压药期间要经常测量血压并做好记录，为治疗提供参考；注意起床动作要缓慢，防止体位性低血压引起摔倒。用利尿剂降压时注意记出入量，排尿多的患者应注意补充含钾高的食物和饮料，如玉米面、海带、蘑菇、枣、桃、香蕉、橘子汁等。用普萘洛尔等药物要逐渐减量、停药，避免突然停用引起心绞痛发作。

（3）患者如出现肢体麻木，活动欠灵活，或言语含糊不清时，应警惕高血压并发脑血管疾病。对已有高血压心脏病者，要注意有无呼吸困难、水肿等心力衰竭表现；同时检查心率、心律有无心律失常的发生。观察尿量及尿的化验变化，以发现肾脏是否受累。发现上述并发症时，要协助医生相应的治疗及做好护理工作。

（4）高血压急症时，应迅速准确按医嘱给予降压药、脱水剂及镇痉药物，注意观察药物疗效及不良反应，严格按药物剂量调节滴速，以免血压骤降引起意外。

（5）出现脑血管意外、心力衰竭、肾衰竭者，给予相应抢救配合。

6. 健康指导

（1）向患者提供有关本病的治疗知识，注意休息和睡眠，避免劳累。

（2）与患者共同讨论改变生活方式的重要性，低盐、低脂、低胆固醇、低热量饮食，禁烟、酒及刺激性饮料。肥胖者节制饮食。

（3）教会患者进行自我心理平衡调整，自我控制活动量，保持良好的情绪，掌握劳逸适度，懂得愤怒会使舒张压升高，恐惧、焦虑会使收缩压升高的道理，并竭力避免之。

（4）定期、准确、及时服药，定期复查。

（5）保持排便通畅，规律的性生活，避免婚外性行为。

（6）教会患者怎样测量血压及记录。让患者掌握药物的作用及不良反应，告诉患者不能突然停药。

（7）指导患者适当地进行运动，可增加患者的健康感觉和松弛紧张的情绪，增高高密度脂蛋白。推荐做渐进式的有氧运动，如散步、慢跑；也可打太极拳、练医疗气功；避免举高重物及作等长运动（如举重、哑铃）。

（刘会义）

# 第三节 老年人风湿性心脏瓣膜病

风湿性心脏瓣膜病，亦称慢性风湿性心脏病，系指患风湿性心肌炎后，所遗留的心脏瓣膜病变。主要表现为心瓣膜狭窄，或关闭不全。本病虽多见于 20～40 岁成年人，但由于人口老化，老龄人口日益增多，老年人风湿性心脏瓣膜病患病率与日俱增。

## 一、病因和发病机制

本病是风湿热时风湿性心瓣膜炎所遗留的慢性瓣膜损害。临床上大约 40% 老年人在童年或青年时期有过风湿热病史，由于青中年时期风湿热的缓解间期较长，到了老年才有心脏受损的表现，本病常累及二尖瓣、主动脉瓣、三尖瓣、肺动脉瓣，主要为二尖瓣及主动脉瓣，三尖瓣病变则很少见。感染后先为瓣膜的交界线和基底部发生水肿，炎症及赘生物形成，以后瓣膜黏连及纤维化，而致瓣口狭窄。按照病变程度，可分为隔膜型和漏斗型，前者病变较轻，瓣膜活动尚佳，后者病变较重，常伴瓣膜关闭不全。

据资料表明，在未做手术治疗的慢性风湿性心脏病患者中，年轻患者的平均存活率为 13～15 年，而在未手术治疗的轻、中度风湿性心脏病和保持窦性心律的中年患者中，大约 70% 可以存活 15～20 年，而无明显的恶化。大约有 1/3 未做手术治疗的风湿性心脏病老年患者在尸验时，发现有严重的二尖瓣狭窄，因此老年人风湿性心脏病的治疗主要还是内科治疗。对有躯体栓塞的患者可抗凝治疗，对二尖瓣狭窄和房颤患者，应象对青年患者一样，也应考虑抗凝治疗。

## 二、诊断

### （一）临床表现

二尖瓣狭窄后在心室舒张时，左心房流入左心室的血流受阻，左心房压力增高，逐渐扩张、肥厚。左心房压力增高使肺静脉压及肺毛细血管压力增高，重时患者可发生咯血及肺水肿。长期左心房及肺动脉高压，使右心室负荷增加，产生右心室扩张、肥厚，最终导致右心衰竭，二尖瓣关闭不全时，在心室收缩期，除大部分血液进入主动脉外，还有部分血液反流到左心房，使左心房的充盈度和压力均增加，而左心室的排血量却降低。心室舒张期，由于左心房流入左心室的血量较正常增多，导致左心房和左心室肥大，最后引起左心衰竭。二尖瓣病变最易引起房性心律失常，以心房纤颤最常见，心房纤颤还易发生左心房内附壁血栓，脱落后可引起脑动脉栓塞、下肢动脉栓塞等。

由于主动脉狭窄，当左心室收缩时，排血受阻，负荷加重，久之左心室发生代偿性肥大。严重病例，因左心室排血量显著降低，可影响冠状动脉及脑的血流量，因而产生心绞痛、左心衰竭、眩晕或昏厥。主动脉瓣关闭不全时，左心室在舒张期不仅接受左心房流入的血液，还要接受由主动脉反流来的血液，因此，左室负荷增加，产生左心室代偿性肥大和扩张，逐渐发生左心衰竭，继之可引起右心衰竭。若反流量大，主动脉舒张压显著降低，可引起冠状动脉灌注不足而产生心绞痛。主动脉病变一旦发生心力衰竭常在 2~3 年内死亡,也可发生猝死。

物理体征基本和年轻人相同,但需要注意的是,部分老年患者可无症状或症状不典型,体征也常发生变异,如典型心脏杂音常被肺气肿、肺内感染的啰音或快速心律失常、心力衰竭、栓塞等并发症或合并症所干扰和掩盖,心房颤动是心脏杂音消失和变异的主要原因,因此,在临床体检时应避免误诊及漏诊,对一时搞不清楚的问题应密切观察,注意其心音的动态变化。

(二) 实验室及其他检查

1. 血液检查

有风湿活动的病例,红细胞沉降率、抗"O"均可增高。并发细菌性心内膜炎时,血白细胞计数升高,血培养阳性。

2. X 线检查

轻度二尖瓣狭窄者,心影可正常,或仅有左心房增大,较重者左心房明显增大,并有右心室增大,心影呈梨形,肺门血管阴影增大。二尖瓣关闭不全,左心室扩大,肺动脉段突出。吞咽钡餐时,右前斜位可见食管因左心房扩张而向后、向右移位。选择性左心室造影可见有二尖瓣反流。主动脉瓣狭窄时,X 线胸部摄片示左心室扩大,升主动脉狭窄后扩张。主动脉瓣关闭不全时,X 线检查显示左心室不同程度的扩大,心影呈靴形,主动脉弓突出,透视下可见显著搏动。

3. 心电图检查

二尖瓣轻度狭窄的病例,心电图可完全正常;中度狭窄的病例,P 波增宽,并有切迹,形成所谓"二尖瓣 P 波"。右胸导联可出现增大的双相 P 波,提示左心房肥大,电轴右偏,并有右心室肥大的表现,晚期患者常有心房纤颤表现。二尖瓣闭锁不全时,心电图检查可见左心室肥大、劳损。出现肺动脉高压时,可有左、右心室肥大或右心房肥大的表现。主动脉瓣狭窄时,心电图检查可见左心室肥大、劳损,出现左束支阻滞或室内传导阻滞。主动脉瓣关闭不全时,心电图示电轴右偏,左心室肥大、劳损,后期可有右心室内传导阻滞。

4. 超声心动图

二尖瓣狭窄时显示二尖瓣前叶曲线,舒张期 E 峰下降缓慢;F 点消失;E-A 之间呈一平段,出现城墙样改变。二尖瓣关闭不全时,舒张期二尖瓣前叶 EF 斜率增大,瓣叶活动幅度增大,左心房增大,收缩期左心房过度扩张,主动脉瓣关闭减慢,左心室扩大,室间隔活动过度。

5. 心导管检查

二尖瓣狭窄主要表现为右心室、肺动脉和"毛细血管"压力增高,后者压力曲线 α 波显著,肺循环阻力增大,心排血量指数降低。二尖瓣关闭不全患者右心导管示肺动脉、右心室与毛细血管的压力增高,肺循环的阻力也有不同程度的增高,而心排血量降低。

(三) 诊断与鉴别诊断

老年人风湿性心脏瓣膜病因,往往不具有年轻人的典型表现给临床造成诊断困难,因此,熟悉老年病特性是减少本病诊断失误的前提。此外,应详细询问病史,仔细体格检查，提高对本病的警惕性，注意与肺心病、冠心病、心肌病、高血压性心脏病、心肌病、左心房黏液瘤、先天性心脏房间隔缺损、二尖瓣脱垂综合征、特发性肥厚性主动脉瓣下狭窄等相鉴别。

## 三、治疗

### （一）内科治疗

据资料表明，在未做手术治疗的慢性风湿性心脏患者中，年轻患者的平均存活率为13～15年，而在未手术治疗的轻、中度风湿性心脏病和保持窦性心律的中年患者中，大约70%可以存活15～20年，而无明显的恶化。大约有1/3未做手术治疗的风湿性心脏病老年患者在尸验时，发现有严重的二尖瓣狭窄，因此，老年人风湿性心脏病的治疗主要还是内科治疗。对有躯体栓塞的患者可抗凝治疗，对二尖瓣狭窄和心房颤动患者，应像对青年患者一样，也应考虑抗凝治疗。

### （二）外科治疗

当二尖瓣病变严重时，也可考虑手术治疗。在有经验的外科医生手中，老年患者二尖瓣分离术和瓣膜置换术的结果相当好，5年生存率达60%。但应注意其适应证，有下列情况时可考虑手术治疗：①有严重的肺动脉高压者；②有进行性呼吸困难及对内科治疗效果不佳的充血性心力衰竭；③尽管经过恰当的内科治疗，但仍难维持其生活。年龄对这些患者并不是进行外科手术治疗的禁忌。此外，对严重主动脉瓣狭窄的老年患者，因其自然病程很差，可考虑进行主动脉瓣置换术。

### （三）介入治疗

心瓣膜介入治疗是近10多来年发展起来的新技术，主要治疗狭窄性心瓣膜病。

目前开展的瓣膜病的介入治疗包括：二尖瓣球囊扩张术（PBPV），肺动脉瓣球囊扩张术（PBPV），主动脉瓣球囊扩张术（PBAV），三尖瓣球囊扩张术（PBTV）几种，后两种我国开展较少。

1. 适应证

（1）单纯二尖瓣狭窄，窦性心律。超声显示瓣膜柔软，左房无附壁血栓，瓣口面积≤1.5cm$^2$，超声积分≤8分者。临床无风湿活动，心功能在Ⅱ～Ⅲ级者为最佳适应证。

（2）二尖瓣狭窄，超声显示瓣膜增厚，半柔软，瓣口面积<1.5cm$^2$，瓣叶轻度钙化，瓣下结构轻度损害，无/或合并轻度二尖瓣反流，超声积分<10分者。

（3）二尖瓣狭窄合并轻度主动脉瓣病变，无左室肥厚，左室内径<50mm者。

（4）二尖瓣重度狭窄，超声显示瓣膜钙化，Wikin's积分8分以上，合并轻度二尖瓣或主动脉关闭不全。但临床表现以二尖瓣机械梗阻为主，估计患者难以耐受外科开胸换瓣术或不愿接受外科开胸手术，坚决要求行PBMV者，可作为相对适应。

2. 禁忌证

经皮二尖瓣球囊成形术的禁忌证有：急性风湿热，中、重度主动脉瓣病变或二尖瓣反流；感染性心内膜炎治愈后未及3个月；急性心力衰竭；肺动脉高压；严重室性心律失常；妊娠早期；左心房血栓形成；传染性疾病及房间隔穿刺禁忌者如房间隔缺损修补术后、心脏及血管转位等。

3. 术前准备

（1）术前完成常规检查，如三大常规，ESR、ASO、出凝血时间、凝血酶原时间、血型、血生化、肝肾功能、心脏远达 X 线正侧位片、心电图、心音图和超声心动图、必要时做核医学血池扫描。

（2）术前 2 周常规口服肠溶阿司匹林 300mg/d，双嘧达莫 25mg，每日 3 次。房颤患者应用洋地黄控制心室率在每分钟 75～85 次。

（3）术前 1 天常规备皮，碘试验，地西泮 5mg 晚睡前口服。备同型血 300～600mL，通知胸外科、麻醉科、必要时协助处理并发症。

（4）决定行 PBMV 后，必须与患者、家属及有关单位说明手术必要性及可能出现的并发症，并在手术同意书上签字。

（5）术日晨禁食，女性必要时留置球囊导尿管，左下肢建立静脉通道，平车送导管室。

4. 并发症

PBMV 的并发症包括心脏压塞、重度二尖瓣关闭不全、体循环栓塞（脑栓塞多见）、医源性房水平分流、急性肺水肿。PBMV 因并发症需紧急手术者发生率约 1.5%。死亡率 0～1%。

## 四、健康教育

1. 卧床休息，呼吸困难时取半卧位，室内保持阳光充足，空气流通。

2. 高蛋白、高维生素、易消化饮食，多食新鲜蔬菜和水果，限制脂肪摄入。有心力衰竭者应限制钠盐和水的摄入。

3. 有心力衰竭者，应根据病情给予氧气吸入，或间断吸氧。并按心力衰竭及护理常规护理。

4. 高热患者按发热护理常规护理。

5. 做好患者的生活护理，对绝对卧床患者应随时满足其生活上的护理需要，关心开导患者，消除其悲观情绪，鼓励其树立战胜疾病的信心，积极配合治疗。

6. 严密观察体温、心率、心律、血压、呼吸、咳嗽及咳血痰，注意有无并发症出现。服用洋地黄或奎尼丁时，密切观察疗效及不良反应。

7. 根据病情需要配合医师做血流动力学监测。应用洋地黄时禁用钙剂，以免发生协同作用，导致洋地黄中毒。一旦有风湿活动，如发热、红斑、血沉快，应按医嘱给予抗风湿治疗及休息。单纯二尖瓣狭窄需做二尖瓣球囊扩张的患者，应做好术前准备及术后护理。

8. 心脏瓣膜疾病大多数为慢性疾病，病情反复发作，使患者及家属承受沉重的经济负担和心理压力，因而易产生恐惧、焦虑、消极等不良情绪。护理人员应多关心患者，与患者多交流、解释，鼓励患者树立信心，战胜疾病。

9. 做好皮肤护理，多汗者应及时更衣，防止受凉，预防呼吸道感染。体温过高者应给予物理降温或遵医嘱给予药物降温。

10. 减轻心脏负荷护理患者应保证充足的睡眠，避免过度劳累，限制探视；有心力衰竭者，必须卧床休息，限制钠盐的摄入，饮食应少食多餐；出现呼吸困难时，给予半坐卧位；必要时给予氧气吸入；监测体重变化；避免便秘。

11. 遵医嘱使用抗凝药物，注意栓塞表现。

12. ①避免感冒和上呼吸道感染，发生上呼吸道感染时应及时治疗。②积极预防和治疗风湿热。

13. 叮嘱患者遵医嘱服药，定期复查。

14. 在日常生活中注意防寒保暖，防止受凉受湿，保持室内空气流通、温暖、阳光充足，尽可能改善潮湿、寒冷的居住环境。

15. 鼓励患者坚持适度的体育锻炼，但应避免过度劳累。

16. 积极防治急性扁桃体炎、咽喉炎等溶血性链球菌感染，以防风湿热复发。

17. 如出现发热、呼吸困难、稍微用力即感胸痛等症状时应立即就诊。

（仵芳）

# 第四节　动脉粥样硬化

动脉粥样硬化（atherosclerosis AS）是指大、中型动脉由内膜开始发生了脂质积聚、出血和血栓形成、纤维组织增生及中层退行性和平滑肌细胞增生性病变导致动脉管壁增厚变硬、失去弹性和管腔狭小。由于在动脉内膜积聚的脂质外观呈黄色粥样，因此称为动脉粥样硬化。

近期我国一项全国调查，对平均年龄为 60.7 岁的近 8.5 万名参与者的样本数据进行分析后发现，我国中老年动脉粥样硬化患病率达 36.2%，且农村高于城市，男性高于女性，年龄越大发病率越高。然而，我们对心脑血管病并非束手无策，六成心脑血管疾病可防可控。在首次针对生活方式与血管病关系的调查显示：我国 20 岁以上成年人中，约 60.5% 的冠心病和脑卒中死亡，归因于没有达到 7 项理想的心血管健康指标，分别是戒烟、控体重、常运动、合理饮食、控血压、控血脂和降血糖。若能养成健康的日常生活方式，就可以避免或延迟发病。

动脉粥样硬化是抗衰老的重点，也是冠心病、脑梗死、外周血管病的主要诱因，中老年群体尤其要注意。动脉粥样硬化随年龄加重是人体生理现象。人体老化后，动脉血管内皮易损伤，出现斑块，再加上随着年龄的增长，人体代谢能力不断下降，动脉血管就易发生硬化。

但是年龄只是血管发生粥样硬化病变的因素之一。在调查中显示，男性比女性更容易患动脉粥样硬化，主要是因为生活习惯不良。虽然女性在 50 多岁绝经后，其动脉粥样硬化发病率和男性本应相近，但由于男性多有吸烟、饮酒、饮食油腻以及生活不规律等不良习惯，所以动脉粥样硬化患病率更高。健康的血管有三大指标：动脉血管口径大、管壁光滑、柔软弹性好。但是不良的生活方式，引发血糖高、血脂高、血压高，这些都会加剧血管指标变化，当胆固醇、甘油三酯等在血管内壁上越积越多，就会形成动脉粥样硬化斑块。不仅如此，这些物质让血管壁疙里疙瘩，凹凸不平，血管壁口径越来越窄，血管壁的柔韧性下降，血管开始硬化，血流受阻。

当血管里形成的粥样斑块表面的"纤维帽"破裂，造成斑块内容物与血液发生反应，在短时间内形成血栓。血栓会跟着血液到处流动，当流到脑或心脏附近的动脉血管，突然阻塞血流，就会造成脑卒中或急性心肌梗死。然而，当血管被堵塞 20% ~ 30% 时是没有任何症状的；当血管堵塞 50% 时，大部分人在大多数时间仍完全没有感觉，只有在特别激动或特别劳累等诱发因素下，才可能出现心、脑缺血，甚至直接诱发脑卒中就心肌梗死。因此，提前预防和及早治疗很重要。

不少人年龄不大，血管年龄却已开始衰老。心脑血管疾病的病发率在我国正逐渐年轻化：临床上发现，不少年龄不到 40 岁的年轻人，在体检时显示血管里已形成斑块；不到 60 岁的人的颈动脉超声报告显示，颈动脉已经出现超过 50% 的狭窄。如何管控心脑血管病发病率的年轻化，防止心脑血管病带来的高死亡风险，在《中国心血管病预防指南（2017）》中给出了答案，其将生活方式干预列为心血管病的一级预防手段。

我国首次针对生活方式与血管病关系的调查显示，我国 20 岁以上成年人中，约60.5% 的冠心病和脑卒中死亡，归因于没有达到 7 项理想的心血管健康指标，分别是戒烟、控体重、常运动、合理饮食、控血压、控血脂和降血糖。若日常生活中努力纠正过来，就可以避免或延迟发病。

**一、病因和发病机制**

迄今病因尚未完全阐明。现代医学对最常见的冠状动脉粥样硬化所进行的广泛而深入的研究表明，本病为多种因素作用于不同的环节而致，这些因素称之为易患因素或危险因素。

这些因素包括：①年龄、性别：本病临床上多见于 40 岁以上的中、老年人，49 岁以后进展较快，但在一些青壮年人甚至儿童的尸检中，也曾发现他们的动脉有早期的粥样硬化病变，提示这时病变已开始。男性与女性相比，女性发病率较低，但在更年期后发病率增加。年龄和性别属于不可改变的危险因素。②职业：从事体力活动少、脑力活动紧张、经常有紧迫感的工作较易患本病。③饮食：常进食动物性脂肪、胆固醇、糖和盐者易患本病。④血脂质：高脂蛋白血症易患本病。⑤血压：高血压患者的冠状动脉粥样硬化患病率较血压正常者高 4 倍。⑥吸烟：吸烟增加冠状动脉粥样硬化的发病率和病死率。⑦肥胖：标准体重的肥胖者易患本病。⑧遗传：家族中有在同年龄时患本病者，其近亲得病的机会也较高。⑨糖尿病：有糖尿病患者较无糖尿病者发病率高。⑩其他：如微量元素铬、锰、锌、钒、硒的摄入量减少等。

近年，发现的危险因素还有：①饮食中缺少抗氧化剂；②体内铁贮存增多；③存在胰岛素抵抗；④血管紧张素转换酶基因过度表达；⑤血中一些凝血因子增高；⑥血中同型半胱氨酸增高等。

半个世纪以来，本病在欧美发病率逐渐明显地增高。至 20 世纪 60 年代后期成为流行性常见病，且在有些国家和地区，由冠状动脉粥样硬化引起的心脏病已成为人群中首位的死亡原因。自 70 年代以来，由于注意采取防治措施，其病死率在有些国家中已有下降趋势。

动脉粥样硬化的发病机制非常复杂，有多种学说从不同角度来阐述，包括脂质浸润学说、血小板积聚学说、血栓形成学说、血流动力学说、细胞克隆学说和损伤反应学说，这些学说并不相互排斥，其中损伤反应学说将上述学说有机地联系在一起，认为动脉粥样硬化的各种危险因素对动脉内皮的损伤导致动脉壁发生慢性炎症反应，逐渐形成粥样斑块和血栓。

动脉粥样硬化可能发生在任何部位，而且程度也不同。病变好发于遭受血流或血压等机械作用最大的部位，如主动脉、冠状动脉、脑动脉等。在血流动力学发生变化的情况下，如血压增高，在动脉分支、分叉或弯曲处形成特定角度，血管局部狭窄所产生的湍流和切应力，使内膜发生解剖损伤，内皮细胞间的连续性中断，内皮细胞回缩，从而暴露内膜下的组织。在血管的好发部位，血管内膜经受着血流对内皮细胞及其下层细胞的牵拉作用，这种作用是产生动脉粥样硬化的开始刺激。其反应是局部的生物学反应性改变，是由于内皮细胞和纤维母细胞增生而产生的补偿性或反应性增厚。动脉内皮损伤后可出现解剖损伤和功能紊乱，表现为：

（1）可引起内膜的渗透性改变，使血浆成分及脂蛋白易于侵入内膜，导致脂质在血管壁内聚积沉着，其中 LDL 对血管内皮细胞组织有损伤作用。

（2）在长期高脂血症的情况下，各种加速生成氧自由基的因素都会促进 LDL 氧化，产生氧化低密度脂蛋白（oxLDL）。oxLDL 对血管内皮更为有害，能增加膜通透性、破坏内皮细胞屏障作用、增加对血浆成分的通透、破坏细胞结构与功能，对平滑肌细胞或纤维细胞、巨噬细胞有明显的损伤，甚至引起细胞死亡。因此，oxLDL 是炎症分子强力的诱导剂，使单核细胞黏附在内皮细胞上的数量增多，并从内皮细胞之间移入内膜下成为巨噬细胞，通过"清道夫"受体吞噬修饰的或氧化的 LDL，转变为泡沫细胞。

（3）巨噬细胞至少合成和分泌 6 种生长因子：血小板衍生生长因子（PDGF）、成纤维细胞生长因子（FGF）、内皮细胞生长因子样因子（EGF 样因子）、转化生长因子 – β（TGF – β）、白细胞介素 – 1（IL – 1）和单核巨噬细胞集落刺激因子（MCSF）。PDGF 和 FGF 刺激平滑肌细胞和成纤维细胞增生和游移，也刺激新的结缔组织形成。TGF – β 刺激结缔组织形成但抑制平滑肌细胞增生。巨噬泡沫细胞和由中膜迁入内膜的平滑肌细胞构成脂纹。PDGF – β 蛋白不但使平滑肌细胞游移到富含巨噬细胞的脂肪条纹中，且促使脂肪条纹演变为纤维脂肪病变。PDGF 和 FGF 还刺激 I 型、Ⅲ 型胶原、弹性蛋白和糖蛋白的产生，构成斑块的基质。细胞外的胆固醇晶体积聚在基质内，构成斑块的核，胶原、平滑肌细胞和单层内皮细胞构成斑块的纤维帽，最终形成了纤维斑块。

（4）内皮损伤引起黏附分子表达增加，包括 P – 选素、E – 选素，免疫球蛋白超家族的成员，细胞间黏附分子 – 1（ICMA – 1）和血管细胞部黏附分子 – 1（VCAM – 1）。炎症细胞黏附到内皮细胞上后，即在活化的内皮细胞合成的单核细胞趋化蛋白 – 1（MCP – 1）的趋化作用下，从内皮细胞缝隙中逸出至内皮下间隙，增强炎症反应。

（5）内皮合成和分泌一氧化氮（NO）减少，而内皮素释放增加，导致血压增高。

（6）内皮损伤引起内皮对血小板的黏附性增加、通透性增加，血小板活化因子（PAF）激活血液中血小板得以黏附，聚集于内膜形成附壁血栓。血小板可释出包括巨噬细胞释出的上述各种因子在内的许多生长因子，这些因子进入动脉壁，诱发平滑肌细胞移行到内膜层并发生增生，产生大量胶原、弹性纤维和结缔组织基质，在促发动脉粥样硬化病变中起重要作用。血小板聚集时可释放血管活性物质和血栓素 $A_2$（$TXA_2$）等。正常情况下，$TXA_2$ 和前列环素（$PGI_2$）在血液中含量保持平衡。$TXA_2$ 是一种强力血小板凝聚剂，有促血凝作用，同时可收缩血管。前列环素是一种强力的血小板聚集抑制剂，并有扩张血管作用，有利于保持血管畅通。一旦平衡失调时可引起血小板功能的改变而发生聚积，进一步使血小板内部结构发生改变，释放某些活性物质，能增强血管壁的通透性，有利于血浆中脂类渗入而促动脉粥样硬化斑块的形成。

（7）正常血管内膜内皮细胞能防止血小板的附着：①血小板和内皮细胞的细胞膜所带电荷都是阴性的，能互相排斥；②血管内皮细胞可使花生四烯酸产生前列腺素 $E_2$（$PGE_2$）防止血栓形成。③内皮细胞有很强的纤溶作用，可以溶解血栓。以上三种生理性功能随着年龄增高血管老化而减退。再加上某些刺激因素，如高血压、血管紧张素Ⅱ、儿茶酚胺物质、纤维蛋白等，可进一步致内皮细胞损伤，使更多的 LDL 进入血管壁，促使平滑肌细胞增生，在内膜损伤面血小板易于沉着，进而形成血栓，摄入血管壁内，机化后可形成斑块。血栓形成动脉粥样硬化的发病机制与血管老化有密切的关系。

## 二、病理

动脉粥样硬化主要累及大型弹力型动脉（如主动脉及其一级分支）和中型弹力型动脉（如冠状动脉、脑动脉、肢体各动脉、肾动脉、脾动脉和肠系膜动脉），而肺动脉和胸廓内动脉极少累及。正常动脉壁由内膜、中膜和外膜三层构成，内膜主要由单层内皮细胞和内皮下层构成，中膜由平滑肌细胞、胶原和弹性纤维以及糖蛋白等组成，外膜主要是胶原和弹性纤维以及糖蛋白组成。动脉粥样硬化主要病变发生于动脉内膜，是以脂类沉积和其周围包以纤维组织增生为特征。动脉粥样硬化的病变的形成可分为 4 期。

1. 脂质条纹期

早期病变是在动脉内膜形成数毫米大的黄色斑点或达数厘米长的与动脉纵轴平行的黄色条纹状病灶。镜下见内皮细胞肿胀，胞质内有空泡形成，内皮下间隙增宽，有细粒状或纤维样物质聚积。此时内膜有少数平滑肌细胞呈灶状积聚，细胞内外有脂质沉积。

2. 纤维斑块期

脂质条纹可进一步发展成斑块，突入动脉腔内引起管腔狭窄，为进行性动脉粥样硬化最具特征性的病变。它主要由内膜增生的结缔组织和含有脂质的平滑肌细胞所组成，细胞外围由脂质、胶原、弹性纤维和蛋白多糖围绕。病灶处纤维组织增生形成纤维帽覆盖于深部大量脂质（脂质池）之上，脂质沉积物中混有细胞碎片和胆固醇结晶。突出于内膜表面的斑块，大小不一、表面光滑。斑块体积增大时向管壁中膜扩展，可破坏管壁的肌纤维和弹性纤维而代之。斑块早期呈灰黄色。随着结缔组织的增生和玻璃样变，斑块逐渐变形，呈灰白色，质较硬。病变反复发作时，交替发生脂质堆积及纤维增生，其切面呈层状结构。镜下见纤维斑块及细胞外间隙中纤维成分占优势。在纤维之间存在着不同量的脂质，脂质比脂肪条纹少。

3. 粥样灶形成期

粥样灶斑块为灰白色的纤维组织，其中央底部常因营养不良发生变性坏死而崩解，这些崩解物与脂质混合成粥糜样物质，称为粥样化病灶。镜下见在内膜深层脂质沉积的量增多，吞噬脂质的泡沫细胞也随之增多。粥样物内有大量胆固醇结晶析出，此外黏多糖也增加及少量纤维蛋白沉积。

4. 复合病期

中年和老年期患者脂质条纹、纤维斑块与粥样斑块相融合及混杂，在斑块内发生出血、坏死、溃疡、钙化和附壁血栓而形成复合病变。粥样斑块可因内膜表面破溃形成所谓粥样溃疡，破溃后粥样物质进入血流成为栓子。破溃处可引起出血，溃疡表面粗糙易产生血栓。附壁血栓形成又加重管腔的狭窄甚至使之闭塞。在血管逐渐闭塞的同时也逐渐出现来自附近血管的侧支循环，血栓机化后又可以再通，从而使局部血流得以部分恢复，复合病变中还有中膜钙化。因此，动脉粥样硬化导致受累动脉弹性减弱、脆性增加，易于破裂，其管腔逐渐变窄，甚至完全闭塞，也可扩张而形成动脉瘤。

美国心脏病学会根据其病变发展过程将其分为 6 型。

Ⅰ型：为起始病变，常见于婴儿和儿童。动脉内膜出现小黄点，为小范围的巨噬细胞吞饮脂质形成泡沫细胞，积聚而成脂质点。

Ⅱ型：为脂质条纹。动脉内膜见黄色条纹，为巨噬细胞成层并含脂滴，内膜有平滑肌细胞也含脂滴，细胞外间隙也有少量脂滴。脂质成分主要为胆固醇酯，也有胆固醇和磷脂。其中Ⅱa型内膜增厚，平滑肌细胞多，进展快；Ⅱb型内膜薄，平滑肌细胞少，进展慢。

Ⅲ型：为斑块前期。细胞外出现较多脂滴，在内膜和中膜平滑肌层之间形成脂核，但尚未形成脂质池。

Ⅳ型：为粥样斑块或粥样瘤。脂质积聚多，形成脂质池，纤维帽尚未形成。内膜结构破坏，内膜深部的平滑肌细胞和细胞间基质逐渐为脂质所取代，动脉壁变形。

Ⅴ型：指纤维粥样斑块形成，为动脉粥样硬化最具特征性的病变，呈白色斑块突入动脉腔内引起管腔狭窄。其中Ⅴa型含大量平滑肌细胞、巨噬细胞和T淋巴细胞，前两者细胞内含脂滴，细胞外脂质多，为胶原纤维、弹力纤维和蛋白多糖所包围形成脂质池；病灶处内膜被破坏，纤维组织增生，形成纤维膜（纤维帽）覆盖于脂质池之上。Ⅴb型斑块内含脂质更多，成层分布。Ⅴc型则所含胶原纤维更多。

Ⅵ型：为复合病变，由斑块发生出血、坏死、溃疡、钙化和附壁血栓所形成，并有中膜钙化。分为 3 个亚型，Ⅵa型指斑块破裂或溃疡，Ⅵb型指壁内血肿，Ⅵc型指血栓形成。粥样斑块可因内膜表面破溃而形成所谓粥样溃疡。破溃后粥样物质进入血流成为栓子。破溃处可引起出血，溃疡表面粗糙易产生血栓，附壁血栓形成又加重管腔的狭窄甚至使之闭塞。

本病病理变化进展缓慢，明显的病变多出现于成年以后，但明显的症状到老年期才出现。动物实验的动脉粥样硬化病变在药物治疗和停止喂致动脉粥样硬化饲料一段时间后，病变甚至完全消退。在人体经血管造影证实控制和治疗各危险因素一段时间后，动脉粥样硬化病变可部分消退。1995 年发表的加拿大冠状动脉粥样硬化干预试验结果显示，降脂治疗虽不能终止冠脉病变的恶化，但可延缓其进展。同年发表的普伐他汀对冠状动脉粥样硬化病变进展和消退影响的研究结果亦提示，降脂治疗可明显减缓冠心病患者冠脉病变的进展。控制动脉粥样硬化的危险因素可明显减少冠心病患者的临床事件，而冠脉造影所见粥样硬化病变逆转或消退的病理改进极其有限，说明单以冠脉粥样硬化病变的逆转或延缓难以完全解释临床预后的明显改善，控制危险因素可能是通过稳定斑块，减少粥样斑块的破裂、出血和血栓形成而实现的。降脂治疗可使斑块中的胆固醇水解，促使胆固醇移出，细胞外脂质核心的去除使斑块的机械强度增加，使其稳定而不易破裂，甚至消退。另外，羟甲戊二酰辅酶 A（HMG – CoA）还原酶抑制剂还具有抑制LDL 氧化修饰，防止巨噬细胞的激活，抑制平滑肌细胞的增生和内向膜迁移的作用。降低 LDL 水平还有抗血栓形成作用，也有防止斑块进一步恶化的作用。

由于人类的动脉粥样斑块往往是数十年持续发展的结果，动脉粥样斑块中有形成分的消退并不是短期内能达到的，因此大多数学者主张预防动脉粥样硬化更应从青少年，甚至儿童时期开始。

### 三、诊断

#### （一）临床表现

主要是有关器官受累后出现的临床表现，一般表现为脑力和体力的衰退，触诊体表动脉可发现变粗、变长、迂曲和变硬。

1. 主动脉粥样硬化

主动脉粥样硬化大多无特异性症状。由于主动脉管腔大，主动脉粥样斑块一般不会影响血流，不易发生狭窄，虽有明显的主动脉粥样硬化，临床上也不引起症状。叩诊可发现胸骨柄后主动脉浊音界增宽；主动脉瓣第二心音亢进，带金属调，并有收缩期杂音。收缩期血压升高，脉压增宽。X 线检查时可见主动脉向左上方凸出，主动脉扩张迂曲和主动脉弓跨度加大，有时可见片状和弧状的斑块内钙质沉着影。

主动脉粥样硬化可形成主动脉夹层或主动脉瘤，以腹主动脉处为最多见，其次为主动脉弓和降主动脉。几乎所有腹主动脉瘤均是动脉硬化引起，患者常伴有高血压，查体时见腹部有搏动性肿块，腹壁上相应部位可听到杂音，股动脉搏动减弱。胸主动脉瘤可引起胸痛、气急、吞咽困难、咯血、声带因喉返神经受压而麻痹导致声音嘶哑、气管移动或阻塞、上腔静脉或肺动脉受压等表现。X 线检查可见主动脉的相应部位增大；主动脉造影可显示出梭形或囊样的动脉瘤；超声显像、CT 和磁共振显像，可显示出瘤样主动脉扩张。主动脉瘤一旦破裂，可迅速休克而致命。

2. 冠状动脉粥样硬化

冠状动脉粥样硬化是全身动脉粥样硬化的一部分，冠状动脉粥样斑块阻塞某一支或几支冠状动脉，使冠状动脉血流明显减少时产生心肌缺血，严重阻塞时发生心肌梗死，是冠心病的主要发病原因（参见本章第二节）。

3. 脑动脉粥样硬化

脑动脉粥样硬化常见于大脑中动脉及基底动脉。如果多数脑动脉由于粥样硬化而导致管腔狭窄，脑血栓形成而发生脑梗死，脑组织因长期供血不足则出现萎缩，临床表现为脑功能减退的症状。

4. 肾动脉粥样硬化

肾动脉粥样硬化临床上常被忽视，一般累及肾动脉主支、弓状动脉及叶间动脉。如有肾动脉血栓形成者可引起肾区疼痛，无尿及发热等。长期肾脏缺血可致肾萎缩，临床上出现夜尿增多并可发展成肾功能不全（参见第七章）。

5. 肠系膜动脉粥样硬化

可能引起消化不良、肠道张力减低、便秘和腹痛等症状。血栓形成时，有剧烈腹痛、腹胀和发热。肠壁缺血坏死时，可引起便血、麻痹性肠梗阻、腹膜炎和休克等症状。

6. 四肢动脉粥样硬化

四肢动脉粥样硬化可引起肢体循环受阻、组织缺氧、狭窄动脉的血流不足以供肌肉的需要，以下肢动脉多见，尤其是腿部动脉。临床上起病可能很缓慢，历时数年而无症状，最初出现的典型症状是间歇性跛行，表现为典型的"行走 - 疼痛 - 休息 - 缓解"规律，每次能行走的距离亦大致相等。还有肢体缺血的体征：患肢常呈苍白、发凉、麻木；患肢发生组织营养障碍时，可导致肌肉萎缩，软组织丧失致骨质突出；皮肤变薄、毛发脱落、趾甲增厚萎缩等是慢性持续缺血的体征；晚期在足趾和骨质突出部位可见缺血性溃疡。闭塞性周围动脉硬化病变而致肢体血供受阻，当阻塞病变进行性加重，致侧支循环不能满足肢体血供时，即出现肢体缺血症状。当狭窄动脉节段有血栓形成，或近端溃疡性粥样斑块内容物脱落致远端动脉栓塞使管腔完全闭塞时，可引起有关供血部位的急性缺血和症状的突然恶化。若动脉高度狭窄、闭塞或并发血栓形成，可引起坏疽并有持续性疼痛，疼痛的部位有助于判断动脉阻塞的水平。检查时，可发现阻塞远端的动脉搏动减弱或消失。如果股动脉或胫后动脉搏动显著减弱或消失，特别是两侧肢体动脉的搏动有差别时，提示有动脉阻塞。另一重要体征是腹主动脉、髂动脉、股动脉和腘动脉上有杂音，出现收缩期杂音提示动脉狭窄；连续性杂音表明闭塞远端的舒张压很低，侧支血流不足。有时休息时无杂音，运动后才出现杂音。

（二）实验室及其他检查

本病尚缺乏敏感而又特异性的早期实验室诊断方法。患者常有脂质代谢失常，主要表现为血总胆固醇增高、LDL 胆固醇增高、三酰甘油增高、HDL 胆固醇降低、ApoA 降低、ApoB 增高和 LPa 增高，其中 90% 以上患者表现为 Ⅱ 或 Ⅳ 型高脂蛋白血症。

X 线检查可作为冠状动脉粥样硬化的间接依据。除前述主动脉粥样硬化的表现外，选择性或数字减影法动脉造影，可显示冠状动脉、脑动脉、肾动脉、肠系膜动脉和四肢动脉粥样硬化所造成的管腔狭窄或动脉瘤病变，以及病变的所在部位、范围和程度，有助于确定外科治疗的适应证和选择施行手术的方式。

多普勒超声检查有助于判断颈动脉、四肢动脉和肾动脉的血流情况和血管病变。CT 或磁共振显像有助于判断四肢和脑动脉的功能情况及脑组织的病变情况。心肌显像、心电图、超声心动图检查及心脏负荷试验所示的特征性变化，有助于诊断冠状动脉粥样硬化。血管内超声显像检查是直接从动脉腔内观察粥样硬化病变的方法，目前尚未普及。炎症标志物如血 C 反应蛋白水平增高，血同型半胱氨酸水平增高，也被认为有助于诊断。

（三）诊断和鉴别诊断

本病早期诊断很不容易，当发展到相当程度，尤其有器官明显病变时，如冠状动脉缺血表现时，才被确诊。老年患者如检查发现血脂异常，动脉造影发现血管狭窄性病变，应首先考虑诊断本病。

主动脉粥样硬化引起的主动脉变化和主动脉瘤，须与梅毒性主动脉炎、主动脉瘤及纵隔肿瘤相鉴别。冠状动脉粥样硬化引起的心绞痛和心肌梗死，须与其他冠状动脉病变如冠状动脉炎、冠状动脉先天畸形、冠状动脉栓塞所引起者相鉴别。缺血性心肌病应与原发及其他继发心肌病相鉴别。脑动脉粥样硬化所引起的脑血管意外，须与其他原因引起的脑血管意外相鉴别。肾动脉粥样硬化所引起的高血压，须与其他原因的高血压相鉴别。四肢动脉粥样硬化所产生的症状，须与其他病因的动脉病变所引起者相鉴别。

## 四、预后

本病预后随病变部位、程度、血管狭窄发展速度、受累器官受损情况和有无并发症而不同。脑、心、肾的动脉病变发生了脑血管意外、心肌梗死或肾衰竭者，预后不佳。

## 五、治疗

（一）药物治疗

1. 扩张血管药物

解除血管运动障碍，可用血管扩张剂（见心绞痛章节）。

2. 调整血脂药物

可酌情选用下列药物：如胆酸螯合树脂、普罗布可、新霉素、洛伐他汀、普伐他汀、氟伐他汀、辛伐他汀、弹性酶、氯贝特、非诺贝特、益多脂、吉非罗齐、苯扎贝特、环丙贝特、烟酸肌醇酯、阿西莫司、谷固醇、藻酸双酯钠、维生素 C、维生素 $B_6$、多烯康、亚油酸丸等。

3. 抗血小板药物

抑制血小板的黏附、聚集和释放功能，防止血栓形成。

（1）环氧酶抑制剂：抑制花生四烯酸转化为前列腺素 $G_2$ 和 $H_2$，从而使血小板合成血栓素 $A_2$（$TXA_2$）减少。常用小剂量阿司匹林 50～300mg/d，一般用 75～100mg/d；同类制剂磺吡酮用量为 0.2g，每日 3～4 次。不良反应有胃部不适、恶心、呕吐、消化不良和便秘等，可引起出血。

（2）$TXA_2$ 合成酶抑制剂：抑制 $TXA_2$ 的合成，增加前列环素的产生，可用芬氟咪唑 50mg，每日 2 次，作用不比阿司匹林优越。

（3）增加血小板内环磷酸腺苷药物：可延长血小板的寿命，抑制其形态变化。黏附性和聚集，常用双嘧达莫，50mg、每日 3 次；西洛他唑是磷酸二酯酶抑制剂，50～100mg，每日 2 次。

（4）抑制腺苷二磷酸活化血小板作用的药物：降低血小板黏附性，延长出血时间，稍降低血液黏稠度。常用噻氯匹啶 0.25g，每日 1～2 次，不良反应有皮肤潮红、出血、腹泻、粒细胞减少、肝功能损害等。同类制剂氯吡格雷用量为 75mg/d，起效快而不良反应小。

（5）血小板糖蛋白 Ⅱb/Ⅲa（GPⅡb/Ⅲa）受体阻滞剂：该类药物阻断血小板聚集的最终环节，即阻断纤维蛋白原与 GPⅡb/Ⅲa 受体的结合，血小板的聚集和其他功能受抑制，出血时间延长。临床最早应用的静脉制剂是阿昔单抗，用法为先注射 0.25mg/kg，然后静脉滴注 10μg/（kg·h）共 12 小时；作用可维持 3 日。其他静脉制剂还有埃替巴肽、替罗非班和拉米非班，该类药物主要用于冠心病介入治疗前，埃替巴肽和替罗非班尚可用于不稳定心绞痛或非 ST 段抬高的急性心肌梗死。不良反应主要为出血。口服制剂如 xemilofiban，orbofiban，sibrafilban 等的疗效差且出血发生率高。

4. 溶血栓和抗血凝药物

对动脉内形成血栓导致管腔狭窄或阻塞者，可用溶解血栓制剂继而用抗血凝药物治疗。

5. 其他药物

治疗高同型半胱氨酸血症主要是补充叶酸（1mg/d），同时适当补充维生素 $B_6$ 和维生素 $B_{12}$。一些蛋白多糖制剂如硫酸软骨素 A 和 C1.5g，每日 3 次；冠心舒（动物十二指肠提取物）20mg，每日 3 次等，通过调整动脉壁的蛋白多糖结构而起治疗作用。

（二）手术治疗

包括对狭窄或闭塞血管，特别是冠状动脉、主动脉、肾动脉和四肢动脉施行再通、重建或旁路移植，也可用带气夹心导管进行的经腔血管改形术、经腔激光再通、经腔粥样硬化斑块旋切或旋磨、经腔血管改形术后放置支架等介入性治疗。

### 六、健康教育

1. 合理的膳食

（1）膳食总热量勿过高，维持正常体重为度，40 岁以上预防发胖。

（2）超过正常标准体重时，每日应减少进食总热量，食用低脂（脂肪摄入量不超过总热量 30%，其中动物脂肪不超过 10%），低胆固醇（每日不超过 500mg）膳食，并限制蔗糖和食糖食物的摄入。

（3）年过 40 岁者即使血脂不高，也应避免食用过多动物脂肪及含饱和脂肪酸的植物油。

（4）确诊有冠状动脉粥样硬化者，应严禁暴饮暴食，以免诱发心绞痛及心肌梗死。

（5）提倡饮食清淡，富含维生素及植物蛋白食物。

3. 适当的体力劳动和体育活动

参加一定的体力劳动和体育活动，对预防肥胖，锻炼循环系统的功能和调整血脂代谢均有裨益，是预防本病的一项积极措施。体力活动量应根据原来身体情况、体力活动习惯和心脏功能状态而定，以不过多增加心脏负担和不引起不适感觉为原则。体育活动要循序渐进，不宜勉强做剧烈活动，对老年人提倡散步（每日 1 小时，可分次进行），做保健体操，打太极拳等。

4. 合理安排工作和生活

生活要有规律、保持乐观、愉快的情绪，避免过度劳累和情绪激动，注意劳逸结合，保证充分睡眠。

5. 提倡不吸烟，不饮烈性酒

虽然少量低浓度酒能提高血 HDL、红葡萄酒有抗氧化的作用，但长期饮用会引起其他问题，因此不宜提倡。

6. 积极治疗与本病有关的一些疾病

包括高血压、糖尿病、高脂血症、肥胖症等。

不少学者认为，本病的预防措施应从儿童期开始，即儿童也不宜进食高胆固醇、高动物性脂肪的饮食，亦宜避免摄食过量，防止发胖。

（于民善）

# 第三章　消化系统疾病

## 第一节　老年人消化性溃疡

消化性溃疡（peptic ulcer disease，PUD）是指消化道黏膜被胃酸和胃蛋白酶等自身消化而发生破损，且其深度达到或穿透黏膜肌层，好发于胃和十二指肠近端，也可以发生在食管下段、十二指肠远端、空肠、胃空肠吻合口及其附近以及异位的胃黏膜。在过去的 200 年中，消化性溃疡在人群中一直有着相当高的发病率和死亡率，而到了 20 世纪 90 年代以后，由于抑酸剂的发展和幽门螺杆菌的发现，使它的发病率则出现了显著的下降。但是由于非甾体类抗炎药和小剂量阿司匹林越来越广泛地应用，消化性溃疡在目前仍然是一个不容忽视的临床问题。

老年人消化性溃疡（peptic ulcer in the aged，PUA），是指 60 岁以上的老年人患有胃溃疡、十二指肠溃疡，或同时患有这两种溃疡，属于一种特殊类型的消化性溃疡。由于机体随着年龄的增长，胃黏膜呈现衰退性老化，表现为胃黏膜萎缩、血流减少，胃黏膜—黏液屏障功能减弱，加之老年人常同时患有多种疾病，服用多种药物，尤其是阿司匹林在老年人群中的广泛应用，导致 PUA 占 PUD 的比例有增高趋势。PUA 的临床表现具有一定的特点，治疗上也不完全等同于青年人，临床医生应当予以重视。

### 一、病因和病理

（一）病因

1. 环境因素

消化性溃疡的发病率有地理上的差别，在不同的国家，不同的地区发病率不同。发病还有明显的季节性，秋冬和冬春发病较多。

2. 机体内在因素

遗传，消化性溃疡患者尤其是男性的亲属中，本病的发病率高于一般。有时见到一些家族的几代人中都有消化性溃疡。分居两地的双生子同患本病的事例也偶有发现。十二指肠溃疡多为"O"血型，而胃溃疡的患者中"A"血型的人比其他血型的人多。以上事实提示，一部分消化性溃疡患者的发病有遗传的背景。

3. 幽门螺杆菌感染

幽门螺杆菌（helicobacter pylori，Hp）感染是消化性溃疡的主要病因。Hp 感染致消化性溃疡的机制有多种假说：①"漏屋顶"假说，把胃黏膜屏障比喻为"屋顶"，保护其下方黏膜组织免受胃酸（"雨"）的损伤。当黏膜受到 Hp 损害时（形成"漏屋顶"），就造成"泥浆水"（$H^+$反弥散），导致黏膜损伤、溃疡形成。②六因素假说，综合胃酸－胃蛋白酶、胃化生、十二指肠炎、Hp 感染、高促胃液素血症和碳酸氢盐分泌六个因素，解释 Hp 在十二指肠溃疡（DU）发病中作用。胃窦 Hp 感染、遗传因素等引起高胃酸分泌，直接损伤上皮或引起继发炎症使十二指肠黏膜发生胃化生，为 Hp 在十二指肠黏膜定植创造条件。十二指肠 Hp 感染加重了局部炎症（十二指肠炎），炎症又促进胃化生。这一恶性循环使十二指肠黏膜持续处于炎症和损伤状态，局部碳酸氢盐分泌减少，削弱了十二指肠黏膜的防御因素。而 Hp 感染所致的高促胃液素血症刺激胃酸分泌，增强了侵袭因素。侵袭因素的增强和防御因素的削弱，导致溃疡形成。

### 4. 胃酸和胃蛋白酶

消化性溃疡的最终形成是由于胃酸－胃蛋白酶自身消化所致。胃蛋白酶由主细胞分泌的胃蛋白酶原经盐酸激活转变而来，它能降解蛋白分子，对黏膜具有侵袭作用；而胃蛋白酶生物活性受制于胃液 pH。因此，胃酸的存在是溃疡发生的决定因素。

胃溃疡（GU）患者的基础酸分泌（BAO）和最大酸分泌（MAO）多属正常或低于正常，仅发生幽门前区或合并 DU 的 GU 患者的胃酸排出量可高于正常。DU 患者胃酸分泌增多。

### 5. 药物

长期服用非甾体抗炎药（NSAIDs）、糖皮质激素、氯吡格雷、化疗药物、双磷酸盐、西罗莫司等药物的患者可以发生溃疡。NSAIDs 是导致胃黏膜损害最常用的药物，长期摄入 NSAIDs 可诱发消化性溃疡（与 GU 的关系更为密切），妨碍溃疡愈合，增加溃疡复发率和出血、穿孔等并发症的发生率。NSAIDs 损伤胃十二指肠黏膜的原因除药物直接作用外，主要通过抑制前列腺素合成，削弱后者对胃十二指肠黏膜保护作用。在美国约 5% 的 DU 和 25% GU 与长期服用 NSAIDs 有关。

### （二）病理

溃疡发生部位多在胃小弯或幽门前区，后壁较前壁常见。十二指肠开始的 3～4cm 是溃疡的最好发部位，前壁比后壁常见。溃疡数目绝大多数是一个，少数患者可有 2～3 个。十二指肠前后壁的一对溃疡称相吻溃疡，十二指肠和胃同时有溃疡称复合溃疡。溃疡的大小多数直径小于 3cm，少数（约占 10%）溃疡较大，其直径在 4cm 以上。溃疡形态多呈圆形或椭圆形，可有各种深度，浅的限于黏膜层，深的可贯穿胃或十二指肠壁的全层。

溃疡的组织形态，在溃疡活动期，其底部由表面向深部依次有以下四层：第一层为急性炎症性渗出物；紧接一层是非特异性细胞浸润；第三层为肉芽组织；第四层为瘢痕组织。呈扇形，扩展可延伸到肌层，甚至可达浆膜层。溃疡边缘的黏膜有明显的上皮细胞再生和炎症的变化，并常见到腺体的"肠化生"，在瘢痕区域内的血管壁变厚，偶见内有血栓形成。

## 二、诊断

（一）病史

1. 询问有关疾病的诱因和病因。如发病是否与天气变化、饮食不当或情绪激动等有关；有无暴饮暴食、喜食酸辣等刺激性食物的习惯；是否嗜烟酒；有无经常服用阿司匹林等药物；家族中有无患溃疡病者等。

2. 询问疼痛发作的过程。如首次发作的时间；疼痛与进食的关系，是餐后还是空腹出现，有无规律，部分及性质如何，应用何种方法能缓解疼痛；是否伴有恶心、呕吐、嗳气、反酸等其他消化道症状。有无呕血、黑便、频繁呕吐等并发症的征象。此次发病与既往有无不同。曾做过何种检查和治疗，结果如何。

3. 本病病程长，有周期性发作和节律性疼痛的特点，如不重视预防和正规治疗，病情可反复发作并产生并发症，从而影响患者的学习和工作，使患者产生焦虑急躁情绪。故应评估患者及家属对疾病的认识程度，患者有无焦虑或恐惧等心理，了解患者家庭经济状况和社会支持情况，患者所能得到的社区保健资源和服务如何。

（二）临床表现

本病患者少数可无症状，或以出血、穿孔并发症发生为首发症状，但绝大多数是以上腹疼痛而起病。

1. 症状

上腹疼痛为主要症状。可为钝痛、灼痛、隐痛、胀痛或剧痛，但也可有压迫感或饥饿样不适感。典型者有轻度或中等度剑突下持续性疼痛，可被制酸剂或进食缓解。凌晨3点至早餐，胃酸分泌最低，故此时很少发生疼痛。十二指肠溃疡患者约有2/3的疼痛呈节律性：一般在两餐之间发生，持续至下餐进食或服制酸药后缓解，即所谓的"饥饿痛"，如早餐后1～3小时开始出现上腹痛，如不服药或进食则要持续至午餐才缓解，餐后2～4小时又痛，也须进餐才能缓解。约半数尤其是睡前曾进餐者，可发生午夜痛，患者常被痛醒。节律性疼痛大多持续几周，随后缓解几个月或终年，但可反复发生。

胃溃疡也可出现规律性疼痛，常在餐后1小时内出现，经1～2小时后逐渐缓解，在下次餐前自行消失，餐后则再次出现；故又称"饱餐痛"。午夜痛也可发生，但不如十二指肠溃疡多见。部分病例进食后反而引起腹痛，以幽门管溃疡尤为明显。幽门管溃疡可因黏膜水肿或瘢痕形成而发生幽门梗阻，表现为餐后上腹饱胀不适而出现恶心、呕吐。

部分病例无上述典型疼痛，而仅表现为无规律性较含糊的上腹隐痛不适，伴胀满、厌食、嗳气、泛酸等症状，多见于胃溃疡病例。但随着病情的发展，可因并发症的出现而发生症状的改变。溃疡痛是一种内脏痛，具有上腹痛而部位不很确定的特点。十二指肠溃疡疼痛多在上腹部、脐上方或脐上方偏右处；胃溃疡也多在上腹部或剑突下偏左处。如果疼痛加剧而部位固定，放射至背部，不能被制酸剂缓解，常提示有后壁慢性穿孔；突然发生剧烈疼痛迅速延及全腹时应考虑有急性穿孔；有突然眩晕者说明可能并发有出血。

**2. 体征**

溃疡病缓解无明显体征，活动期上腹部可有局限性压痛。

**3. 老年人消化性溃疡的特点**

老年人消化性溃疡常缺乏上述典型的临床表现，或症状不明显，临床上可有如下特点：

（1）发病率高：老年人胃的分泌功能异常以及保护胃肠黏膜屏障作用降低，所以易患消化溃疡。老年人又以胃溃疡多见，有人报告，10%的胃溃疡发生在60岁以后。

（2）症状不典型：老年人患消化性溃疡症状少而轻，常见的症状是上腹部隐隐作痛、食欲差、呕吐、嗳气、烧心。有的食欲不振、厌食、体重减轻、全身健康状况下降等。此外，老年人胃溃疡多属高位溃疡，病变靠近贲门和胃体部。临床上可出现吞咽困难、胸骨下紧迫感和疼痛等易与食管疾病和心绞痛混淆。近半数患者并发出血、缺铁性贫血。经常规X线检查不易发现病变部位。

（3）病程长：据报道约有83.5%的患者在60岁以前已有消化性溃疡征象。

（4）并发症多：合并幽门梗阻者大约为10%。穿孔发生率占13.8%～26.4%。胃溃疡癌变率为4%～5%。死亡率高，主要死于并发症大出血、穿孔和癌变。

（5）伴杂症多：病情复杂，老年人消化性溃疡多伴有心血管、脑、肺、肝、肾疾患及多器官功能衰竭。

**（三）实验室及其他检查**

**1. 内镜检查**

是诊断消化性溃疡的重要方法，内镜窥视结合活检可确定溃疡的部位、形态、大小、数目及判断良恶性。

**2. X线检查**

溃疡的X线直接征象为龛影，胃小弯溃疡常可显示腔外龛影，十二指肠溃疡则龛影不易显示，常表现为球部变形、激惹和压痛，但球部炎症及溃疡愈合也可有此征象。应用气钡双重造影，阳性率可达80%。

**3. 幽门螺杆菌检测**

已成为常规检测项目。侵入性检查：基于胃镜活检，包括快速尿素酶试验（RUT）、胃黏膜直接涂片染色镜检、胃黏膜组织切片染色镜检（如WS银染、改良Giemsa染色、甲苯胺蓝染色、免疫组化染色）、细菌培养、基因检测方法（如PCR、寡核苷酸探针杂交等）、免疫检测尿素酶（IRUT）等，需做胃镜检查和胃黏膜活检，同时还可诊断胃十二指肠疾病。非侵入性检查：$^{13}C$或$^{14}C$－尿素呼气试验（UBT）、粪便Hp抗原检测（HpSA，依检测抗体可分为单抗和多抗两类）、血清及分泌物（唾液、尿液等）抗体检测以及基因芯片和蛋白芯片检测等，患者对此类检查依从性较好，但仅可提供有无Hp感染的信息。

**4. 胃液分析**

GU患者的胃酸分泌正常或低于正常，部分DU患者则增多，但与正常人有很大重叠。同时，老年人胃酸降低多因年龄而不均为疾病所致，故胃液分析对消化性溃疡诊断和鉴别诊断价值不大。目前其主要用于胃泌素瘤的辅助诊断，如果BAO＞15mmol/h、

MAO > 60mmol/h、BAO/MAO 比值 > 60%，提示有胃泌素瘤可能。

5. 血清胃泌素测定

消化性溃疡时血清促胃液素较正常稍高，但意义不大，不宜列为常规。如疑有胃泌素瘤则应做此项检查。血清促胃液素水平一般与胃酸分泌成反比，胃酸低，促胃液素高；胃酸高，促胃液素低；胃泌素瘤时则两者均升高。

6. 粪便隐血检查

经食 3 天素食后，如粪便隐血试验阳性，提示溃疡有活动性，经正规治疗后，多在 1 ~ 2 周转阴。

（四）诊断和鉴别诊断

根据上腹部疼痛的长期性、周期性、节律性的典型表现，结合上腹部局限压痛点，一般可做出初步诊断，不要过分依赖临床表现和主诉，诊断手段应以纤维内镜为主，或适当结合 X 线气钡双重造影技术，以提高确诊率。本病应与以下疾病相鉴别：

## 三、治疗

消化性溃疡的治疗不仅是控制症状，促进溃疡愈合及防止并发症，还需要尽量减少复发或不复发，由于治疗药物的发展，目前，对消化性溃疡治疗的近期疗效已较满意，问题是如何控制溃疡复发，虽然根除 HP 的治疗使溃疡复发率明显降低，但并未完全解决本病复发问题。

（一）一般治疗

1. 生活

消化性溃疡是慢性病，鉴于神经精神因素对本病的发生、发展均有重要影响，因此，应把本病的知识教给患者，消除患者顾虑，调动其积极性，增强其对治疗的信心。生活要有规律，宜劳逸结合，避免过度精神紧张和情绪不安，戒烟酒，消除影响溃疡愈合的不利因素。大多数可在门诊治疗，只在发作期而症状明显，疼痛剧烈或有并发症时才卧床休息或住院治疗。精神紧张或焦虑不安者，可适当给予镇静剂，如利眠宁、地西泮、苯巴比妥等。

2. 饮食

目前，多数胃肠病学专家们认为，在有效地抗酸治疗条件下，饮食作用很小，大多数患者可鼓励进食正常或高纤维素饮食，不必进行饮食限制，但同时应避免或少食某些刺激性食物如咖啡及热的辣椒，避免暴饮暴食。现对消化性溃疡患者的饮食持下列观点：①细嚼慢咽，避免急食。②有规律的定时进食，以维持正常消化活动的节律。③急性活动期，少吃多餐，以软食为宜，每日进餐 4 ~ 5 次，症状控制后恢复到平时的 1 日 3 餐。④饮食宜注意营养。⑤餐间避免零食，睡前不宜进食。饮食不宜过饱。⑥急性活动期，应戒烟酒，避免咖啡、浓茶、浓肉汤、辣椒、酸醋等刺激性调味品或辛辣的饮料，避免应用诱发或引起溃疡加重或并发出血的有关药物，如水杨酸盐、非类固醇抗炎药、肾上腺皮质激素、利血平等。⑦过去认为，牛奶餐可缓冲胃酸，曾经作为一种治疗的方法，但目前认为，牛奶不但缓冲力弱，而且由于含蛋白质可刺激胃泌素增加分泌，反而促进餐后胃酸增高，故牛奶餐或高蛋白饮食对消化性溃疡是不利的。

（二）药物治疗

治疗消化性溃疡的药物主要包括降低胃酸的药物、根除幽门螺杆菌感染的药物和增强胃黏膜保护作用的药物。

1. 抑制酸分泌药物

为治疗消化性溃疡的首选药物质子泵抑制剂（PPIs）：目前临床上应用的质子泵抑制剂有奥美拉唑、埃索美拉唑，为 的旋光异构体、兰索拉唑、泮托拉唑、雷贝拉唑等。这些药物特异性地作用于胃壁细胞顶端膜构成的分泌性微管和胞质内的管状泡上，即胃壁细胞质子泵 $H^+-K^+-ATP$ 酶所在部位，通过二硫键与壁细胞上的 $H^+-K^+-ATP$ 酶亚单位半胱氨酸残基（Cys-813）结合，巯基被氧化使该酶失活，使壁细胞的 $H^+$ 不能转运到胃腔中，从而抑制胃酸分泌而发挥治疗作用。PPIs 起效快、抑酸作用强，可迅速有效的缓解症状和愈合溃疡。

$H_2$ 受体拮抗剂：国内常用的 $H_2$ 受体拮抗剂有西咪替丁、雷尼替丁、法莫替丁和尼扎替丁等。$H_2$ 受体拮抗剂抑酸疗效确切、不良反应少，且价格低廉，在溃疡病治疗中应用广泛。治疗疗程一般 4~8 周。

2. 制酸剂

为碱性药物，可中和胃酸，降低胃蛋白酶活性，可用于缓解溃疡症状，主要有碳酸氢钠、氢氧化铝等，现已较少使用。

3. 加强胃黏膜保护作用的药物

已知胃黏膜保护作用的减弱是溃疡形成的重要因素，近年来的研究认为，加强胃黏膜保护作用，促进黏膜的修复是治疗消化性溃疡的重要环节之一。

（1）胶态次枸橼酸铋（CBS）：商品名德诺、迪乐。在众多胃药中，CBS 是唯一能杀死 HP 的药物。其作用机制可能是：①"溃疡隔离"作用；②保护黏液；③促进前列腺素分泌；④与表皮生长因子形成复合物，促进再上皮化和溃疡愈合；⑤抗幽门螺杆菌作用。CBS 对消化性溃疡的疗效大体与 $H_2$-受体拮抗剂相似，其主要优点在手能减少溃疡复发率。CBS 在常规剂量下是安全的，有报告，服用过量 CBS 引起急性肾衰竭，故严重肾功能不全者忌用此药。服 CBS 过程中可使齿、舌苔变黑，近年应用于临床的糖衣片可克服此缺点。少数患者服药后出现便秘、恶心、一时性血清转氨酶升高等。

（2）前列腺素 E：具有抑制胃酸分泌和保护胃、十二指肠黏膜的作用。150μg；每日 4 次，口服，连用 2 周，对十二指肠溃疡很有效，对胃溃疡疗效较差。不宜与制酸剂和抗胆碱能药合用。由于天然的前列腺素遇酸后即被灭活，口服无效，已有多种前列腺素衍生物合成。

米索前列醇为前列腺素 E 甲基衍生物。剂量：200μg，口服，每日 4 次，对西咪替丁无效患者服后可取得较好效果。

恩前列腺素属去氢前列腺素 $E_2$。剂量：70μg，口服，每日 2 次。

利奥前列素能强烈抑制夜间分泌，剂量：300ng，口服，每日 2 次。

（3）硫糖铝：为不吸收的黏膜保护剂，在西方国家使用普遍，疗效不低于 $H_2$-受体阻断药。缺点是药剂量偏大（每日 4g）需分 4 次服，比较麻烦。不良反应小，可见便秘、口干、恶心等。

（4）表皮生长因子（EGF）：EGF 是一种多肽，由唾液腺、Brunner 腺和胰腺分泌。EGF 不被肠道吸收，能抵抗蛋白酶的消化，在黏膜防御和创伤愈合中起重要作用。已证实口服 EGF 可使溃疡愈合。

（5）麦滋林－S 和思密达：是新型的胃黏膜保护剂，对黏膜屏障有加强、保护、修复作用。麦滋林－S 0.67g，每日 3～4 次；思密达 3g，每日 3～4 次。

（6）生长抑素：能抑制胃泌素分泌，而抑制胃酸分泌，可协同前列腺素对胃黏膜起保护作用。主要应用于治疗胃、十二指肠溃疡并发出血。

4. 根除 Hp 治疗

根除 Hp 可治愈大多数 Hp 相关性溃疡。现已对 Hp 相关性溃疡的处理达成共识，即不论溃疡初发或复发，活动或静止，有无并发症史，均应根除 Hp 治疗。

（1）根除 Hp 的方案：消化性溃疡不论活动与否，都是根除 Hp 的主要指征之一，迄今尚无单一药物能有效根除 Hp，而联合应用抑酸剂、抗菌药物或起协同作用的胶体铋剂的治疗方案，则行之有效。根除 Hp 的治疗方案可分为三大类：质子泵抑制剂（PPI）为基础或胶体铋剂，或 PPI 和胶体铋剂为基础的方案。一种 PPI 或一种胶体铋，或 PPI 和胶体铋剂，加上克拉霉素、阿莫西林、甲硝唑（或替硝唑）、左氧氟沙星、呋喃唑酮等抗菌药物中的两种，组成三联或四联疗法。对有并发症和经常复发的消化性溃疡患者，应追踪 Hp 的疗效，一般应在治疗后至少 4 周复检 Hp。根除 Hp 可显著降低溃疡的复发率。由于耐药菌株的出现、抗菌药物的不良反应、患者依从性差等因素，部分患者胃内 Hp 难以清除，此时应因人而异制订多种根除 Hp 方案。

初次治疗失败者，可用 PPI、胶体铋剂合并两种抗菌药物的四联疗法。建议 PPI 三联＋铋剂的四联疗法可以用于一线治疗，推荐在补救治疗中加入呋喃唑酮、喹诺酮类抗生素，对于反复治疗失败的患者建议进行药物敏感试验。

（2）根除 Hp 治疗结束后是否继续抗溃疡治疗：对此意见尚未统一。治疗方案疗效高而溃疡面积又不大时，单一抗 Hp 治疗 2 周就可使活动性溃疡愈合。若根除 Hp 方案疗效偏低、溃疡面积较大、抗 Hp 治疗结束时患者症状未缓解或近期有出血等并发症，应在抗 Hp 治疗结束后继续用抑酸剂治疗 2～4 周。

（3）抗 Hp 治疗后复查：确定治疗后 Hp 是否根除的试验应于治疗完成后不少于 4 周时进行。难治性溃疡或有并发症史的 DU，应确立 Hp 是否根除。GU 有潜在恶变的危险，应在治疗后适当时间做胃镜和 Hp 复查。

**四、健康教育**

1. 轻症者适当休息，可参加轻微的工作。急性活动期应卧床休息。

2. 宜选用营养丰富、清淡、易消化食物，以利促进胃黏膜修复和提高抵抗能力。急性活动期应少食多餐，以牛奶、稀饭、面条等偏碱性食物为宜，少食可中和胃酸，减少胃饥饿性蠕动，少食也可避免过饱所引起的胃窦部扩张增加胃泌素分泌。忌食生冷油炸，浓茶等刺激性食品及饮料。

3. 不良的心理因素可诱发和加重病情，而消化性溃疡的患者因疼痛刺激或并发出血，易产生紧张、焦虑不良情绪，使胃黏膜保护因素减弱，损害因素增加，使病情加重，故应为患者创造安静、舒适的环境，减少不良刺激；同时多与患者交谈，使患者了解本病的诱发因素、疾病过程和治疗效果。使其增强治疗信心。克服焦虑、紧张心理。

4. 注意观察疼痛的部位、时间、性质与饮食、药物的关系。如上腹部出现难以忍受的剧痛，继而全腹痛，伴恶心、呕吐、面色苍白、血压下降、出冷汗等休克表现，检查腹部发现腹肌紧张，全腹有压痛、反跳痛，肝浊音界缩小或消失，应考虑是否有溃疡病穿孔。并及时通知医生，禁食、迅速备血、输液及做好术前准备，及时插胃管行胃肠减压，抽取胃内容物，以防止腹腔继续污染，争取穿孔后 6 ~ 12 小时内紧急手术。若疼痛的节律性出现有改变，服制酸剂治疗无效，同时伴食欲不振，应考虑有癌变之可能，应报告医生，并协助进一步检查，以明确诊断，及早进行治疗。

5. 注意观察呕吐的量、性质及气味。如吐出隔日或隔餐食物，量多，伴有酸臭气味，吐后症状缓解，检查上腹部常见到胃蠕动波、振水声，则应考虑有幽门梗阻的可能。轻度患者可给予流质饮食，准确记录液体出入量，定时复查血液电解质。重度患者应禁食，补充液体，注意水、电解质酸碱平衡，若经内科治疗病情未见改善，则可能因溃疡周围结缔组织增生形成瘢痕、痉挛收缩而造成幽门梗阻，应做好术前准备，进行外科手术治疗。

6. 观察大便的颜色、量。溃疡病并发出血可有黑便，应注意观察大便的颜色、量，并注意是否有头晕、恶心、口渴、上腹部不适等呕血先兆症状。发现异常，及时报告医生并协助处理。

7. 注意观察药物治疗的效果及不良反应。备好止血药物及有关抢救器械，并熟练掌握药物性能及操作规程与方法。

8. 康复

（1）指导患者调整工作的生活方式，改善人际关系，减少人际冲突，消除不良的心理社会因素。

（2）克服依赖心理，改善情绪反应，调整行为方式及性格特征，促使患者向健康角色行为转换。同时，提倡向家属及患者同时开展有关病情的心理咨询。

（3）指导康复期的患者接受生物反馈治疗，使之学会控制自己的心率、血压等反应，达到彻底的心身放松和安宁的目的。可将音乐松弛疗法逐渐应用于各类康复期患者。

（4）心身症状明显的患者可适当给予抗焦虑药，如地西泮或利眠宁等。

（5）坚持按医嘱服药，以使溃疡愈合，预防复发。

（6）戒烟、酒。

（王昭清）

# 第二节　老年人肝硬化

肝硬化是由一种或多种原因长期或反复作用，造成肝脏弥漫性损害的一种慢性进行性疾病，临床上以肝功能损害和门脉高压症所引起的症状为主要表现，晚期常有消化道出血、肝性昏迷、继发感染等严重并发症。本病是中老年人常见疾病之一，日本长崎大学的尸检资料表明，30.9%的肝硬化患者年龄在60岁以上。

**一、病因和发病机制**

老年人肝硬化的病因很多，在我国以病毒性肝炎为主，欧美国家以酒精中毒多见。

1. 病毒性肝炎

主要以乙型、丙型病毒重叠感染，通常要经过慢性肝炎，尤其是慢性活动性肝炎阶段演变而来，其发病机制主要与病毒抗原持续存在，反复发生肝损害以及胶原刺激因子持续存在所致肝纤维化不断进展有关。

2. 非酒精性脂肪性肝炎

近年来临床流行病学调查显示，年龄大于50岁、伴有2型糖尿病、体重指数明显增加、谷丙转氨酶异常的非酒精性脂肪性肝炎（NASH）易发展为肝硬化，认为NASH也是老年肝硬化的常见病因。

3. 酒精中毒

长期大量酗酒可因慢性酒精中毒导致肝硬化，合并乙型或丙型肝炎病毒慢性感染者可明显加速肝硬化的发展。乙醇及其中间代谢产物（乙醛）对肝脏的直接损害是其主要机制。

4. 循环障碍

肝静脉和（或）下腔静脉阻塞、慢性心功能不全以及缩窄性心包炎可致肝脏长期淤血、肝细胞变性及纤维化，最终发展为淤血性肝硬化。

5. 长期胆汁淤积

任何原因引起肝内、外胆道梗阻，持续胆汁淤积，皆可发展为胆汁性肝硬化。根据胆汁淤积的原因，可分为原发性胆汁性肝硬化和继发性胆汁性肝硬化。

6. 免疫疾病

自身免疫性肝炎及累及肝脏的多种风湿免疫性疾病可进展为肝硬化。

7. 药物或化学毒物

长期服用损伤肝脏的药物及接触四氯化碳、磷、砷等化学毒物可引起中毒性肝炎，最终演变为肝硬化。

8. 血吸虫病

长期或反复感染血吸虫病，虫卵沉积在汇管区可刺激结缔组织增生，从而导致血吸虫病性肝纤维化。血吸虫病合并乙型肝炎病毒感染者发生肝硬化的概率更大。

9. 其他

营养障碍、遗传和代谢性疾病等均可引起肝硬化，但后者引起的肝硬化在老年人少见。此外，尚有部分肝硬化患者原因不明，称为隐源性肝硬化。

**二、诊断**

（一）病史

1. 询问本病的有关病因，例如：有无肝炎或输血史、心力衰竭、胆道疾病史；有无长期接触化学毒物、使用损肝药物或嗜酒，其用量和持续时间；有无慢性肠道感染、消化不良、消瘦、黄疸、出血史。

2. 饮食及消化情况，例如，食欲、进食量及食物种类、饮食习惯及爱好，有无食欲减退甚至畏食，有无恶心、呕吐、腹胀，粪便的性质及颜色。日常休息及活动量、活动耐力。既往及目前检查、用药和治疗情况。

3. 肝硬化为慢性经过，随着病情发展加重，患者逐渐丧失工作能力，以及长期治病影响家庭生活、经济负担沉重等，使患者及其照顾者常出现各种心理问题和应对行为不足甚至无效。评估时注意患者的心理状态，有无个性、行为的改变，有无焦虑、抑郁、易怒、悲观等情绪。应注意鉴别患者是心理问题抑或并发肝性脑病时的精神障碍表现。注意患者及家属对疾病的认识程度及态度、家庭经济情况。

（二）临床表现

肝硬化症状复杂而繁多，但缺乏特异性，临床上常将其分为代偿期与失代偿期。

1. 肝功能代偿期

肝硬化早期代偿功能良好，部分患者无明显症状，主要表现为食欲减退、消化不良、左上腹不适、隐痛、乏力、恶心呕吐等。肝脏轻度肿大，质地偏硬，无或有轻压痛，脾脏轻或中度肿大。肝功能检查结果正常或轻度异常。部分患者仅在体检时发现。

2. 肝功能失代偿期

除上述症状加重外，主要出现肝功能减退及门脉高压两大类症状。

1）肝功能减退的症状

（1）全身症状：营养状况较差，消瘦乏力，精神萎靡，面色黯暗无光泽（肝病面容），可有不规则低热、夜盲及水肿等。

（2）消化道症状：食欲缺乏，厌食，进食后常感上腹饱胀不适、恶心或呕吐、腹泻等。黄疸发生率高，持续时间较长且较深，这是由于老年人胆红素代谢能力低下所致，提示肝细胞损害明显。

（3）出血倾向和贫血：表现为鼻、牙龈出血，皮肤瘀斑和胃肠道出血等，主要与肝脏合成凝血因子减少、脾功能亢进和毛细血管脆性增加等有关。患者常有不同程度的贫血，是由于营养不良、肠黏膜吸收障碍、胃肠道失血和脾功能亢进等因素引起。

（4）内分泌失调：主要有雌激素增多，雄激素减少，有时糖皮质激素亦减少。由于肝脏对雌激素灭活能力减弱，导致雌激素水平增高，使外周毛细血管扩张，表现为面部、颈胸部、肩背部和上肢等上腔静脉引流区域出现蜘蛛痣和（或）毛细血管扩张；在手掌大鱼际、小鱼际和指端腹侧部位有红斑，称为肝掌。由于肾上腺皮质功能减退，患者面部（尤其是眼眶周围）和其他暴露部位，可见皮肤色素沉着。

2）门脉高压症：可表现脾肿大，胃肠淤血，侧支循环形成，如腹壁浅静脉曲张、痔静脉曲张、食管下端或胃底静脉曲张（破裂后可引起上消化道出血）、腹腔积液。腹腔积液主要为漏出液，是失代偿期标志之一，其形成与下列因素有关：①血浆清蛋白的降低；②门静脉压力增高；③肝淋巴液的漏出；④醛固酮增加，钠水重吸收增多；⑤抗利尿激素增加，使水重吸收增加；⑥血容量减少，交感神经兴奋性增加，前列腺素、心钠素分泌减少，活性降低，使肾血流量减低，尿钠及水排泄减少。

3. 并发症

（1）上消化道出血：大部分由于食管胃底静脉曲张破裂所致，少部分可能是并发消化性溃疡及门脉高压性胃黏膜病变所致。

（2）感染：由于全身抵抗力低下，胃肠道菌群失调，细菌易进入门静脉系统或通过侧支循环进入体循环，导致肠道、胆道、泌尿道感染，也可造成败血症、原发性腹膜炎等。

（3）肝性脑病：系肝硬化晚期并发症之一，患者出现一系列诸如狂躁、嗜睡、昏迷及病理神经反射等精神神经症状。

（4）肝肾综合征：肝硬化大量腹腔积液时，有效循环血量减少，肾血流量及肾小球滤过率下降，肾皮质血流明显减少，肝衰时出现的内毒素血症及水电解质平衡紊乱，进一步加重肾衰竭。

（5）原发性肝癌：患者短期腹腔积液增加，肝区疼痛，肝脏进行性肿大、表面有结节、高低不平、质硬、全身发热等。应怀疑并发原发性肝癌，宜进一步检查。

（6）电解质紊乱及酸碱失衡：由于长期利尿，放腹腔积液，钠丢失过多以及抗利尿激素、醛固酮增加，水过多造成稀释性低血钠症；恶心、呕吐、腹泻、利尿等使钾和氯离子的丢失，导致低氯性碱中毒，易诱发肝昏迷。

（三）实验室及其他检查

1. 实验室检查

失代偿期血常规、肝功能、免疫功能等出现异常。腹腔积液检查多为漏出液。病毒性肝炎所致的肝硬化肝炎病毒标记物多呈阳性。

2. 影像学检查

①食管、胃肠钡餐检查时显示的充盈缺损可提示食管、胃底静脉曲张。②B超可提示肝硬化；③CT、MRI：CT对肝硬化合并原发性肝癌的诊断价值高于B超，当诊断仍有疑问时，可配合MRI检查。④血管造影检查：腹腔动脉造影的静脉相或直接肝静脉造影，可使门静脉系统和肝静脉显影，以确定静脉受阻部位及侧支回流情况。

3. 内镜检查

纤维胃镜可确定有无食管胃底静脉曲张、判断出血部位和病因，并进行止血治疗。腹腔镜检查可直接观察肝、脾等改变，还可对病变明显处做穿刺活组织检查。

（四）诊断和鉴别诊断

一般有慢性肝炎、黄疸、血吸虫病、嗜酒过度、营养不良、化学毒品长期接触史，以及其他能致肝硬化的疾病史。结合症状体征及辅助检查可以协助诊断。其中影像检查对于肝硬化的确诊有重要意义。本病应与以下疾病相鉴别：

1. 与表现为肝大的疾病鉴别

主要有慢性肝炎、原发性肝癌、华支睾吸虫病、肝包虫病、某些累及肝的代谢性疾病和血液病等。

2. 与引起腹腔积液和腹部胀大的疾病鉴别

主要有结核性腹膜炎、缩窄性心包炎、慢性肾炎、腹腔内肿瘤和巨大卵巢囊肿等。

3. 与肝硬化并发症鉴别

上消化道大出血应与消化性溃疡、糜烂出血性胃炎、胃癌等鉴别；肝性脑病应与低血糖、尿毒症、糖尿病酮症酸中毒等鉴别；功能性肾衰竭应与慢性肾炎、急性肾小管坏死等鉴别。

## 三、治疗

### （一）治疗原则

尽可能消除和避免一切能使肝脏受损害的因素，避免劳累。在肝功能代偿期，可适当参加一些轻工作，这样可促进消化，增进乐观情绪。但在肝功能失代偿期，患者应多卧床休息，饮食应该多样化，充分供给营养成分，宜进高热量、高蛋白质、高维生素、易消化而无刺激性的软质饮食；肝功能有显著损害或有肝性脑病先兆时，应限制或禁食蛋白质；有腹腔积液时，饮食应少盐或无盐，禁酒及免进粗硬食物。对失代偿期患者进食困难者，应给予支持治疗，静脉输入高渗葡萄糖液以补充热量，输液可加入维生素C、胰岛素、氯化钾等；应特别注意维持水、电解质和酸碱平衡，病情较重者应用复方氨基酸、白蛋白或鲜血。

### （二）治疗方案

1. 护肝药物治疗

目前尚无特效药，亦不能滥用药物。日常服用 B 族维生素、维生素 C 和消化酶可有裨益。中药有一定效果，但要辨证施治方能奏效。

2. 抗纤维化治疗

肝纤维化是肝硬化发生和发展的必经过程，抗纤维化的治疗有重要意义，并且在临床上有一定效果。

（1）秋水仙碱：用法：每日 1～2mg，每周用药 5 天，疗程 14.5 个月。机制是可提高腺苷环化酶和 $Na^+ - K^+ - ATP$ 酶活性，促进胶原酶生成和细胞内前胶原降解。肝穿刺观察肝纤维化显著减少，肝功能改善，腹腔积液、水肿消失，脾脏缩小，疗效达 26%。本药不良反应较少。

（2）泼的松：用法：开始每日 60mg，用药 1 周；然后每日 40mg，用药 1 周；再每日 30mg，用药 2 周；最后每日 20mg 作为维持量，直至临床缓解，包括症状消失，转氨酶正常或低于正常 2 倍，组织学上表现为慢性迁延性肝炎（CPH），然后逐渐减量至停用。也可减半量与硫唑嘌呤每日 50mg 合用。本品可减少炎性介质释放，对防止肝纤维化进展有一定作用。在肝硬化前期（肝纤维化）时有效，肝硬化晚期则无效。本药不良反应较多，限制了其在临床的应用。

（3）D－青霉胺：用法：开始剂量 100mg，每日 3 次用药 1 周，增至 200mg，每日 3 次，最后增至每日 900～1800mg，疗程 2～8 个月。据文献报道有一定疗效。本品可联合单胺氧化酶的铜离子，阻断胶原的共价交联，使胶原纤维的合成受阻，同时激活胶原酶，促进胶原的分解和吸收。但本药毒性较大，其不良反应有骨髓抑制、血细胞减少、肾损害、视神经炎等。

（4）其他：如脯氨酸类似物铃兰氨酸、山梨豆素、葫芦素 B（甜瓜蒂）和冬虫夏草、丹参等活血化瘀中药也具有抗纤维化的作用。

3. 降低门静脉压药物

给肝硬化门脉高压症口服降低门脉压力药物可降低门脉压，长期用药可减少食管曲张静脉破裂出血的危险性，因此，其在临床有一定意义。

（1）普萘洛尔（心得安）：本品为 β 肾上腺素能阻滞剂，可阻滞 $β_1$ 受体，降低心排血量，同时也可阻滞 $β_2$ 受体，阻止血管扩张，引起内脏小动脉收缩，降低内脏血流量，从而达到降低门脉压力作用。用法：每日 30～40mg，开始剂量宜小，后逐步加量，使心率减慢 25% 后维持用药半年至 1 年，可预防食管破裂出血。本品不良反应较小，长期应用安全。

（2）硝酸甘油：用法：0.4～0.6mg 或硝酸异山梨酯 5mg 舌下含服，每 30 分钟 1 次，连用 6 小时。二者均为硝酸酯制剂，其通过降低门脉阻力或减少门脉血流量来降低门脉压力。硝酸甘油与血管加压素合用可减弱后者致冠状动脉缺血的不良反应，并增强其减低门脉压力和治疗食管曲张静脉破裂出血的疗效。但应注意过多服药有降低血压的作用。

（3）哌唑嗪：用法：0.5～1.0mg，每日 2～3 次口服。近来发现，哌唑嗪能明显而持久地降低门脉压力。给药 3～8 周，门脉压力下降 18%，而心脏指数无改变。机制尚不清楚，可能与门脉阻力降低或动脉血压下降引起反射性内脏血管收缩有关。该药有显著的"首剂效应"，服药后可出现眩晕、头痛、心悸、胸痛甚至虚脱。因此，首剂量宜小，后逐渐加大剂量。

（4）维拉帕米和硝普钠：已发现有降低门脉压力的作用，但其对食管胃底曲张静脉破裂出血有无防治作用，尚不确定。

（5）酚妥拉明：用法：5～10mg 静脉注射或 20～30mg 静脉滴注每日或隔日 1 次，也有降低门脉压力作用。其机制是可减低嵌入肝静脉压。

4. 腹腔积液的治疗

最根本的措施是改善肝功能，提高血浆白蛋白和降低门静脉压力。包括卧床休息、增加营养、加强支持治疗等。治疗腹腔积液方法甚多，均应在此基础上进行。

1）一般治疗：卧床休息、加强营养及支持治疗。限制水钠摄入。

2）利尿剂：是目前临床应用最广泛的治疗腹腔积液的方法。常用的保钾利尿剂有螺内酯和氨苯蝶啶，排钾利尿剂有呋塞米和氢氯噻嗪。

3）提高血浆胶体渗透压：静脉输注血浆、清蛋白、新鲜血，不仅能促进腹腔积液消退，还可改善机体一般状况及肝功能。

4）放腹腔积液、输注清蛋白及腹腔积液浓缩回输，可治疗难治性腹腔积液。

5）腹腔积液浓缩回输：是目前治疗肝硬化顽固性腹腔积液的较好方法。优点是补充血浆清蛋白；维持胶体渗透压；改善肾血流量；纠正电解质紊乱；降低血氨、尿素氮。缺点有：发热、肺水肿、溶血、诱发上消化道出血等，并用呋塞米效果较为理想。

（1）适应证：肝硬化和各种原因所致顽固性腹腔积液是第一适应证；对血管紧张素敏感的患者若给浓缩回输、效果更佳；大量腹腔积液伴低钠、低蛋白血症、低有效血容量和功能性肾衰竭的患者，亦可为外科手术及腹部其他检查创造条件。

（2）禁忌证：癌性感染及内源性内毒素腹腔积液回输可致癌扩散、败血症、肝肾功能损害和 DIC；近期内有上消化道出血、心力衰竭、心律失常、DIC 倾向者。

（3）方法：主要通过浓缩装置进行过滤、透析、吸附，来消除腹腔积液中的水分，达到浓缩目的，一般可浓缩数倍至数十倍。步骤：住院卧床休息，严格限制钠盐摄入（每日 <250mg）1 周，必要时给予利尿剂，如无利尿反应；24 小时尿钠与尿钾之比 <1，24 小时尿钠 <50mmol，自由水清除率每分钟 <1mL，可考虑接受腹腔积液浓缩术，一般每次放腹腔积液 5000~10000mL，术后再用腹带捆绑腹部以免腹腔积液骤降影响心肺功能。浓缩后的腹腔积液酌情加少量地塞米松、抗生素和利尿剂后，可静脉回输，腹腔积液中蛋白含量高者可加适量的肝素。回输后可解除腹带，卧床 6 小时，腹腔积液消退慢者，每周可重复 1~2 次。观察回输 2~6 次后，半数患者腹腔积液再生速度减慢，部分人在较长时间内可用利尿剂控制腹腔积液，少数人甚至不用利尿剂腹腔积液也不再出现，其机制还不清楚。

6）腹腔静脉分流术

（1）腹腔 - 颈静脉引流：又称 Le Veen 引流术。采用一根装有单向阀门的硅管，一端留置于腹腔，另一端自腹壁皮下朝向头颈，插入颈内静脉，利用呼吸时腹-胸腔压力差，将腹腔积液引向上腔静脉。腹腔积液感染或疑为癌性腹腔积液者，不能采用本法。并发症：有腹腔积液漏、肺水肿、低钾血症、DIC、上腔静脉血栓和感染等。

（2）胸导管 - 颈内静脉吻合术：使肝淋巴液经胸导管顺利流入颈内静脉，使肝淋巴液漏入腹腔减少。

5. 并发症的治疗

（1）上消化道大出血：急救措施包括禁食、加强护理、保持安静、补充血容量以及治疗出血性休克等，药物止血常规应用垂体后叶素以及 $H_2$ 受体阻滞剂——西咪替丁等静脉滴注。局部出血有凝血酶口服。近年来各单位应用立止血、奥曲肽静脉滴注均取得了较好的止血效果。通过食管纤维内镜激光束止血、药物喷洒以及将硬化剂直接注入曲张静脉的方法也可试用。经研究发现，钙拮抗剂有肯定的抗纤维化作用，用汉防己甲素等药物通过其抗感染、钙通道阻滞、消除自由基及抑制储脂细胞增生与转化而达到抑制纤维沉积作用，从而减少肝硬化的形成，防止上消化道出血的发生。

（2）自发性腹膜炎：自发性腹膜炎是肝硬化的严重并发症。治疗时要加强支持疗法，选择足量抗生素，用药时间常在 2~4 周，同时可腹腔注射抗生素等。

（3）肝性脑病的治疗：肝硬化患者凡出现性格改变等精神症状时，应及时采取抗昏迷的措施。

（4）功能性肾衰：避免使用损害肾功能药物如庆大霉素、卡那霉素等；严格控制输液量，及时纠正电解质紊乱和酸碱失衡；输注血浆、清蛋白以及腹腔积液回输等提高血容量、改善肾血流，在扩容的基础上应用利尿剂。

**四、健康教育**

1. 代偿期患者应减少活动量，可参加轻体力劳动；失代偿期患者应以卧床休息为主，可适当活动。

2. 饮食原则为高热量、高蛋白、高维生素、低脂肪、易消化饮食，但应根据病情变化而及时更改。①热量以碳水化合物为主，维持摄入 2～3kcal/d 热能。②蛋白质应保证其摄入量 1～1.5g/（kg·d），以鸡蛋、牛奶、鱼、鸡肉、猪瘦肉为主，当肝功能严重受损及分流术术后患者，应限制蛋白质及含氮食物的摄入，病情好转后可逐渐增加蛋白质摄入量，但应以植物蛋白为主。③有食管静脉曲张者应进无渣饮食，食物应以软食、菜泥、肉末、汤类为主，禁食坚硬、粗糙、带刺及辛辣煎炸食物，药物应磨成粉末，进食时应细嚼慢咽，告诫患者戒烟酒。④腹腔积液患者限制水钠的摄入。⑤指导患者养成规律进食的习惯，少量多餐。⑥鼓励进食，增加摄入。⑦经常评估患者饮食和营养状况。

3. 准确记录 24 小时液体出入量，定期测腹围和体重，观察腹腔积液和下肢水肿消长情况。密切监测血清电解质和酸碱变化。注意有无呕血、黑粪，有无精神异常，有无腹痛、腹胀、发热及短期内腹腔积液迅速增加，有无少尿、无尿等表现，及时发现并发症。

4. 应用利尿剂时利尿速度不宜过快，每日体重减轻不超过 0.5kg 为宜，注意保持水、电解质和酸碱平衡。服用秋水仙碱时应注意胃肠道反应和粒细胞减少等不良反应。指导患者遵医嘱用药，避免用药不当加重肝功损害。

5. 注意观察腹腔积液情况，按医嘱给予利尿剂，一般采用联合、间歇、交替使用的原则。利尿的效果最好是能使体重缓慢持久的下降，以每周体重下降不超过 2kg 为宜，因过快或过强的利尿，可使有效血容量和大量电解质丢失而诱发肾衰竭、电解质紊乱和肝性脑病，所以，在使用利尿剂时要记录尿量，量腹围，测体重，要严密观察水、电解质及酸碱平衡失调。必要时测定肾功能。若出现肝昏迷前期症状时，应及早停用利尿剂。有消化道出血、呕吐及腹泻等患者，均不宜使用利尿剂，以免加重水、电解质紊乱，诱发肝性脑病及功能性肾衰等。

6. 抽放腹腔积液时，要注意观察腹腔积液的量、颜色、性质，密切观察放腹腔积液后的病情变化，一次放液量以不超过 5000mL 为宜，同时输注清蛋白 40g/d。以免因腹内压力突然下降，导致内脏血管扩张引起休克。

7. 腹腔积液超滤和回输术前护士应协助做有关检测，记录 24 小时尿量、量腹围、测体重、血压等，术后每日量腹围测体重、记尿量，宜进低钠易消化、高热量饮食，卧床休息 24 小时以防会阴或阴囊水肿。腹部腹带包扎以升高腹内压，送检原腹腔积液及浓缩腹腔积液，必要时做腹腔积液培养。回输腹腔积液后 12 小时内严密观察有无并发症产生，如神志的改变、消化道出血、肺水肿、穿刺伤口腹腔积液外漏等。

8. 积极防治病毒性肝炎和血吸虫病，是预防肝硬化的重要途径。肝硬化患者应安心休养，消除顾虑，注意生活的调养，避免劳累及各种精神因素的刺激。饮食应多样化，经常吃营养丰富的高蛋白食物，多维生素及水果，少脂肪。如出现肝功能显著减退时或肝昏迷时要严格限制蛋白摄入量。有腹腔积液时应无盐饮食。此外，禁止饮酒，禁用对肝脏有害药物，不要滥用药，尽量不吃粗糙有渣或硬性食物。病情有变化时要及时送往医院进行治疗，切不可在家随意对症治疗或乱投医试药，使病情恶化。

（谢琳）

## 第三节　肝性脑病

肝性脑病曾称肝性昏迷，是严重肝病引起的，以代谢紊乱为基础，中枢神经系统功能失调的综合征，其主要临床表现是意识障碍、行为失常和昏迷。门体分流性脑病强调门静脉高压，肝门静脉与腔静脉间有侧支循环存在，从而使大量门静脉血绕过肝流入体循环，是脑病发生的主要机制。亚临床或隐性肝性脑病指无明显临床表现和生化异常，仅能用精细的心理智能试验和（或）电生理检测才可做出诊断的肝性脑病。

### 一、病因和发病机制

引起肝性脑病的常见病因有肝硬化、重症病毒性肝炎、重症中毒性肝炎、药物性肝病、原发性肝癌、肝豆状核变性；少见病因有妊娠、急性脂肪肝、内脏脂肪变性综合征、严重胆管感染、核黄疸、门静脉血栓形成和原无肝病的严重休克。其诱发因素常见有消化道大出血、感染（胆管感染、原发性腹膜炎、败血症等）、进食过量蛋白质、大量使用利尿剂、过量放腹腔积液、低钾、使用镇静和麻醉类药物等。

关于其发病机制目前尚未完全阐明，一般认为是多因素综合的结果。

（一）氨中毒学说

血氨主要来自肠、肾及骨骼肌，正常人体内血氨的90%来自肠。血氨增高是肝性脑病的临床特征之一，临床上发现肝硬化患者口服氯化铵或进食过多的蛋白质可导致肝性脑病。食物中的蛋白质被肠道细菌分解而产生氨，氨通过血流，主要经门静脉到达肝脏，通过鸟氨酸循环合成尿素，经肾排出。当肝衰竭时，不能有效清除氨，或因广泛的侧支循环开放，使肠道的氨不经肝脏而直接进入体循环使血氨增高，透过血脑屏障而引起一系列精神神经症状。

氨中毒在慢性肝性脑病的发病机制中十分重要，但也有不少病例血氨并不增高，因此血氨水平与肝性脑病的严重程度不完全一致，说明血氨升高不是昏迷的唯一因素。

（二）硫醇增多

由于蛋白质代谢障碍，硫醇在肝性脑病患者的血、尿，特别是呼出气中明显增多。硫醇与肝臭有关。近年发现，在肝性脑病中，硫醇、短链脂肪酸和氨中毒之间有相互加强毒性的关系。

（三）假性神经递质学说

当肝功能不全时，某些氨基酸代谢产生的胺类不能进行分解而进入脑组织，在该处受非特异酶的作用，形成苯乙醇胺。这些物质结构上与神经递质相类似，称为假性神经递质。它取代了正常神经递质，从而使脑组织各部分发生功能紊乱。

（四）氨基酸不平衡及假神经递质

肝硬化后期有氨基酸不平衡，表现为：芳香族氨基酸如酪氨酸、苯丙氨酸、色氨酸等因肝脏不能脱氨降解而增高，支链氨基酸如缬氨酸、亮氨酸、异亮氨酸等因肝硬化时高胰岛素血症而被横纹肌与肾摄取代谢加快而降低。氨基酸的不平衡可导致脑细胞代谢的严重紊乱。芳香族氨基酸又多为神经突触递质的前体（如苯丙氨酸、酪氨酸代谢成肾上腺素及去甲肾上腺素，色氨酸代谢成 5 - 羟色胺等，均可使神经冲动传递造成紊乱）。此代谢紊乱为肝硬化后期时的共同表现，与肝性脑病的临床表现常不一致。

结肠来源的酪胺与苯乙胺等结构类同于多巴胺、肾上腺素等神经递质，但传递冲动的作用很弱，故名为假神经递质。肝硬化时这些假神经递质不能被肝灭活而逸入脑内，造成神经功能紊乱。此说于数年前曾风行一时，现认为并非主要发病机制。

（五）其他代谢异常

肝细胞功能衰竭后，短链脂肪酸增高、低血糖等均为形成肝性脑病的因素。

## 二、诊断

（一）病史

常有严重肝病或其他有关病史。不少患者有明显诱因，如上消化道大出血、感染、高蛋白饮食、利尿剂及镇静药等。

（二）临床表现

1. 原发肝病的表现

如腹腔积液、黄疸、蜘蛛痣等。

2. 脑部表现

根据有无扑翼样震颤及脑电图改变，可将其分为四期：

Ⅰ期（前驱期）：仅为轻度性格改变和行为异常，如表情冷漠、易激动、随地大小便等。应答尚准确但吐字不清，可有扑翼样震颤但脑电图正常。此期可历时数日至数周。

Ⅱ期（昏迷前期）：以意识错乱、睡眠障碍、行为失常为主。定向力、理解力、计算力均减退，视听幻觉。有明显神经系统体征，如肌张力增高、健反射亢进、出现病理反射等。扑翼样震颤阳性。脑电图异常。

Ⅲ期（昏睡期）：以昏睡和严重精神错乱为主。大部分时间呈昏睡状态（可被唤醒，旋即继续昏睡），肌张力增加，四肢被动运动常有抗力，病理反射阳性。如患者合作，仍可引出扑翼样震颤。脑电图异常。

Ⅳ期（昏迷期）：神志丧失，不能唤醒，浅昏迷时对痛刺激尚有反应，深昏迷时各种反射均消失，肌张力降低，瞳孔散大，可出现过度换气和惊厥。脑电图明显异常。

（三）实验室及其他检查

1. 血氨

正常人空腹静脉血氨为 $6 \sim 35\ \mu mol/L$，肝性脑病患者血氨含量为静脉血氨的 $0.5 \sim 2$ 倍。但静脉血氨较不可靠，因此应以动脉血氨为准，空腹动脉血氨比较稳定可靠。慢性肝性脑病，尤其是门体分流性脑病患者多有血氨增高。急性肝衰竭所致脑病的血氨多正常。

2. 脑电图检查

脑电图不仅有诊断价值，且有一定的预后意义。典型的改变为节律变慢，主要出现普遍性每秒 $4 \sim 7$ 次的 $\theta$ 波或三相波，有时也出现每秒 $1 \sim 3$ 次的 $\delta$ 波。

### 3. 诱发电位

诱发电位是体外可记录的电位，由各种外部刺激经感觉器传入大脑神经元网络后产生的同步放电反应。根据刺激的不同，可分为视觉诱发电位（VFP）、听觉诱发电位（AEP）和躯体感觉诱发电位（SEP）。诱发电位检查可用于亚临床或临床肝性脑病的诊断。目前研究指出 VEP、AEP 检查在不同人、不同时期变化太大，缺乏特异性和敏感性，不如简单的心理智能测验，但 SEP 诊断亚临床肝性脑病价值较大。

### 4. 心理智能测验

目前认为心理智能测验对于诊断早期肝性脑病包括亚临床肝性脑病最有用。常规使用的是数字连接试验和符号数字试验，其结果容易计量，便于随访。

### （四）诊断和鉴别诊断

肝硬化失代偿期并发中枢神经系统紊乱为其主要特征，一般诊断不难。主要诊断依据为：①严重肝病和（或）广泛门体侧支循环。②精神紊乱、昏睡或昏迷。③有肝性脑病的诱因。④明显肝功能损害或血氨增高，扑翼样震颤和典型的脑电图改变有重要参考价值。

对肝硬化患者进行常规的心理智能检测可发现亚临床肝性脑病。

以精神症状为唯一突出表现的肝性脑病易被误诊为精神病，因此凡遇精神错乱患者，应警惕肝性脑病的可能性。肝性脑病还应与中枢神经系统病变（感染、脑血管意外、肿瘤、外伤）、糖尿病昏迷、尿毒症昏迷、中毒等相鉴别。

## 三、治疗

### （一）去除诱因

应尽可能寻找诱因，及时予以去除和纠正。慎用镇静药，避免快速和大量的排钾利尿和放腹腔积液。纠正水、电解质和酸碱平衡失调。

### （二）减少肠内毒素的生成和吸收

### 1. 饮食

昏迷期暂停蛋白供给，包括水解蛋白及多种氨基酸静脉滴注，只给以糖类为主的饮食，每日供热 5 852 ~ 6 688 J，如摄入不足，可用鼻饲管滴入或静脉滴入 20% ~ 40% 葡萄糖液，避免热量不足使体内蛋白质消耗。病情好转后可酌情按每日每千克体重给蛋白质 0.3 ~ 0.5 g，渐增至每日 50 ~ 70 g，脂肪 40 ~ 60 g，糖 400 g，以免脂肪动员，诱发脂肪肝，以及糖异生造成负氮平衡。对低蛋白血症、脑水肿者，输血浆 200 ml 或 20% 白蛋白 50 ml。

### 2. 灌肠或导泻

常以生理盐水或弱酸性溶液灌肠，口服或鼻饲 50% 硫酸镁 30 ~ 60 ml 可导泻。

### 3. 抑制肠道细菌生长

口服新霉素 1.0 ~ 1.5 g，每日 4 次；或甲硝唑 0.2 g，每日 4 次。也可选用巴龙霉素、卡那霉素、氨苄西林口服，均有良效。

### 4. 乳果糖

急、慢性肝性脑病服用乳果糖可使临床症状和脑电图均得以改善。乳果糖可口服或鼻饲，开始时剂量为 30 ~ 50 ml（67 g/100 ml），每日 3 次口服，进餐时服用；以后剂量以调整至每日排 2 次糊状便为度，或使新鲜粪便的 pH 降至 6.0 以下。

（三）促进有毒物质的代谢清除，纠正氨基酸代谢的紊乱

1. 降低血氨药物

当肝细胞有坏死时，线粒体将血氨合成尿素的能力降低，使血氨升高，血氨经血脑屏障进入脑细胞，可加重昏迷，故在抢救中给降血氨药物是必要的。

（1）谷氨酸钠（钾）：能与血氨结合形成无毒的谷氨酰胺。谷氨酸钠 23 ~ 46 g 或谷氨酸钾 25.2 g 加入 5% ~ 10% 葡萄糖液 500 ml 中静脉滴注，每日 1 ~ 2 次。使用时应注意钾、钠的平衡。

（2）乙酰谷氨酰胺：0.5 ~ 1.0 g 静脉滴注，易通过血脑屏障而发挥治疗作用，有降血氨和恢复脑功能的作用。

（3）精氨酸：用药后 16 小时即出现尿素合成。为酸性，10 g 相当于盐酸 48mmol，有利于纠正肝硬化、肝性脑病时常见的碱中毒。20 ~ 25 g 加入 5% ~ 10% 葡萄糖液中静脉滴注，每日 1 ~ 2 次。鱼精蛋白：含精氨酸 80%，注入体内可释放出精氨酸而降氨，并能减少出血。其用法为 100 mg 静脉滴注，每日 3 次。

（4）丝氨酸：与氨结合形成甘氨酸，0.5 g/kg 静脉滴注。

（5）门冬氨酸钾镁注射液：降血氨、退黄疸及用于肝性脑病治疗。

2. 纠正氨基酸代谢失衡

Fisher 认为肝性脑病的发生与人体内氨基酸失衡有关。维持大脑功能必需的支链氨基酸减少，芳香族氨基酸增多，支链氨基酸与芳香族氨基酸比值（正常 3 ~ 3.5）可减少至 1 或 1 以下。以支链氨基酸为主的氨基酸溶液治疗肝性脑病，可降低血中芳香族氨基酸浓度，并增加支链氨基酸与芳香族氨基酸比值，纠正氨基酸代谢的不平衡，促进脑功能恢复。每日用量 250 ~ 500 ml，静脉滴注。国外有报道采用口服法，长期治疗慢性潜在性肝性脑病，获得较满意效果。

3. 左旋多巴

直接使用多巴胺及去甲肾上腺素无治疗作用，因为它们不能通过血脑屏障。左旋多巴可以通过血脑屏障，在脑内经脱羧酶的作用而形成多巴胺以取代假性递质，以治疗慢性肝性脑病。用法：每日 0.2 ~ 0.6 g，最大量可用至每日 1.2 g，加入 5% 葡萄糖液 500 ~ 1 000 ml 静脉缓滴，每日 1 次。2 ~ 6 g 分 2 ~ 4 次口服或加入生理盐水中鼻饲或灌肠。

配伍禁忌：不能与单胺氧化酶抑制剂如麻黄碱共用，以免发生血压骤升；与维生素 $B_6$ 同用，可有降低左旋多巴的作用，因维生素 $B_6$ 有多巴脱羟酶作用，使进入脑中的多巴浓度降低。氯丙嗪有削弱左旋多巴的作用，因其可阻断多巴胺与神经受体的连接。

（四）其他治疗

国内外曾试用于临床的治疗方法有换血疗法、交叉循环、血液透析、腹膜透析、体外肝脏灌注、吸附性血液灌流、肝脏移植等，这些疗法有一定的危险性因素，现仍在探索之中，不宜广泛应用。

### 四、健康教育

1）患者宜安置在单人病室，有专人护理，建立特别护理记录单。对有兴奋、躁动不安或昏迷患者应加强护理，采取必要的防护，如加床档、约束、去义齿、去发夹等，以防发生坠床或其他意外等。

2）饮食上应给低脂肪、无蛋白、高热量饮食，总热量每日在 6 688～8 360 J 为好，高热量饮食有利于肝脏的修复，改善机体状况。其中糖为热量的主要来源，每日给 300 g 以上，可防止低血糖和肝糖原的分解，从而保护肝脏。脂肪每日限制在 30 g 左右，不宜过高，高脂饮食可导致酮症，不利于肝脏的再生。严格控制蛋白质的摄入量，蛋白质的摄入能增加氨的来源，加重肝性脑病，故肝性脑病时无蛋白饮食为好。饮食采用流质为主，如不能进食时，可用鼻饲法，导管选择较软的，并涂以润滑油，插管时应慎重，防止用力过猛，以免损伤食管，引起曲张的食管静脉破裂出血。胃管注入的饮食须加温，进食不宜过快、过急、过多，以免引起嗳气、上腹饱胀、呕吐等。每隔 2 小时灌注 1 次，每次 200 ml 左右，饮食以蜂蜜、果汁、40% 葡萄糖液、干酵母 0.5 g 为好。

因精神症状进行和放置胃管均有困难者，须静脉输注 20%～25% 高渗葡萄糖供给营养，必要时行锁骨下静脉或颈静脉穿刺插管，以较长时间经静脉供应营养、水和药物。在大量静脉滴注葡萄糖液过程中，必须警惕发生低钾血症、心力衰竭和脑水肿的可能。

3）保持大便通畅

（1）用生理盐水或弱酸性溶液（食醋 10～20 ml，加清水或生理盐水 500～1 000 ml）高位灌肠，应禁忌用肥皂水灌肠。原因是肝性脑病患者肠蠕动减弱，易发生便秘，用弱酸液灌肠，使肠内保持 pH 为 5～6，酸性环境有利于血中氨逸出肠黏膜进入肠腔，最后形成铵根离子排出体外。如用碱性溶液灌肠，则肠腔内 pH 呈碱性，肠腔内铵根离子转变为氨弥散入肠黏膜再入血液循环至脑组织，使昏迷加重。灌肠后，可注入 1～2 g 新霉素，1:5 000 呋喃西林 100 ml，减少肠道有毒物质的产生与吸收。

（2）导泻：口服或鼻饲 50% 硫酸镁 30～60 ml，清除肠内有毒物质。

4）注意保暖，防止受凉而继发感染，保持呼吸道通畅，必要时给予氧气吸入。

5）定期翻身，加强皮肤护理，注意口腔清洁，以预防感染。

6）严密观察体温、脉搏、呼吸、血压，并做记录，应严格记录液体出入量。

7）病情观察，肝性脑病有一定临床过程及 50% 以上的病例有诱因存在，肝性脑病时大脑功能紊乱大多数是可逆的，如能早期发现肝性脑病，就能阻止进入昏迷。因此，对肝脏患者尤其是肝硬化病例，要密切观察体温、血压和大便颜色等，以便及早发现出血、感染等情况，及时处理，避免发展成肝性脑病。在有肝性脑病诱发因素存在的情况下，应严密观察下列病情改变：

（1）密切观察有无性格、行为的改变，如以往性格开朗者变得沉默寡言；抑郁或性格内向者变得精神欣快，易激动；衣冠不整、随地便溺、步态失调、扑击样震颤等，提示患者为肝性脑病前驱期，应及时报告医生，找出肝性脑病的病因和诱因，从而采取切实有效的治疗护理措施。肝性脑病病情复杂，变化多端，在整个治疗过程中，护理人员应详细观察和记录患者的神志状态及有关体征，及时掌握病情变化，判断疾病的转归，及时准确地为医生提供临床资料，以赢得抢救时间。

（2）观察患者是否有乏力、恶心呕吐、食欲缺乏、肠胀气等，以及水和电解质及酸碱平衡紊乱的情况，应按医嘱定时抽血查血钠、钾、尿素氮和二氧化碳结合力，每日入液量以不超过 2 500 ml 为宜。尿少时入液量应相应减少，以免血液稀释，血钠过低，加重昏迷。所以必须正确记录每日液体出入量，以利掌握病情，确定治疗方案。

（3）及时发现出血、休克、脑水肿等现象，并及时协助医生处理。脑水肿可用脱水剂如 20% 甘露醇或 25% 山梨醇，快速静脉滴注，也可用 50% 葡萄糖液静脉注射。在使用脱水剂过程中，应注意水、电解质平衡，随时抽血查钾、钠、氯等。

8）对症监测

（1）肝性脑病患者常有兴奋、躁动、抽搐等表现，主要为神经、肌肉等组织产氨量增加所致。除采取安全措施外应给镇静药，如异丙嗪、地西泮、水合氯醛等。

（2）高热患者给予物理降温，降温可减轻肝细胞损害，头置冰帽可降低颅内温度，保护脑细胞。

（3）常规吸氧，行呼吸道管理。

（4）腹腔穿刺放液。肝性脑病患者多有大量腹腔积液，需放液对症处理。在放液过程中除观察患者的脉搏、血压、皮肤颜色和温度外，应严格控制一次放液量不得超过 3 000 ml。因放液量过多会导致腹压骤降，门静脉系统淤血，从而使回流至肝脏的血流减少，肝细胞可因缺氧而急剧坏死，加重病情。另外，放液过多还可使蛋白质、电解质等丢失过多，诱发或加重肝性脑病。

9）如患者神志丧失或完全进入深昏迷，对各种刺激无反应，瞳孔散大或有惊厥，此时已进入昏迷阶段，应按昏迷护理常规进行。

（1）体位：肝性脑病患者应采取侧卧位或侧俯卧位，头部放平偏于一侧，以利于呼吸道分泌物的引流，也可防止分泌物或呕吐物进入肺内而继发感染。

（2）保持呼吸道通畅：及时协助患者翻身，拍背以助排痰。患者呼吸道分泌物增多时迅速吸痰，以保持呼吸道通畅。一般每 15~30 分钟吸痰 1 次，吸痰器要严密消毒，选用柔软的导管。插管要轻柔，当吸痰管进入气管到达深度时，启动吸痰器，并轻轻地转动吸痰管，边退边吸，直到痰液吸尽。但吸痰时间不宜过长，以免发生窒息意外，如有舌后坠影响呼吸时，可用舌钳拉出。

（3）肝性脑病患者一般机体抵抗力减弱，口腔内细菌极易繁殖而引起口腔局部的炎症、溃疡和口臭；口腔内感染性分泌物误入呼吸道也可引起吸入性肺炎，故肝性脑病患者的口腔护理十分重要。应每日用生理盐水或复方硼酸液清洁口腔、齿垢、舌苔、唾液等 3~4 次。有炎症和口臭的患者可用 5% 过氧化氢液清洁。护理时严防棉球遗留在口腔内。张口呼吸的患者口上敷以盐水纱布，保持吸入的空气湿润。

（4）患者的眼睛常不能闭合或闭合不严，易受尘土污染的空气或光线的刺激，使角膜发炎致溃疡，故宜用生理盐水纱布或油纱布盖眼来保护眼睛。如眼有分泌物，则宜用生理盐水冲洗干净。护理人员观察患者瞳孔变化时，手动作要轻巧，防止擦伤角膜。

（5）肝性脑病患者大多数大小便失禁，出汗多，护理人员应注意随时更换污染的被服，及时更换衣服。用50%乙醇、滑石粉按摩皮肤受压部位，用气垫，勤翻身，一般1～2小时翻身1次，衣服要轻柔，以防皮肤擦破和发生压疮。

（6）肝性脑病时常有尿潴留，应设法排空膀胱。可采用导尿术，但严格注意无菌操作，防止尿路感染。少尿、无尿时应严格记录尿量，每日尿量不应少于1 000 ml。便秘时可导泻或灌肠，并准确记录排便次数。

（7）应每日进行肢体按摩和帮助患者被动活动，以防肢体萎缩和关节强直。同时足部采用保护架，以防足下垂。

（8）患者意识不清，易发生坠床、烫伤、碰伤等情况，应及时采取保护性措施，如加用床栏等。用热水袋保暖时，水温应为50℃左右，以防烫伤。

10）健康指导

（1）指导患者及家属掌握会引起肝性脑病的基本知识，防止和减少肝性脑病的发生。

（2）应使患者及家属认识到病情的严重性。嘱患者要加强自我保健意识，树立战胜疾病的信心。

（3）肝性脑病主要为各类肝硬化所致，并且有明显的诱发因素，应要求患者自觉避免诱因，即限制蛋白质摄入，改变不良生活习惯及方式，不滥用对肝有损害的药物，保持大便通畅，避免各种感染，戒烟酒等。

（4）家属要给予患者精神支持和生活照顾，指导家属学会观察患者病情的变化，特别是思维过程的变化，性格行为、睡眠等有关精神神经的改变，一旦出现异常应及时治疗，防止病情恶化。

（焦美凤）

# 第四节 便 秘

大便次数减少，粪便干燥出现排便困难，称为便秘。与中青年比较，老年人更容易出现便秘。正常情况下，食物通过胃肠道，经过消化、吸收，所余残渣的排泄常需24～48小时，若排便时间超过48小时，即可视为便秘。但人的排便习惯各有不同，有隔2～3天一次者，未必为便秘。

## 一、病因和发病机制

造成老年人便秘的原因很多，一般认为与下列因素有关。

（1）老年人因活动减少，势必导致结肠集团运动减少，引起直肠肛门功能紊乱。

（2）因牙齿脱落，经常吃软细食品，缺乏粗纤维食物及蔬菜，因而肠蠕动减弱。

（3）因胃酸缺乏，消化酶分泌减少，小肠吸收能力差，食物经过胃肠时间过长，水分被吸收过多，引起大便干燥。

（4）某些药物，如可卡因、钙剂、铋剂、神经阻滞剂、氢氧化铝、土霉素等可引起便秘。

粪便在肠道停留时间过长，粪便中大量细菌分解出来的有害物质，被肠道吸收，达到一定程度，就会引起一系列症状。排便用力，可诱发心力衰竭和脑血管破裂出血。大便干燥排便时，可擦伤黏膜，导致便血和肛裂。

## 二、诊断

（一）临床表现

经常持续 1 周甚至更长时间排便困难，但不一定引起症状。慢性便秘患者常伴有食欲缺乏、口苦、头昏、乏力等。有时在体检时可发现下腹部有可移动性包块。

（二）实验室及其他检查

1. 大便常规及隐血试验

是常规检查的内容，可排除肠道炎症及消化道出血。

2. 特殊检查

胃肠道 X 线检查、直肠镜、乙状结肠镜、纤维结肠镜检查可了解便秘的部位，同时可排除肿瘤、结核、巨结肠、肠梗阻等器质病变造成的便秘。

## 三、鉴别诊断

便秘的诊断不难，但要确定病因确实比较复杂，必须排除器质性疾病。如排便习惯一向正常的中老年人一度出现进行性便秘，粪条变细或混有黏液及血液时，应考虑结肠或直肠癌的可能。便秘伴急性腹痛、腹胀、呕吐者，应考虑肠梗阻。粪块细小，分节且呈羊粪状，常为结肠痉挛或结肠过敏所致。肛门指诊，胃肠道内镜检查和钡灌肠检查对鉴别病因有重要意义。

## 四、治疗

（一）治疗原则

积极去除病因，适当地增加体力锻炼及医疗气功或腹部按摩，养成良好的大便习惯。保持情绪稳定，生活要有规律。多吃一些粗纤维的食物及蔬菜、水果，多饮水及服用蜂蜜等润滑之品。不宜过于依赖药物。积极治疗肛裂、痔疮、肛周感染、盆腔炎症等疾病。

（二）治疗方法

1. 液状石蜡

液状石蜡不被肠道吸收，能润滑肠壁及软化粪便。10 ~ 30mL，睡前服用。适于粪便特别干结或年老体弱、排便动力减弱的患者。也可服用甘油 10 ~ 30mL。

2. 硫酸镁

硫酸镁亦称盐类泻药，系通过不容易被肠壁吸收的盐类借其在肠道的高渗作用，吸住水分，引起水泻。用法：10 ~ 20g，配成 50% 溶液口服。服时多饮水以稀释之，孕妇忌用。

3. 山梨醇

山梨醇 5 ~ 10g，每日 2 ~ 3 次。

**4. 氢氧化镁合剂**

氢氧化镁合剂 15~30mL，口服。

**5. 果导片**

果导片 2 片，每日 3 次，口服。

**6. 辛丁酯磺酸钠**

辛丁酯磺酸钠为表面活性剂，口服在肠道内使水分和脂肪渗入粪便，促其软化适用于排便无力及粪便干结的患者。用法：每日 50~240mg。

**7. 开塞露**

开塞露使用时取 1 支将药液挤入肛门内，即可排便。

**8. 牛黄解毒片**

牛黄解毒片 2 片，每日 3 次，口服。

**9. 温盐水等灌肠**

温盐水 2 000~3 000mL 或温水 500~1 000mL，或肥皂水 75mL 加温开水至 1 000mL 灌肠。

**10. 番泻叶泡茶**

番泻叶 3~10g，泡茶饮。用于气虚或津液不足便秘者。

**11. 中药口服**

麻黄 25g，白术 20g，杏仁 15g，甘草 5g。每日 1 剂，水煎服，服 3 剂大便通畅。

**12. 生大黄口服**

生大黄粉 3~6g，每晚睡前用温水送服，2~4 周为 1 个疗程，其中药量以每日可无困难排便一次为准，有较好疗效。

**13. 医疗气功**

简单的气功，对部分患者往往能取得良好的效果。①便前用双手示指和中指按摩迎香穴，两掌心相对，全身放松，双目轻闭，意守鼻尖和丹田。每次按摩 5 分钟即可。②意识诱导：取盘坐式内视体内四心（两足心的涌泉穴，两手心的劳宫穴），使其有麻、热胀感。早晚各一次。

**五、健康教育**

1）提高饮食中纤维素的含量，多给患者吃含纤维素高的饮食，粗粮如玉米面、荞麦面、豆类等，蔬菜如芹菜、洋葱、蒜苗、菠菜、萝卜、生黄瓜等，水果如香蕉、梨等，还应增加花生油、豆油、香油等油脂的摄入。

2）每日应给予充足的饮水，至少要保证入量 2 000mL，可喝些淡盐水或蜂蜜水，也可每日空腹喝一杯温水。

3）每日进行适当的运动，长期卧床患者如身体情况允许，也可进行一定范围的活动锻炼。待病情好转后早日下床活动。

4）培养定时排便习惯，养成良好的规律。

5）热水坐浴，也可有效地促进肠蠕动。

6）观察伴随症状，了解原发病因。如便秘伴消瘦、贫血、粪便扁小同时便血者，结肠癌与直肠癌的可能性大。便秘伴剧烈腹痛、腹胀、呕吐或腹部肿块，需考虑肠梗阻的可能，如急性腹膜炎、肠套叠、铅中毒、血卟啉病等引起。新生儿出生后就无粪便排出，即应考虑新生儿直肠闭锁或无肛门。出生后有粪便排出，而后伴发严重腹胀的便秘，多考虑先天性巨结肠症。中老年期出现进行性加重的便秘和伴有腹痛、腹泻与便秘交替出现，多考虑为肠结核、结肠癌、结肠过敏等。便秘伴下肢水肿，甚至腹水者，多见于肝硬化和右心衰竭。便秘伴慢性咳、痰、喘，甚至呼吸困难，应考虑为肺气肿、膈肌疲劳无力所致。

7）按医嘱应用药物或灌肠。如应用上述措施无效的严重便秘，可与医生讨论治疗方案，如应用甘油栓、开塞露，临时用一次缓泻剂如通便灵胶囊、通泰等，必要时灌肠或用手指挖大便。应用缓泻剂应注意药物起作用时间，避免影响患者休息，另外，还应注意用药量因人而异，以免剂量过大造成患者腹泻。

8）健康指导

（1）向患者及家属讲明不良生活方式和饮食习惯、运动量不足、滥用药物、精神因素等与便秘的关系。

（2）教会患者观察病情。

（3）教会患者及家属简单处理便秘的方法和使用泻剂的原则。

（4）建议患者逐渐减少泻药用量，鼓励其采用其他通便措施。

（王昭清）

# 第五节　急性胰腺炎

急性胰腺炎（AP）是由于胰管堵塞、胰管内压增高和胰腺血供不足等原因引起的胰腺急性炎症，为常见外科急腹症。急性胰腺炎是胰腺的急性炎症过程，在不同的病理阶段，可不同程度的波及邻近组织和其他脏器系统。主要可分为胆源性胰腺炎和非胆源性胰腺炎两大类。胆源性胰腺炎又分为胆道梗阻性和无胆道梗阻性胰腺炎。

## 一、病因和发病机制

（一）胆汁排空不畅，反流至胰管（共同通道学说）

胆道结石或蛔虫嵌顿阻塞于乏特（Vater）壶腹部造成局部水肿或奥狄（Oddi）括约肌痉挛、十二指肠乳头损伤后狭窄、乳头旁憩室炎等因素导致胆汁流入十二指肠排空不畅，反流至胰管，增高了胰管内压力，胰小管和腺泡破裂，胰蛋白酶激活，引起胰腺组织的"自身消化"。多见于胆、胰管汇合后有一共同通道开口于十二指肠乳头。

（二）十二指肠液反流

十二指肠液反流至胰管，内含的肠激酶可激活胰液中的胰酶原，产生消化作用。

（三）饮食不当

暴饮暴食，特别是进食油腻或饮酒后，可使胰液分泌旺盛。饮酒可引起胃和十二指肠炎、Oddi 括约肌痉挛，上述因素均可引起胰液分泌增加、排泌障碍而发病。乙醇可刺激 G 细胞分泌促胃液素，从而使胃酸分泌增多，高酸进入十二指肠后刺激缩胆囊素及促胰液素分泌，导致胰液胆汁分泌增多，十二指肠液反流入胰管，引起胰管内压力增高，胰管上皮增生，以及消化功能紊乱等。如伴有剧烈呕吐而致十二指肠内压力骤增，亦可导致十二指肠液反流。大量脂质饮食除刺激胰腺分泌外还导致短暂的高脂血症，使血液黏滞度增高，加重胰腺的血循环障碍。国外资料多强调过度饮酒是本病的主要原因。随着生活条件的改善，我国因饮食、乙醇诱发的 AP 的比例正在增高，即使在胆源性病因存在的前提下，或多或少，饮食因素也参与了发病。

（四）手术和外伤

腹部手术后 6%～32% 患者的淀粉酶增高，其中仅极少数真正有胰腺炎，非胰腺手术患者，术后并发胰腺炎约占 5%。胃及胆道手术后最易并发胰腺炎，其并发率分别为 0.8%～17%（胃）及 0.7%～9.3%（胆道）。手术后胰腺炎的发病机制为：①手术时对胰腺及其血供的直接影响。②手术后胰腺内胰蛋白酶抑制物减少，使胰腺易遭损害。③胰腺缺血：如体外循环及大血管再建手术时。

（五）感染

急性胰腺炎继发于急性传染性疾病者多数较轻，随感染痊愈而自行消退，如急性流行性腮腺炎、传染性单核细胞增多症、柯萨奇病毒、Echo 病毒和肺炎衣原体感染等。同时可伴有特异性抗体浓度升高。沙门菌或链球菌败血症时可出现胰腺炎。

（六）其他病因

高脂蛋白血症、妊娠及一些药物如皮质类固醇、噻嗪类利尿剂等均可引起急性胰腺炎。

关于急性胰腺炎的发病机制，较复杂，有多种因素参与。一般认为，胰酶对胰腺组织的消化作用和胰腺自身抗消化的防卫作用减弱在本病的发生过程中起主要作用。正常胰腺分泌的消化酶有二类：一类为具有生物活性的淀粉酶、脂肪酶等；另一类为不具活性的酶原，如胰蛋白酶原、磷脂酶原、弹力蛋白酶原等。当胆汁或十二指肠液反流入胰管后，首先将胰蛋白酶原激活为胰蛋白酶，该酶本身并不消化胰腺组织而将磷脂酶原、弹力蛋白酶原激活为磷脂酶 $A_2$ 弹力蛋白酶。磷脂酶 $A_2$ 破坏胰腺细胞膜磷脂层，使卵磷脂转变成溶血卵磷脂，引起胰腺和周围组织的广泛坏死。若磷脂酶 $A_2$ 通过血液和淋巴途径进入其他部位，可引起各个重要脏器功能损害。弹力蛋白酶使血管壁弹力纤维溶解，导致血管破裂而出血，脂肪酶可使胰腺脂肪坏死。胰蛋白酶还能将激肽酶原转变为激肽酶，此酶将血中的激肽原分解为激肽和缓激肽，后两者有扩张血管、增加血管通透性的作用，可导致血压下降和休克。上述消化酶的共同作用，引起胰腺实质及邻近组织的病变，而胰腺细胞的损伤又促使消化酶释出，形成恶性循环。除胰酶引起胰腺组织自身消化外，胰腺血液循环障碍，尤其是微循环障碍以及由此产生氧自由基、细胞因子、细菌内毒素对组织的损伤，均是导致本病进展的关键因素。

二、病理

本病按病理变化分为两型：

（一）急性水肿型（间质型）

此型多见。表现为胰腺肿大、变硬，间质水肿、充血，炎症细胞浸润，但无出血与坏死。

（二）急性出血坏死型

此型较少。表现为胰腺肿胀、变软、质脆。胰腺组织及血管广泛坏死出血和自溶，胰腺呈紫红色或紫黑色。胰液外溢，使胰腺周围组织及腹膜后脂肪组织出血、坏死。腹腔内有血性渗液，腹膜、大网膜、肠系膜可见灰白色脂肪坏死灶。

### 三、诊断

因病理变化的性质与程度不同，临床表现轻重不一。单纯水肿型胰腺炎症状相对较轻，自限性经过；出血坏死型胰腺炎起病急骤，症状严重，变化迅速，常伴有休克及多种并发症。

（一）症状

1. 腹痛

为本病的主要表现，多数为急性腹痛，常在胆石症发作不久、大量饮酒或暴饮暴食后发病。腹痛常位于腹中部，亦有偏左或偏右者，疼痛剧烈呈持续性钝痛、刀割样痛、钻痛或绞痛，可向腰背部呈带状放射，取弯腰抱膝位可减轻疼痛。水肿型患者腹痛 3～5 天缓解，出血坏死型者剧痛持续时间较长，当有腹膜炎时则疼痛弥漫全腹。应注意少数年老体弱者有时腹痛轻微，甚或无腹痛。

2. 恶心、呕吐

常于腹痛后出现恶心、呕吐。呕吐较频繁，可吐出胃内容物及胆汁，重者可为血性物，呕吐后腹痛不减轻为其特点；伴麻痹性肠梗阻者腹胀明显。

3. 发热

多为中度以上发热，一般持续 3～5 天。发热是由于胰腺炎症或坏死产物进入血循环，作用于体温调节中枢所致。

4. 黄疸

因胰头水肿，短暂性压迫胆总管，常在发病后 1～2 天出现阻塞性黄疸。少数患者后期可因并发肝细胞损伤而引起肝细胞性黄疸。

5. 休克

休克是出血坏死型胰腺炎的重要特征。少数病例无明显腹痛而出现休克或死亡。

6. 水、电解质及酸碱平衡紊乱

呕吐频繁者，可致代谢性碱中毒。出血坏死型常有明显脱水及代谢性碱中毒，血钾、血镁、血钙常下降。

（二）体征

1. 轻症急性胰腺炎

患者腹部体征较轻，往往与主诉腹痛程度不十分相符，可有腹胀和肠鸣音减少，无肌紧张和反跳痛。

2. 重症急性胰腺炎

患者上腹或全腹压痛明显，并有腹肌紧张，反跳痛。肠鸣音减弱或消失，可出现移动性浊音，并发脓肿时可扪及有明显的压痛的腹块。伴麻痹性肠梗阻且有明显腹胀，腹水多呈血性，其中淀粉酶明显升高。少数患者因胰酶、坏死组织及出血沿腹膜间隙与肌层渗入腹壁下，致两侧胁腹部皮肤呈暗灰蓝色，称 Grey–Turner 征；可致脐周围皮肤青紫，称 Cullen 征。在胆总管或壶腹部结石、胰头炎性水肿压迫胆总管时，可出现黄疸。后期出现黄疸应考虑并发胰腺脓肿或假囊肿压迫胆总管或由于肝细胞损害所致。患者因低血钙引起手足抽搐者，为预后不佳表现，系大量脂肪组织坏死分解出的脂肪酸与钙结合成脂肪酸钙，大量消耗钙所致，也与胰腺炎时刺激甲状腺分泌降钙素有关。

（三）局部并发症

1. 脓肿形成

多见于出血坏死型，起病 2～3 周出现腹部包块，系胰腺本身、胰腺周围脓肿形成。此时高热不退，持续腹痛。

2. 假性囊肿

胰腺被胰酶消化破坏后，胰液和坏死组织在胰腺本身或胰腺周围被包裹而形成，囊壁无上皮，仅见坏死、肉芽、纤维组织。常发生在出血坏死型胰腺炎起病后3～4周，多位于胰腺体尾部，如有穿破则造成慢性胰源性腹水。

3. 慢性胰腺炎

部分水肿型胰腺炎，反复发作最终致慢性胰腺炎。

（四）全身并发症

出血坏死型胰腺炎可并发败血症、血栓性静脉炎、急性呼吸窘迫综合征、肺炎、心律失常、心力衰竭、肾衰竭、糖尿病及弥散性血管内凝血，少数发生猝死。

（五）实验室及其他检查

1. 白细胞计数

多有白细胞增多及中性粒细胞核左移。

2. 淀粉酶测定

血清淀粉酶在起病后 6～12 小时开始升高，48 小时开始下降，持续 3～5 天。血清淀粉酶超过正常值 5 倍即可确诊为本病。淀粉酶的高低不一定反映病情轻重，出血坏死型胰腺炎淀粉酶值可正常或低于正常。其他急腹症如消化性溃疡穿孔、胆石症、胆囊炎、肠梗阻等都可有血清淀粉酶升高，但一般不超过正常值 2 倍。

尿淀粉酶升高较晚，在发病后 12～14 小时开始升高，下降较慢，持续 1～2 周。但尿淀粉酶值受患者尿量的影响。

胰源性腹水和胸水中的淀粉酶值亦明显增高。

正常人血中以唾液淀粉酶为主，胰腺炎时升高的淀粉酶主要为胰型，目前，临床所用快速试纸法将血中的唾液淀粉酶抑制，所测为胰型淀粉酶，诊断特异性更大。

3. 淀粉酶、内生肌酐清除率比值（Cam/Ccr%）

急性胰腺炎时，可能由于血管活性物质增加使肾小球的通透性增加，肾对淀粉酶清除增加而对肌酐清除未变。Cam/Ccr% 的正常值为 1%～4%，胰腺炎时可增加 3 倍，而其他原因所致的高血清淀粉酶症则正常或低于正常。但糖尿病酮症、烧伤、肾功能不全时可升高。计算方法为：

$$Cam/Ccr\% = \frac{尿淀粉酶（Somogyi）}{血淀粉酶（Somogyi）} \times \frac{血肌酐}{尿肌酐} \times 100\%$$

4. 血清脂肪酶测定

此酶升高较迟，急性胰腺炎时超过 1.5 U%，多用于发病 5 天后就诊的患者。

5. 血清正铁血白蛋白测定

血清正铁血白蛋白测定急性间质水肿型为阴性，出血坏死型为阳性，对出血坏死型胰腺的诊断和判断预后价值较大。

6. 血钙测定

血钙测定出血坏死型胰腺炎降低，低于 1.75mmol/L 表示胰腺坏死严重，预后不佳。

7. X 线检查

X 线检查可见胃、十二指肠、横结肠充气扩张，为胃肠麻痹所致。偶见左侧膈肌升高、左下胸腔积液等。

8. B 超检查

B 超检查可见胰腺肿大，低吸收值及低密度，胰腺周围脂肪层消失，常见左肾周围包膜增厚。

9. 腹腔穿刺

腹腔穿刺液中淀粉酶常明显增高。外观呈血性混浊，且可见脂肪小滴；并发感染后腹水可呈脓性。

10. CT 检查

CT 检查除明确胰腺炎的诊断外，还可以检出并发症，如感染性坏死、假性囊肿和出血。轻型胰腺炎在 CT 检查可表现为相对正常的胰腺，也可能表现为胰腺弥漫性或局灶性肿大。通常有淡淡的胰周水肿或肾前间隙的液体积聚，从而使肾周筋膜变厚。增强 CT 检查，是诊断胰腺坏死最可靠的方法。胰腺坏死在症状发作后 96 小时很容易经 CT 证实，当坏死区域 >30% 时，CT 诊断重型 AP 的敏感性为 92%，特异性为 100%。CT 诊断胰腺坏死和病理坏死范围及临床严重性间都存在良好的相关性。但有研究提示强化 CT 可能加重 AP 的病变。

11. MRI 检查

MRI 检查诊断 AP 的主要依据是胰腺弥漫性增大、水肿、炎症和胰周水肿，均呈长 $T_1$ 低信号与长 $T_2$ 高信号。磁共振胆胰管成像（MRCP）在诊断胰腺炎病因，特别是胆胰管汇合异常方面，可能有帮助。

暴饮暴食或酗酒后，突发剧烈上腹痛、恶心、呕吐及上腹压痛，血淀粉酶 >500 U、尿淀粉酶 >256 U 即可确定诊断。影像学（B 超、CT 等）检查发现胰腺肿大可诊断急性水肿型胰腺炎。如腹痛剧烈、高热不退，出现休克、腹水、手足抽搐、皮肤瘀斑、MHA 阳性及多器官功能衰竭，可诊断为急性出血坏死型胰腺炎。

## 四、鉴别诊断

本病须与以下疾病鉴别：

1. 胆石症和急性胆囊炎

多为右上腹阵发性绞痛，向右肩部放射，有右上腹肌紧张、压痛、反跳痛和墨菲征阳性。B超检查可见结石影和急性胆囊炎征象。

2. 消化性溃疡穿孔

有消化性溃疡病史，腹肌强直呈板样，肝浊音界消失，X线可见膈下游离气体。

3. 急性肠梗阻

有阵发性腹绞痛，多在脐周。肠鸣音亢进，排气排便停止。X线检查可见液平面。

4. 心肌梗死

可出现上腹痛，但无腹部体征，心电图和淀粉酶检查可鉴别。

5. 其他

如肠系膜血管栓塞、脾破裂、有急性腹痛的糖尿病酮症酸中毒等鉴别。

## 五、治疗

（一）轻症急性胰腺炎治疗

1. 监护

目前尚无法预测哪些患者会发展为重症急性胰腺炎（SAP），故所有患者至少应在入院3天内进行监护，以及早发现SAP。

2. 支持治疗

最重要的是补液，应以晶体液作为首选，同时补充适量的胶体、维生素及微量元素；低分子右旋糖酐提高血容量、降低血黏滞度，可预防胰腺坏死，每日 500 ~ 1 000mL。

3. 胰腺休息

短期禁食，不需要肠内或肠外营养，对SAP而言，鼻胃管无明显疗效。恢复饮食的条件：症状消失、体征缓解、肠鸣音恢复正常、出现饥饿感，不需要等待淀粉酶恢复正常。

4. 止痛

腹痛剧烈者可给哌替啶，不推荐应用吗啡或胆碱能受体拮抗剂。

5. 应用抗生素

不推荐常规使用抗生素，但对于胆源性胰腺炎应给予抗生素。

（二）重症急性胰腺炎的治疗

1. 监测项目

①心血管：中心静脉测压、心电图检查；②呼吸系统：摄胸片、血气分析；③泌尿系统：记尿量，查血尿素氮、肌酐；④血液：血常规、血小板、凝血酶原时间、纤维蛋白原及3P试验；⑤代谢：血 $Ca^{2+}$、$Mg^{2+}$、$Na^+$、$Cl^-$ 及酸碱平衡；⑥做B超及CT检查；⑦如有胸、腹水，可穿刺抽液测常规和淀粉酶。

2. 一般处理

①禁食并置留胃管：可减少胃酸进入十二指肠，减少胰腺的分泌，同时可减少麻痹性肠梗阻的发生；②吸氧：提高血中氧气压，减少呼吸窘迫综合征（ARDS）的发生；③输液：保证足够血容量，改善毛细血管灌注，减少胰腺缺血性改变，输液的速度及量应根据中心静脉压与治疗反应加以调整。

3. 中心静脉全胃肠外营养（TPN）

对于重型胰腺炎可减少胃肠负担达到补充代谢的需要，还可增强患者机体的免疫功能，有利于炎症的恢复。常用配方为每日给予葡萄糖 300 ~ 650g，复方氨基酸 750mL，适当给予白蛋白或血浆；10% 氯化钾 40mL；如血压不低可给 25% 硫酸镁 8 ~ 10mL；胰岛素按糖量适当给予。

4. 抑制或减少胰腺分泌

①禁食及胃肠减压。②抗胆碱能药物如阿托品，山莨菪碱等，$H_2$ 受体拮抗剂雷尼替丁等可抑制胃肠分泌，减少胰液分泌。但有肠麻痹不宜用阿托品。③早期应用抑肽酶，如出血坏死已形成，其作用很有限。一般首次 8 小时可静脉滴注 8 万 ~ 12 万 U，以后每 8 小时 8 万 U，连续 48 小时，应用时注意过敏反应。④氟尿嘧啶有抑制胰腺分泌胰酶的作用，但浓度要高。通常静脉给药难达此浓度，若能局部动脉灌注，效果要好些。⑤生长抑素及其类似物（奥曲肽）：可以直接抑制胰腺外分泌，但国外报道疗效尚未最后确认，目前国内绝大多数数学者主张在 SAP 治疗中使用。停药指征为：症状改善、腹痛消失、和（或）血清淀粉酶活性降至正常。

5. 预防感染

有三项措施：①选择性肠道去污（口服或灌入肠道不吸收的抗生素）；②静脉给予抗生素；③肠内营养。

选择性肠道去污是通过口服或灌入肠道不吸收的抗生素（如多黏菌素、两性霉素B），减少肠道内细菌的易位从而降低感染率的方法。选择静脉给予的抗生素应考虑广谱、脂溶性强、对胰腺渗透性好等，常用抗生素效应因子排列：亚胺培南—西司他丁、氧氟沙星、环丙沙星、头孢曲松、头孢噻肟，联合应用甲硝唑对厌氧菌有效。疗程为 7 ~ 14 天，特殊情况下可延长。同时注意胰外器官继发细菌、真菌感染。

6. 营养支持

先施行肠外营养，病情趋向缓解后考虑尽早实施肠内营养。将鼻饲管放置 Treitz 韧带以下，能量密度为 4.187 kJ/mL，如能耐受则逐步加量，肽类要素饮食耐受性高。热量为 8 000 ~ 10 000 kJ/d，其中 50% ~ 60% 来自糖类，15% ~ 20% 蛋白，20% ~ 30% 脂类，注意补充谷氨酰胺制剂，对于高脂血症患者，减少脂肪类的补充。肠内营养可预防肠道衰竭、维持肠道黏膜功能、防止肠内细菌易位。

7. 解痉镇痛

可用阿托品或山莨菪碱注射，必要时每 6 ~ 8 小时重复一次，疼痛严重时可加用哌替啶（50 ~ 100mg）。还可采用普鲁卡因 0.5 ~ 1g 溶于生理盐水静脉滴注减轻腹痛。

8. 糖皮质激素

伴有休克或 ARDS 时可考虑短期使用，每日地塞米松 20 ~ 40mg，口服。

9. 手术治疗

对于重症急性胰腺炎目前多主张手术治疗，但对手术时机、手术方案等仍有较大分歧。

1）适应证

（1）重症胰腺炎伴严重休克、弥漫性腹膜炎、持续性肠麻痹或某些非手术疗法难以克服的并发症者，如消化道大出血、胰腺脓肿等。

（2）胆道系统有明确的病变，如胆管结石、胆道蛔虫（包括胰管蛔虫）、急性胆道感染等。

（3）反复发作的胰腺炎，证实有十二指肠乳头狭窄或胰管狭窄及结石者。

2）手术时机：我国学者按国外报道，提出了发病后 3 ~ 8 日为最佳手术时机；有学者通过坏死性胰腺炎治疗的总结，发现患者在早期就产生严重胰腺坏死和胰外侵犯，故提出了早期手术的意见，即明确诊断后立即手术。近年来，我国学者通过坏死性胰腺炎的动物试验，对坏死性胰腺的转归又有进一步认识，结合临床经验，提出"个体化治疗"方案，即对于一些尚无感染和尚无并发症早期坏死性胰腺炎病例，可以先行非手术治疗，使其度过急性期，使病变局限、包裹后再做后期手术，若有感染及并发症，则需早期手术。一部分学者认为，除根据临床征象外，符合下列各项之一者，均应急诊手术：①经内科治疗 24 ~ 48 小时无效者；②有其他急腹症鉴别困难又需手术探查者；③有胆道并发症者；④有脓肿形成者；⑤化验明显异常者；⑥通过 CT 监测和用细针穿刺吸取胰腺坏死组织涂片发现细菌者。

3）手术方法

（1）坏死组织清除术，为目前常用的手术，可清除坏死的胰腺及胰周组织。

（2）规则性胰腺切除术加坏死组织清除术，对坏死胰腺组织病变界限清楚者可先行胰腺次全切除术，然后再清除片状坏死灶。

（3）腹腔及胰腺引流术，这种手术创伤较小，操作简单，轻型患者术后病情能得到明显改善，但重型患者坏死组织不可清除时采用此术，病死率较高。

（4）三造瘘手术，即减压性胃造瘘、营养性空肠造瘘及胆管造瘘术。老年人常患有心肺等慢性疾病，长期置留胃管可增加术后呼吸道并发症，若行造瘘术可以避免并发症的出现。老年人代谢能力减退，术后应嘱患者禁食，使胰腺充分得到"休息"。"三造瘘"对老年人的急性胰腺炎的治疗有很大意义，值得积极采用。

**六、健康教育**

1. 休息与体位

患者应绝对卧床休息，以降低机体代谢率，增加脏器血流量，促进组织修复和体力恢复。协助患者取弯腰、屈膝侧卧位，以减轻疼痛。因剧痛辗转不安者应防止坠床，周围不要有危险物品，以保证安全。

2. 禁饮食和胃肠减压

多数患者需禁饮食 1 ~ 3 天，明显腹胀者需行胃肠减压，其目的在于减少胃酸分泌，进而减少胰液分泌，以减轻腹痛和腹胀。应向患者及家属解释禁饮食的意义，患者口渴时可含漱或湿润口唇，并做好口腔护理。

3. 病情观察

（1）观察腹痛性质和腹部体征，剧烈腹痛伴恶心、呕吐，腹胀严重时，常为麻痹性肠梗阻，可按医嘱行胃肠吸引和持续减压，以减少胃酸对胰腺分泌的刺激，减轻腹胀。此类患者尤其应注意口腔护理，以防止继发感染。

（2）休克在重症胰腺炎早期即可出现，因而抢救休克是治疗护理中的重要问题，应严密观察体温、脉搏、呼吸、血压及神志变化。快速输平衡盐溶液、血浆、人体清蛋白、右旋糖酐等增溶剂，可以恢复有效循环血量及纠正血液浓缩，并密切观察中心静脉压以随时了解血容量及心脏功能。留置尿管，随时了解尿量及尿比重变化，进行血气分析监测，随时纠正酸碱失调，如患者呼吸频率增快（30 次/分），$PaO_2$ 下降 8 kPa，增大氧气流量仍不改善时，应及时进行机械辅助呼吸功能，提高肺部氧的交换量。当血容量已基本补足，酸中毒纠正时，如血压仍偏低，可适当给予升压药，如多巴胺等治疗。

（3）观察呕吐的量、性质，呕吐严重时应注意水、电解质紊乱，可根据病情按医嘱补充液体和电解质，常用的为 5% ~10% 葡萄糖液和生理盐水静脉滴注，并保证热量供应，低钾时可用 10% 氯化钾 1~2g 静脉滴注。

（4）观察皮肤、巩膜是否有黄疸，并注意其动态变化。阻塞性黄疸时常有皮肤瘙痒。应注意皮肤的清洁卫生，可擦止痒剂，以免搔伤后引起感染。

（5）经内科治疗无效，出现弥漫性腹膜炎或中毒性休克者，应采用手术治疗，并做好术前术后的护理。

4. 对症护理

（1）持续腹痛不缓解应给止痛药物，注意药物反应。大量呕吐时要严格禁饮食，同时安置胃肠减压，补充水分及电解质，尤其注意钾、钙、镁补充。根据血清淀粉酶的升降给予抗碱能药物或蛋白酶抑制药，注意此类药物只能静脉途径补入，切勿渗到组织间引起血管外组织损伤。患者高热、白细胞增高时应给予广谱抗生素控制感染。

（2）有大量腹腔渗液时，应给予腹腔引流或置管冲洗，同时注意无菌操作。保持管道通畅，置管位置要适当，固定要牢靠，管道的皮肤出、入口要经常更换敷料、消毒，防止感染。

（3）个别患者起病急骤，瞬即发生休克，故应备好各种抢救物品。

5. 健康指导

帮助患者及家属了解本病主要诱发原因，教育患者应避免暴饮、暴食及酗酒，平时应食用低脂、无刺激的食物防止复发。有胆道疾病、十二指肠疾病者宜积极治疗。指导患者及家属掌握饮食卫生知识，劝患者应戒酒以避免复发。

水肿型胰腺炎预后良好，若病因不去除常可复发。出血坏死型胰腺炎轻症病死率为 20% ~30%，全胰腺坏死者病死率为 60% ~70%，故积极预防病因，减少胰腺炎发生是极为重要的。

（仵芳）

# 第四章　泌尿系统疾病

## 第一节　慢性肾小球肾炎

慢性肾小球肾炎简称慢性肾炎，是一组由多种病因引起的原发于肾小球的免疫性疾病。病程较长，多达1年以上甚至数十年。表现有水肿、蛋白尿、血尿和管型尿，缓慢进行性发展，后期有贫血、高血压和肾功能不全，终至尿毒症。本病是中、老年常见病之一。

### 一、病因和发病机制

本病病因不清，和急性肾炎间无肯定关系，仅少数慢性肾炎患者由急性肾炎发展而来，而多数和急性肾炎无关。由病理类型决定其病情必定迁延发展，起病即属慢性肾炎。本病的发生主要和免疫介导性炎症反应有关：血液循环中可溶性免疫复合物沉积于肾小球，或肾小球原位的抗原与抗体结合激活补体引起组织损伤；肾小球局部沉积的细菌毒素、代谢产物等可直接通过旁路系统激活补体，从而引起肾的炎性反应。在疾病的慢性化进展中，非免疫介导性肾损伤也起重要作用，如高血压导致肾小球内高压，以及肾功能不全时健存的肾单位代偿性高灌注、高滤过均可促进肾小球硬化；肾小球系膜细胞吞噬、清除沉积物的负荷长期过重，引起系膜细胞及基质增生，也可促进肾小球硬化的发生。

慢性肾炎有多种病理类型，常见类型有系膜增生性肾炎、系膜毛细血管性肾炎、膜性肾病、局灶节段性肾小球病变等。晚期上述各型的病理特点部分或全部消失，代之以肾小球硬化和玻璃样变，相应肾小管萎缩，肾间质纤维化。少数完整的肾小球代偿性肥大。大体观察肾体积缩小，表面细颗粒状，呈固缩肾。

### 二、诊断

#### （一）病史

慢性肾炎病程长，进展慢，起病形式有：①多数病例无急性肾炎病史，发病即表现为慢性肾炎，占50%。②急性肾炎迁延不愈病程达1年以上，可视为慢性肾炎，占15%～20%。③有急性肾炎病史，但临床已无症状，若干年后又表现为慢性肾炎。

（二）临床表现

慢性肾炎因病因、病理类型、病程不同而临床表现不一，病情轻重程度差异较大，其共同表现可归纳如下：

1. 水肿

为多数患者的首发症状、水肿程度和持续时间不一，呈眼睑浮肿和轻度至中度下肢凹陷性水肿，一般无体腔积液。缓解期可完全消失。

2. 高血压

多为中等程度血压升高，长期血压增高又可加重肾损害。

3. 尿异常

出现蛋白尿和血尿。尿蛋白常为 $1\sim3g/d$，主要由于肾小球滤过膜通透性增高造成。血尿多为镜下血尿，也可出现肉眼血尿。

4. 贫血

有不同程度的贫血。早期由于蛋白丢失，营养不良引起；晚期因促红细胞生成素分泌减少使之加重。

5. 肾功能损害

慢性肾炎患者多有不同程度的肾功能损害，晚期出现氮质血症或尿毒症。

（三）临床分型

1. 普通型

有中等程度蛋白尿及血尿、轻度水肿及血压增高，可有一定程度的肾功能损害。

2. 肾病型

有肾病综合征的表现，大量蛋白尿，低蛋白血症，高度水肿，血浆胆固醇增高。此外可伴有高血压、进行性肾功能损害。

3. 高血压型

本型具有普通型的表现，但以血压持续性、中等度以上升高（特别是舒张压升高）为特点，肾功能恶化快，并出现慢性肾炎眼底改变。

4. 急性发作型

部分慢性肾炎患者在感染后其症状加重，经治疗后可能缓解，亦可能病情恶化，发展成尿毒症。

（四）实验室及其他检查

1. 尿常规检查

中等程度尿蛋白，程度不等的血尿以及各种管型。晚期尿量减少。

2. 血液检查

有中度贫血，肾病型有低蛋白血症及血脂明显增高。

3. 肾功能检查

早期肾功能多正常，随着肾损害不断加重，内生肌酐清除率降低，尿素氮和肌酐升高；肾小管损害时，出现尿浓缩及稀释功能障碍。

4. 其他检查

血清补体测定、尿纤维蛋白降解产物测定、放射性核素肾图及肾扫描、肾超声检查、肾活体组织检查等有助于诊断及鉴别诊断。

（五）诊断要点

急性肾炎病情迁延1年以上，有转为慢性肾炎的可能；有或无肾炎病史，临床出现水肿、高血压及程度不等的肾功能损害，尿检查示蛋白尿、血尿、管型尿等，若能排除全身性疾病肾损害，如系统性红斑狼疮、过敏性紫癜、痛风与糖尿病肾病等，可诊为慢性肾炎。

### 三、治疗

慢性肾炎的治疗应以防止或延缓肾功能的进行性减退为主要目标。常采用下列措施：

（一）一般治疗

**1. 休息**

避免过激运动或劳累，以免加重肾缺血及蛋白尿、血尿等，即使单纯蛋白尿或血尿患者，也应强调休息。

**2. 饮食**

肾功能正常者，一般不限制饮食。高血压或水肿者，可适当限盐摄入。过分低盐，可使肾血流量减少，加重肾功能损害。当肾功能呈进行性损害、血肌酐水平 > 442mmol/L时，应限制蛋白质摄入量，40~50g/d。继续高蛋白饮食，会加重肾功能障碍，肾单位硬化。肾病型患者，大量蛋白尿致负氮平衡，此时应适当增加蛋白摄入，不能限制过严。成人以40~50g/d为宜。近年认为，低蛋白饮食可减轻肾损害，并减少尿蛋白。

肾功能受损时限制饮食中磷（P）的摄入量，低磷饮食可限制肾小球高灌注和压力升高。Massry 认为，当肾小球滤过率降至30mL/min，即应限制摄磷。

**3. 防治感染**

感染可加重肾病变和肾功能损害，但应避免使用肾毒性抗菌药物。长期用青霉素预防感染并无必要。

（二）对症治疗

**1. 利尿**

可用氢氯噻嗪25~50mg，每日2~3次，或环戊噻嗪0.25mg，每日1~2次。水肿严重者可用呋塞米20~80mg，静脉注射。须防止电解质紊乱，适当补充钾盐。

**2. 降压**

有高血压的慢性肾炎患者往往病情恶化快，所以控制血压是必要的治疗措施，但降压不宜过快或过低。药物以不降低肾血流量者为最佳，如甲基多巴、硝苯地平或尼群地平等。

**3. 糖皮质激素**

对本病肾病型控制症状、缓解病情有较好疗效。泼尼松每日1mg/kg（或2mg/kg，隔日用），服用2~3个月，如有效，可逐渐减量，以后以小剂量（每日10mg）维持半年至一年。若疗效不佳或停药后蛋白尿增多，可加用或改用免疫抑制剂或其他药物，但激素不可骤然停药，而应逐渐减量撤药，以免出现急性肾上腺皮质功能不全。

4. 免疫抑制剂

环磷酰胺每日 100～200mg，口服或静脉注射，疗程总量为 6～8g；硫唑嘌呤每日 150mg。但要注意骨髓抑制、出血性膀胱炎等不良反应，伴肾衰竭者不宜采用免疫抑制剂或激素治疗。

5. 抗凝

慢性肾炎的尿蛋白较多或顽固性水肿、低蛋白血症明显并经肾上腺皮质激素治疗无效的患者，临床医生常对抗凝、抗栓治疗寄予希望，如患者有高凝状态表现，可选用肝素每日 50～100mg 加入 5% 葡萄糖液 250mL 中静脉滴注，4 周为 1 个疗程。或尿激酶每日 2 万～4 万 U 加入 5% 葡萄糖液 250mL 中静脉滴注，4 周为 1 个疗程。一般认为，尿激酶疗效优于肝素。抗凝、抗栓治疗易带来出血不良反应，治疗中需做凝血酶原时间监测，女患者月经期停止用药。双嘧达莫能抑制血小板聚集，减少血栓形成机会，并有扩血管作用。75～100mg，每日 3 次，可长期服用。

（三）其他药物治疗

1. 维拉帕米

维拉帕米 40mg，每日 3 次，口服。出现满意疗效后再用 1～2 周，然后减量维持 3～4 周。对慢性肾炎顽固性蛋白尿者有较好疗效。

2. 己酮可可碱

己酮可可碱开始 2 周，每日 800mg（600mg 口服，200mg 静脉滴注），3～4 周剂量减至 900mg，以后每日口服 300mg，维持 1～2 年。文献报道，可使原发性慢性肾炎患者肾功能改善。

3. 雷公藤

雷公藤治疗慢性肾炎有较好疗效，可与小剂量泼尼松合用或单独服用。如雷公藤多苷片 10～20mg，每日 3 次，或雷公藤饮片 15g 煎服，每日 2 次，疗程 6 个月。

4. 有感染者可使用青霉素、氨苄西林等抗生素，避免使用磺胺类药物。

（四）中药

目前认为，冬虫夏草、大黄及川芎苷等具有保护肾功能作用。

**四、健康教育**

1）恢复期适当休息，急性发作期或高血压、水肿严重时，应绝对卧床休息。

2）给予高热量、高维生素、低盐易消化饮食。大量蛋白尿及肾功能正常者，给优质高蛋白饮食；明显水肿及高血压者应限制钠盐和水的摄入。

3）以 1:5 000 氯己定漱口，保持口腔清洁，防止细菌繁殖。

4）防止感冒，避免受凉及交叉感染。

5）因高血压致头痛时，头部可放冰袋，如视物模糊，应在生活上加强护理。

6）保持皮肤清洁，严防因尿素氮刺激造成的皮肤瘙痒而抓破皮肤，发生感染及压疮。

7）准确记录出入量，尿少、尿闭时及时通知医生处理。

8）每日定时测血压 2 次并记录，防止高血压脑病的发生，注意患者安全。

9）每周测体重 2 次并记录。

10）做好精神护理，让患者对疾病有所认识，鼓励患者树立与疾病长期做斗争以及战胜疾病的信心。

11）病情观察

（1）认真观察病情变化，注意有无尿毒症早期征象，如头痛、嗜睡、食欲缺乏、恶心、呕吐、尿少和出血倾向等；定时测量血压，血压过高者注意有无高血压脑病征象。如发现异常及时通知医生。此外，应密切观察药物治疗的疗效及药物不良反应。如应用激素易引起继发感染；环磷酰胺等易出现胃肠道毒性反应。

（2）注意观察药物疗效及药物不良反应。按医嘱定时留尿送检。如并发高血压脑病、心力衰竭、肾衰竭，应协助医生抢救。

12）健康指导

（1）如无明显水肿或高血压可坚持上班，但不能从事重体力劳动，避免劳累。

（2）进行提高呼吸道抵抗力的锻炼。因为呼吸道感染（特别是反复感染）常会加重病情。

（3）禁忌吸烟、饮酒。不宜盲目服用"偏方秘方"。

（4）一般认为，持续肾功能减退或明显高血压者、新月体性肾炎、局灶/节段性肾小球硬化预后较差，局灶/节段性肾小球肾炎、系膜增生性肾炎预后相对较好。

（谷琦）

# 第二节　尿失禁

尿液不自主地由尿道外流，称为尿失禁，是一种下尿道功能失调的表现。临床上的 40% 的老年人有尿失禁，女性多于男性。

## 一、病因和发病机制

尿失禁是一种症状而不是一种病，原因有多种。

（一）局部原因

尿道受阻、尿道肉阜、阴道炎和子宫脱垂等均可引起本症状。咳嗽或行走时引起的紧张性尿失禁可能由于盆腔隔膜内膀胱括约肌的无力。

（二）全身原因

老年人器质性脑病：如脑出血、脑梗死、阿尔茨海默病、脑肿瘤、脊髓疾病及支配膀胱的末梢神经的疾病可产生尿失禁。此外，镇静剂、安定剂等药物均可引起尿失禁。

尿失禁多为膀胱、盆腔隔膜及尿道周围组织松软，膀胱本身或尿道及膀胱出口障碍，控制排尿的神经障碍所致。

## 二、诊断

### （一）临床表现

根据尿失禁的原因一般有3种类型。①真性尿失禁：尿道括约肌失去作用，排尿不能控制，如器质性脑病、膀胱功能障碍、尿道括约肌损伤等。②假性尿失禁：尿道梗阻或膀胱收缩无力，如前列腺肥大、尿道狭窄、脊髓损伤等。③应力性尿失禁：盆腔隔膜松弛，尿道周围组织无力，在持重、打喷嚏、咳嗽时尿液外溢，多见于女性。

### （二）实验室及其他检查

可进行尿常规检查、尿细菌培养、血电解质、膀胱内压测定、膀胱镜和肾盂造影等检查，对确定病因诊断有一定的临床意义。

### （三）诊断要点

应仔细询问病史，特别是关于尿失禁的性质和病期，进行全面细致的检查，确定病因诊断，以便于相应治疗。

## 三、治疗

### （一）病因治疗

1. 真性尿失禁

治疗困难，可用尿垫、器具及导尿管来处理，以便患者皮肤不发生溃疡、压疮等。保持床铺及衣服清洁干燥。

2. 假性尿失禁

主要是解除引起尿潴留的病因，如前列腺肥大、尿道狭窄、脊髓损伤等，必要时考虑手术治疗。

3. 应力性尿失禁

加强活动及肌力的锻炼，在医生指导下选用麻黄碱、丙咪嗪、溴丙胺太林等调节神经、增高尿道压力药物。也可由理疗科医生训练患者做盆腔底部运动，并辅以电刺激疗法。

### （二）中医治疗

1. 辨证论治

（1）脾虚不约型

症见小便自遗，点滴不尽，精神疲乏，食欲缺乏，气短懒言，或语声低微，舌质淡胖，苔薄白，脉细弱。

治法：补中益气。

方药：补中益汤加减。

黄芪30g，当归12g，党参15g，白术12g，茯苓12g，甘草10g，枳实15g，升麻12g，金樱子15g，覆盆子15g，生麦芽20g。

（2）肾阳衰惫型

症见尿自遗不禁，面色㿠白，神气怯弱，畏寒，腰膝冷而酸软无力，舌质淡，苔白，脉沉细无力。

治法：温肾助阳。

方药：金匮肾气丸加减。

熟附子 12g，肉桂 10g，仙灵脾 15g，巴戟天 12g，菟丝子 12g，熟地 15g，山药 12g，山萸肉 12g，茯苓 12g，金樱子 15g，覆盆子 15g。

（3）肾精亏虚型

症见小便自遗不禁，头晕眼花，腰膝酸软，脊背酸楚，心烦失眠，口燥咽干，面色潮红，五心烦热，舌红苔少，脉沉细而数。

治法：滋阴补肾。

方药：知柏地黄丸加减。

知母 12g，黄柏 10g，丹皮 10g，熟地 15g，山药 12g，山萸肉 10g，泽泻 10g，地骨皮 12g，龟板 12g，鳖甲 12g，金樱子 15g，覆盆子 15g。

（4）湿热下注型

症见小便频数，尿热，时有自遗不禁，溲赤而臭，或有腰胝酸痛，或尿滴涩淋漓不止，舌红苔腻，脉滑数。

治法：清利湿热。

方药：四妙丸合六一散加味。

黄柏 15g，苍术 10g，牛膝 12g，生苡仁 30g，六一散 20g，白茅根 30g，萹蓄草 15g，金钱草 15g，鱼腥草 30g。

（5）瘀血内阻型

症见小便滴沥自遗不约，小腹胀满隐痛，可能扪及包块，压之疼痛，昼轻夜重，舌质紫黯或有瘀斑，脉沉涩。

治法：活血化瘀。

方药：少腹逐瘀汤加减。

小茴香 15g，干姜 10g，元胡 12g，没药 10g，当归 12g，川芎 12g，肉桂 6g，赤芍 15g，五灵脂 15g，丹参 15g，皂刺 15g，生牡蛎 15g。

2. 秘验方

（1）炒韭菜子 180g，炙酥鹿茸 20g，酒浸肉苁蓉、酒浸牛膝、熟地、当归各 60g，菟丝子，盐炒杜仲各 120g，巴戟肉 45g，去苗石斛 30g，桂心、干姜各 15g。以上为末，酒糊丸，如梧桐子大。每服 5g，每日 2～3 次，空心食前服，盐汤或温酒送下。可长期服用。

（2）金樱子 100g，覆盆子 100g，山药 60g，枸杞子 60g，熟地 50g，生牡蛎 60g，肉桂 20g，仙灵脾 50g，补骨脂 30g，龟板 60g，黄柏 50g。共研粉，做成 10g 重蜜丸，每次 1 丸，每日 2～3 次。对老年人遗尿有一定疗效。

**四、健康教育**

1. 心理支持

尊重理解患者，给予安慰、开导和鼓励，帮助树立排尿能够恢复自行控制的信心，积极配合治疗与护理。

2. 减轻诱因

如压力性尿失禁，应当积极预防和治疗咳嗽等，尽量避免打喷嚏、大笑等腹肌收缩，腹内压升高的动作。

3. 皮肤护理

经常温水清洗会阴部皮肤，勤换衣裤、床单、尿垫等，定时按摩受压部位，防止压疮的发生。

4. 体外引流

必要时应用接尿装置体外引流尿液。

5. 重建正常的排尿功能

（1）摄入适当的液体。

（2）训练规律的排尿习惯。

（3）肌肉力量的锻炼。

6. 导尿术

对长期尿失禁患者，可留置导尿管。

7. 健康指导

积极参加体育锻炼，保持日常生活规律，经常做一些收腹、提肛练习有助于保持肌肉功能。患病后既不恐惧、也不轻视，鼓励患者在情况允许时尽量下床，简单的直立而非平卧意味着重力帮助身体有规律的排尿，起着防止尿失禁的作用。

（谷琦）

# 第三节　慢性肾衰竭

慢性肾功能衰竭（chronic renal failure，CRF 简称慢性肾衰），是指各种肾脏疾病晚期，出现以代谢产物潴留，水、电解质和酸碱平衡紊乱为主要表现的临床综合征。

## 一、病因

慢性肾衰竭的常见病因有：

（一）原发性肾脏疾病

如肾小球肾炎、慢性肾盂肾炎、小管间质性肾病、遗传性肾炎、多囊肾等。

（二）继发性肾脏病变

如系统性红斑狼疮性肾病、糖尿病肾病、高血压肾小动脉硬化症、各种药物和重金属所致的肾病。

（三）尿路梗阻性肾病

如尿路结石、尿道狭窄、前列腺肥大等。近年国外不少学者认为最常见的病因依次为糖尿病肾病、高血压肾病、肾小球肾炎、多囊肾等；在我国则为：原发性慢性肾炎、梗阻性肾病、糖尿病，肾病、狼疮肾炎、高血压肾病、多囊肾等。

## 二、发病机制

慢性肾衰竭的发病机制未完全明了，有以下主要学说：

（一）健存肾单位学说

肾脏病患者其部分肾单位受损而失去功能，另一部分肾单位受损较轻者或仍属正常者，为适应机体的需要，增加负荷使肾功能得以代偿。如病变继续发展，健存肾单位越来越少，则出现肾功能不全、尿毒症。

（二）矫枉失衡学说

肾功能减退时某些代谢产物在体内蓄积，为了矫正这一不平衡，体内发生新的变化以维持平衡状态，但这一新的变化又导致新的不平衡而产生临床症状。如肾功能不全，磷排泄减少，血磷增高和血钙减少，两者促使甲状旁腺激素持续分泌增加，导致肾性骨病、周围神经病变、软组织钙化、皮肤瘙痒等。故造成新的不平衡使病情逐渐加重。

（三）"三高"学说——肾小球高压、高灌注、高滤过

该学说认为某些原因导致残余肾单位代偿地发生肾小球血流量增加、入球动脉扩张和（或）出球动脉收缩，肾小球内出现"三高"现象，导致肾小球毛细血管壁损伤，系膜区大分子物质沉积，肾小球硬化。

（四）肾小球高分解代谢学说

该学说认为由于肾小球的高滤过，原尿生成增多，肾小管重吸收也增加，其耗能增加，以分解代谢为主，并且产生自由基，细胞的脂质过氧化，使肾间质、肾小管及肾小球损伤直至硬化。

（五）脂质代谢紊乱和动脉粥样硬化学说

该学说认为肾小球硬化的发病机制与动脉粥样硬化的发病机制相似，因为多种肾脏疾病均有脂质代谢紊乱，而且，系膜区有低密度脂蛋白（IDL）的沉积。病理发现硬化灶类似粥样硬化灶。此外，当肾功能下降时，血液中的中、小分子毒素，如尿素、肌酐、胍类、酚类和吲哚类等增加，也可产生某些慢性肾衰的症状。

## 三、诊断

（一）临床表现

慢性肾衰竭的患者一般有多年的原发性或继发性慢性肾病史，因此应详细询问患者的患病经过，包括首次起病前有无明显的诱因，疾病类型、病程长短、病程中出现了哪些主要症状、有何特点，既往有无加重，有何诱因，治疗经过。病情有无逐渐加重、出现新的症状等。

了解既往治疗及用药情况（包括曾用药物的种类、剂量、用法、疗程、患者对药物的反应及不良反应等）。

慢肾衰的早期，除氮质血症外，往往无临床症状，而仅表现为基础疾病的症状，到了病情发展到残余单位不能调节适应机体最低要求时，尿毒症症状才会逐渐表现出来。

1. 心血管系统症状

（1）高血压及高血压引起的头痛。

（2）心包炎或心包积水，有心包填塞现象。

（3）心力衰竭：是常见的死亡原因之一。

（4）动脉粥样硬化：本病动脉粥样硬化进展迅速，是主要的死亡原因之一。

2. 消化系统症状

是本病最早和最常见的症状。

（1）舌和口腔溃疡、腮腺炎或牙龈出血，口腔可闻及尿臭味。

（2）食欲不振，恶心与呕吐，上腹部饱胀，腹痛或腹泻。

（3）消化道溃疡或出血。

3. 肌肉神经系统症状

（1）注意力不集中、焦虑不安以及失眠是肾衰竭早期常有的精神症状，后期会出现性格的改变。尿毒症时常有精神异常、谵妄、幻觉、昏迷等。

（2）晚期肾衰时常有周围神经病变，感觉神经较运动神经显著，尤以下肢远端为甚。最常见的为肢端袜套样分布的感觉散失。

4. 血液系统表现，表现为贫血和出血。贫血是慢性肾功能不全必有的临床表现之一。主要由于促红素（EPO）生成减少，毒素潴留使红细胞寿命缩短及缺铁，缺叶酸等营养不良性贫血。

5. 皮肤症状

（1）尿毒霜：尿素随汗在皮肤排出。

（2）皮肤瘙痒是最常见的症状。

（3）尿毒症面容：贫血、色素沉着于皮肤、面部有轻度浮肿所致。

6. 呼吸系统表现

酸中毒时呼吸深而长，尿毒症毒素可致尿毒症性肺炎、支气管炎、胸膜炎，体液过多可引起肺水肿。

7. 肾性骨营养不良症

有纤维性骨炎、尿毒症骨软化症、骨质疏松症和骨硬化症。

8. 泌尿生殖系统症状

（1）早期为多尿、夜尿增多、水肿，晚期少尿，甚至无尿。

（2）女性有月经量减少或闭经、不孕。

（3）男性有阳痿和性欲减低现象，生殖力减弱。

9. 水电解质酸碱平衡失调

（1）失水和水过多：肾功不全对水的调节能力下降，即易失水又易水过多，是肾功不全的重要特点。

（2）高钾血症：输库存血，酸中毒也进一步加重高钾血症。表现心率过缓、传导阻滞等。严重时心搏骤停，需及时、正确处理。

（3）低钙、高磷血症：是本病最常见的表现。肾功能不全时，由于活性维生素 $D_3$ 合成减少，使钙从肠道吸收减少，加之磷的排出减少，进一步加重了低钙血症，由于低钙血症使血中甲状旁腺激素增加。

（4）代谢性酸中毒：是慢性肾衰竭必有的表现之一。主要由于酸性代谢产物的潴留肾小管的排氨、泌氨作用的下降以及腹泻造成碱性物质的丢失，轻者无明显表现，严重者出现呼吸深大、嗜睡、昏迷等。

10. 继发感染

尿毒症患者因体液免疫和细胞免疫功能低下，极易继发感染。常见部位为肺、泌尿系及腹膜腔等，常可引起死亡。

（二）实验室及其他检查

1. 尿常规检查

随原发病不同而有较大差异，可有明显异常或轻微变化，有时可完全正常。

2. 血常规检查

明显贫血，血小板减少。

3. 肾功能检查

血尿素氮、肌酐早期可不高，晚期明显升高。内生肌酐清除率、尿浓缩稀释试验均明显减退。

4. 血生化检查

血浆蛋白降低，总蛋白 $<60g/L$，白蛋白降低更显著，常可在 $30g/L$ 以下。血钙偏低，而血磷高，血钾、血钠则随病情而定，可高、可低或正常。

5. 血液气体分析

提示代谢性酸中毒。

6. 其他检查

X 线尿路平片和造影、同位素肾图、肾扫描、肾穿刺活组织检查等，对病因诊断常有重要意义。

（三）诊断

慢性肾脏疾病病史、临床表现以及内生肌酐清除率下降或血肌酐升高、贫血、双肾缩小即可诊断为慢性肾衰。但一个完整的诊断还要结合病因和功能诊断。主要与急性肾功能衰竭鉴别，后者有导致急性肾功能衰竭的原因、肾脏增大、贫血不明显等。

四、治疗

慢性肾衰竭时肾功能损害程度不同，治疗措施也不完全相同。早、中期慢性肾衰竭的主要治疗方法包括：病因和加重因素的治疗、营养治疗、并发症治疗和胃肠道透析等。终末期肾衰竭的治疗除上述治疗外，其主要有效治疗方法为透析和肾移植。①治疗基础疾病和使肾衰竭恶化的因素：有些引起慢肾衰的基础疾病经积极治疗后，其肾功能可有不同程度的改善。如狼疮肾炎的尿毒症。去除某些使肾衰竭恶化的可逆因素，亦可使肾功能得到改善。如纠正低血容量、积极控制感染、解除梗阻或纠正高尿酸血症、纠正心力衰竭、停止肾毒性药物的使用等。②延缓慢性肾衰竭的发展：强调在慢肾衰的早期进行。饮食疗法：应给予优质低蛋白、高热量、多维生素和易消化饮食。每日蛋白质摄入量为 30g 左右，以含人体必需氨基酸的动物蛋白（如牛奶、蛋类、瘦肉和鱼）为主，尽量少食植物蛋白。每日热量不少于 146.5kJ/kg 体重，不足者由糖和植物油供给。应选择容易消化和富含维生素 B、维生素 C、维生素 D 等食物。纠正水、电解质和酸碱平衡失调：水钠平衡：对浮肿明显、尿量过少者，应严格限制食盐的摄入量，并应用呋塞米（呋塞米）利尿，严重者应及时用透析疗法；对脱水和低钠血症者，及时口服补充，重者静脉注射适量5%葡萄糖盐水。低钾和高钾血症：轻度低钾血症口服氯化钾和枸橼酸钾1～2g，每日3次，重者静脉注射氯化钾；高钾血症处理参见急性肾功能衰竭。高磷和低钙血症：高磷血症者除限制磷的摄入外，给予碳酸钙2g或氢氧化铝10～20mL，每日3次口服。低钙血症者，可口服葡萄糖酸钙或乳酸钙，出现低钙抽搐时，缓慢静脉注射10%葡萄糖酸钙10～30mL。代谢性酸中毒：当二氧化碳结合力在13.5mmol/L以上时，可给予碳酸氢钠1～2g，每日3次口服；若小于13.5mmol/L，则应静脉补碱。补碱不宜过快，以免发生低血钙和低血钾。③对症治疗：恶心呕吐：胃复安5～10g，口服或肌内注射，每日2～3次；口服吗丁啉10mg，每日3次；重者可用氯丙嗪25mg，肌内注射或口服。高血压：可顺序使用下述药物：利尿剂：呋塞米20～40mg，每日2次口服；钙离子拮抗剂：硝苯地平（心痛定）5～20mg，每日3次口服；血管扩张剂：哌唑嗪0.5～1mg，每日3次口服；血管紧张素转换酶抑制剂：卡托普利（开博通）12.5～25mg，每日3次，口服。贫血：应用促红细胞生成素，对纠正肾性贫血效果显著，同时补充铁剂和叶酸。贫血严重者，可适量输入鲜血或红细胞悬液。心力衰竭：应限制水、钠摄入，采用强心、利尿、扩血管治疗，并配合透析治疗。④透析治疗：透析治疗是用人工方法代替肾排泄功能，以帮助患者度过危险期，维持终末期患者生命，或为肾移植做准备。目前临床常采用腹膜透析和血液透析。⑤肾移植：将同种异体健康肾脏移植给尿毒症患者，是一种理想的治疗方法。肾脏的来源包括亲属供给和取自尸体。我国自20世纪50年代以来肾移植工作取得很大进展，特别是70年代以后临床广泛应用环孢霉素A以及组织配型技术的发展，使肾移植存活率显著提高，从20世纪50年代初期的14%～52%上升到20世纪80年代的90%（亲属供肾）和70%（尸体肾），移植人数在逐年增加。由于肾脏来源受到限制，组织配型很难完全接近，抗排异药物带来的不良反应等尚未完全解决，肾移植患者10年以上的存活率还比较低。今后随着免疫、抗排异技术的不断进展，肾移植必将逐渐完善，成为一种有效的治疗措施而得到广泛应用。

**五、健康教育**

（一）一般监护

（1）患者应绝对卧床休息。烦躁不安，惊厥患者有专人护理采取保护性措施。

（2）慢性肾衰竭的饮食管理越早越好。患者营养状况是改善生命质量及预后的关键因素之一。①限制蛋白质饮食；减少饮食中的蛋白质摄入量可使血尿素氮降低，利于降低血磷和减轻酸中毒。尽早采用优质低蛋白饮食即富含必需氨基酸的蛋白，如鸡蛋、瘦肉和牛奶等。尽可能少食含植物蛋白的食物，如花生、黄豆及其制品。②摄入高热量食物：给予足够的碳水化合物和脂肪，以减少体内蛋白质的分解。可多食用人造黄油、植物油和食糖等。对伴有高分解代谢或长期热量摄入不足的患者，可经胃肠外补充热量，一般每日约需125.5kJ/kg。③饮食宜清淡、易消化，富含B族维生素、维生素C、叶酸和钙质等，并注意烹调艺术，增加食欲。氮质血症期，应采用低磷饮食，每日不超过 600mg。对已开始透析治疗者，应改为透析时的饮食疗法。④其他：应经常测量体重，对少尿、水肿、心力衰竭者及透析期间应严格限制液体入量，以进食干饭为主，不能喝汤；无上述表现且尿量每日超过 1000mL 者，可多饮水，以利代谢产物排出，一般不限制饮食中的钾；高血钾时，限制含钾高的食物摄入。

（3）注意口腔及皮肤的护理。对于代谢产物堆积过多时，由于呼吸道及皮肤排泄，呼吸有臭味，皮肤瘙痒，影响患者食欲和休息，皮肤易抓破，每日应用多贝尔液在饭前、饭后、晨起、睡前漱口。皮肤应保持清洁，每日用热水擦洗，不用肥皂或乙醇。煎短指甲，预防压疮等。

（4）少尿、无尿者水分的食入量每日应控制在 1000mL 左右，已有明显水肿，应用强烈利尿剂，使每日尿量达到 2000mL 以上。多尿时要防止过量利尿而引起脱水和低血钾症，对每日排尿量在 3000mL 以上者，应注意水分的补充。

（5）尿毒症后期患者由于贫血、心力衰竭、电解质紊乱、肾性骨营养不良等导致体力虚弱、情绪悲观、忧虑重重，或对治疗失去信心，故除加强基础护理外，应重视各项治疗措施，严格执行操作规程，并加强心理护理，鼓励患者树立战胜疾病的信心。

（6）每日应准确记录液体出入量，特别是尿量，对于少尿、无尿者水分的食入量每日应控制在 1000mL 左右，已有明显水肿，应用强烈利尿剂，使每日尿量达到 2000mL 以上。多尿时要防止大量利尿而引起脱水和低血钾症，对每日排尿量在 3000mL 以上者，应注意水分的补充。

（7）观察体温、脉搏、呼吸、血压的变化。每日应定时测量血压并记录之，在血压高的情况下须密切注意是否有剧烈头痛、呕吐、烦躁、抽搐或昏迷等高血压脑病征象，一经发现就要立即报告医生并按医嘱给予相应的处理，对于体温升高则应考虑是否有感染，首先应观察有否咽喉痛、咳嗽、尿急、尿痛等呼吸道和泌尿道感染症状。若有感染则应通过医生并按医嘱给予抗感染药物治疗。若患者出现脉搏频率和节律的改变，同时伴呼吸困难等，应考虑是否有心功能不全的可能，及时通知医生尽早确定诊断并进行处理，如立即取半卧位、吸氧、备好抢救物品协助抢救。

（8）观察有无意识改变，如嗜睡、谵妄、昏迷。这是由于代谢产物潴留、电解质平衡失调、代谢性酸中毒，共同对中枢神经作用的结果，是病情恶化的征象。一经发现就应报告医生，按医嘱执行治疗措施。

（9）观察呼吸情况，注意观察患者有无深大呼吸及呼出的气中有无尿臭味。这是由于大量代谢产物潴留所致。一经发现就应报告医生，按医嘱立即采血查尿素氮、pH 或二氧化碳结合力，并应及时联系检验结果通知医生，按医嘱纠正代谢性酸中毒。

（10）注意观察患者恶心、呕吐、腹泻的次数，粪便的性质和数量，必要时应留取标本送检。若发现患者晨间起床时有严重呕吐，则是由于患者夜间喝水少，血液浓缩，致使血尿素氮、肌酐浓度相对增高所引起，应嘱患者夜间睡前喝适量的水。若发现患者呕血、黑粪，应立即通知医生，并按上消化道出血进行护理。

（11）注意患者是否有乏力、表情淡漠、厌食、恶心、呕吐等。这是由于尿毒症患者对钠的调节功能差而产生的低钠血症，应按医嘱在严格观察监护下给予高钠饮食。如果患者呈高度水肿，则可能是稀释性低钠血症。相反，若发现水肿、血压升高，应考虑为高钠血症，应按医嘱采血查血钠协助确诊。

（12）若发现患者四肢软弱无力，活动困难，腹胀，心律失常，嗜睡，应考虑为利尿、厌食、腹泻等引起的低钠血症。应根据医嘱采血查血钾确诊。相反，尿毒症患者可因感染、酸中毒、长期应用保钾利尿剂或晚期无尿，可引起高钾血症。应特别注意的是，高钾血症与低钾血症临床表现相似，都可出现四肢软弱无力，活动困难，心律失常等。要注意辨别，正确诊治。

（13）慢性肾衰竭患者需每月检测尿素氮、肌酐、电解质，用以了解肾功能动态变化，及时调整治疗方案。

（14）注意观察药物治疗的疗效及不良反应。如使用利尿剂引起的脱水和循环衰竭；使用降压药引起的体位性低血压或脑缺血发作等。若发现异常，及时报告医生并协同处理。

（15）行透析疗法者，应做好透析前后的护理。

（16）注意劳逸结合，避免劳累和重体力活动。严格遵从饮食治疗的原则，注意水钠限制和蛋白质的合理摄入。

注意个人卫生，保持口腔、皮肤及会阴部的清洁。皮肤痒时避免用力搔抓。注意保暖，避免受凉。尽量避免妊娠。

（17）慢性肾衰竭患者应注意保护和有计划地使用血管，尽量保留前臂、肘等部位的大静脉，以备用于血透治疗。已行透析治疗的患者，血液透析者应注意保护好动-静脉瘘管，腹膜透析者保护好腹膜透析管道。

（18）注重心理调节，保持良好的心态，培养积极的应对能力。

（谷琦）

# 第五章　血液系统疾病

## 第一节　老年人贫血

贫血是老年人的常见病，约占老年人门诊血液病的 33%，占住院患者的 32.3%。据有关资料统计，老年人随着增龄贫血的发病率逐渐增高，以营养性贫血多见，其中主要是巨幼细胞性贫血，其次为巨幼细胞性贫血合并缺铁性贫血，单纯缺铁性贫血、溶血性贫血和再生障碍性贫血较少见。本节主要介绍缺铁性贫血和巨幼细胞性贫血。

### 缺铁性贫血

缺铁性贫血是体内储存铁缺乏，影响血红蛋白的合成所引起的贫血。不少报告指出，老年缺铁性贫血及隐性缺铁性贫血较为普遍。

在老年人，贫血发生率随年龄增长而增高，尤以 85 岁以上发生率最高。在 Ezekowitz 的研究中，年龄与贫血发生率的 OR 值为 1.01/年（$P = 0.002$）；BLSA 研究以两年间隔动态随访健康老人，有 21% 出现贫血，与基线相比，血红蛋白每年下降 0.0552g/dL（$P < 0.001$），血浆促红细胞生成素水平每年上升 0.376mIU/mL（$P < 0.001$）。据 2002 年我国居民营养与健康状况调查结果显示，在 60 岁以上农村人群超过 1/4 被调查者患贫血，60 岁以上城市人群也有 15% ~20% 贫血；美国第三次全国健康与营养调查（NHANES III）的研究显示有 11% 的男性和 10.2% 的女性 65 岁以上的人口贫血。卧床老人贫血发病率高于生活自理老人，住院老人贫血发病率高于社区居住老人。随着老龄化的到来，老年贫血将成为 21 世纪严重的公共卫生问题。

### 一、病因和发病机制

慢性失血，治疗不及时，或治疗不当而成。

**（一）铁摄入量不足**

各种原因引起的胃肠道功能紊乱、胃酸缺乏、胃黏膜萎缩性胃炎、胃切除术后、慢性腹泻等均可引起铁吸收障碍。长期偏食也影响铁的吸收。

**（二）铁丢失过多**

失血就是失铁。急慢性失血如胃、十二指肠溃疡、痔疮、胃肠道肿瘤出血可引起缺铁。

此外，慢性心力衰竭、慢性肺部感染、脑血管病、糖尿病及妇科疾病等，因铁的摄入不足或消耗增多也可造成贫血。

缺铁不仅引起血红蛋白合成减少，而且由于红细胞内含铁酶活性降低，影响电子传递系统以及氧化还原等生物化学过程，导致红细胞异常，在脾内易于被破坏而缩短其生命期。缺铁所引起的临床表现除贫血及组织缺氧外，还与组织变化，体内含铁酶缺乏引起的细胞代谢功能紊乱相关。

### 二、诊断

（一）临床表现

1. 病史

主要评估患者有无慢性失血病史，慢性胃肠道疾病和胃肠手术史；以及有无铁的需要量增加而摄入不足的情况。

2. 临床表现

本病呈慢性渐进性，有一般贫血的表现，如面色苍白、乏力、头晕、心悸气急、耳鸣等。由于缺血、缺氧，含铁酶及铁依赖酶的活性降低，患者可伴有以下特征：

（1）营养缺乏：皮肤干燥、角化、萎缩、无光泽、毛发干枯易脱落，指（趾）甲扁平、不光整、脆薄易裂、甚至反甲。

（2）黏膜损害：表现口角炎、舌炎、舌乳头萎缩，严重者引起吞咽困难，或咽下梗阻感等表现。

（3）胃酸缺乏及胃功能紊乱：吸收不良、食欲缺乏、便稀或便秘。约 1/3 患者有慢性萎缩性胃炎。

（4）神经、精神系统异常：如易激动、烦躁、头痛、易动，以儿童多见。少数患者有异食癖，喜吃生米、泥土、石子等。约 1/3 患者出现神经痛、末梢神经炎，严重者可出现颅内压增高、视盘水肿。小儿严重者可出现智能障碍等。

（二）实验室及其他检查

1. 血常规

典型血常规为小细胞低色素性贫血。红细胞体积较正常小，形态不一，并大小不等，中心淡染区扩大。MCV、MCHC、MCH 值均降低，血红蛋白降低，网织红细胞正常或略升高。严重病例可出现三系细胞减少。

2. 骨髓象

红细胞系增生活跃，以中晚幼红细胞为主，体积变小、胞质少。粒细胞和巨核细胞无明显变化。

3. 血清铁

常低于 $10.7\mu mol/L$。总铁结合力增高，多数高于 $62.7\mu mol/L$。血清铁饱和度 $<15\%$。

4. 红细胞游离原卟啉（PEP）

升高，缺铁时一般 $>2.7\mu mol/L$ 全血。

### 5. 血清铁蛋白

血清铁蛋白的浓度能准确反映体内铁储存量的多少，是诊断缺铁性贫血最敏感、可靠的方法。一般认为，血清铁蛋白低于 $20\mu g/L$ 表示储铁减少，低于 $12\mu g/L$ 为储铁耗尽。

### 三、治疗

治疗缺铁性贫血的原则是：尽可能去除缺铁性贫血的病因，其次是补充铁剂至血红蛋白恢复正常后，再补足体内正常的铁贮存量。①病因治疗：病因治疗相当重要，慢性失血的原因不纠正，只顾补铁治疗，不能使贫血彻底纠正，亦难防止复发。故对基本疾病的治疗不可忽略。②补充铁剂：铁剂治疗的目的，一是使血红蛋白恢复正常，二是补足体内正常的铁贮存量。为达此目的，必须注意用药剂量和治疗时间。口服铁剂：口服铁剂是治疗缺铁性贫血的有效药物。无机铁盐有多种制剂，如硫酸亚铁、枸橼酸铁铵、富马酸铁、碳酸亚铁等，其中疗效高、价格廉、药源广的制剂仍推硫酸亚铁。铁剂治疗有效的最早表现是患者自觉症状好转，最早的血常规改变是网织红细胞计数上升，一般治疗开始 $4 \sim 5$ 日后，即可见到网织红细胞上升，$7 \sim 12$ 日达高峰，以后逐渐下降。血红蛋白常于治疗开始 2 周后明显上升，一般于第 3 周末血红蛋白可比治疗前增加 $20 \sim 30g/L$，血红蛋白完全恢复正常，一般需 $4 \sim 10$ 周。即使血红蛋白已恢复正常，小剂量铁剂治疗也仍需继续应用 $3 \sim 6$ 个月，以补足体内应有的铁储存量。随着血红蛋白的不断升高，患者食欲好转，体力增加，各种有关贫血的症状、体征逐渐消失。如口服铁剂治疗 3 周不能使贫血减轻，未见血红蛋白增加，此时应考虑下列可能：①诊断错误，所患贫血不是缺铁性的；②患者未按医嘱服药；③出血未得到纠正；④有腹泻或肠蠕动过速，影响了铁的吸收；⑤同时还有炎症、感染、恶性肿瘤等干扰了骨髓造血功能；⑥所用药物太陈旧。注射铁剂：适应于口服铁剂有严重消化道刺激症状；有消化道疾患；口服不能奏效，需迅速纠正贫血者。用右旋糖酐铁（含铁 $50mg/mL$），首剂 $50mg$，如能忍受，以后每次 $100mg$，每日 1 次或隔日 1 次，臀部深位注射。注射铁剂时，铁的总剂量应计算准确，不应超量，以免引起急性铁中毒。计算公式：铁的总剂量（mg）$= 30 \times$（$150$ – 患者的血红蛋白 g/L）$+ 500$。

### 四、健康教育

1. 按病情决定患者的休息与活动。重度贫血及贫血发生快的中度贫血患者应卧床休息。

2. 饮食上要有规律，忌偏食，平时应食含铁丰富的食物，如猪血、猪肝、瘦肉、蛋类、豆类、小麦、绿叶蔬菜等，忌食辛辣、生冷、不易消化的食物。

3. 防止交叉感染和受凉，在流行病期间应限制探视。

4. 注意皮肤护理。患者皮肤干燥，指甲易脆裂，应经常温水洗澡或擦澡，保持皮肤清洁，并涂油滋润皮肤。指甲不易留长，以免断裂。

5. 患者易发生舌炎、口腔炎，应注意口腔清洁，饭前、饭后、早、晚用 1：5000 氯己定液漱口，有溃疡时可在饭后、睡前涂抹锡类散、喉症散等。

6. 观察患者贫血程度，有无心慌、气促；重度贫血患者，可表现有口腔炎、口角炎、舌乳头萎缩等征象；如患者出现吞咽困难、肢端麻木刺痛等症状，应及时通知医生处理。

7. 观察药物疗效及不良反应，铁制剂应在饭后服，以免引起胃肠道刺激症状。嘱患者忌饮浓茶，防止茶叶内鞣酸与铁结合成不溶性的铁，影响铁的吸收。口服铁剂与稀盐酸时，应用玻璃管吸入咽下，切勿与牙齿接触而发生硫化铁沉着及破坏牙釉质。服铁剂后，大便可能呈黑色，应与消化道出血鉴别。肌内注射右旋糖酐铁时，宜做深部注射，以减轻疼痛。用药时应密切观察药物的不良反应。

8. 健康指导

（1）护士应帮助患者及家属掌握本病的有关知识和自我护理方法，介绍缺铁性贫血的常见原因，说明消除病因和坚持药物治疗的重要性，以及适当休息与活动、提供含丰富营养饮食的意义，使其主动配合治疗。给患者及家属讲明缺铁性贫血可能出现的一些神经精神系统方面的症状，说明这些症状是暂时的，只要坚持治疗，根治病因，这些症状会很快消失，消除其思想顾虑。

（2）轻度贫血者可照常工作，注意休息和营养。中度以上贫血活动量应以不加重疲劳感或其他症状为度，待病情好转逐渐增加活动量。切实遵循饮食治疗原则和计划，安排好营养食谱。

（3）根据医嘱处方按时、按量服用。服药时避免同时食用影响铁剂吸收的物质。

（4）注意保暖和个人卫生，预防感染。

## 巨幼红细胞贫血

巨幼红细胞贫血又称大细胞贫血，是由于维生素 $B_{12}$、叶酸缺乏或某些特殊原因，使细胞增生基本条件的脱氧核糖核酸（D.A）合成障碍，细胞分裂不能圆满顺利进行，在骨髓内出现形态，功能上异常的大量巨幼红细胞，最终导致贫血，称为巨幼红细胞贫血。其中因胃内因子缺乏，维生素 $B_{12}$ 在肠道中不能被吸收，所引起的巨幼红细胞贫血，称恶性贫血。营养性巨幼红细胞贫血在老年人中也并不少见，食欲减退、腹泻、营养不良或恶性肿瘤、偏食等，均可引发此类贫血。

### 一、病因和发病机制

本病多因维生素 $B_{12}$ 或叶酸等造血因子缺乏所致。偏食、食欲不振、营养不良，吸收障碍，如胃、肠切除术后、慢性腹泻常可导致上述物质缺乏。恶性贫血是由于萎缩性胃炎、胃癌等无胃酸，存在抗内因子抗体，血清中维生素 $B_{12}$ 降低所致。当维生素 $B_{12}$ 缺乏时，可引起四氢叶酸再生发生障碍，结果和叶酸缺乏相似，使胸腺嘧啶核苷酸合成障碍，影响 D.A 合成。当叶酸或维生素 $B_{12}$ 缺乏到一定程度时，骨髓细胞内 D.A 复制发生困难，最后导致巨幼红细胞成熟时间延长，无间接分裂能力，临床上出现贫血。

### 二、诊断

（一）临床表现

1. 营养性巨幼红细胞贫血

起病缓慢，患者除一般贫血症状外，尚有舌炎、舌乳头萎缩、食欲不振、腹泻等消化道症状。少数患者伴有血浆蛋白低，发生营养不良性全身水肿等。

2. 恶性贫血

其症状以消化道和神经系统多见，如舌炎、胃酸缺乏、腹泻、黄疸、手足麻木、共济失调等。有少数患者同时伴有白细胞、血小板减少，轻度出血和感染，也可见肝肿大及心力衰竭。

（二）实验室及其他检查

1. 血常规检查

红细胞减少，平均红细胞容积大于正常，平均红细胞血红蛋白含量可增多，血色指数可大于正常。中性多形核粒细胞体积增大、分叶过多，部分病例有白细胞和血小板的减少。

2. 骨髓象检查

骨髓中有核细胞明显增多，以巨幼红细胞增生为主，为本病特征性表现。粒细胞系统有巨多分叶核现象，有巨晚幼粒细胞和巨带状核粒细胞。巨核细胞数可减少，也可正常或稍多，形态增大，核分叶过多，并常断裂。

3. 血清维生素 $B_{12}$ 及叶酸测定

维生素 $B_{12}$ <59pmol/L（80pg/mL）（正常值 81～590pmol/L，即 110～800pg/mL）；叶酸 <7nmol/L（3ng/mL）（正常值 >7.5nmol/L，即 >3.3ng/mL）。

4. 胃液检查

营养性巨幼红细胞性贫血胃游离酸多数存在；恶性贫血胃游离酸缺乏，注射组织胺后仍无游离盐酸及胃蛋白酶。

5. 内因子及内因子抗体检查

正常人 1 小时分泌内因子 2000～18 000U，恶性贫血患者则在 200U 以下；血清及胃液中内因子抗体检出率 60% 以上，胃壁细胞抗体高达 90% 以上，但也有 16% 的正常人呈阳性结果。

6. 其他检查

营养性巨幼红细胞性贫血患者血浆蛋白总量多低于正常，组氨酸负荷试验阳性，红细胞内叶酸含量低于正常。恶性贫血 24 小时尿中甲基丙二酸排出量 >9mg。

（三）诊断与鉴别诊断

根据病史、症状体征及实验室检查等；诊断并不困难，尤以血常规及骨髓象为主要诊断依据，而血清维生素 $B_{12}$、叶酸测定具有特异性确诊意义。本病需与非维生素 $B_{12}$ 或叶酸缺乏所致巨幼红细胞性贫血相鉴别，病情严重出现贫血同时有粒细胞和血小板减少，呈全血细胞减少时需与再生障碍性贫血相鉴别。

### 三、治疗

（一）治疗原则

巨幼红细胞贫血的治疗原则是去除引起叶酸或维生素 $B_{12}$ 缺乏的原因，积极治疗原发病和补充所缺乏的维生素—叶酸或维生素 $B_{12}$。

（二）治疗方案

1. 治疗基础疾病

去除病因，调理膳食，进食富含叶酸、维生素 $B_{12}$ 的食品，如绿色新鲜蔬菜、肉类、蛋类等。

2. 补充叶酸及维生素 $B_{12}$

（1）叶酸缺乏：给予叶酸 5mg 口服，每日 1～2 次。一般于服药后第 4 天起网织红细胞计数明显上升，以后即逐渐降低，至 1～2 个月时血常规和骨髓象完全恢复正常。治疗时间的长短可根据致病因素而决定，如果病因不易去除或纠正，治疗时间可长些。在用叶酸治疗前必须排除 $B_{12}$ 缺乏的可能。叶酸对纠正 $B_{12}$ 缺乏的血常规亦能奏效，特别是用大剂量治疗时，但不能减轻神经系统症状，甚至可使其加重，造成严重后果。

（2）维生素 $B_{12}$ 治疗：对维生素 $B_{12}$ 缺乏的患者应给予维生素 $B_{12}$ 肌内注射治疗。开始每日给药 100μg，2 周后改为每周 2 次，连续给药 4 周或待血常规恢复正常后每月注射 1 次，作为维持治疗。恶性贫血及胃切除后的患者需长期维持治疗。

叶酸缺乏伴有维生素 $B_{12}$ 缺乏者，及不能确定是维生素 $B_{12}$ 缺乏还是叶酸缺乏患者，应同时并用维生素 $B_{12}$ 和叶酸，维生素 $B_{12}$ 缺乏患者在单独应用叶酸治疗时，在血常规方面取得改善的同时，消耗了更多的维生素 $B_{12}$，促使神经系统症状出现或加重。

3. 辅助治疗

上述治疗后如贫血改善不满意，要注意是否合并缺铁，重症患者因大量红细胞新生，也可出现相对性缺铁，都要及时补充铁剂。严重患者补充治疗后，血钾可突然降低，要及时补钾，尤对老年患者及心血管病者。营养性巨幼细胞贫血可同时补充维生素 C、维生素 $B_1$ 和维生素 $B_6$。

4. 防治感染

感染是导致本病治疗失败的并发症之一，尤其是肠道感染，大量细菌可夺走大量维生素 $B_{12}$，并引起肠黏膜损害，影响维生素 $B_{12}$ 的吸收，故应及时并用有效的抗生素治疗。

### 四、健康教育

1. 舌炎、口腔溃疡患者用漱口液（多贝尔液、氯己定、生理盐水）定期漱口，进温软食。末梢神经炎四肢麻木、无力者应给予肢体保暖，避免受伤，共济失调者走路要有人陪伴，要协助做好生活护理。

2. 叶酸缺乏要多吃新鲜绿菜，叶酸不耐热，强烈光照或过度烹煮易被破坏，故烹调不易过度。维生素 $B_{12}$ 缺乏要多吃动物肝、肾和肌肉。

3. 肌内注射维生素 $B_{12}$ 使用中偶有过敏反应，表现皮疹、药物疹，严重可发生过敏性休克。因此，注射该药后应注意观察患者的药物反应，当发现过敏反应时，应立即停药，给予抗过敏或抗休克治疗。

4. 注意合理化饮食，勿偏食、暴饮暴食，积极增加营养物质，每日给予适量的肉类、蛋类食品。老年人可适当补充各种维生素、微量元素及叶酸和维生素 $B_{12}$。及时控制感染，尤其是肠道感染。防止过劳和感冒。对本病也是相当重要的。

（杜娜）

# 第二节　老年人白血病

## 概　述

白血病是造血系统的一种恶性肿瘤。其临床特点为体内大量白血病细胞无限制的生长，伴有骨髓和其他器官的广泛浸润，导致正常造血细胞衰竭为特征的赘生疾患。

发病率我国约 2.62/10 万人口，日本 6.7/10 万人口，欧美国家（6.0~9.0）/10万人口。在我国各年龄组恶性肿瘤的病死率中，白血病占第六位（男性）和第八位。在老年人中白血病的发病率也是比较高的，据国外资料表明，0~5 岁发病率为 57/100万人口，而 75 岁以上的人为 238/100 万人口。

### 一、病因

目前，引起白血病的病因不完全清楚，但已确知它非单一因素引起。其中比较肯定的因素有病毒感染、放射、化学毒物或药物、遗传等。现分述如下。

1. 病毒感染

目前，哺乳动物的病毒病因已获确认。动物的致癌病毒分两大类：即 D. A 肿瘤病毒和 R. A 肿瘤病毒。在鼠类、鸡、猫、牛、羊和灵长类的白血病是由 C 型 R. A 肿瘤病毒引起的。

2. 放射因素

早在 1930 年关于电离辐射的致白血病作用已在鼠类的动物试验中获得证实。关于电离辐射对人类白血病的作用，通过照射人群流行病学调查，也已得到肯定。证据如1945 年日本长崎、广岛原子弹爆炸后白血病的发病率增加了数十倍。

3. 化学因素

多种化学物质或药物，可诱发白血病，其中主要有苯长期接触者白血病的发病率比一般人高。其次是氯霉素、保泰松等。常用的抗癌药烷化剂，在动物试验和细胞培养系统中已证实有致癌作用。霍奇金氏病、多发性骨髓瘤等多种癌肿患者经长期烷化剂治疗后，患非淋巴细胞白血病的发病数显著增高。

4. 遗传因素

单卵双胎中如有一人患白血病，另外一人患白血病的机会每五个人中有一人。比双卵双胎的发病率高 12 倍。其类型主要是急性粒细胞白血病和急性淋巴细胞白血病。染色体缺陷者易致白血病。

5. 细胞遗传学

某些染色体的异常与白血病发生直接有关。染色体的断裂，易体可使肿瘤基因发生移位和被激活。如慢性粒细胞白血病的 $Ph^1$ 染体 $-t$（9；22）、（$q^{34}$；$q^{11}$），即 9 号染色体上的细胞源瘤基因 $c-ab1$ 易位至 22 号染色体的长臂之一的远端。急性早幼粒细胞白血病是位于 17 号染色体上的 $\alpha$ 维甲酸受体（RARα）基因与 15 号染色体上的 PML 基因之间重排。

6. 其他血液病

某些血液病最终都以急性白血病为其结局，如骨髓纤维化、真性红细胞增多症、原发性血小板增多症、骨髓增生异常综合征、恶性淋巴瘤、阵发性血红蛋白尿、多发性骨髓瘤等。

## 二、病理和分类

白血病的特异性病理改变为异常白细胞的增生与浸润、非特异性病变则为出血、组织营养不良与坏死、继发感染等。

白血病的分类如下：

1. 白血病基本分型

按细胞分化程度分：急性、慢性。

按细胞系统分：淋巴细胞型、非淋巴细胞型、粒细胞型、单核细胞型、红白血病。

2. 白血病亚型

急性非淋巴白血病共分 7 型。

$M_1$　原粒细胞白血病未分化型

$M_2$　原粒细胞白血病部分分化型

$M_3$　颗粒增多的早幼粒细胞白血病

$M_4$　粒—单核细胞白血病

$M_5$　单核细胞白血病

$M_6$　红白血病

$M_7$　巨核细胞白血病

急性淋巴细胞性白血病　共 3 型。$L_1$、$L_2$、$L_3$ 型。

3. 特殊类型白血病

计有浆细胞性白血病，多毛细胞性白血病，嗜酸性粒细胞白血病，嗜碱性粒细胞白血病，组织细胞性白血病，急性白血病未能分型等。

所有类型的白血病都可在老年人中出现，国外学者认为，老年患者以慢性淋巴性白血病为多见。本节主要讨论常见的慢性淋巴性白血病。

## 慢性淋巴细胞白血病

慢性淋巴细胞白血病（chronic lymphocytic leukemia，CLL）是一种起源于淋巴细胞的恶性增殖性疾病，以小淋巴细胞在血液、骨髓和淋巴组织中不断增生聚集为主要表现。2008 年世界卫生组织（WHO）造血系统肿瘤分类法认为 CLL 和小淋巴细胞淋巴瘤（small lymphocytic lymphoma，SLL）是同一种恶性淋巴细胞疾病的不同临床表现，当白血病细胞主要侵犯外周血液和骨髓组织则称为 CLL；而白血病细胞主要侵犯淋巴结或其他组织，且在外周血液和骨髓组织中缺乏白血病细胞浸润时，则称为 SLL。但在临床上，大约只有 5% 的 SLL 患者没有 CLL 的临床表现。WHO 分类同时规定 CLL 总是 B 淋巴细胞性疾病，既往称之为 T 细胞 CLL 归类于 T 幼淋细胞白血病。

CLL 是西方国家最常见的一种白血病，占所有成人白血病的 22.6%，男女比例为 1.3∶1 ~ 2.0∶1，在美国，年发病率男性为 3.35/10 万 ~ 3.39/10 万，女性为 1.61/10 万 ~ 1.92/10 万，2009 年约有新发患者 15490 人（其中男性 9200 人，女性 6290 人）。我国对 CLL 无确切的发病率统计，但 CLL 占全部成人白血病的比例仅为 3%。

CLL 多见于老年患者。70% 的 CLL 患者在诊断时年龄大于 65 岁，只有不到 2% 的患者在 45 岁以下，45 ~ 54 岁的占 9.1%，55 ~ 64 岁的占 19.39%，65 ~ 74 岁的占 26.5%，75 ~ 84 岁的占 30%，大于 85 岁的占 13.2%。

### 一、诊断

（一）临床表现

1. 病史

主要询问患者的年龄、职业及周围环境，是否长期小剂量或一次大剂量接触低频电磁场；家族中是否有类似疾病的患者。

2. 临床表现

（1）症状：起病十分缓慢，往往无自觉症状。其后逐渐出现乏力、纳差、消瘦、低热、盗汗及贫血等症状。

（2）体征：以全身浅表淋巴结肿大为主，常见于颈部、腋下及腹股沟等处。肿大的淋巴结无压痛，质地坚硬，可移动。半数以上患者有轻度至中度脾大。T 细胞慢淋白血病可出现皮肤增厚、结节，甚至全身红皮病等。

（二）实验室及其他检查

1. 血常规

持续性淋巴细胞增多。白细胞 $>10 \times 10^9$/L，超过 $100 \times 10^9$/L 者不少。淋巴细胞占 50% 以上，绝对值 $\geq 5 \times 10^9$/L（持续 4 周以上），以小淋巴细胞增多为主。可见少数幼淋巴细胞或不典型淋巴细胞，破碎细胞易见。中性粒细胞比值降低。

2. 骨髓象

有核细胞增生活跃，淋巴细胞 $\geq 40\%$，以成熟淋巴细胞为主。红系、粒系及巨核系细胞均减少，有溶血时，幼红细胞可代偿性增生。

3. 免疫学异常

多数患者血清 γ 球蛋白含量减少；恶性淋巴细胞表面有单克隆的免疫球蛋白 M；淋巴细胞源自 B 淋巴细胞，少数源自 T 淋巴细胞。

4. 组织化学

淋巴细胞糖原颗粒（PAS 反应）显著，中性磷酸酶染色积分并不增高，有些早期可降低。

5. 骨髓活检

淋巴细胞局灶性或弥漫性浸润。

6. 淋巴结活检

早期示淋巴细胞浸润，后期淋巴结结构破坏，和分化好的淋巴细胞淋巴瘤不能区分。

（三）诊断和鉴别诊断

2008 年 WHO 血液肿瘤分类认为 CLL 和小淋巴细胞淋巴瘤（SLL）是同一个疾病发展的不同临床阶段，当仅循环血液中有 CLL。细胞而无肝脾淋巴结等组织浸润时为 CLL；当存在 CLL 浸润肝脾淋巴结等组织时则为小淋巴细胞淋巴瘤。

1. 国内诊断标准

（1）CLL：达到以下标准可以诊断 CLL：①外周血 B 淋巴细胞计数 $\geqslant 5 \times 10^9$/L，且 $\geqslant 3$ 个月；B 淋巴细胞 $< 5 \times 10^9$/L，存在 CLL 细胞骨髓浸润所致血细胞减少，也可诊断 CLL。②血涂片中的白血病细胞特征表现为小的、成熟淋巴细胞，细胞质少，核致密，核仁不明显，染色质部分聚集。外周血淋巴细胞中幼稚淋巴细胞 $< 55\%$。③典型的免疫表型：CD5（＋）、CDl0（－）、CDl9（＋）、FMC7（－）、CD23（＋）、CD43（＋/－）、CCND1（－）。弱表达（dim）表面免疫球蛋白（slg）、CD20、CD22 及 CD79b。白血病细胞限制性表达 κ 或 λ 轻链。

（2）SLL：淋巴组织具有 CIA，的组织形态与免疫表型特征。诊断标准：①淋巴结和（或）脾、肝大；②无骨髓浸润所致的血细胞减少；③外周血 B 淋巴细胞 $< 5 \times 10^9$/L。

（3）CLL/SLL：同时具有 CLL 和 SLL 的临床表现特征。

（4）单克隆 B 淋巴细胞增多症（MBL）：MBL 是指外周血中存在低水平的单克隆 B 淋巴细胞。诊断标准：①B 淋巴细胞克隆性异常（κ:λ > 3:1 或 < 0.3:1）；②B 淋巴细胞 $< 5 \times 10^9$/L；③无肝、脾、淋巴结肿大（所有淋巴结 < 0.5cm）；④无贫血及血小板减少；⑤无淋巴组织增殖性疾病（LPD）的其他临床症状。

2. WHO 诊断标准

（1）外周血淋巴细胞为单克隆性 B 淋巴细胞。

（2）外周血克隆性 B 淋巴细胞绝对值大于 $5 \times 10^9$/L。

（3）免疫表型：表达 CDl9、CD20、CD23、CD5。

（4）低表达 slg（IgM 或 IgD），呈 κ 或 λ 单克隆轻链。

（三）鉴别诊断

根据典型的外周血淋巴细胞形态及免疫表型特征，多数 CLL 患者容易诊断，鉴别诊断主要与其他 B 细胞增殖性疾病相鉴别。

## 二、治疗

早期患者如只出现外周血及骨髓淋巴细胞增多，无贫血及血小板减少，且淋巴结肿大区域少者可暂不治疗，但应定期观察病情是否有进展，出现乏力、体重减轻、贫血、出血倾向、肝脾淋巴结肿大等，均为需要积极治疗的指征。①化学药物治疗：化疗首选药物苯丁酸氮芥（瘤可宁），其缓解率可达50% ~ 98%。始用剂量为 6 ~ 10mg/d，1 ~ 2 周后减至2 ~ 6mg/d，可根据血常规变化，随时调整剂量，以防白细胞降得过低。维持量为每日或隔日 2mg，使白细胞维持在 $15 \times 10^9/L$ 左右。有贫血或血小板减少者可加用泼尼松。本病也可选用环磷酰胺口服治疗。对粒细胞、血小板仅有轻度抑制作用。慢淋合并血小板减少的病例可选用环磷酰胺，每日 2 ~ 5mg/kg，口服，合并自身免疫性溶血性贫血病例，可加服泼尼松，20 ~ 40mg/d，见效后逐步减量到停服。②放射治疗：有明显淋巴结肿大，巨脾者可局部放射治疗。对化疗无效者也可用放射性$^{32}$P 治疗，但剂量应小，每次 1 ~ 2mci，每周 1 ~ 2 次；根据全身情况及血常规而定。③并发症治疗：低丙种球蛋白血症者可定期注丙种球蛋白。反复感染或严重感染者用抗生素治疗。脾大显著用化疗药物效不佳者，可考虑行切脾手术。近年来国外对慢性淋巴细胞白血病倾向于较积极的治疗，以取得较完全的缓解并延长生存期。在化疗方式上采用联合化疗，以苯丁酸氮芥与泼尼松联合，环磷酰胺与阿糖胞苷联合等。放疗上有应用全身放疗（间歇性），甚至胸腺照射，并取得较好的预后。④支持治疗：可定期给予丙种球蛋白，及应用蛋白同化激素丙酸睾丸素每次 25mg，每周 1 ~ 2 次肌内注射。

本病病程长短悬殊，短者仅 1 ~ 2 年，长者可达 10 年以上，有的病例可自动或经治疗后缓解多年。常见死亡原因为肺部感染，次为病本身恶化，全身衰竭。部分患者可并发结肠癌或皮肤癌。

## 三、健康教育

1. 指导患者注意个人卫生，勤洗澡、更衣，保持皮肤、口腔清洁，饭前便后认真洗手。房间空气要新鲜，定期紫外线消毒，减少探视人员及严格无菌技术操作等。

2. 监测患者白细胞计数，观察体温、脉搏、呼吸的变化。经常询问患者有无咽部痒、痛、咳嗽，尿路刺激征等不适，发现异常应及时报告医生。

3. 康复

（1）对患者及家属进行有关疾病知识的教育。养成良好的生活方式，保证充足的休息和睡眠，适当进行体育锻炼，提高身体素质，但应避免过激、过猛的活动。

（2）预防上呼吸道感染，注意保暖，不要去人多密集的地方。注意个人卫生，养成定期洗澡更衣的习惯。

（3）定期复查血常规，出现发热或其他感染迹象应及时就诊。

（杜娜）

# 第六章 代谢和内分泌疾病

## 第一节 糖尿病

糖尿病是由于人体内的胰岛素分泌不足，使胰岛功能失调而引起体内葡萄糖代谢紊乱的一种慢性疾病。主要表现为"三多一少"，即多尿、多饮、多食、形体消瘦，以及尿有甜味为特征，可并发酮症酸中毒，非酮症高渗性昏迷，各种感染，动脉粥样硬化，神经、肾及视网膜病变。糖尿病是老年人最常见的疾病之一。据我国糖尿病流行病学工作者在不同地区进行的抽样调查表明：我国老年糖尿病患病率为 6.51%。美国老年糖尿病患病率为 10.39%。80 岁以上老年人群中高达 20%。老年糖尿病有家族史者高于无家族史者；生活富裕者高于生活贫困者；体重超重者高于非超重者；脑力劳动者多于体力劳动者；卫生知识水平低者高于水平高者。

### 一、病因和发病机制

糖尿病的病因和发病机制：①遗传因素：糖尿病肯定与遗传因素有关，但遗传的不是糖尿病本身，而是它的易感性，即在父母双亲中有糖尿病患者时，其子代更容易得糖尿病。如单卵双生中一人在 50 岁以后出现糖尿病，另一人在几年内也发生本病的占 90% 以上，多为非胰岛素依赖型糖尿病，提示遗传因素在此型糖尿病中占主要地位。如上述一人在 40 岁以前出现糖尿病，另一人也发生糖尿病的接近 50%，多为胰岛素依赖型糖尿病。提示此型糖尿病的遗传基础上，环境因素的参与也是必需的。目前认为，糖尿病属多基因遗传疾病的范畴。②环境因素：病毒感染：在某些病毒感染流行后胰岛素依赖型糖尿病发病率增高，且糖尿病患者群血清某一病毒抗体阳性率亦高于非糖尿病患者群；若干病毒如柯萨奇 $B_4$ 病毒、流行性腮腺炎病毒、脑炎心肌炎病毒可使实验动物胰岛感染，B 细胞严重破坏发生糖尿病等，提示病毒感染可能是导致胰岛素依赖型糖尿病发病的主要环境因素之一；自身免疫：胰岛素依赖性患者的发病有不少与自身免疫有关，患者抗胰岛细胞抗体显著阳性，且可伴有其他脏器的特异体抗体如抗甲状腺抗体、抗肾上腺抗体等，胰腺病理检查有自体免疫性胰岛炎的组织学改变，白细胞移动抑制试验阳性等，均说明胰岛素依赖型糖尿病可能与自体免疫有关；肥胖：非胰岛素依赖型糖尿病多发生于 40 岁以上，体型肥胖者，其脂肪组织细胞膜胰岛素受体数量不足且常伴有受体后缺陷，对胰岛素敏感低下，即使血浆胰岛素水平不低，也易发生餐后高血糖而罹患本病，提示肥胖可能是诱发非胰岛素依赖型糖尿病的重要环境因素之一。

此外，感染、创伤等应激，老年人缺乏体力活动等均可能是诱发非胰岛素依赖型糖尿病的环境因素。

### 二、诊断

#### （一）病史

应详细询问患者症状的起始时间，评估患者主要症状及其特点，有无出现并发症。了解患者的生活方式、饮食习惯、食量、妊娠次数、新生儿出生体重、身高等。患病后的检查治疗经过，目前用药情况和病情控制情况。评估患者有无糖尿病家族史，病毒感染及诱发因素。

#### （二）临床表现

老年糖尿病往往起病缓慢，症状轻微，常无"三多"症状，只有乏力或口干的表现，或因并发症就医者多见，如非酮症高渗性糖尿病昏迷、泌尿道感染、低血糖及其引起的心肌梗死及脑血管意外、应激状态时发生酮症酸中毒等，应引起临床注意。老年糖尿病的慢性并发症与中年糖尿病相似，有心血管病变及神经病变、糖尿病肾病及视网膜病变、白内障、足部感染及坏疽、慢性痛性末梢神经炎及糖尿病性肌萎缩等。

确诊的依据是血糖异常升高，常伴有尿糖的增加；有些老年人，血糖很高而尿糖阴性，单凭尿糖检查容易漏诊；有些老年人血糖可能正常，但糖耐量试验异常，表明存在糖尿病或糖代谢异常。

#### （三）实验室及其他检查

1. 尿液检查

尿糖浓度可自微量至10g%以上，一般在0.5g%~5g%。但早期轻症可仅见于餐后或有感染等应激情况下；部分老年人，由于肾糖阈升高，虽血糖浓度颇高而无糖尿。一般无并发症者无蛋白或偶有微量。少量者见于伴尿路感染、高血压、心力衰竭等情况；大量蛋白尿见于伴发肾脏病变者，特别是弥漫型肾小球硬化症。重症或饮食失调或因感染、高热等进食很少，或糖尿病性酮症酸中毒时可出现酮尿。

2. 血液检查

不论有无糖尿病典型症状，空腹血糖2次以上≥7.22mmol/L可确诊。空腹血糖正常，口服葡萄糖耐量试验（OGTT）：口服葡萄糖75g，于空腹（0时）及服糖后0.5小时、1小时、2小时抽取血标本测血糖。若2小时血糖≥11.1mmol/L及0~2小时之间任何一个数值≥11.1mmol/L即可诊断为糖尿病。若服糖后2小时血糖≥11.1mmol/L，重复1次OGTT，2小时血糖仍是≥11.1mmol/L，也可诊为糖尿病。空腹血糖<7.8mmol/L，2小时血糖为7.8~11.1mmol/L之间者为糖耐量减低（IGI）。若第1次服糖2小时血糖≥11.1mmol/L，第2次服糖后2小时血糖<11.1mmol/L，则应密切随诊定期复查OGTT。

血酮、电解质、酸碱度、二氧化碳结合力（$CO_2$-CP）与尿素氮（BUN）等异常在糖尿病酮症酸中毒、糖尿病高渗性昏迷、糖尿病乳酸性酸中毒和并发肾脏病变时出现。

（四）诊断和鉴别诊断

根据老年人病史和症状特点结合血糖、尿糖检查可考虑诊断。世界卫生组织（WHO）所建议的糖尿病诊断标准，也适用于老年人。

1. 有糖尿病症状

一日中任何时候血糖≥11.1mmol/L 者；空腹血糖≥7.8mmol/L 者；空腹血糖＜7.8mmol/L 但口服葡萄糖耐量试验 2 小时血糖＞11.1mmol/L 者；具备以上任何一项即可诊断糖尿病。

2. 无糖尿病症状

空腹血糖≥7.8mmol/L（2 次）者；第一次口服葡萄糖耐量试验的 1 小时及 2 小时血糖均≥11.1mmol/L 者，重复 1 次口服葡萄糖耐量试验 2 小时血糖≥11.1mmol/L 者或重复一次空腹血糖≥7.8mmol/L 者。具备以上其中一项即可诊断糖尿病。

本病与其他疾病相鉴别时需除外肝脏疾病、肾脏疾病、应激状态、内分泌疾病等引起的继发性糖尿病。

### 三、治疗

（一）治疗原则

老年糖尿病的治疗措施包括饮食治疗、运动治疗、口服降糖药物、注射胰岛素、胰岛组织移植，以及特殊类型糖尿病和并发症的处理等。

（二）治疗方法

1. 饮食治疗

饮食治疗是治疗糖尿病的一个基本措施，轻者仅控制饮食即可，肥胖或超重的老年糖尿病患者，如能逐渐减低饮食中热量、增加纤维含量、辅以轻活动以使体重下降，会使病情大为改善。中、重症老年糖尿病患者，除药物治疗外，更宜严格饮食控制。

2. 运动治疗

运动可以增强体质，增加抵抗力，增进全身的新陈代谢，减少心血管并发症。同时可矫正肥胖，而肥胖是促进糖尿病发生和发展的重要因素之一。身体发胖，胰岛素的敏感性下降，体重减轻后所用药物可以明显减少，糖尿病也可以得到满意控制。运动可使肌肉和组织糖的利用，从而降低血糖。此外，体力活动还能防止情绪低落甚至可防治抑郁症。过度的活动对于已有心脏病者，也会有些风险，因此，运动疗法不能操之过急，应从轻体力活动开始，根据耐受能力增加运动量。不要超过心肺和关节的耐受能力。不能出门的老人可在室内做四肢运动锻炼；多数人可参加户外快步行走，每日 2~3 次，每次 30~60 分钟。有的患者也可参加游泳、打球、体操、太极拳、气功、慢跑、健身操活动等，一般不宜过多休息。

3. 药物治疗

饮食控制及运动疗法不满意时适用。

（1）磺脲类：此类药物直接刺激 β 细胞释放胰岛素，增强周围组织中胰岛素受体作用和减少肝糖输出。其降糖机制包括胰内和胰外两个部位的作用。现已清楚，在胰岛β 细胞膜上存在磺脲类药物的特异性受体。第一代磺脲类有甲磺丁脲（D860）和氯磺丙脲，目前，也较少用。目前常用的第二代磺脲类降糖药更适合老年患者。第二代磺脲类降糖药与第一代相比，其特点为作用强、剂量小、不良反应相对小。老年人糖尿病患者宜用那些作用较温和，作用时间较短者。而且从小剂量开始。如果血糖控制不好，可以加用胰岛素而进行磺脲类药物加胰岛素的联合治疗、或全改胰岛素治疗。

（2）双胍类：此类药物能抑制肠吸收葡萄糖，增加周围组织利用葡萄糖，抑制肝糖异生。常用有苯乙双胍（降糖灵 DBI）、二甲双胍（降糖片）、正丁双胍、65 岁以上的老年患者一般尽量避免使用，仅在不宜用磺脲类药物或对胰岛素有抗药性的患者可考虑改用或并用此药。上述药均可导致乳酸性酸中毒，尤以降糖灵为多，用药时需注意。有肾功能不全患者或肝肾损害者，禁用此类药物。

（3）胰岛素：凡用饮食控制和口服降糖药物治疗得不到满意控制者，应停服一切口服降血糖药改用胰岛素治疗。胰岛素治疗的剂量和方法，老年人与青壮年的糖尿病治疗相同，剂量必须个体化，并在治疗过程中密切随访血、尿糖的变动不断摸索规律，获得合宜确切剂量。一般对病情稳定的普通患者，可从小剂量开始，如每日每千克体重 0.2 ~ 0.3U，以后按尿糖及血糖水平逐渐调整用量和注射次数，每日注射 1 ~ 2 次胰岛素称为传统胰岛素方案。如中效胰岛素每日早餐前半小时注射 1 次，或早餐前（2/3）与晚餐前（1/3）各注射 1 次；如中效（2/3）与短效（1/3）早餐前注射 1 次；或早餐前与晚餐前分别注射 1 次。

对于重型患者，每日往往要多次注射胰岛素称"强化胰岛素"方案。

（4）其他降糖药：近年来，各地学者对糖尿病的治疗进行了积极的探索和研究，发现许多药物对糖尿病有一定的治疗作用。如阿司匹林、黄连素、月见草油等。

**四、健康教育**

1. 注意休息，生活规律，睡眠充足，进行适当的运动。

2. 饮食护理

（1）按医嘱进行所规定的治疗膳食，并向患者讲明严格控制饮食的重要性。

（2）了解患者进食情况，如治疗饮食患者仍感饥饿，可增加三煮菜或其他高纤维而无营养的食物充饥。如有剩余饮食应退回营养室，重新计算热量，以供医生计算胰岛素用量参考。

（3）定时进餐，定时测血糖、尿糖变化，观察饮食控制效果。

3. 准确记录每日液体出入量。每周测体重一次。

4. 指导患者每日留四段尿的方法，7am ~ 11am，11am ~ 5pm，5pm ~ 9pm，9pm ~ 7am。每周留 1 ~ 2 次 24 小时尿测尿糖定量。

5. 注意口腔清洁及皮肤护理，避免感染。注意保暖，防止着凉。

6. 出现酮症酸中毒者护理应注意

（1）绝对卧床、安慰患者稳定情绪。

（2）遵医嘱及时、准确给予足够的胰岛素。

（3）根据医嘱及时静脉补液纠正脱水、酸中毒，必要时插入胃管以胃肠道补液，清醒患者鼓励其多饮水。

（4）及时留取标本，送验尿糖、尿酮体、血糖、血钾、血钠、血酮及二氧化碳结合力。

7. 出现低血糖昏迷护理应注意

（1）如意识尚清楚者立即口服糖水或进含糖饮料，意识丧失或出现抽搐者，立即静脉注射 50% 葡萄糖，必要时持续静脉滴注葡萄糖液，严密观察神志的变化。

（2）根据病情设专人护理，注意安全，严密观察血压、体温、脉搏、呼吸及双侧瞳孔大小、对光反射情况，保持呼吸道通畅。

（3）严密观察血糖浓度和尿糖变化。

8. 糖尿病病程较长，反复发作，患者精神负担重，因此，要做好心理护理，消除其思想顾虑，地西泮情绪，鼓励患者树立与疾病长期斗争的信心。

9. 严密观察酮症酸中毒、低血糖昏迷、高渗性非酮症昏迷的临床表现；注意尿糖、血糖、血酮的变化，若患者出现四肢无力、头痛、头晕、意识障碍等，应立即通知医生。

10. 密切观察生命体征及神志变化，例如，有无心悸、出汗、头昏等低血糖先兆，定时监测血糖，注意血压、脉搏、呼吸等生命体征的变化。要注意观察尿、便情况，记录出入量。观察治疗前后的病情变化，评估治疗效果。临床上可见到低血糖症抢救成功后再度发生昏迷的病例，因此，患者清醒后，仍需要观察 12～48 小时，以便及时处理。

11. 在糖尿病的治疗过程中注射胰岛素或口服降糖药过多时，要注意低血糖的发生。除要严格掌握剂量外，还要密切观察，熟悉低血糖的诊断、临床症状、不同患者存在个体敏感性的差异。

12. 遵医嘱及时采血、留尿，送检尿糖、尿酮、血糖、血酮、电解质及血气等。出现糖尿病酮症酸中毒时，应保持呼吸道通畅。应密切观察和详细记录患者意识状态、瞳孔、血压、脉搏、呼吸等变化，还应注意呼吸道、口腔、泌尿道、皮肤、眼睛、大便、肢体等的护理，防止并发症的发生。

13. 当患者出现高渗性非酮症糖尿病昏迷时，在病情观察方面尚需注意以下情况，如迅速大量输液不当时，可发生肺水肿等并发症。补充大量低渗溶液，有发生溶血、脑水肿及低血容量休克的危险，故应随时观察呼吸、脉搏，如发现呼吸困难、咳嗽、咳粉红色泡沫样痰，烦躁不安，脉搏加快，特别是在昏迷好转过程中出现上述表现，应及时处理，并调整输液速度或停止输液。为防止输液过量，应及时测定中心静脉压。此外，应注意患者血压、脉搏、尿液情况及意识状态。在治疗中如意识逐渐恢复而再次出现意识不清应立即停用低渗溶液；如发现尿色变为粉红，即应及时报告医生。

14. 健康指导

（1）糖尿病是一种终身性疾病，应帮助患者及其家属掌握有关糖尿病的知识，树立战胜疾病的信心，积极控制血糖，预防慢性并发症的发生。

（2）帮助患者学会监测尿糖，学会胰岛素的注射方法，每日收集 4 次尿做尿糖定性试验。使用胰岛素的患者应学会注射消毒方法、注射方法、胰岛素剂量计算方法及胰岛素保存方法。

（3）掌握饮食控制的具体措施，坚持定时、定量进食。饮食清淡，菜谱应多样化，多食蔬菜。但要避免少吃主食、多吃副食的倾向。血糖控制较好时，可吃少量水果，但应禁烟酒。

（4）服用降糖药时，应指导患者观察药物疗效、不良反应及处理方法。教会患者识别低血糖反应，嘱其随身携带糖果，以备低血糖时食用。注意监测血糖、血压、血脂和体重的变化，定期检查眼底、肾脏及心血管状况等。

（杜娜）

# 第二节　甲状腺功能亢进症

甲状腺功能亢进症（简称甲亢）是由于甲状腺激素分泌过多所致的内分泌疾病。据流行病学统计，我国60岁以上的甲亢患者约占甲亢总人数的10%，尤其老年女性。

## 一、病因和病理

### （一）病因

本病有以下几种因素：

**1. 毒性弥漫性甲状腺肿**

又称Graves病，由自身免疫过程和精神刺激引起。由于合成并分泌过多的甲状腺素，易产生交感神经兴奋性和代谢率增高。各年龄组均可患病，老年人少见。

**2. 毒性结节性甲状腺肿**

又称Plummer病，病因不明，老年妇女居多。常于甲状腺肿大多年后出现甲亢，可分单结节和多结节两种。

**3. 垂体性甲亢**

由于腺垂体肿瘤分泌过多的TSH，致甲状腺肿大并分泌过多的甲状腺素而引起甲亢。

**4. 甲状腺炎性甲亢**

包括亚急性甲状腺炎合并甲亢及桥本氏甲状腺炎合并甲亢。亚急性甲状腺炎由于非细菌性炎症使甲状腺滤泡细胞损伤，释放出甲状腺素，引起一时性甲亢。桥本氏甲状腺炎合并甲亢时，除有甲亢症状外，此时患者血中抗甲状腺抗体阳性。

**5. 外源性碘过多引起**

又称Basedow病，如在缺碘区投碘过多，或服含碘药物所致的甲亢。

**6. 分泌TSH样物质的恶性肿瘤所致的甲亢**

如绒毛膜上皮细胞癌、支气管癌、胃肠道癌、前列腺癌等均可分泌TSH样物质引起甲亢。

### （二）病理

甲亢的病理变化，具有自身免疫性炎症的组织学特征，表现为甲状腺弥漫性肿大，滤泡细胞增生、变高，细胞器增多，间质淋巴细胞广泛浸润，伴有生发中心滤泡形成。

## 二、诊断

（一）病史

详细了解患者有无家族发病史，患者及其家属是否还有其他的自身免疫病，如桥本甲状腺炎、萎缩性胃炎等。了解发病前有无精神刺激、病毒感染、劳累或严重应激等因素存在。

（二）临床表现

老年人甲亢的临床表现与年轻人多有区别，主要表现在以下几方面：

1. 精神神经方面

老年甲亢者常感觉全身乏力，易疲劳、不愿多动，甚至抑郁、淡漠。

2. 消化系统

老年甲亢患者常无食欲亢进。有时还伴有恶心、呕吐、口干、大便次数增多。

3. 心血管系统

心动过速，心功能不全，心律不齐，心房颤动多见，心跳加快不如年轻人明显。

4. 眼征

仅5%老年人甲亢有突眼表现。

5. 甲状腺

约1/3老年人甲亢患者有甲状腺肿大，一半数呈结节性，肿大程度较轻，局部常听不到血管性杂音。

6. 其他

骨质脱钙、骨质疏松、两手震颤等。

（三）实验室及其他检查

基础代谢率（BMR）在 +15% 以上。血清蛋白结合碘（PBI）$>55\mu mol/L$（$7\mu g/dL$）；甲状腺吸 $^{131}I$ 试验24小时 $>45\%$，高峰提前出现（$2\sim6$ 小时出现）；血清总甲状腺素（$T_4$）增高 $>180nmol/L$（$14\mu g/dL$），血清总 $T_3$ 增高。血清游离 $T_4$、$T_3$ 增高。

目前，临床上主要是做血清甲状腺激素的测定。以前做的基础代谢率、蛋白结合碘、甲状腺吸放射性碘试验等诊断甲亢的检查现在已被血清甲状腺激素测定所代替。甲亢时，一般 $T_4$、$T_3$ 均升高。但有时测定结果也给诊断带来一些问题。临床试验证明，单就一项 $T_3$、低或不高，不能说明甲状腺功能状态，应同时测 $T_4$、$T_3$。必要时，可测促甲状腺激素（TSH），TSH 低于正常，也是确诊甲亢的可靠指标。

（四）诊断和鉴别诊断

老年人甲亢的临床表现多不典型，老年人甲亢需与神经官能症、冠心病、胃肠疾病及肝病相鉴别。

## 三、治疗

避免精神紧张等不良因素，保证适当休息，补充足够热量和营养物质，如糖、蛋白质和各种维生素等。可适当给予镇静剂。有交感神经兴奋、心动过速者可采用 β 受体阻滞剂普萘洛尔等。

1. 药物治疗

对于甲状腺不大、病情不重的老年患者可用口服抗甲状腺药物治疗，如他巴唑或丙基硫氧嘧啶。开始时，一般用他巴唑 10mg，每日 3 次，或丙基硫氧嘧啶 0.1g，每日 3 次。近年临床研究用他巴唑 15mg 一日，1 次顿服，同样在短期内即可见效，维持治疗至少 1 年。整个治程中避免间断服药。为改善植物神经功能失调症状，可辅助使用普萘洛尔 5 ~ 10mg，每日 3 次口服。

2. 放射性碘治疗

对于患毒性结节性甲状腺肿、不能坚持服药，而病情又较重的老年人，主张首选放射性碘治疗。它是利用放射性[131]I 治疗，破坏甲状腺泡上皮细胞，使甲状腺激素分泌减少，使甲亢得到控制。

3. 手术治疗

应慎重使用。通常仅适用于结节性甲状腺肿引起压迫症状或疑有恶性肿瘤时。

**四、健康教育**

1. 充分休息，避免过度劳累。重症伴有心功能不全、心律失常者，应卧床休息。

2. 给予高热量、富含糖类、蛋白质和 B 族维生素的饮食，多给予饮料，但禁用浓茶、咖啡等兴奋性饮料。

3. 患者出现甲状腺危象时，应设专人护理，立即给予氧气吸入，并立即建立静脉输液通道，遵医嘱用去甲肾上腺素点滴维持血压。有脱水休克，按休克护理，高热者用物理降温，谵妄者加床档保护。同时注意尿量，观察体温、脉搏、血压的变化。

4. 做好皮肤护理，保持皮肤的清洁干燥。及时擦干汗液，更换被服。

5. 加强精神护理，对患者体贴关心，随时了解患者思想，尽量满足患者身心两方面的护理需要，解除其焦虑与紧张情绪，避免精神刺激和过度兴奋，使患者能处于接受治疗的最佳的心理和生理状态。

6. 严密观察体温、脉搏、呼吸和心率等变化，观察有无甲状腺危象发生。如发现患者持续高热、心率快、躁动不安、谵妄、血压上升、呕吐、腹泻、大汗淋漓等症状，应及时通知医师。

7. 对心律不齐的患者，测脉搏时应注意脉律，并测 1 分钟，发现异常应及时通知医师处理。

8. 腹泻时给含纤维素少、易消化的食物。观察大便次数。

9. 应用芦戈氏液碘剂等治疗时，应准确掌握剂量，注意中毒反应；应用甲基或丙基硫氧嘧啶、他巴唑药物等，注意有无粒细胞减少和药物疹等反应，若伴药物热和肠胃道反应应通知医生避免发生剥脱性皮炎和中毒性肝炎；掌握基础代谢率和甲状腺摄[131]I率的试验前准备及其临床意义。对需服[131]I 和手术治疗患者，应及时与有关科室联系，做好转科工作。对眼球突出、眼睑不能闭合者应经常点眼药水、涂眼药膏或生理盐水纱布湿敷，以保护角膜和球结膜，预防损伤、感染和溃疡。

10. 康复

（1）指导患者保持身心愉快，避免精神受刺激，建立良好的人际关系，并提供良好的社会支持系统。维持充足的睡眠时间，避免过于劳累，以免加重病情。

（2）向患者解释长期服药的重要性，指导患者按时服药，定期到医院复查，如服用抗甲状腺药物者应每周查血常规 1 次，每 1～2 个月作甲状腺功能测定。讲解使用甲状腺抑制剂的注意事项，如须定期检查甲状腺大小、基础代谢率、体重、脉压差、脉率，密切注意体温的变化，观察咽部有无感染，如出现高热、恶心、呕吐、腹泻、突眼加重等应及时就诊。

（谢琳）

# 第三节 痛 风

痛风是嘌呤代谢紊乱所引起的疾病，其临床特点为高尿酸血症伴痛风性急性关节炎反复发作，痛风石形成和关节畸形，常累及肾脏引起慢性间质性肾炎和尿酸肾结石形成。近 10 余年来，我国医学工作者先后在不同地区对老年前期及老年期 2847 例人群，进行了高尿酸血症发病情况的调查，共检出无症状性高尿酸血症 580 例，检出率为 20.4%。可见，痛风在我国老年人中也不少见。

## 一、病因和发病机制

痛风与尿酸增高有关，引起高尿酸血症的原因，可以是尿酸产生过多，也可以是尿酸排泄减少，或生成超过排泄；或生成增多与排泄减少同时存在，均可使尿酸积累而出现血酸尿酸增高。痛风临床上分为原发性和继发性两类，原发性痛风系先天性嘌呤代谢紊乱性疾病，此类患者多有家族史，可能与遗传有关。继发性痛风多是由于其他疾病、药物等引起尿酸产生增加或排出减少，从而导致高尿酸血症。另外，痛风的发病与饮食结构、环境因素有一定关系。老年人运动减少，肥胖者多见，高血压和动脉粥样硬化可促使肾脏功能逐渐减退。如果服用影响尿酸排泄药物，加之饮酒，进食高蛋白饮食等，可使老年继发性痛风增多。

## 二、诊断

（一）临床表现

原发性痛风多见于中年以上男性，随年龄增长而增多，男女之比约为 20:1，脑力劳动者及营养良好的人发病较多。

1. 高尿酸血症

患者可以没有任何症状，只是在化验血时，才知道血尿酸增高。

2. 急性痛风性关节炎

是原发性痛风最常见的首发症状。常因手术、外伤、饮酒、食物过敏、过度疲劳等诱发。典型发作起病急骤，疼痛剧烈，多数在半夜突感关节剧痛而惊醒，数小时内症状发展至高峰，关节及周围软组织出现明显红、肿、热、痛和活动受限，可有关节腔渗液。常有发热，有时伴畏寒或寒战，白细胞数增高，红细胞沉降率增速。当关节疼痛缓解，肿胀消退时，局部皮肤可出现脱屑和瘙痒。

3. 痛风石及慢性关节炎

进入慢性关节炎期，尿酸盐在关节内沉积增多，炎症反复发作，波及关节增多，最终使关节僵硬、畸形、活动受限。少数可累及肩、髋大关节及脊柱。

痛风石是由于尿酸盐沉积于皮下等组织的一种表现，常发生于慢性痛风性关节炎，其出现率决定于高尿酸血症的程度和持续时间。痛风石小如芝麻，大如鸡蛋或更大，初起时质软，以后质硬。可见于身体任何部位。常见于外耳轮、踇趾、指间、掌指关节附近，作为异物造成慢性炎症、纤维化及组织破坏，其中软骨和骨的破坏明显。

4. 尿酸结石

肾结石中尿酸结石占 5%～10%，原发性痛风患者尿酸结石占 20%～25%，有的甚至是痛风首发症状。

5. 痛风性肾病

尿酸结晶可沉积在肾间质或肾小管中，使肾功能受损，临床常出现蛋白尿、夜尿多、高血压等，严重时发展成尿毒症。

6. 痛风的其他伴发症

嘌呤代谢紊乱常伴有高脂血症及心血管系统疾病。约 71.4% 老年痛风患者体重超重，41% 伴发高血压，62% 伴高脂血症，冠心病和心肌梗死的伴发率也比非痛风的老年患者高。

（二）实验室及其他检查

1. 血尿酸测定

血尿酸高，血尿酸 >0.41mmol/L（7mg/dl）（尿酸酶法）。

2. 尿液尿酸测定

24 小时尿酸排出量高〔正常值为 35.4mmol/L（600mg）〕，对鉴别尿路结石性质有帮助。

3. 滑囊液检查

急性期肿胀关节处滑液可见尿酸盐结晶。

4. X 线检查

慢性关节炎者 X 线显示邻近关节骨端圆形钻孔样缺损。

5. 痛风石特殊检查

对痛风结节可做活组织检查，或特殊化学试验（Murexide）鉴定。

（三）诊断和鉴别诊断

根据病史、临床特点及实验室检查等可做诊断。本病须与化脓性、创伤性关节炎，类风湿性关节炎，风湿性关节炎，假性痛风等相鉴别。

三、治疗

（一）防治目标

原发性痛风目前尚不能根治。防治目标：①控制高尿酸血症，预防发生过饱和的尿酸盐沉积；②迅速终止急性关节炎发作；③处理痛风石疾病，提高生活、生命质量。

（二）治疗方案

1. 急性发作期药物治疗越早越好

早期治疗可使症状迅速缓解，而延迟治疗则炎症不易控制。

（1）秋水仙碱：为首选药物，对本病有特效。治疗初剂量为 1mg 口服，以后每 2 小时 0.5mg，直至疼痛消失或发生恶心、呕吐、腹痛、腹泻等胃肠道症状时停药，一般需 4～8mg，症状可在 6～8 小时内减轻，24～36 小时内控制，以后可给 0.5mg，每日 2～3 次，维持数天后停药。如胃肠道反应严重，可将此药 1～2mg 溶于 20mL 生理盐水中，于 5～10 分钟内缓慢静脉注射，但应注意不能外漏，视病情需要可 6～8 小时后再注射。有肾功能减退者初 24 小时内不宜超过 2mg。由于疗效卓著，对诊断困难者可作试验性治疗。治疗中应注意白细胞低下及秃发等反应。

（2）保泰松或羟保泰松：有明显的抗感染作用，且能促进尿酸排出，对发病数日者仍有效。首次剂量 200～400mg，以后每 4～6 小时 100～200mg，症状好转后减少为 100mg，每日 3 次，连服 3 天。

（3）吲哚美辛：效果同保泰松。剂量 25～50mg，每日 3～4 次，连服 2 日，一般在 24～48 小时内症状消失。

（4）炎痛喜康：剂量 20mg，每日 1 次，饭后服。

（5）布洛芬：每次 0.2～0.4g，每日 2～3 次。

（6）卡洛芬：本品为非甾体类抗感染药，其抗感染、镇痛、解热作用，主要是通过抑制前列腺素合成而产生。痛风急性发作：开始每日 600mg，病情好转后应减少到合适剂量，疗程 3～6 日。

（7）芬布芬：本品为长效非甾体消炎镇痛药物。临床试验表明，本品消炎镇痛作用弱于吲哚美辛，但比乙酰水杨酸强，毒性比吲哚美辛小，胃肠道不良反应小于乙酰水杨酸及其他非甾体消炎镇痛药。每日 600～900mg，1 次或分次服，多数患者晚上服 600mg 即可。分次服时每日总量不得超过 900mg。孕妇及哺乳期妇女，消化道溃疡者慎用。

（8）ACTH 或糖皮质激素：上述药物无效或禁忌时用，一般以不用为好（易反跳）。ACTH25U 静脉滴注或 40～80U 肌内注射，泼尼松每日 30mg 等。曲安西龙（去炎松）5～20mg 关节腔注射，一般在 24～36 小时缓解。

2. 发作间歇期和慢性期的治疗

（1）排尿酸药：常用苯溴马隆，每日 25～100mg，能抑制肾小管对尿酸重吸收，增加尿酸排泄而降低血尿酸水平，使血尿酸浓度维持在 0.36mmol/L 或以上。已有尿酸结石形成和（或）每日尿排出尿酸 3.57mmol 以上时不宜使用，肾功能不全者疗效降低。服药期间尤需注意大量饮水及碱化尿液，使尿液 pH 维持在 6.0～6.5，晨尿酸性时可以晚上加服乙酰唑胺 250mg，以增加尿酸的溶解度，避免结石形成。

（2）抑制尿酸合成药：适用于尿酸生成过多，又不宜使用排尿酸药的患者。常用别嘌醇，每次 100mg，每日 2～4 次，极量为每日 600mg，待血尿酸降至理想水平时，逐渐减至维持量。肾功能不全者剂量应减半。

**四、健康教育**

1. 注意休息，关节炎严重或急性发作时，应绝对卧床休息。抬高患肢，避免受累关节负重。休息至关节疼痛缓解 72 小时后可恢复活动。

2. 鼓励患者多饮水，每日保持在 2000mL 以上，同时口服碳酸氢钠以碱化尿液，增加尿酸的溶解度，避免结石形成。

3. 注意观察病情变化，观察秋水仙碱的疗效及不良反应，发现异常及时报告医生。注意使用时以相当于 5~10 倍容积的生理盐水稀释，宜缓慢，注射的时间不少于 5 分钟。

4. 去除有无引起继发性尿酸血症的原因，如调整合理的膳食、控制体重、治疗高血压和高脂血症以及避免利尿剂的长期应用等。平时应避免精神紧张、寒冷、过度劳累尤其应注意少进富含嘌呤中等含量的鸡、血、肉类、豌豆、扁豆、干豆类、蘑菇、龙须菜、芹菜、菠菜、菜花等。可采用的食品有乳类、蛋类及其他蔬菜，可鼓励患者多吃水果、痛风间歇期在免嘌呤普食范围内，可采用少量瘦肉、鸡肉、鱼肉等。

（谢琳）

# 第七章 神经及精神疾病

## 第一节 短暂性脑缺血发作

短暂性脑缺血发作（transient ischemic attack，TIA）是老年人常见多发病，由于脑动脉狭窄、闭塞或血流动力学异常而导致的短暂性、反复发作性脑局部组织的血液供应不足，使该动脉所支配的脑组织发生缺血性损伤，表现出相应的神经功能障碍。本病的临床表现可持续数分钟至数小时，且在24h以内完全恢复，但一般持续<30min。

由于部分TIA可演变为卒中，即脑梗死，因此，早期诊断和及时有效地治疗TIA非常重要。TIA占急性脑血管病的10%，男性患病率高于女性，发病年龄较脑血栓形成者轻。在急性缺血性脑血管病中，TIA是最轻、预后最好的。本病不存在后遗症，更无死亡率。但是，约有50%的脑梗死患者在发病前曾有过TIA的病史。因此，TIA被公认是脑梗死最重要的危险因素及最严重先兆。

### 一、病因和发病机制

迄今为止，TIA的病因和发病机制仍未完全清楚，这主要是由于这类疾病的患者没有发生死亡，以致不能通过尸检明确病因；或没有有效方法能在活体条件下证明其病因。但是，比较明确的一点是在大多数的TIA患者中，确实存在着脑动脉硬化。TIA的病因和发病机制有以下几种学说。

（一）微栓塞学说

大多数学者支持该学说，其理由是：①发现微栓子的来源部位，即人颅动脉存在着粥样硬化斑块或附壁血栓；②脑动脉血流具有方向性，因此，脱落栓子总是沿着一定方向进入同一条动脉，造成刻板的TIA临床表现；③微栓子阻塞微小动脉后，由于栓子的收缩、酶的溶解和侧支循环代偿，被阻塞的动脉再通，使症状缓解或消失。但是，反对者认为微栓子不可能总是在动脉的流通中完全具有定向性，且有些尸检未发现动脉粥样硬化或心脏内有血栓。

（二）脑动脉痉挛学说

该学说认为，脑动脉在发生硬化和管腔狭窄的基础上，血流经过该区时产生的漩涡刺激动脉壁使动脉痉挛。在实际工作中，人们也发现在手术、脑血管造影、蛛网膜下隙出血时，可以出现脑动脉痉挛。但相反的观点认为硬化的脑动脉一般不易发生痉挛。

（三）脑动脉压迫学说

该学说主要用于解释椎－基底动脉系统的 TIA。其机制为：①在椎动脉硬化和横突孔周围增生的骨质直接压迫椎动脉的基础上，突然过度活动颈部使椎动脉扭曲和受压，椎动脉管腔变得更窄而出现 TIA；②增生的骨质直接刺激颈交感干，造成椎－基底动脉的痉挛。在临床中，外科医生直接刺激星状神经节，引起椎动脉系统缺血发作的症状，而用局部麻醉方法阻滞星状神经节后，可阻止短暂性脑缺血的发作。

（四）脑血流动力学障碍学说

在脑动脉粥样硬化或管腔狭窄的基础上，当血压突然下降过低时，脑的分水岭区的灌注压下降至局部脑血流量在每分钟 30mL/100g 以下时，出现相应脑缺血表现。

（五）心脏病变学说

心脏疾病引起短暂性脑缺血发作的原因系心脏产生的栓子不断地进入脑动脉导致阻塞；或心脏功能减退，使向脑动脉供血量减少，导致脑动脉的供血不足。引起 TIA 常见的心脏病有心脏瓣膜病、心律失常、心肌梗死、炎性心脏病、心血管手术、心脏黏液瘤、心功能衰竭等。

（六）血液成分异常学说

主要是解释在没有脑动脉病变的情况下，发生的 TIA。导致血液成分异常的常见病因有红细胞增多症、血小板增多症、骨髓增生性疾病、白血病、异常蛋白血症、避孕药、雌激素、产后、手术后、晚期癌症等。

（七）脑动脉壁异常学说

除了动脉粥样硬化病变外，其他原因引起的脑动脉管壁异常也可导致 TIA，如脑动脉纤维肌肉发育不良、系统性红斑狼疮、烟雾病、肉芽肿性动脉炎、结核性动脉炎、真菌性动脉炎、巨细胞性脑动脉炎及非特异性多动脉炎等。

尽管有以上众多的学说，但是，在临床工作中，有时即使对 TIA 的患者进行全面各种现有的检查，还是未能发现本病的病因。

二、诊断

（一）临床表现

本病好发于中、老年人。大多数有高血压病、高脂血症、糖尿病及心脏病史。本病发生突然，症状和体征在数秒钟内达高峰，并持续数分至数小时。恢复快而完全，但可反复发作。每次发作时的临床表现符合脑神经功能定位，每次发作的症状与体征一般持续 <30min，而且均在 24 小时内完全消失。本病发作的次数，少者仅 1 次，多者每天可达数十次，但大多数为每天数次或数月一次。TIA 的症状与体征取决于发生的脑动脉。

1. 颈内动脉系统的 TIA

以大脑中动脉的 TIA 为最多见，其主要表现为以上肢和面舌瘫为主的对侧肢体无力，病理反射阳性，可伴有对侧肢体感觉障碍、对侧偏盲、记忆障碍、情感障碍、人格障碍及失用等。病变在主侧半球者，还可伴有失语、失算、失读及失写等。大脑前动脉发生的 TIA 表现为精神障碍、人格障碍和情感障碍等，一般无肢体无力。颈内动脉主干发生的 TIA 表现包括以上症状和体征外，最具有特性性表现为同侧眼球失明及对侧上、下肢体无力，其程度一样。但有时可以单独出现上述表现的一种或几种。脑缺血一般无疼痛，所以患者无头痛表现，这与心肌缺血引起心前区疼痛截然不同。

2. 椎－基底动脉系统的 TIA

最常见的症状有复视、偏盲、眩晕、呕吐、眼球震颤、声音嘶哑、饮水呛咳、吞咽困难、共济失调、猝倒发作、单或双侧的口周及舌部麻木、交叉性面及肢体感觉障碍、单或双侧的上下肢体无力及病理反射阳性等。如仅累及一侧大脑后动脉者可出现一过性偏盲，患者可能主诉为视物模糊。有的患者，尤其是老年，可仅出现一过性短暂的意识障碍，清醒后无其他任何表现。猝倒发作（drop attack）是该动脉系统出现的 TIA 的特殊表现，其主要是因为脑干网状系统缺血所致，表现为突然四肢无力，跌倒在地，不觉察到意识障碍，患者往往在极短时间内能自行起立。上述表现可以单独出现。除少数患者因缺血使基底动脉扩张引起头痛外，大多数也无头痛表现。

（二）辅助检查

脑 CT 和 MRI 检查一般无明显异常，但少数人可见到小病灶。在发作期间，弥散加权 MRI 和 PET 可发现片状缺血灶。DSA 或 MRA 可发现脑动脉粥样硬化斑块、溃疡或狭窄处。CT 或 MRI 检查颈椎可见骨质增生、椎间隙变窄、横突孔变小等。颅脑 B 超检查可发现颅内、外动脉有粥样硬化斑块、溃疡及狭窄，且可判断硬化斑块的稳定性和狭窄的程度。发作后的脑电图检查正常，但在发作期显示局部慢波。血液生化检查可有高血脂和高血糖。心电图常显示冠状动脉供血不足。

（三）诊断

这类患者来诊时，大多均已恢复正常。因此，主要靠患者及陪伴人讲述病史方能做出诊断。本病的诊断要点是：①发病突然，短暂的局灶性神经功能障碍，在 24 小时内；一般在半小时以内，完全恢复正常；②临床表现完全可用某一脑动脉病变解释；③在发作间歇期，没有任何神经系统体征；④常有反复发作；⑤多在中老年人发病；⑥伴有高血压病、高血脂病、糖尿病、心脏病等病史；⑦脑 CT 或 MRI 检查排除其他脑部疾病。

**三、鉴别诊断**

在做出 TIA 诊断之前必须与以下疾病相鉴别。

1. 癫痫

有些类型的局灶性癫痫表现与 TIA 有相似性。例如，伴有意识障碍者与椎—基底动脉系统的 TIA 表现相似，无张力性癫痫发作与猝倒发作相似等。可借助脑电 Holter、CT、MRI 检查和必要的抗癫痫治疗加以区别。

2. 梅尼埃病

椎－基底动脉系统的 TIA 表现为眩晕、恶心、呕吐和眼震时，应与梅尼埃病鉴别。梅尼埃病发生的年龄较轻，可多次反复发作达数年或数十年之久。发作时，眩晕持续时间较长，可达 2～3 日才逐渐缓解，多伴有耳鸣和听力下降，甚至耳聋。无神经系统定位体征。而以眩晕为主要表现的椎－基底动脉系统 TIA 多发生在中老年人，伴有神经系统定位体征，反复发作时的体征持续不会很长，否则早已发展为脑梗死。

3. 晕厥

椎 – 基底动脉系统的 TIA 可表现为突发性意识丧失而致突然倒地。但晕厥则是在站立时因为迷走神经过度兴奋，使血压突然过低，导致全脑性缺血而发生意识障碍。不过当倒下地后，患者意识很快恢复。主要区别在于晕厥发作时人体均处于直立状态，血压下降、脉搏缓慢等，没有神经系统定位体征；而 TIA 的发生时人体可处于任何体位，并有脑干定位体征。

4. 癔症

由于 TIA 发生突然，缓解也快，有时应注意与癔症鉴别。后者多因精神受刺激或情绪剧烈波动后出现各种各样的表现，但其表现不符合神经解剖的功能特点，且没有神经系统定位体征。

5. 有先兆型偏头痛

由于有先兆型偏头痛，在发作前出现视觉障碍或肢体感觉运动障碍，应注意与 TIA 鉴别。但有先兆型偏头痛者以青年为多，以反复发作的剧烈性搏动样头痛或头胀痛为特征，而没有神经系统定位体征。

6. 低血糖

糖尿病患者在长期使用降糖药中，在某个时候进食过少或用降糖药过量，反而使血糖过低，出现一过性意识障碍、精神障碍或肢体偏瘫等，与 TIA 非常类似。可通过快速静脉注射适量的葡萄糖液，如症状很快恢复，则可容易区别。

7. 眼科疾病

以视力障碍为主要表现的 TIA 应与眼科疾病的区别。主要通过眼科方面的检查及神经系统查体区别。

## 四、治疗

TIA 的治疗依发作的次数和频度，采取两种不同的治疗。一是频繁发作者应积极进行正规抗凝治疗，以阻止其发展为脑梗死；二是发作次数不多者可仅进行一般治疗。在控制 TIA 后，应进行必要的检查，寻找原因并进行针对性治疗，防止复发。

（一）抗凝治疗

每日发作 3 次或每周发作 5 次以上者，应即刻进行正规抗凝治疗。一般采用普通肝素和双香豆素类药物联合治疗，大多数能减少或终止 TIA。

1. 肝素钠

其在体内外均有迅速抗凝作用，对血液凝固过程的各个环节均有作用。肝素钠通过激活抗凝血酶Ⅲ而发挥抗凝血作用。抗凝血酶Ⅲ是一种血浆 $\alpha_2$ 球蛋白，它作为肝素钠的辅助因子与许多凝血因子结合，并抑制这些因子的活性而达到影响凝血过程的许多环节：①灭活第 $XII_a$、$XI_a$、$IX_a$、$X_a$、$II_a$ 和Ⅷ因子；②络合第 $II_a$ 因子。③中和第Ⅲ因子。肝素钠还可通过抑制血小板聚集起作用。肝素钠与抗凝血酶Ⅲ结合后，可加强抗凝血酶Ⅲ的作用，因此最后达到延长凝血时间、凝血酶原时间和凝血酶时间。本治疗主要目的是使血液在短时间内达到肝素化，使血液处于不凝血状态，达到快速阻止 TIA。静脉注射后 10min 即可延长血液的凝血时间。用法：肝素 100mg（1 2500U）溶于生理盐水 1 000mL，以 30 滴/分速度静脉滴注，每半小时监测凝血时间，并依凝血时间的结果，调整滴速。直至凝血时间延长至 18 ~ 20min。之后，按 8 ~ 15 滴/分速度静脉滴注至 24 小时。

2. 双香豆素类药物

维生素 K 在肝合成凝血因子 Ⅱ、Ⅶ、Ⅸ、Ⅹ 过程中起重要作用，双香豆素类药物的化学结构与维生素 K 类似，因此这类药物主要通过和维生素 K 竞争性与肝内有关的酶蛋白结合，从而抑制酶的活性，即这类化合物可干扰维生素 K 在肝内合成凝血因子 Ⅱ、Ⅶ、Ⅸ、Ⅹ 等的作用。口服后经 12 ~ 24 小时方起作用，1 ~ 3 日达高峰。因此，在应用肝素的同时，当日即刻口服双香豆素类药物。注意：中国人抗凝剂的用量较国外文献报道的剂量为小，约为其 1/2 ~ 1/3 剂量，就可达到有效的凝血酶原活动度的指标。以新抗凝为例，当日首次口服 8mg，次日为 4mg，以后每日根据当天所查的凝血酶原时间和活动度结果调整用量。大多数患者在 5 ~ 7 日，用药量调至维持量为每日 1 ~ 2mg，使凝血酶原时间和活动度分别保持在 25 ~ 30s（正常在 12s）和 30% ~ 40% 为佳，可应用 3 ~ 6 个月，个别可至数年。由于新抗凝的个体差异相当大，故临床已不推荐使用。目前临床常用华法林 5 ~ 10mg 作为首次用量，次日半量，以后根据凝血酶原活动度调整剂量，一般维持量为 1 ~ 2.5mg/d。

肝素和双香豆素类药物联合使用（先肝素与华法林合并使用 3 日，以后单用华法林）是治疗 TIA 有效的方法，但是，也有一定的出血危险性。因此，在进行正规抗凝治疗时，应注意：①对于 70 岁以上、严重肝肾损害、有出血倾向及妊娠者，不进行抗凝治疗；②抗凝前必须行脑 CT 检查，以绝对排除颅内出血；③必须准备硫酸鱼精蛋白和维生素 K 等拮抗剂，以对抗因肝素和新抗凝片过量引起的严重性出血。一旦发生，首先停止抗凝治疗，并即刻给予硫酸鱼精蛋白中和，硫酸鱼精蛋白的用量与末次所用肝素相当，如肝素 1 250U（10mg），需鱼精蛋白 10mg 中和。鱼精蛋白用无菌水稀释至 10mg/mL，以 <5mg/min 滴速缓慢静点，一次总量不超过 50mg。双香豆素类药物过量可用维生素 $K_1$20 ~ 40mg 肌内注射或将维生素 $K_1$ 加入 5% 葡萄糖或生理盐水中静脉滴注，出血严重且难以控制时，可予输新鲜血浆以补充凝血因子；④抗凝过程中，严密观察出血情况，如皮肤、牙龈、大小便等，应避免进行针灸、腰椎穿刺及外科手术；⑤在治疗过程中，即使凝血酶原时间和活动度在治疗目的值以下，也仍用最小量如 0.5 ~ 1mg 维持。最好不要终止服药；⑥开始抗凝治疗的 10 日内，测定凝血酶原时间和活动度，应每日 1 次，以后每周 3 次，等凝血酶原时间和活动度稳定于治疗所需的指标时，则 7 ~ 10 日测 1 次。长期使用双香豆素类药物者，应定期复查凝血酶原时间和活动度；⑦维持量使用的时间一般为一年左右，终止治疗应逐渐减量。这方法在临床上目前已很少应用。

3. 低分子肝素（low molecular weight heparins，LMWHs）

它是通过化学解聚或酶解聚生成的肝素片段，其大小相当于常规肝素的 1/3。分子量在 4 000 ~ 6 500。由于糖链的长度比较短，低分子肝素催化抗凝血酶抑制凝血酶的能力减弱，但对于抗凝血酶抑制活化的第 Ⅹa 凝血因子仍有较强的能力。低分子肝素有较长的半衰期，在低剂量时有很好的生物利用度，从而在使用固定剂量时更能预测其抗凝效果。低分子肝素能每日安全使用 1 ~ 2 次而无需实验室监测。所以，低分子肝素较普通肝素有许多优越性。在不能使用常规肝素和双香豆素类药物进行正常抗凝的情况下或 TIA 不频繁时，可选用低分子肝素进行治疗。但是，低分子肝素的效果仍不如普通肝素的效果。用法：低分子肝素钙 5 000U，腹部脐下外侧皮下垂直注射，每日 2 次，7 ~ 10 日为 1 个疗程。

（二）巴曲酶治疗

对频发的 TIA 发作的随机对照多中心研究（脑与神经疾病杂志 1966；4：65 ~ 70）发现，该药能迅速控制频发的 TIA 发作。对照组住院后立即给予传统常规治疗的 TIA 药物包括低分子右旋糖酐、中药活血化瘀药物、抗血小板聚集剂、钙通道拮抗剂、抗自由基及脑细胞代谢赋活剂等。巴曲酶组仅给予巴曲酶（Batroxobin，日本东菱公司产品），10BU＋生理盐水 100mL，静脉滴入，1 小时以上滴注完毕，隔日 1 次，共 3 次，第二次及第三次之剂量为 5BU，两组均住院四周。合并有高血压、冠心病或糖尿病者，两组患者均给予相应治疗药物。结果为：巴曲酶组在用药后 12 小时就有 38.46% 患者 TIA 发作停止，其中 5 例在第一次滴注完毕后就发作停止，而对照组无一例是在治疗后 12 小时获得控制的。巴曲酶组多数（74.08%）是在 2 日内被控制，对照组仅少数（21.74%）在 2 日内 TIA 被控制。治疗前后实验室检查：巴曲酶组，很温和平稳地降低纤维蛋白原，而对于其他出、凝血指标无影响。所以对频发的 TIA 应用巴曲酶是比较有效、简便及安全的方法。在疗程结束之后，可给予常规小剂量阿司匹林 50 ~ 100mg/d，以预防复发。至于剂量问题，当患者每日平均发作次数 ≥4 次，每次发作持续时间＞1h，或就诊时间（末次发作至就诊时间）超过 7 日者可以适当增加剂量，如 10BU，10BU，10BU（每次均为 10BU），甚至可以 20BU，10BU，10BU（第一次为 20BU，以后 2 次各为 10BU）。治疗前，要经过神经系统检查及颅脑 CT 证实无出血灶，凡具有出血史及胃肠道溃疡史者近期做过手术的患者，有出血可能性者，有肝、肾衰竭或多脏器功能衰竭及有药物过敏史者禁用。

（三）其他药物治疗

不适宜或不需要进行抗凝治疗者可选用以上治疗方法或抗凝及巴曲酶治疗后，可选用以下第 5 ~ 10 项治疗方法。

1. 尿激酶（urokinase，uronase，ukidan，UK）

系人工合成的促进纤维蛋白溶解酶活化的结晶。本药不具有抗原性。大剂量有极强地促纤溶作用及较强的抗凝作用。依 TIA 出现的频度，分两种用法。①频繁发作：尿激酶 100 万 U 加入 500mL 的液体中静脉滴注，每日 1 次，3 ~ 5 日。②发作次数少：尿激酶 25 万 U 加入 500mL 液体中静脉滴注，每日 1 次，3 ~ 5 日。

2. 链激酶（streptokinase，SK）

又称溶栓酶，系溶血性链球菌的产物，能促进纤维蛋白溶解激活酶原活化，间接激活纤维蛋白溶解酶。本药具有抗原性，所以，首用先导剂量，而后用维持量。用法：先导剂量为 50 万 U 溶于 100mL 生理盐水或 5% 葡萄糖溶液中，静脉滴注，30min 内完毕。维持剂量为 60 万 U 溶于 500mL 的 5% 葡萄糖溶液中，静脉滴注，6 小时，每日 4 次。为防止过敏反应，加用地塞米松 5mg，静脉滴注。意大利多中心急性卒中临床试验

（MAST-I）被监测委员提前终止，由于622例6小时以内的患者入选，接受SK治疗的患者中10日内死亡的人数过高。澳大利亚SK临床试验评价3对发病4小时以内的急性卒中患者的疗效，共有340例患者入选，研究终止时的结果显示，SK治疗组的死亡率是对照组的2倍（P<0.001）。因此，用于发病后3小时以上的患者，很可能是有害的。总之，在20世纪末，文献报道，链激酶的应用，弊大于利。目前国内市场也很少见SK。

3. 降纤酶

系蛇毒提取的精制品，主要作用是降低纤维蛋白酶的作用。用法：首剂用10U，加入生理盐水100mL中，静脉滴注。之后，隔日用5~10U，静脉滴注，1个疗程共3次。

4. 罂粟碱

具有非特异性血管平滑肌的松弛作用，直接扩张脑血管，降低脑血管阻力，增加脑局部血流量。用法：罂粟碱60mg加入5%葡萄糖液500mL中，静脉滴注，每日1次，可连用5~7日；或每次20~30mg，肌内注射，每日1次，可连用5~7日；或每次30~60mg，口服，每日3次，连用7~10日。每日用量不应超过300mg，不宜长期使用，以免成瘾。在用药时可能因血管明显扩张导致血管性头痛。目前该药市场很少供应。

5. 低分子右旋糖酐

也称右旋糖酐40（dextran 40），其主要作用为阻止红细胞和血小板聚集，降低血液黏稠度，以改善循环。用法：10%低分子右旋糖酐500mL，静脉滴注，每日1次，10日为1个疗程。可在间隔10~20日后，再重复使用一疗程。有过敏体质者，应做过敏皮试，阴性后方可使用；心功能不全者应使用半量并慢滴；有糖尿病者，同时加用相应剂量的胰岛素。

6. 706代血浆（6%羟乙基淀粉）

作用和用法与低分子右旋糖酐相同。

7. 阿司匹林

主要通过失活脂肪酸环化酶，阻止血小板合成TXA$_2$，并抑制血小板释放ADP、5-HT、肾上腺素、组胺等活性物质，以抑制血小板聚集。高浓度还可抑制血小板内的环氧化酶，使PGI$_2$合成减少。小剂量仅阻止TXA$_2$合成，而不影响PGI$_2$合成。用法：发作当日一次性口服阿司匹林300mg；而后每次100mg，每日1次；1周后，每次50~100mg，每日1次，可以长期服用。本药对消化系统有刺激作用，严重者可引起胃出血，因此对于消化性溃疡者慎用。也可用噻氯匹定或氯砒格雷。

8. 潘生丁

潘生丁又名双嘧达莫。主要通过抑制血小板的磷酸二酯酶活性，减少cAMP转化为AMP，使血小板内cAMP增加，后者抑制TXA$_2$的形成，增加PGI$_2$活性，以达到减少血小板的聚集。用法：每次100mg，每日3次，可长期服用。加拿大报道585例，发现在男性对TIA发作的治疗，阿司匹林比双嘧达莫效果好。

9. 复方丹参片

主要起活血化瘀作用。每次0.2g，每日3次，可长期服用。

**10. 曲克芦丁片**

主要起活血化瘀作用。每次 0.2g，每日 3 次，可长期服用。

（四）预防性治疗

对于存在有危险因素的 TIA 者，尤其已经出现过脑梗死者，应该长期应用药物进行预防性治疗。可用抑制血小板聚集制剂和活血化瘀药物。用法：阿司匹林，每次 50mg，口服，每晚 1 次；或用噻氯匹定 250mg/次，口服，每晚 1 次。复方丹参片，每次 50mg，每日 3 次。如极有可能发展为脑梗死者，可长期应用华法林，每次 2.5mg，口服，每日 1 次。

## 五、健康教育

1. 发作期过后，应适当休息，不宜外出和从事体力劳动。对有心功能障碍者，应绝对卧床休息。

2. 由于患者起病急骤，而症状短暂，24 小时又可自然缓解恢复常态，故发作期间患者应取平卧位，头取自然位置，避免左右转动和过伸过屈，直到症状消失为止。因急剧的头部转动和颈部伸屈，可改变脑血流量而发生头晕和不稳感，从而加重缺血发作。

3. 应给予营养丰富易于消化的食物，对有高血压、动脉硬化，心脏疾患可根据病情给予低脂和低盐饮食。

4. 本病多突然发病，患者多极度紧张，恐惧，故应细心向患者解释病情，给予鼓励和安慰，护理人员及陪护人更应稳定情绪，发作期间，应沉着冷静，各种治疗护理动作要轻，态度和蔼可亲，语言亲切，使患者由情绪上的紧张变为稳定，增强战胜疾病的信心以配合治疗和护理。

5. 此病是出现严重脑血管病的先兆。因此严密观察病情。协助医师及早诊断及时治疗，对防止发展为完全性脑卒中十分重要，观察的重点包括神经系统局限症状与体征变化。

6. 注意观察发作性眩晕，呕吐，一侧或两侧的肢体瘫痪感觉障碍，复视，吞咽困难及共济失调等，如有单一症状出现就应想到报告医师处理。

7. 应密切注意有无出血倾向，如消化道出血，皮下出血，鼻出血及结合膜出血等，在服药期间，应定期检验出凝血时间，凝血因子时间及尿常规等。

8. 为防止或减少此病的发作及脑卒中，可口服抗血小板聚集药物，如阿司匹林等。但长期大量应用，可引起恶心、呕吐。皮疹及消化道出血或其他部位的出血倾向，故有胃病及上消化道出血史者应慎用。应用药物期间，应严密观察上述药物反应，一旦出现，就立即报告医师，及时处理。

9. 积极治疗已有的高血压、动脉硬化、心脏病、糖尿病和高脂血症。避免精神紧张及操劳过度，保持情绪稳定，经常发作的患者不要从事过重的体力劳动及单独外出，以防疾病发作时跌倒。坚持锻炼身体，戒烟、少饮酒，该病如能积极配合医生治疗，按时服药，预后较好。本病如未经适当治疗而任其自然发展，约有 1/3 的患者在数年内发生完全性卒中；约有 1/3 经历长期的反复发作而损害脑的功能；仅有 1/3 可能自然缓解。因此 TIA 为脑卒中的一种先兆，在防治急性脑血管病工作中，及早诊断和正确处理

TIA 已被普遍认为是一个关键性的重要环节。

（李重方）

# 第二节　脑血栓形成

　　脑血栓形成主要是指动脉硬化性脑梗死。这是因为 90% 的脑血栓形成患者是在动脉硬化基础上发生的。脑血栓形成是急性脑血管病中最常见的一种，其发病率占急性脑血管病的 60%。随着生活水平的提高，脑血栓形成的发病率仍在不断升高。在脑血栓形成的患者中，男性占 60%，女性占 40%。平均发病年龄为 60 岁，男性为 58 岁，女性为 65 岁。脑血栓形成的死亡率占急性脑血管病的 10%。脑血栓形成患者的病死率为 30%，致残率为 40%，存活者的复发率为 50%。一般认为，至第 3 次发病时，将近有 100% 的患者存在不同程度的后遗症。

## 一、病因与发病机制

（一）病因

引起脑动脉管腔内血栓形成的原因有以下 5 种。

（1）动脉粥样硬化：系脑血栓形成最常见的病因。导致动脉粥样硬化最常见的疾病是长期慢性高血压、糖尿病和高脂血症。随着年龄的增大，脑动脉也可发生粥样硬化。

（2）动脉炎：多见于各种大动脉炎、血栓闭塞性脉管炎、钩端螺旋体感染、系统性红斑狼疮、白塞病、结节性多动脉周围炎、巨细胞动脉炎、梅毒性动脉炎等，它们均可导致脑血栓形成。

（3）动脉畸形：先天性脑动脉发育障碍或外伤等原因引起的动脉畸形，到了一定的时间，可出现脑动脉血栓形成。

（4）血液成分变化：如真性红细胞增多症、血小板增多症、产后、长期口服避孕药、恶体质、严重脱水等易导致脑血栓形成。

（5）血流动力学异常：在动脉粥样硬化的基础上，由于血压过度下降致血流速度过缓或血流量过低，则易发生脑血栓形成。

（二）发病机制

在上述病因的基础条件下，通过以下机制促使脑血栓形成。

（1）动脉壁病变：动脉壁发生病变是血栓形成的关键因素，因此，动脉壁的完整性是避免血栓形成的关键。以动脉粥样硬化为例，在致病因素的作用下，最先出现动脉的内皮细胞吞噬大量脂质并增生，形成大量的泡沫细胞，而后有的内皮细胞发生坏死，并在此基础上产生斑块。由于内皮细胞的坏死，内膜下胶原组织在动脉管腔内被暴露，并接触到血小板后迅速使之黏着。继之，血小板释放出 ADP、5－羟色胺、儿茶酚胺、$PG_2$、$TXA_2$、内皮素及钙离子等物质。它们一方面使动脉收缩，管腔更加狭窄；另一方面促使血小板聚集、黏附，同时网络纤维蛋白和红细胞，逐渐形成血栓。

（2）血液成分变化：如红细胞、血小板、血脂、纤维蛋白原、血糖等的增加，或血液抗凝血物质的减少，使血液黏稠度增高或血液凝固性加强，可促进动脉血栓的形成。

（3）血流动力学异常：主要是指血压下降。在动脉管壁病变的基础上，由于血压急剧下降，血流缓慢，容易导致动脉病变的局部血栓形成。

（三）病理

脑动脉血栓形成并导致脑梗死时，出现以下病理过程。

（1）血栓完全阻塞动脉管腔，除非机化再通，否则呈永久性阻塞，不容易脱落。

（2）动脉被完全阻塞后，病灶区域出现侧支循环开放，甚至脑底动脉环和颅内外动脉吻合支也开放，以最大可能增加缺血区脑组织的供血量。

（3）如果侧支循环开放不足以发挥代偿供血，则出现该动脉供应区域的神经细胞、胶质细胞和血管发生变质坏死。缺血中心区域发生坏死性软化，而后呈液化状态，最后完全被吸收呈空洞状态或病灶较小者，则由胶质细胞填充成疤痕。梗死灶周围出现一种血流低灌注区，该区内细胞虽无坏死，但处于功能受抑制状态，该区称为半暗带。这一区域是在脑血栓形成治疗中，有可能被挽救的部位。

（4）脑组织缺血后半小时，即可出现细胞毒性水肿，在3～5日出现血管性水肿，7～10日后水肿开始消退，2～3周时水肿消失。较大的脑动脉如颈内动脉、大脑中动脉、基底动脉等发生脑血栓形成，在3～5日时，开始出现大面积的脑组织水肿，引起占位效应如脑室受压、中线移位，严重者形成脑疝，而导致延髓的呼吸和循环中枢受压而致死。

二、诊断

（一）临床表现

本病好发于中老年人，男性多于女性，多在静态下发病。50%的患者有短暂性脑缺血发作史，近90%的患者有高血压、糖尿病或高血脂史。脑血栓形成的症状和体征取决于血栓形成的动脉。

1）颈内动脉血栓形成：其典型表现为同侧眼睛失明、对侧面舌瘫痪、对侧肢体严重瘫痪和感觉障碍，且上下肢的程度相同；对侧偏盲；在优势半球发生者还出现失语、失读、失算、失写等言语障碍的表现；少数患者伴有病变侧头痛。在发病后3～5日，因大面积脑梗死，而出现高颅压，可出现头痛、呕吐及视乳头水肿；重者出现脑疝而致死。

2）大脑中动脉血栓形成：大脑中动脉及其分支是血栓形成的好发动脉。症状和体征取决于血栓形成发生在该动脉的那段。一般有以下3种情况。

（1）大脑中动脉主干血栓形成：表现为对侧面舌瘫痪，对侧肢体瘫痪与感觉障碍，但上肢重于下肢，对侧偏盲。发生在优势半球者，还出现失语、失读、失算、失写等言语障碍。由于该动脉主干所供应的范围较大，脑梗死面积较大，在发病后3～5日时，由于水肿至颅内压增高而出现头痛、呕吐和视乳头水肿，甚至发生脑疝而致死。

（2）大脑中动脉深支血栓形成：表现为对侧面舌瘫痪；对侧肢体瘫痪，上下肢程度相同。可无感觉障碍、偏盲及言语障碍。

（3）大脑中动脉皮质支血栓形成：表现为对侧以面、舌及上肢为主的瘫痪；对侧半身感觉障碍，也以上肢为重，且深感觉及皮层感觉重于浅感觉。发生在优势半球者，还可伴有运动性失语、感觉性失语、失算、失读、失用等。发生在非优势半球者，可出现体象障碍及感觉忽视症。

3）大脑前动脉血栓形成：除有肢体偏瘫和感觉障碍外，还可出现精神症状及大小便障碍。

大脑前动脉主干血栓形成：有两种情况。一种是血栓发生在前交通支之前的主干者，因病侧大脑前动脉远端可通过前交通动脉代偿性供血，可没有任何症状和体征，除非前交通动脉发育不良。另一种是血栓发生在前交通支之后的主干，出现以下肢为重的对侧肢体瘫痪；对侧肢体半身感觉障碍，且深感觉障碍及皮层觉障碍较明显；可因旁中央小叶受损而伴有尿潴留；因额叶及胼胝体受损而出现精神障碍，如反应迟钝、表情淡漠、情绪不易控制、欣快、夸大等；还可出现强握反射及摸索动作等；优势半球者还可伴有运动性失语。

大脑前动脉深支血栓形成：可出现短时间的、轻度的对侧肢体瘫痪，但以面、舌和上肢为重。

大脑前动脉皮质支血栓形成：出现以下肢为主的对侧肢体瘫痪及感觉障碍，并伴有尿潴留、精神障碍、运动性失语等。

脉络膜前动脉血栓形成：出现一过性、较轻的对侧肢体瘫痪，下肢重于面、舌肌，但对侧半身可有较持久的深、浅感觉障碍和对侧偏盲。

4）大脑后动脉血栓形成：在各种动脉的脑血栓形成中，大脑后动脉血栓形成的病情较轻，且表现简单，即出现偏盲。因此，在发病时往往被患者所忽视。

皮层支血栓形成：出现对侧偏盲，但有黄斑回避现象。发生在优势半球者，可出现失读及感觉性失语。一般无肢体运动和深浅感觉障碍。

深支血栓形成：主要发生在两条动脉。丘脑膝状体动脉血栓形成者表现为典型的丘脑综合征，即对侧半身感觉减退或消失，伴有或单独出现对侧半身的自发性疼痛，可出现短暂性较轻的对侧偏瘫。丘脑串通动脉血栓形成者表现为对侧肢体舞蹈样运动，不伴偏瘫及感觉障碍，这是因为仅累及丘脑后部和侧部之故。

5）椎－基底动脉血栓形成：是较为严重的脑血栓形成，其表现较复杂，病死率高。

基底动脉主干血栓形成：发病虽然不如脑桥出血那么急，但病情常迅速恶化。表现为四肢瘫痪、颅神经麻痹、小脑症状、瞳孔缩小、昏迷、高热，伴急性肺水肿、心肌缺血、胃应激性溃疡及出血等，大多数在短期内死亡。

基底动脉尖血栓形成：又称基底动脉尖综合征。最早于 1980 年由 Caplan 首先报道。由于基底动脉的顶端部分出两条大脑后动脉、小脑上动脉及直接穿入间脑的深穿支，以供应小脑上部、中脑、下丘脑、丘脑、颞叶内下面及枕叶。因此，基底动脉顶端发生血栓时，出现以中脑为主的以上多个部位受累，严重者可出现死亡。其临床特点如下：

（1）意识障碍：即出现短暂的或持续性意识障碍，严重者昏迷；也可呈反复性意识障碍。这是由于中脑网状结构的上行激活系统受损之故。

（2）记忆障碍：由于颞叶内下面受损，出现比较严重的记忆力减退。

（3）瞳孔异常：可出现双侧瞳孔不对称、不等圆、光反应迟钝，其至瞳孔扩大，无光反应；也可表现为阿 - 罗瞳孔（Argyll - Robertson 瞳孔），提示顶盖前区受损。

（4）眼球与眼睑活动障碍：即双眼球不同轴，双眼球内收不能或呈外展位，双眼球上、下视不能，复视，眼睑下垂等。

（5）视野缺损：表现为对侧偏盲或皮质盲。

（6）共济失调：以上肢为主的小脑性共济失调。

（7）特殊影像学改变：脑 CT 或 MRI 提示中脑、双侧下丘脑、双侧丘脑、双侧底节、双侧枕叶及双侧颞叶内下面均出现梗死灶。

中脑通穿动脉血栓形成：可出现两个常见的综合征，即：①大脑脚综合征，也称 Weber 综合征，表现为同侧动眼神经麻痹，对侧肢体偏瘫，如损害到网状结构，还可伴有意识障碍。②红核综合征，也称 Benedict 综合征。表现为同侧动眼神经麻痹，对侧肢体不自主运动如震颤、舞蹈或手足徐动症。

双侧脑桥正中动脉血栓形成：可出现典型的闭锁综合征，即 locked - in 综合征。其表现为四肢瘫痪、双侧完全性假性延髓性麻痹、双侧周围性面瘫、双眼外展麻痹、双侧视中枢麻痹，但视力、听力、意识、感觉及眼球垂直运动尚存在。所以，患者通过听觉、视觉及痛觉感受后，用眼球上下活动来表示意识和交流。基底动脉的脑桥侧管壁内发生不完全闭塞性血栓时，也可有同样临床表现。

单侧脑桥正中动脉血栓形成：出现脑桥旁正中综合征，即 Foville 综合征。表现为双眼球向病变侧的侧视运动障碍及对侧偏瘫。但有的仅表现为对侧偏瘫，类似于一侧颈动脉系统血栓形成产生的症状。

单侧脑桥旁中央动脉血栓形成：出现脑桥外侧综合征，即 Millard - Gubler 综合征。表现为同侧眼球外展麻痹和周围性面肌麻痹，对侧肢体偏瘫。

小脑后下动脉血栓形成：出现延髓背外侧综合征，也称 Wallenberg 综合征。其典型的表现为：①眩晕和眼球震颤；②交叉性痛温觉减退，即同侧面部和对侧半身的中枢性感觉减退；③同侧肢体小脑性共济失调；④同侧真性延髓性麻痹，即吞咽困难、声音嘶哑、咽反射消失；⑤同侧霍纳征（Horner 征）。一般没有锥体束受损的表现。大多数的发病形式主要有两种，一为突然眩晕、恶心、呕吐及有眼球震颤，类似于梅尼埃综合征。另一为突然说话呈声音嘶哑、吞咽困难、饮水呛咳。

（二）实验室及其他检查

脑血栓形成的辅助检查主要是进行脑 CT 扫描，其目的是排除脑出血后，结合病史即可确诊。其他的检查可协助病因及病变血管的诊断。

1. CT 扫描

脑血栓形成后的 24 小时内，脑 CT 扫描大多数显示仍为正常。在 24 小时以后，可逐渐显示出梗死区为低密度影，边界不清。在 72 小时后，绝大多数能显示出大脑半球的梗死灶，其表现为低密度影，边界不清；如梗死面积大者还可伴有明显的占位效应改变，如同侧脑室受压和中线移位，此种改变可持续 1～2 周。在发病第 2～3 周时，由于梗死的脑组织出现渗血现象而显示出病灶为等密度影现象。发病 3 日至 5 周，在注射造影剂后，可出现局部增强现象。发病 5 周以后，大梗死灶呈长久性的低密度影，边界清楚，无占位效应及增强现象。如为出血性脑梗死，CT 提示有高密度影。CT 扫描不仅可发现梗死灶，还可明确病灶部位及其水肿情况。CT 扫描对脑梗死的检出率达 70%。30% 的阴性率是因为病灶过小，病灶位于小脑或脑干以及发病后在 24 小时以内病灶未显示出来之故。因此，脑 CT 扫描既可协助诊断脑血栓形成，又可以排除颅内出血的可能。

2. MRI

脑血栓形成在 12 小时左右即可显示出梗死区呈长 $T_1$ 和 $T_2$ 高信号；在 24 小时后，可清楚地显示病灶及其周围水肿呈长 $T_1$ 和 $T_2$ 信号，并在大片梗死者可表现为明显的占位效应现象。如果伴有出血者，MRI 显示的长 $T_1$ 和 $T_2$ 信号中混杂有短 $T_1$ 和 $T_2$ 信号。不伴出血的梗死灶在急性期及后遗症期均表现为长 $T_1$ 和长 $T_2$ 信号。MRI 对脑梗死的检出率高达 90%，优于 CT 扫描。其优点是能检查出大脑半球更小的病灶，小脑和脑干的病灶以及较早期的病灶。用弥散加权 MRI 还能检测出发病后半小时的缺血灶，其表现为长 $T_1$ 和 $T_2$ 信号。

3. DSA

可发现被血栓形成所阻塞的动脉部位、动脉狭窄及脑动脉硬化情况，有时还可发现非动脉硬化性的血管病变，如血管畸形等。

4. 腰椎穿刺检查

颅内压和脑脊液的常规与生化检查大多数为正常。但大面积脑梗死者，或伴有出血性梗死时，可提示颅内压增高和脑脊液呈血性或黄变。

5. 多普勒超声

可协助发现颈动脉粥样硬化斑块的大小和厚度，有否管腔狭窄及其程度。经颅多普勒超声可了解颅内脑动脉情况，但结果不可靠。

6. 脑电图

大片脑梗死者提示病灶区为慢波，但无特异性。小灶梗死或深部病灶者可为正常脑电图。

7. 心电图

部分患者伴有心脏病变时，可显示出心肌供血不足或心律失常。

8. 血液检查

可有血糖、血脂和血白细胞计数升高。

（三）诊断与鉴别诊断

脑血栓形成的诊断要点是：①多发于中老年；②静态下发病；③病后几小时或几天内达高峰；④有高血压、糖尿病、高血脂、心脏病及脑卒中史；⑤病前有过短暂性脑缺血发作者；⑥有明确的定位症状和体征，如失语、复视、面瘫、舌瘫、肢体瘫痪、共济失调、感觉障碍等定位症状和体征；⑦脑 CT 提示症状相应的部位有低密度影或脑 MRI 显示长 $T_1$ 和 $T_2$ 异常信号。⑧腰椎穿刺检查提示颅内压、脑脊液常规和生化正常。

大多数的脑血栓形成诊断并不困难，但在不典型或某些特殊情况下，应注意与脑出血、脑肿瘤、慢性硬脑膜下血肿、炎性占位性病变、癔症发作、偏侧帕金森病、颅脑外伤、高血压脑病鉴别。

### 三、治疗

脑血栓形成的治疗原则是尽量解除血栓，增加侧支循环，积极消除脑水肿，减轻脑组织损伤；尽早进行神经功能锻炼，促进康复，防止复发。

脑血栓形成的治疗药物和方法有上百种，各个医院用法大同小异。但是，至今为止，仍无特殊有效的治疗方法。脑血栓形成的恢复程度主要取决于梗死的部位及大小，侧支循环代偿能力和神经功能障碍的康复效果。

1. 抗凝治疗

高凝状态是缺血性脑血管疾病发生和发展的重要环节，主要与凝血因子，尤其是第Ⅷ因子和纤维蛋白原增多及其活性增高有关。所以，抗凝治疗主要通过抗凝血，阻止血栓发展和防止血栓形成，达到治疗或防治脑血栓形成目的。这类药物作用较强，过量可引起出血致死，必须严格掌握适应证和在使用时严密观察病情变化，并做好对抗出血性副作用的准备。一般来讲，进展性脑血栓形成，尤其是发生在椎 – 基动脉系统者，在脑CT扫描还未发现低密度灶之前，应使用抗凝治疗。

（1）肝素：100mg（12500U）溶于生理盐水1000mL，按30滴/分速度，静脉滴注，每半小时采静脉血监测凝血时间，并按凝血时间的结果，调整滴速，直至凝血时间延长至18～20min。按8～15滴/分维持至24小时。对一些进展比较迅速的脑血栓形成者，也可用将50mg的肝素加入生理盐水50mL中，直接静脉推注以快速使凝血时间延长，而后再缓慢静脉滴注。现已很少用此药，常用低分子肝素。

（2）藻酸双酯钠：又称多糖硫酸酯（polysaccharide sulphate，PSS）。系从海洋生长的褐藻中提取的一种类肝素药物。但作用强度是肝素的1/3，而抗凝时间与肝素相同。主要作用是抗凝血、降低血脂及改善脑微循环。用法：按2～4mg/kg加入10%葡萄糖500mL，静脉滴注，30滴/分，每日1次，10日为1个疗程。或每日口服0.1g，每日3次，可长期使用。静脉注射速度快者出现头晕、头痛、恶心、呕吐，应注意限速输入。

（3）硝苄香豆素：又称新抗凝。作用快，口服后24～48小时起高效，停药后仍维持作用达48小时。主要用于能口服者或与肝素联合使用。首次口服16mg，次日为8mg；以后每日根据当于所查的凝血酶原时间和活动度结果，调整用量。大多数患者在5～7日，用药量调至1～2mg。凝血酶原时间和活动度分别保持在25～30s和30%～60%为佳，维持用药时间在3～6个月，也可长达数年。

（4）苄丙酮香豆素钠：又称华法林。作用慢而持久。首次口服10mg，次日按凝血酶原时间和活动度调整用量。一般次日口服5mg，而后维持量一般为每日口服1～2.5mg，可长期使用。

（5）双香豆素：口服12～24小时后起作用，48小时达高峰。首日服200mg，分2次服用；2日以后，每次50mg，口服，每日1次。

上述抗凝剂在使用过程中，如发现有出血情况，或影像学上已出现脑梗死者，应立即停药，进行相应的处理并改换其他药物治疗。

2. 溶栓治疗

溶栓治疗脑梗死从理论上讲是有效的，因为脑血栓形成使缺血区的神经细胞在几分钟内发生不可逆性坏死，而梗死区周围的脑组织区域即半暗带，虽然细胞生物电活动已终止，但在一定时间内仍保持正常的细胞内外离子平衡和结构上的完整性，若及时恢复血供，这些组织细胞功能有可能完全恢复。因此，主张及时应用溶栓治疗以挽救半暗带区神经细胞。

1）溶栓原理：血栓溶解主要是指溶解血栓内的纤维蛋白，其通过纤溶酶降解纤维蛋白和纤维蛋白原，以溶解血栓；同时，还能降解多种血浆蛋白，如第Ⅴ、Ⅶ、Ⅷ因子等。血浆中存在一定量的纤溶酶抑制剂，如 $\alpha_2$-抗纤溶酶及 $\alpha_2$-巨球蛋白，其能在 1 秒钟内抑制血浆中的游离纤溶酶，但对附着于血栓的纤维蛋白表面上的纤溶酶作用缓慢。所以，在血栓形成后，血栓上的纤溶酶能有效地将血栓分解为可溶性纤维蛋白裂解产物。

纤溶酶由纤溶酶原激活而成，而促进这一过程的纤溶酶激活剂可作为溶栓药物，其包括链激酶（streptokinase，SK）、尿激酶（urokinase，UK）、组织型纤维蛋白溶酶原激活剂（tissue type plasminogen activator，t-PA）、单链尿激酶型纤维蛋白溶酶原激活剂（SW-PA）等。SK 和 UK 为第一代血栓溶解药，t-PA 和 SW-PA 为第二代血栓溶解药。

在血栓形成导致动脉闭塞后产生脑梗死的过程，机体内的纤溶系统自然发挥作用，有 44% ~ 75% 的闭塞动脉可自然再通。但再通的时间在发病后数小时至数天不等，一般在发病后 3 ~ 4 日。由于这种再通大多在发病后较长时间才出现，此时缺血区半暗带的神经细胞早已出现不可逆性坏死。因而，促进血栓的早期溶解，使动脉再通，挽救尚未形成永久性损害的脑组织成为治疗急性缺血性脑血管病的关键。

2）溶栓药药理学：SK 是在 C 组 B 溶血性链球菌培养过程中产生的，它不直接激活纤溶酶原，而是通过形成 1:1 的链激酶纤维蛋白溶酶原复合物，使纤溶酶原转化为活性纤溶酶。UK 是从人尿中提取或人工合成的活性蛋白酶。SK 和 UK 的共同特点是属于非选择性纤维蛋白溶解剂，能使血浆内的纤溶酶原被激活后，可引起以下结果：①短暂的高纤溶酶血症；②耗竭血液中的 $\alpha_2$ 抗纤溶酶；③降解血浆的第Ⅴ、Ⅶ、Ⅷ因子等。最终产生全身性溶栓作用及抗凝状态。

t-PA 是一种主要存在于血管内皮细胞和其他组织的丝氨酸蛋白酶，属天然的选择性纤溶酶原激活剂。其在 1981 年开始进行体外合成，至 1985 年通过 DNA 重组技术才大量在生产并应用于临床治疗血栓性疾病。t-PA 能选择性地与血栓表面的纤维蛋白结合。结合后的复合物对纤溶酶原有很高的亲和力，因此，其在局部有效地使纤溶酶原转化为纤溶酶。而在血浆中过多的纤溶酶则被血浆中的 $\alpha_2$-抗纤溶酶等抑制剂所抑制。t-PA 的这种专一性地对血凝块有特异性溶栓，而很少产生全身纤溶状态和抗凝状态，是其与 UK 和 SK 的根本区别所在。但其价格昂贵而限制了临床广泛应用。

SW-PA 可从尿、血液及细胞培养液中提取，亦可通过基因重组方法生产。血浆中的 SW-PA 与一种保护性抑制剂呈结合状态，而血栓中的纤维蛋白能中和这种抑制剂，从而使 SW－PA 活化，激活纤溶酶原。因而，它也具有血栓选择性溶栓的特性。目前 SW－PA 在治疗急性缺血性脑血管病尚处于动物实验阶段。

其他的溶栓药物还有：甲氧苯基化纤维蛋白溶酶原—链激酶激活复合物（SPSAC、Scu－Pa－59D8－Fab、rTcu－PA／MA－15c5）、抗血栓形成药 MD－805、去纤维蛋白酶阿克洛溶酶（Ancrld）、蛇毒、水蛭素等。

3）溶栓治疗的时机：由于缺血性半暗带区仅存在几个小时，因此开始溶栓治疗的时间越早越好。最佳时间为发病后 6 小时以内。但在 12 小时以内也可以进行。如果开始治疗的时间越久，效果越差，且易并发出血。一般在脑 CT 扫描未显示出低密度灶之前，进行溶栓治疗为最佳条件，否则不能进行溶栓治疗，因为出现梗死灶后的患者经溶栓治疗后，其脑出血发生率和死亡率高。另外，患者没有出血性疾病及出血倾向，年龄在 70 岁以下。

4）溶栓药给药方法：上述溶栓药的给药途径有以下几种：

（1）静脉滴注：在 1958 年 Sussman 首先应用溶栓药治疗脑梗死。在 1960～1970 年，应用第一代溶栓药即 UK 和 SK，大多数为静脉滴注。由于当时临床尚未有 CT 扫描，导致部分小量脑出血及已经形成的大面积脑梗死患者入选，所以，治疗后的脑出血发生率很高，因此，后来此种治疗被视为禁忌证。进入 1990 年以来，由于 CT 扫描的广泛应用，人们能很迅速和准确地排除脑出血，并能进行早期脑梗死的诊断，因而人们又重新应用静脉滴注 UK 和 SK 治疗早期或超早期的缺血性脑血管病，有一定的效果。静脉滴注 t－PA 治疗缺血性脑血管病具有较好的临床效果。

（2）选择性动脉注射：属介入性治疗。1960 年华盛顿特区乔治墩大学医学院的 Alfred Luesenbop 首先提出关于介入治疗的问题，直到 1970 年在瑞典哥德堡第 14 届神经放射学会才有报告这方面的研究。随着导管材料和技术的不断改进，在 20 世纪 70 年代末，逐渐开展选择性动脉注射溶栓药治疗缺血性脑血管病，有一定的疗效。选择性动脉注射有两种途径：①超选择性脑动脉注射法：经股动脉或肘动脉穿刺后，先进行脑血管造影，明确血栓所在的部位，后将导管插至颈动脉或椎－基底动脉的分支，直接将溶栓药注入血栓所在的动脉或直接注入血栓处，达到较准确的选择性溶栓作用。且在注入溶栓药后，还可立即再进行血管造影了解血栓是否已被溶解和再通。②颈动脉注射法：主要适用于颈动脉系统的血栓形成。即用常规注射器穿刺后，将溶栓药物注入血栓侧的颈动脉，达到溶栓作用。但是，动脉内溶栓有一定的出血并发症，因此，入选采用动脉内溶栓的条件是：①明显为较大的动脉堵塞；②脑 CT 扫描呈阴性，无出血的证据；允许有不定范围的轻度脑沟回改变，但无明显的低密度梗死灶；③血管造影证实有与症状和体征相一致的动脉堵塞改变；④收缩压在 24kPa（180mmHg）以下，舒张压在 15kPa（110mmHg）以下。值得注意的是，在进行动脉溶栓之前一定明确是椎－基底动脉系统还是颈动脉系统的血栓形成，以便准确地选择溶栓的动脉进行溶栓治疗；否则错判溶栓部位，延误治疗。

5）溶栓药剂量：不同的溶栓药物和不同的给药途径，用药的剂量不同。

（1）尿激酶：静脉注射的剂量分为两种：一是大剂量，100 万 U 溶于生理盐水 500～1 000mL 中，静脉滴注，仅用 1 次。二是小剂量，20 万～50 万 U 溶于生理盐水

500mL 液中，静脉滴注，每日 1 次，可连用 3 ~ 5 次。动脉内注射的剂量为 10 万 ~ 30 万 U。

（2）链激酶：静脉注射的剂量为 50 万 U，溶于 100mL 生理盐水或 5% 葡萄糖溶液中，静脉滴注，30min 内完毕。之后再用 50 万单位溶于 500mL 的 5% 葡萄糖溶液中，静脉滴注 6 小时，可连用 3 天。为防止过敏反应可加地塞米松 5mg，单独注入。动脉内注射的剂量为 10 万 ~ 20 万 U。目前认为链激酶弊大于利，很少应用，国内市场也难买到。

（3）t - PA：静脉注射为 50mg。动脉内注射为 25mg。由于价格昂贵，国内很少使用，这剂量是否对中国人合适，尚缺乏经验。

（4）巴曲酶（东菱迪芙，曾称东菱克栓酶）：巴曲酶同时具有三大药理作用：系统性调节凝血、纤溶两大系统的失衡，改善血液流变学诸因素及抑制缺血再灌注导致的系列性细胞损伤。曾作多中心、随机双盲、安慰剂平行对照试验，结果显示：试验组起效明显早于对照组，停药后十日疗效仍优于对照组。安全剂量：首次 10BU 加入生理盐水 100mL，静脉缓慢滴注，1 小时以上滴完，以后隔日 1 次，共 3 次。第 2、第 3 次的剂量为 5BU（中国与神经疾病杂志，2000 年，17；27 ~ 30）。

（5）降纤酶：静脉注射：首次为 10U，之后，隔天用 5 ~ 10U，共用 3 次。降纤酶可降解血浆纤维蛋白原（FIB）的药物。全国降纤酶临床评价研究协作组于 1998 ~ 1999 年组织了 41 家医院，对神经内科就诊的 2 244 例急性脑梗死患者，进行了大样本、多中心、前瞻性、随机双盲、安慰剂、对照研究，对国产降纤酶进行了客观的临床在评价。方法：将在 41 家医院神经内科就诊的 2244 例急性脑梗死患者随机分为 2 组，降纤酶组及安慰剂组，降纤酶组的首剂量为降纤酶 10U，第 2、3 次剂量为 5U，在发病 24 小时内开始治疗。对照组按同样方式给予安慰剂。评定的终点指标包括脑卒中的临床神经功能缺损程度评分、Barthel 指数、副作用、血浆纤维蛋白原（FIB）水平及发病 3 个月和 1 年时的病死率及脑卒中复发率。结果：与对照安慰剂组比较，降纤酶治疗后血浆 FIB 水平明显下降（P < 0.001），没有增加出血事件及其他副作用的发生。本研究结果还显示，尖吻蝮蛇（五步蛇）与白眉蝮蛇制剂在相同效价时降纤作用有差异；治疗后 14 日神经功能缺损程度评分、3 个月时 Barthel 指数评分及病死率、降纤酶组与对照组比较差异无显著性；随访 1 年时，两组病死率比较，差异无显著性，但卒中复发率对照组高于降纤酶组（P < 0.05）。结论：在本研究方案下，降纤酶与对照安慰剂组比较无显著差异。降纤酶未显示出优于目前治疗急性脑梗死常用药物的临床疗效。降纤酶的临床用量应根据不同蛇种制剂进行适当的调整。其他适应证、治疗剂量、给药方法及用药时限等方面与临床疗效的关系有待进一步研究（全国降纤酶临床评价研究协作组，中华神经内科杂志，2000，33:263 ~ 267）。

6）溶栓后的并发症：所有溶栓药在临床应用中均有可能产生出血性的并发症，包括脑内和脑外出血。影响溶栓药物疗效与安全性的主要并发症是脑内出血。脑内出血分单纯性脑出血及出血性梗死。前者指 CT 检查显示在非梗死区出现高密度的血肿，多数伴有相应的临床症状和体征，少数可以没有任何临床表现；后者指阻塞血管再通后坏死脑组织的渗血，在 CT 扫描上呈单独或融合的斑片状，一般不形成血肿，常见于梗死灶的周围，尤其是灰质，有的伴有严重的临床表现，但有的可能没有任何加重的表现。脑内出血在尸检的发现率达70%，但在临床上表现出恶化的情况要低得多。脑内出血的原因可能是：①缺血后血管壁受损，易破裂；②继发性纤溶及凝血障碍；③动脉再通后灌注压增高；④软化脑组织对血管的支持作用减弱。脑外出血主要见于胃肠道及泌尿系统。

至今为止，仍无大宗随机双盲对比性的临床应用研究，大多为个案病例或开放性临床应用研究。尤其是对选择病例方面，有较多的差别，因此，溶栓治疗的确切效果各家报道不一样，差别较大。但较为肯定的是溶栓后的出血并发症较高。因此，在溶栓治疗后严密观察病情变化，如出现病情加重应立即进行脑 CT 扫描，如发现有脑或其他部位的出血，应立即停药，并进行相应的处理。

3. 扩容治疗

主要是通过增加血容量，降低血液黏稠度，以改善脑微循环。

（1）低分子右旋糖酐：主要作用为阻止红细胞和血小板聚集，降低血液黏稠度，以改善循环。是脑梗死最常用、较安全和有一定效果的药物。用法为 10% 低分子右旋糖酐 500mL，静脉滴注，每日 1 次，10 日为 1 个疗程。可在间隔 10 ~ 20 日后，再重复使用一疗程。有过敏体质者，应做过敏皮试阴性后方可使用。心功能不全者应使用半量，并慢滴。有糖尿病者，慎用或在应使用相应胰岛素条件下应用本药。

（2）706 代血浆（6% 羟乙基淀粉）：作用和用法与低分子右旋糖酐相同。

4. 扩血管治疗

（1）罂粟碱：作用原理见短暂性脑缺血发作。用法：60mg 加入 5% 葡萄糖液 500mL 液中，静脉滴注，每日 1 次，可连用 3 ~ 5 日；或 20 ~ 30mg，肌内注射，每日 1 次，可连用 5 ~ 7 日；或每次 30 ~ 60mg，口服，每日 3 次，连用 7 ~ 10 日。注意本药每日用量不应超过 300mg，不宜长期使用，以免成瘾。在用药时可能因血管明显扩张导致头痛。目前市场较难以购到此药。

（2）己酮可可碱：直接抑制血管平滑肌的磷酸二酯酶，使 cAMP 含量增多，达到扩张血管的作用；还能抑制血小板和红细胞的聚集。用法：100 ~ 400mg 加入 5% 葡萄糖液 500mL，静脉缓慢滴注，每日 1 次，连用 7 ~ 10 日；或口服，每次 100 ~ 300mg，每日 3 次，连用 7 ~ 10 天。本药禁用于新患的心肌梗死，严重的冠状动脉硬化、高血压及孕妇。静脉输液过快有 20% 左右的患者出现明显的呕吐及腹泻。

（3）氢化麦角碱：又称喜得镇或海得琴。系麦角毒的衍生物。其直接激活多巴胺和 5 - 羟色胺受体，也阻断去甲肾上腺素对血管受体的作用，使脑血管扩张，改善脑微循环，增加脑血流量。用法：每次 1 ~ 2mg，口服，每日 3 次，13 个月为 1 个疗程，或长期使用。本药易引起体位性低血压，故低血压患者禁用。

5. 钙离子拮抗剂

这类药物是通过阻断钙离子的跨膜内流起作用，从而缓解平滑肌的收缩、保护脑细胞、抗动脉粥样硬化、维持红细胞变形能力及抑制血小板聚集。

（1）尼莫地平：又称硝苯甲氧乙基异丙啶。具溶脂溶性，能通过血脑屏障，为选择性地作用于脑血管平滑肌的钙离子的拮抗剂，对脑以外血管作用较小，因此，不起降血压作用。主要缓解缺血引起的血管痉挛，抑制肾上腺素能介导的血管收缩，增加脑组织葡萄糖利用率，重新分布缺血区血流量。用法：每次 20～40mg，口服，每日 3 次，可经常使用。此药宜早期使用，发病 12 小时内用药，通过 400 例病例证实有效，若 48 小时后用药，则无明显效果（1985，美国）。

（2）尼莫通：其实也系尼莫地平，只是由于制作的工艺不同，其水溶性较高，吸收完全。每次 30～60mg，口服，每日 3 次，可经常使用。

（3）尼卡地平：又称硝苯苄胺啶。系作用较强的钙离子通道拮抗剂。选择性作用脑动脉、冠状动脉及外周血管，增加心脑流量和改善循环，同时有明显的降血压作用。用法：每次 20～40mg，口服，每日 3 次，可经常使用。对伴有高血压者，更为合适。

（4）脑益嗪：又称桂利嗪、肉桂苯哌嗪、桂益嗪、minronal。为哌嗪类钙离子拮抗剂，扩张血管平滑肌，能改善心脑循环。用法：25～50mg/次，每日 3 次，可经常使用。

（5）盐酸氟桂利嗪：与桂利嗪为同一类药物。用法：每次 5～10mg，口服，1 日 1 次，连用 10～15 日。因本药可增加脑脊液，故颅内压增高者不用。

6. 抗血小板剂

主要通过失活脂肪酸环化酶，阻止血小板合成 $TXA_2$，并抑制血小板释放 ADP、5-HT、肾上腺素、组胺等活性物质，最后抑制血小板聚集，达到改善微循环及抗凝作用。

（1）潘生丁：又名双嘧达莫、双嘧派胺醇。通过抑制血小板中磷酸二酯酶的活性和增强内源性 $PGI_2$，从而抑制血小板的第一相和第二相聚集，高浓度时还可抑制血小板的释放反应。每次 50～100mg，口服，每日 3 次，可长期服用。其作用比阿司匹林弱，现临床已很少使用。

（2）阿司匹林：也称乙酰水杨酸：主要通过使血小板的环氧酶（即 PG 合成酶）乙酰化，从而抑制环内过氧化物的形成，$TXA_2$ 的生成也减少。它还使血小板膜蛋白乙酰化，并抑制血小板膜酶，以达到抑制血小板的释放反应和抑制内源性 ADP、5-HT 等的释放。它抑制血小板的第二相聚集而不抑制其第一相聚集。急性发病者可首次口服 300mg，而后每次 100mg，每日 1 次；一周后，改为每次 50mg，每晚 1 次，可以达到长期预防脑血栓的复发效果。至今认为本药是较好的预防性药物，因其较经济、安全、方便。但是有人认为对女性效果欠佳。本药对消化系统有刺激作用，严重者可引起胃出血，因此有消化性溃疡者慎用。

（3）噻氯匹定：也称抵克力得，力抗栓。本药对 ADP 诱导的血小板聚集有较强的抑制作用；对胶原、凝血酶、花生四烯酸、肾上腺素及血小板活化因子等诱导的血小板聚集亦有不同程度的抑制作用。与阿司匹林不同的是它对 ADP 诱导的第一和二相的聚集均有抑制作用；而且还有一定的解聚作用和抑制血小板的释放反应。所以，本药的作用较阿司匹林稍优，且对男女均有较好效果，可作为预防性用药。服药后 24～28 小时才开始起抗血小板作用；3～5 日后作用达高峰；停药后其作用仍可维持 3 日。每次 250mg，每日 2～3 次；一周后，125～250mg，每日 1～2 次，口服。可长期使用。但价格昂贵，且不良反应较阿司匹林稍多，故临床上阿司匹林仍为首选。

（4）氯砒格雷：系第三代抗血小板制剂。其作用比塞氯匹定，且副作用较少。用法：每次 75mg，口服，每日 2 ~ 3 次；一周后，每日 1 次，可长期服用，有较好的预防复发作用。

7. 中药治疗

有些中药主要通过活血化瘀作用，达到治疗缺血性脑血管病，有一定治疗和预防作用。

（1）丹参：主要成分为丹参酮，具有扩张脑血管，改善微循环，促进纤维蛋白原降解，降低血液黏稠度，提高脑组织抗缺氧能力并有保护神经细胞作用。用法：丹参注射液 10 ~ 20mL 加入 5% 葡萄糖液 500mL 或低分子右旋糖酐 500mL，静脉滴注，每日 1 次，10 ~ 15 天为 1 个疗程。2 ~ 4mL，肌内注射，每日 1 次，10 日为 1 个疗程。丹参片或复方丹参片，每次 3 片，口服，每日 3 次，可长期口服。

（2）维脑路通：又称曲克芦丁、羟乙基芦丁、维生素 $P_4$。其可抑制血小板凝集，对抗 5 - 羟色胺和缓激肽引起的血管损伤，增加毛细血管抵抗力，降低毛细血管通透性。用法：维脑路通注射液 10 ~ 20mL 加入 5% 葡萄糖液 500mL 或低分子右旋糖酐 500mL，静脉滴注，每日 1 次，10 ~ 15 日为 1 个疗程。维脑路通注射液 4mL，肌内注射，每日 1 次，10 日为 1 个疗程。维脑路通片，每次 0.2g，口服，每日 3 次，可长期使用。

（3）川芎嗪：主要成分为四甲基吡嗪。保护缺血脑组织细胞的 $Na^+ - K^+ - ATP$ 酶，解除白细胞的聚集，恢复正常血液状态，保护血管内皮细胞，减少纤维蛋白在血管内沉积以防止微血栓形成，保护神经细胞，改善脑血管的弹性。用法：川芎嗪注射液 80 ~ 160mg 加入 5% 葡萄糖液 500mL，静脉滴注，每日 1 次，10 ~ 15 日为 1 个疗程。川芎嗪片，每次 0.1 ~ 0.2g，口服，每日 3 次，可长期服用。

8. 防治脑水肿

一旦发生脑血栓形成，则很快出现缺血性脑水肿，进一步增大脑梗死的范围，还可引起颅内压增高，发生脑疝。因此，脑血栓形成后，应积极治疗脑水肿。防治脑水肿的方法包括使用高渗脱水剂、利尿剂、肾上腺皮质激素和白蛋白以及控制入水量等。

1）高渗性脱水治疗：通过提高血浆渗透压，造成血液与脑之间的渗透压梯度加大，脑组织水分向血液移动，达到脑组织脱水作用；高渗性血液通过反射机制抑制脉络丛分泌脑脊液，使脑脊液生成减少。通过脱水治疗，可清除梗死的代谢产物及自由基，达到减轻脑水肿和挽救神经细胞的作用，尤其防止脑疝。

（1）甘露醇：即己六醇，其是至今仍为最好最强的脱水剂。其主要有以下作用：①快速注入静脉后，因它不易从毛细血管外渗入组织，而迅速提高血浆渗透压，使组织间液水分向血管内转移，而产生脱水使用；②同时增加尿量及尿 $Na^+$、$K^+$ 的排出；③可以清除各种自由基的作用，减轻组织的损害。静脉应用后在 10min 开始发生作用，2 ~ 3 小时达高峰。用法：根据脑梗死的大小和心肾功能状态决定用量和次数。一般认为对于急性高颅压者，其最佳有效量是每次 0.5 ~ 2g/kg，大多数为每次 1g/kg，即每次 20% 甘露醇 250mL 静脉滴注，每日 2 ~ 4 次，直至脑水肿减轻。但是，小灶梗死者，可每日 1 次；或心功能不全者，每次 125mL，每日 2 ~ 3 次。肾功能不好者尽量减少用量，并配合其他利尿剂治疗。

（2）甘油盐水：为三价醇。主要通过提高血浆渗透压，使组织间液转移至血液中，且由于甘油与水有高度的亲和力，因此，当甘油排出体外时，同时将水分带出，达到脱水效果。口服后半小时起作用，并维持3～4小时。用法：每次口服50%甘油盐水25～50mL，每日3～4次。本药优点在于可以通过口服达到脱水效果，不存在影响心肾功能。

2）利尿剂：主要通过增加肾小球滤过，减少肾小管再吸收和抑制肾小管的分泌，达到增加尿量，造成机体脱水，最后使脑组织脱水。同时还可控制钠离子进入脑组织减轻脑水肿，和控制钠离子进入脑脊液，以降低脑脊液生成率的50%左右。但是，上述作用必须以肾功能正常为前提。

（1）速尿：又称呋塞米、利尿磺酸、速尿灵、利尿灵、腹氨酸等。是作用快、时间短和最强的利尿药，主要通过抑制髓袢升支 $Cl^-$ 的主动再吸收而作用。注射后5分钟起效，1小时达高峰，并维持达3小时。对合并有高血压、心功能不全者更佳。如患者有肾功能障碍或用较大剂量甘露醇后效果仍不佳时，可单独或与甘露醇交替应用本药。用法：每次20～80mg，肌内注射或静脉滴注，每日2～4次。每次20～80mg，口服，每日2～3次。其副作用为电解质紊乱、过度脱水、血压下降、血小板减少、粒细胞减少、贫血、皮疹等。

（2）利尿酸：又称依他尼酸。作用类似于速尿。应用指征同速尿。用法：每次25～50mg加入5%葡萄糖或生理盐水50mL，缓慢静脉滴注。3～5日为1个疗程。所配溶液在24小时内用完。可出现血栓性静脉炎、电解质紊乱、过度脱水、神经性耳聋、高尿酸血症、高血糖、出血倾向、肝肾功能损害等。

3）肾上腺糖皮质激素：主要通过以下作用防治脑水肿：①稳定细胞膜，达到保护血脑屏障的内皮细胞，防止毛细血管通透性增高；稳定细胞的内器官如溶酶体，达到防止神经细胞和胶质细胞受破坏和水肿发生；②调节细胞内、外水电解质平衡；③可减少脑脊液的生成；④具有非特异性抗氧化作用，防止细胞膜磷脂被自由基损害，而避免细胞因受损发生水肿；⑤可主动调节和恢复受损脑组织血液循环，以减轻脑水肿。应用本药后增加体内激素，以加强机体对突发事件的应激能力。用法：地塞米松10～20mg加入5%葡萄糖液500mL，静脉滴注，每日1次，连用3～5日。由于激素降低机体的防疫功能，可能诱发或加重感染，因此，在易发生感染者，应加用抗生素。有糖尿病者慎用。

4）白蛋白：对于严重的大面积脑梗死引起的脑水肿，加用白蛋白，可有明显的脱水效果。用法：每次10g，静脉滴注，每日1次或隔日1次，连用5～7日。本药价格较贵，个别患者有过敏反应，或造成医源性乙肝。

9. 神经细胞营养剂

至今有不少这类药物在临床上或实验上报告均有一定的营养神经细胞和促进神经细胞活化的作用，主要对于不完全受损的细胞起作用，个别报道甚至认为有极佳效果。但是，实际在临床上，并非如此，而且价格较贵。患者有条件者可以应用，但不能作为必用药。

（1）脑活素：主要成分为精制的必需和非必需氨基酸、单胺类神经介质、肽类激素和酶前体。据认为该药能通过血脑屏障，直接进入神经细胞，影响细胞呼吸链，调节细胞神经递质，激活腺苷酸环化酶，参与细胞内蛋白质合成，20～50mL加入生理盐水500mL，静脉滴注，每日1次，10～15日为1个疗程。本药价格较昂贵。

（2）胞二磷胆碱：在生物学上，胞二磷胆碱是合成磷脂胆碱的前体，胆碱在卵磷脂生物合成中具有重要作用，而卵磷脂是神经细胞膜的重要组成部分。胞二磷胆碱还参与细胞核酸、蛋白质和糖的代谢，促使葡萄糖合成乙酰胆碱，防止脑水肿。用法：400～800mg加入5%葡萄糖液500mL，静脉滴注，每日1次，10～15日为1个疗程。200～400mg，肌内注射，每日1次，每个疗程为24周。少数患者用后出现兴奋症状，诱发癫痫或精神症状。

（3）活脑灵：主要成分为buflomedil hybrochloride，主要作用：①阻断α肾上腺素受体，抑制血小板聚集；②提高及改善红细胞变形能力；③有较弱的非特异性钙拮抗作用。用法：10～40mL加入生理盐水或5%葡萄糖液500mL，静脉缓慢滴注，每日1次，10天为1个疗程。也可肌内注射，每次5mL，每日2次，10天为1个疗程。但是，产妇和正在发生的出血性疾病禁用。少数患者可有肠胃不适、头痛、眩晕及肢体烧灼痛感。

10. 内科治疗

由于脑血栓形成的主要原因系高血压、高血脂、糖尿病、心脏病等内科疾病，在脑血栓形成时，这些内科疾病有可能加重。或在脑血栓形成之后，常并发严重的内科合并症如心肌梗死、心力衰竭、肺水肿及感染、肾衰竭。在脑血栓形成致死者中，有25%因内科合并症所致。因此，应积极治疗内科疾病。

（1）稳定血压：个别患者发病时血压升高，尤其是脑干梗死和大块脑梗死者。应适当地降血压治疗。但注意防止血压降得过低，尤其发病后第1日，除非血压过高，降压治疗应慎重考虑，因为降血压可使脑血流灌注进一步下降，加重病情。

（2）心脏疾病防治：如并发心肌缺血或心律失常者应积极治疗。出现心力衰竭者，除了针对性治疗外，应限制补液量和速度，尤其应用甘露醇脱水时，按半量使用，并加利尿剂。

（3）保证营养：如果病情较重尤其伴有延髓性麻痹或意识障碍者，由于进食困难，应在发病48小时后，留置胃管，以便鼻饲保证补充足够的营养，同时也能了解胃出血情况。

（4）防治水电解质及酸碱平衡紊乱：由于每日大量脱水和利尿，易出现水电解质及酸碱平衡紊乱，应保证每日需要量，并定时检测血液生化，及时调整水电解质及酸碱的平衡。如果血糖升高，则在用葡萄糖时，加相应的胰岛素。

（5）防治感染：对于严重瘫痪、延髓性麻痹、意识障碍者，容易合并肺部感染，可常规使用青霉素320万U加入生理盐水100mL，静脉滴注，每日2次。如果效果不理想者，应及时改换更好的抗菌药物，必要时进行痰细菌培养和药敏试验。对于严重的延髓性麻痹和意识障碍者，由于自己不能咳嗽排氮，应尽早做气管切开，以利于吸痰，这是防治肺部感染加重的最好办法。

### 11. 外科治疗

外科对脑血栓形成者的治疗有两种，一是急诊手术：主要是因较大的脑动脉如颈总动脉、颈内动脉、大脑中动脉主干发生血栓形成导致大片脑梗死，引起大面积的水肿，有可能发生或已经发生脑疝者，则应进行颞下减压和清除梗死组织，以挽救生命。二是择期手术：部分脑血栓形成患者康复后，可进行颅内外动脉搭桥术、动脉内膜剥离术、颈动脉内膜旋磨术、颈动脉扩张术等以达到改善梗死区脑组织血液循环的作用和防止再次复发。

### 12. 康复治疗

主张早期进行康复治疗。发病后 1～2 周，如无严重的并发症，病情比较稳定者，应开始早期康复治疗如肢体功能锻炼和语言训练。可明显地降低脑血栓形成患者的致残率，也可减少并发症和后遗症，如肩周炎、肢体挛缩、废用性肌肉萎缩、痴呆等。

### 四、健康教育

1. 严密观察神志及生命体征的变化。发现意识障碍，肢体瘫痪加重，呼吸循环障碍等体征应立即通知医生进行处理。

2. 急性期卧床休息，去枕平卧。

3. 保证营养及水分供给，维持水、电解质平衡。给予低盐、低脂、高蛋白、清淡饮食，昏迷者暂禁食，48 小时后给予鼻饲流质。

4. 脑梗死的患者常联合应用溶栓、抗凝血、血管扩张药及脑代谢活化药等治疗，使用血管扩张药应注意血压的变化，血压偏低时应及时告知医生。用溶栓药及抗凝血药时应注意观察有无出血征象；使用右旋糖酐－40（低分子右旋糖酐）治疗时，应注意有无过敏反应。

5. 预防护理

（1）保持床单元整洁、干燥，定时翻身、叩背，预防压疮及坠积性肺炎；保持口腔清洁，预防感染发生。

（2）早期进行瘫痪肢体的功能锻炼，与患者及家属共同制订康复训练计划。可进行按摩及被动运动，逐渐增加活动量，鼓励患者主动运动，保持肢体处于功能位置，以防肢体挛缩畸形。失语症患者应加强语言训练。

6. 健康指导

（1）向患者及家属讲解疾病的康复治疗知识及自我护理方法，增强患者生活自理的信心。

（2）生活起居有规律，避免精神刺激及过度劳累，保持情绪稳定。

（3）合理饮食，克服不良嗜好，保持排便通畅。

（4）继续坚持语言训练和瘫痪肢体的功能锻炼，促进早日康复。

（5）积极防治高血压病、糖尿病、高脂血症、冠心病、肥胖病。

（李重方）

# 第三节　脑栓塞

脑栓塞是指脑动脉被进入血流的异常栓子堵塞，使其远端发生缺血、坏死，出现相应的神经功能障碍而言。栓子以血栓栓子为主，约占所有栓子的90%，其中又以心源性栓子为最多。其次还有脂肪、空气、癌栓、医源性物体等。脑栓塞占脑卒中的15%～20%，占全身动脉栓塞的50%。

## 一、病因

脑栓塞的栓子来源可分心源性、非心源性和来源不明性3种。心源性主要见于风湿性心脏病二尖瓣狭窄合并心房颤动、亚急性细菌性心内膜炎瓣膜上的质脆易脱落炎性赘生物、心肌梗死或心肌病时心内膜病变形成的附壁血栓脱落形成的栓子。非心源性主要是主动脉弓及由其发出的大血管动脉粥样硬化斑块和附着物脱落。少见的原因有心脏黏液瘤、二尖瓣脱垂、败血症、长骨骨折的脂肪栓塞、癌栓栓塞等。

脑栓塞多见于颈内动脉系统，特别是大脑中动脉。椎－基底动脉栓塞少见，约占脑栓塞的10%左右。当栓子突然堵塞动脉时，不但引起供血区的急性缺血，而且常引起血管痉挛使缺血范围更大。脑栓塞引起的病理改变与脑血栓基本相同，但可多发，出血性梗死更为常见，占30%～50%。这是由于栓子阻塞较大血管引起血管壁坏变，当血管痉挛减轻和栓子分解破裂，栓子移向动脉远端，原栓塞处因血管壁已受损，血流恢复后易发生渗漏性出血。此外，某些固体栓子常为不规则形凝块，不易将血管完全堵塞，血液可通过缺血损伤的血管漏出。

## 二、诊断

### （一）病史

询问患者起病情况，如起病的时间、方式，有无明显的前驱症状和伴发症状，如小脑后下动脉梗死的患者可能出现眩晕、恶心、呕吐。了解患者有无脑动脉硬化、高血压、高脂血症及短暂性脑缺血发作病史；是否有过复视、步态不稳、记忆障碍、失语或一侧肢体麻木、无力、突然跌倒病史；是否进行过治疗及目前用药情况，是否按医嘱服用降压、降糖、降脂及抗凝药物。了解患者的生活方式、饮食习惯，注意是否长期摄入高盐、高动物脂肪，有无烟酒嗜好，有无家族史。

### （二）症状和体征

脑栓塞的发病年龄不一，风湿性心脏病引起者以中青年为多。冠心病及大动脉病变引起者以中老年居多。通常发病无明显诱因，安静与活动时均可发病。起病急骤是本病的主要特征，在数秒钟或很短的时间内症状发展至高峰，多属完全性卒中。个别患者可在数天内呈阶梯式进行性恶化，为反复栓塞所致。常见的临床症状为局限性抽搐、偏盲、偏瘫、偏身感觉障碍、失语等，意识障碍常较轻且很快恢复。严重者可突起昏迷、全身抽搐，可因脑水肿或颅内出血，发生脑疝而死亡。

（三）实验室及其他检查

1. 脑脊液检查

压力不高，多无红细胞，常规化验正常。

2. CT

发病 24～48 小时后 CT 可发现阻塞动脉供血区低密度影。

3. 磁共振检查

起病后数小时可见病灶区异常信号影，$T_1W$ 呈低信号，$T_2W$ 呈高信号。

4. 单光子发射型计算机断层摄影（SPECT）检查

发病后即可见病灶部位出现灌注减退区或缺损区。

5. 经颅多普勒超声 TCD 检查

梗死区出现相应血管多普勒信号的减弱或者消失。

6. 颈动脉超声检查

可显示颈动脉及颈内、外动脉分叉处的血管情况及有无管壁粥样硬化斑及管腔狭窄等。

7. 心脏超声

能证实心源性栓子，但阴性者不能排除心源性栓塞。二维超声对左心室大型血栓比较敏感，对诊断心房血栓不可靠。

8. 动态心电图

可查出间歇性房颤，而房颤是诱发心源性脑栓塞的最常见原因。

（四）诊断和鉴别诊断

诊断脑栓塞时应注意：①与其他类型卒中鉴别；②查明栓子来源和病因；③因心源性栓子多见，应首先详查心脏有无病损。

1. 诊断

（1）为急骤发作的完全性卒中。

（2）有颈动脉系统或（和）椎－基底动脉系统缺血症状。

（3）脑脊液常规阴性，或有少量红细胞，脑压不高。

（4）可见其他器官的栓塞。

（5）有明确的病因，如风心病、冠心病、亚急性细菌性心内膜炎、癌肿、胶原病、心脏手术、骨折、气胸等。

（6）CT 可证实。

2. 鉴别诊断

（1）脑出血：动态下急性起病。多见于中老年，既往有高血压史，有头痛、呕吐及不同程度的意识障碍及定位体征。头颅 CT 发现高密度影等以相鉴别。

（2）脑血栓形成：多在静态下急性起病。发病年龄较大，多有动脉硬化及高血压，发病前有 TIA 史，症状多在几小时或更长时间内逐渐加重，多数意识清楚，而定位体征明显。CT 扫描 24～48 小时后出现低密度灶等可相鉴别。

### 三、治疗

治疗目的有两方面：①治疗脑栓塞；②治疗引起栓塞的原发病，预防复发。

**（一）脑栓塞的治疗**

与脑血栓形成的治疗相同，但在急性期使用脱水剂治疗脑水肿时，要特别注意心脏功能。

**（二）治疗原发病**

根除栓子来源，防止栓塞复发非常重要，如彻底治疗亚急性感染性心内膜炎及心房颤动等，根除栓子的来源。对感染的栓子应给予抗生素治疗，控制炎症扩散；若为有手术治疗指征的心血管病，应积极进行手术治疗等。

### 四、健康教育

**1. 休息**

急性期应绝对卧床休息，气体栓塞的患者取头低位，并向左侧卧位，预防更多的空气栓子到脑部与左心室。恢复期视病情逐渐适当活动。

**2. 饮食**

给予富有营养，易于消化的食物，若合并心脏疾患应给予低盐饮食，如有吞咽障碍可给予鼻饲。

**3. 病情观察与护理**

1）严密观察有无新的栓塞，如突然失语、瘫痪肢体加重、意识逐渐不清、肢体皮肤变色、疼痛及所属动脉是否搏动等，如有异常及时报告医师。

2）注意心率、心律、血压变化，对合并心力衰竭的患者，按医嘱给予强心剂和利尿剂。

3）药物反应观察

（1）抗凝治疗时应准确给药，注意药物剂量，根据各种不同药物的作用，观察其不良反应。注意观察出血先兆，如皮肤、黏膜下有无出血点，定期检查凝血酶原时间及小便常规，如有异常及时通知医师。

（2）使用血管扩张剂及改善微循环药物时，因此类药物有扩张血管的作用，常见的不良反应有皮肤潮红、发痒、恶心，一般短时即过，可减量用之。盐酸罂粟碱直接作用于血管平滑肌，可使脑血管扩张，脑血管阻力减低，脑血流增加从而改善氧供量，注射前应先稀释，静脉滴注需缓慢，过速可致心室纤颤，甚至心搏停止。

**4. 症状护理**

（1）头痛：头痛，烦躁不安者应注意安全，床边加床挡防止坠床，按医嘱给予止痛剂。

（2）抽搐：脑栓塞伴有抽搐的患者，大多意识不清，不能自主，需加床挡，备缠有纱布的压舌板，插入上下臼齿之间，防止舌咬伤。一切治疗操作应集中，避免光刺激及触动诱发抽搐，应由专人护理，严密观察抽搐的部位，持续的时间和次数，并立即采取有效的措施终止抽搐。

（李重方）

# 第四节 脑出血

脑出血是指脑动脉、静脉或毛细血管破裂导致脑实质内的出血。脑出血分为外伤性和非外伤性。非外伤性脑出血又分为继发性和原发性脑出血。继发性脑出血系某种原发性血管病变所致的脑出血，如血液病、结缔组织病、脑肿瘤、脑血管畸形、脑血管淀粉样变性等。原发性脑出血系指在动脉硬化的基础上，脑动脉的破裂导致脑实质内的出血。高血压病导致的脑动脉硬化引起的脑出血又称为高血压动脉硬化性脑出血或高血压性脑出血，其占原发性脑出血的80%以上。脑出血的发病率为每年50/10万～80/10万人口。脑出血占急性脑血管病的20%～30%，占出血性脑血管病的40%。脑出血的死亡率为40%，是急性脑血管病中最高的。在脑出血中，大脑半球出血占80%，脑干和小脑出血为20%，但后者的死亡率占脑出血的2/3。

## 一、病因与发病机制

在脑出血患者中，90%有高血压，或1/3～2/3的高血压患者最终均要发生脑出血。一般来讲，高血压病患者如果长期不进行正规性的降压治疗，10年以后，有半数以上发生脑出血。脑出血发生机制有如下学说。

1. 微动脉瘤学说

最早由Charcot提出，而后经Russell、Cole和Yates在研究微血管造影及动脉瘤与发病年龄和血压关系时证实。多数50岁以上的高血压患者和少数正常血压患者脑小动脉发生囊性或不规则扩张的粟粒状动脉瘤。在高血压性脑出血患者的脑内，约86%有粟粒状动脉瘤。粟粒状动脉瘤多发生在壳核、苍白球、丘脑、脑桥和小脑齿状核，少数发生在尾状核、内囊、皮质下白质等，这种分布与高血压性脑出血的部位相仿。粟粒状动脉瘤大多数发生在250μm以下的小动脉，动脉瘤的直径在200～900μm。长期高血压使小动脉张力增大，动脉平滑肌纤维变性，导致动脉壁强度和弹性降低，局部管壁变薄弱并向外隆起，而形成微动脉瘤。

2. 梗死后出血学说

高血压引起动脉痉挛或闭塞，导致该动脉远端的脑组织缺血性梗死，以至减轻了该动脉周围组织的支持力，当血压突然升高时，易发生该动脉破裂出血。

3. 动脉壁病损学说

能使动脉壁发生病变而破裂出血的原因有：①长期高血压命名小动脉壁上的滋养小血管发生病变而破裂，使该动脉壁内形成夹层动脉瘤，如果在某个时间血压突然升高，使血液穿破管壁外层进入脑实质，成为脑出血；②小动脉经常发生痉挛，造成小动脉本身缺氧和坏死，以致该动脉破裂出血；③长期高血压可使小动脉内膜损害，血液脂质通过受损的内膜进入内膜下，导致小动脉发生玻璃样变性或纤维样坏死，在急剧坏死的血压或血流作用下，小动脉容易破裂出血；④由于脑动脉外膜和中层较薄弱，血压过高导致管壁受损，以致动脉破裂出血。

### 4. 小静脉出血学说

小静脉的管壁薄，结构脆弱，没有发达的内弹力层及肌层，因而不能代偿和控制增高的压力，以至高血压过高时，小静脉破裂。

## 二、病理

高血压性脑出血好发的动脉为豆纹动脉，其次为丘脑穿通动脉、基底动脉旁中央支等。高血压性脑出血好发于基底核区，占70%，脑干为10%，小脑为10%，脑叶为10%。在基底核区出血，壳核占44%，丘脑为13%。脑出血产生的症状是由于血肿导致脑组织受压、水肿、移位、软化及坏死等而引起。底核区内侧出血常累及内囊和丘脑，也可破入侧脑室使血液充满脑室系统和蛛网膜下隙；外侧出血直接破入外侧裂和脑表面，致蛛网膜下隙出血。脑干或小脑出血可直接破入蛛网膜下隙或第四腔室。脑出血后形成的血肿使脑组织呈现不规则的腔，内充满紫褐色的胶冻液，腔的周围为坏死水肿的软化带，病灶周围组织因静脉回流受阻而致软化带发生点状出血。血肿及水肿造成该侧大脑脑回变薄、脑沟变浅、脑室受压变形，严重者出现同侧脑组织向对侧或向下移位形成脑疝。之后，血肿块收缩和破碎，周围组织水肿逐渐消失，血肿液化并被吸化，囊腔缩小，囊腔内变成含微黄色的含铁血黄素的水样液体，囊腔壁沉积一层含有铁黄素的黄橙色物质。出血量小者，被增生的胶质细胞所填充。

脑出血发生后，将出现一系列的病理过程。脑出血形成的血肿，其大小决定于出血的动脉和周围脑组织的情况。个别在短期内还可再继续出血，使血肿增大；大多数因破裂的动脉迅速被阻塞，而停止出血。小量出血者，血液渗透在神经纤维之间，不破坏脑组织，可不产生任何症状和体征；出血量多者形成较大血肿时，可在数小时内导致脑水肿，加上大块血肿，而产生急性高颅压，使脑组织受压、移位或脑疝。同时因局部脑循环障碍，引起脑组织缺氧。向下压迫丘脑、下丘脑，引起严重的自主神经功能失调。脑出血破入脑室或蛛网膜下隙，形成继发性脑室出血或蛛网膜下隙出血。脑出血破入腔室，尤其进入四脑室时产生急性阻塞性脑积水，颅内压急剧升高，甚至出现脑疝。

脑出血发生后，除了脑部本身受损的病理改变外，还可以伴随出现脑以外的脏器功能的病理改变，如多脏器功能障碍或衰竭、感染、发热等。

## 三、诊断

### （一）临床表现

好发于中老年，也可发生在长期高血压的青年人，多为动态下发病，少数静态下发病。一般无先兆，但极少数患者在出血前数小时的或数天前有短暂的症状，如头晕、头痛、肢体活动障碍或感觉障碍等。

高血压性脑出血发生后，病情在数分内达到高峰，部分在数小时或者1~3日内达高峰。临床表现取决于出血的量和部位。中等量以上出血患者的典型表现为突然出现头晕、头痛，随即出现呕吐咖啡样物质，继而出现意识障碍至浅昏迷，伴面色潮红或苍白、大汗淋漓、血压升高、脉搏缓慢有力、大小便失禁、瞳孔缩小、光反应迟缓、去脑强直、呼吸不规则等。刺激时健肢出现无意识的反应性动作，而患肢无动作，少数患者出现全身性抽搐。最后进入深昏迷状态，伴体温升高、脉搏快而弱、血压下降、瞳孔散大、光反应消失、四肢呈弛缓状态等。双侧肢体疼痛刺激时，没有反应性动作，此时可能危及生命。少量出血者，可表现为单纯性某一症状或体征，甚至无症状及体征。

1. 基底核区出血

是本病的好发部位，尤其又以壳核出血最常见：由于出血经常波及内囊，因此，以前常称之为内囊出血。受损的主要表现为：

（1）对侧肢体偏瘫：该侧肢体肌力减退或消失，肌张力低下，腱反射减退或消失。数天或数周后，瘫痪肢体转为张力增高或痉挛，上肢屈曲内收，下肢伸直，腱反射亢进，可引出病理反射。

（2）对侧肢体感觉障碍：主要为痛、温觉减退。

（3）对侧偏盲：在意识清醒者，可查到对侧视野缺损。

（4）凝视麻痹：多数患者出现双眼持续性向出血侧注视。这是由于大脑半球的侧视中枢受损之故。发病 3~4 周后此种现象消失。

此外，患者还可出现失语、失用、体象障碍、记忆力障碍、计算力障碍等。症状的轻重取决于出血量的大小及是否损害下丘脑和脑干。出血量大时，迅速进入昏迷，甚至死亡，而检查不出肢体瘫痪和感觉障碍。基底核区出血可分为内侧型和外侧型出血。内侧型出血的特点是意识障碍出现早而重，往往患者在发病初期就存在意识障碍，而偏瘫显示不重。当病灶向下发展累及下丘脑时，体温调节中枢障碍而出现高热；糖代谢中枢紊乱而使血糖升高及出现尿糖；自主中枢受累而出现胃出血、心律失常、大汗；累及中脑出现眼球位置不对称等。外侧型出血的特点为意识障碍不重，但症状明显，除非出血量大或继续出血。

2. 丘脑出血

主要为丘脑膝状体动脉或丘脑穿通动脉破裂出血，前者出血位于丘脑外侧核，后者位于丘脑内侧核。该部位出血的表现为：

（1）丘脑性感觉障碍：对侧半身深浅感觉减退、感觉过敏或自发性疼痛。

（2）丘脑性失语：言语缓慢而不清、重复言语、发音困难、复述差，但朗读和认读正常。此种失语也为皮质下失语的特征。

（3）丘脑性痴呆：一侧或两侧丘脑出血可出现记忆力下降、计算力下降、情感障碍、人格障碍等。

（4）体象障碍：右侧丘脑出血可出现偏瘫无知症、偏身失认症和偏侧忽视症等。

（5）眼球活动障碍：出血发生在丘脑内侧部、后连合和下丘脑时，可出现双眼垂直性活动不能，或凝视麻痹等。

若出血量大时，除上述症状外，还因血肿压迫周围脑组织，出现类似于壳核出血的临床表现。丘脑出血量少者，除了感觉障碍外，无其他表现，有的可无任何症状与体征。出血量大者为内侧型脑出血，病情重，预后不佳。

3. 脑叶出血

大脑皮质动脉破裂而导致脑叶出血，也称皮质下出血。发生率占脑出血的 15% ~ 20%。脑叶出血仍以高血压性为主，其他病因还有脑血管淀粉样变性、脑血管畸形、血液病、抗凝治疗后、颅底血管网症等。脑叶出血的表现除了一般常见的表现外，其易发生局灶或全身性癫痫，经常表现为某个单纯的症状或体征。脑叶出现的症状和体征取决于出血的部位。额叶出血可出现对侧偏瘫、运动性失语或及精神障碍。顶叶出血者的偏瘫较轻，而偏身感觉障碍显著，可伴对侧下象限盲，优势半球者可出现感觉性失语或混合性失语。颞叶出血者表现为对侧面舌及上肢为主的瘫痪和对侧上象限盲，优势半球可出现混合性失语。枕叶出血只表现为对侧偏盲并有黄斑回避现象。

4. 脑干出血

系由于旁正中动脉和短旋动脉破裂所致，占脑出血的 10% 左右。绝大多数为脑桥出血，少部分为中脑出血，延髓出血极为少见。其临床表现及严重程度取决于出血量与部位。

（1）中脑出血：突然出现复视、眼睑下垂、一或两侧瞳孔扩大、眼球不同轴、水平或垂直性眼震、同侧肢体共济失调、意识障碍等。也可表现为 Weber 或 Benedikt 综合征，严重者可出现去大脑强直状态。

（2）脑桥出血：临床表现为突然头痛、呕吐、眩晕、复视、眼震、眼球不同轴、交叉性感觉障碍、交叉性瘫痪、偏瘫或四肢瘫等，继而很快进入意识障碍、针尖样瞳孔、高热、大汗、去脑强直、呼吸困难等，可伴有胃出血、急性肺水肿、急性心肌缺血甚至心肌梗死。严重者在发病时直接进入昏迷状态，针尖样瞳孔、去脑强直、呼吸困难，及伴有多脏器急性损害。部分脑桥出血可表现为一些典型的综合征，如 Foville、Millard Gubler 和闭锁综合征等。本病的病死率达 90%，但有时表现为单个的症状如眩晕、复视、一个半综合征、面或肢体麻木、一侧或两侧肢体轻瘫等。其预后良好，有的仅遗留较轻的偏瘫或共济失调，有的甚至完全恢复正常状态。

（3）延髓出血：表现为突然猝倒及昏迷，并很快死亡。部分轻者可出现双下肢瘫痪、呃逆、面部感觉障碍或 Wallenberg 综合征。

5. 小脑出血

占脑出血的 10%。主要系小脑上动脉、小脑下动脉或小脑后小动脉破裂所致。由于出血量及部位不同，小脑出血分为 3 种类型。

（1）暴发型：约占小脑出血的 20%。为一侧小脑半球或蚓部较大量出血，血肿迅速地压向脑干的腹侧及引起高颅压，最后导致枕骨大孔疝。患者表现为突然出现头痛、呕吐，迅速出现昏迷，常在发病后 1~2 日内死于脑疝。由于发病后很快进入昏迷，小脑及脑干受损的症状和体征无法发现，故在急诊时很难诊断。

（2）普通型：约占小脑出血的 70%。小脑出血量中等以下，病情发展缓慢，不少患者可存活。小脑及脑干受损的表现可以查出。患者突然发病，表现为头痛、呕吐、眩晕、眼震、呐吃及患侧肢体共济失调，意识仍清楚。如病情加重者，出现患侧周围性面瘫、外展神经麻痹、眼球向对侧同向偏斜、角膜反射消失等，之后，部分患者逐渐出现意识障碍、瞳孔缩小及生命体征变化。

（3）良性型：占小脑出血的 10%。为少量小脑出血或老年人中等量出血，但因老年脑有不同程度的萎缩，因此，血肿占位性损害不严重，症状不明显，预后良好。患者大多数表现为突然眩晕、恶心及呕吐，有或没有眼震，不伴有其他体征。主要靠脑 CT

检查确诊。

（二）实验室及其他检查

脑 CT 扫描是脑出血最有效最迅速的确诊方法，其他检查有助于了解病因和病情及鉴别诊断。

1. CT

可准确、清楚地显示脑出血的部位、出血量、占位效应情况、是否破入脑室和周围脑组织受损情况。脑出血在 CT 上显示血肿灶为高密度影，边界清楚，在血肿被吸收后显示为低密度影。

2. MRI

可以发现脑 CT 不能发现的病灶及协助鉴别诊断，如脑干和小脑的少量出血，或亚急性期的脑出血。因此，MRI 对脑出血的诊断可达 100% 的阳性率，优于脑 CT 扫描。脑出血在 MRI 上的表现为混合信号，即出血灶为短 $T_1$、$T_2$ 信号，周围水肿区和被损害的脑组织为长 $T_1$、$T_2$ 信号，这些异常的信号随着时间的推移而发生变化。脑 MRI 还可以更清楚地观察到血肿及其周围脑组织的比邻关系，可以发现非高血压性脑出血的原因如血管畸形、肿瘤等。

3. 脑血管造影

中青年非高血压性脑出血，或 CT 和 MRI 检查怀疑有血管异常时，应进行脑血管造影检查。脑血管造影可以清楚地显示异常血管和显示出造影剂外漏的破裂血管及部位。如发现血管畸形者，当时还可进行栓塞治疗。

4. 腰穿检查

没有条件或不能进行脑 CT 扫描者，应进行腰穿检查协助诊断脑出血，但是，阳性率为 60% 左右，且有一定的假阳性率，即腰穿刺损伤所致。脑出血破入脑室或蛛网膜下隙时，腰穿检查有血性脑脊液。同时，还可以检测颅内压情况，利于指导降颅压治疗。但是，对于大量的出血或脑疝早期，应慎做腰穿检查，以免促使脑疝的发生致死。

5. 脑电图

可以提示脑出血部位有慢波，但无特异性。

6. 心电图

可及时发现脑出血合并心律不齐或心肌缺血，甚至心肌梗死。

7. 血液

可有血白细胞增高，血糖升高，血尿素氮和非蛋白氮升高，血清肌酶升高等。

8. 尿

可出现尿糖和蛋白尿。

（三）诊断与鉴别诊断

中老年人在动态下突然出现头痛、呕吐、局限性神经功能障碍及血压升高，结合既往有高血压病史，应考虑脑出血可能。脑 CT 可以确诊，并很容易地做出鉴别诊断及发现非高血压性脑出血的原因。如果患者在 45 岁以下，又无高血压病史者，应进行脑血管造影或脑 MRI 检查，以了解有否导致脑出血的其他原因，如脑血管畸形、颅底异常血管网症、动脉瘤、血管性肿瘤等。脑出血应注意与脑梗死、脑室出血、蛛网膜下隙出血、瘤卒中、高血压危象和高血压性脑病鉴别。

### 四、治疗

脑出血的治疗主要是积极降低颅内压，以降低死亡率和致残率。早期功能锻炼以利于康复。

**（一）降低颅内压**

由于脑出血产生的血肿增加颅内容量，血肿液化及周围水肿以新增加颅内液体，以及血肿压迫或直接阻塞脑脊液回流系统而造成阻塞性脑积水，最后导致颅内压增加，引起脑疝而致死。因此，积极脱水降低颅内压，是挽救患者生命的关键。可通过应用脱水剂、细胞膜稳定剂或手术去除血肿达到降低颅内压。

**1. 甘露醇**

是至今仍为降低颅内压最有效的药物，且还可以促进大量代谢产物的排出，如自由基等。用法：20%甘露醇，每次250mL，静脉快速滴注，30min内滴完，每次6小时，可连续用5～15日。如果出血量不多、老年患者、心功能不全者，每次125mL，每日1～3次。同时注意补充电解质及水分，并注意观察尿量、心脏功能及电解质情况。

**2. 呋塞米**

当患者心功能不全或肾衰竭，不宜用甘露醇者或甘露醇应用后仍不足以降低颅内压者，则应用或加用呋塞米。用法：速尿每次40～100mg，肌内注射或静脉滴注，4～8小时一次，应用时间长短依据病情而定。

**3. 甘油盐水**

作用较上述两种药物弱，如脑水肿不严重者或需长期应用又无脑疝危险者，可用甘油盐水。用法：10%甘油，每次500mL，静脉滴注，3～4小时内滴完，每日1次。或50%甘油盐水，每次50mL，口服，每日4次。甘油脱水比甘露醇慢。最大的缺点是滴速快，浓度大（>10%）时可出现溶血、血红蛋白尿，引起肾衰。

**4. 白蛋白**

是一种理想的、较强的脱水剂，其主要是通过提高血液胶体渗透压达到脱水效果。上述脱水效果不佳时，可加用白蛋白。用法：白蛋白每次10g，溶于生理盐水250mL液体中，静脉滴注，每日1～2次，连用5～10日。

**5. 糖皮质激素**

在脑出血的急性期应用糖皮质激素不仅可以减轻缺血性脑水肿，还可以增强患者的应激能力。用法：地塞米松每次10～20mg，加入液体中滴注，每日1次，可连用5～7日。但血压过高或消化道出血者慎用。

**6. 手术治疗**

严重的脑出血致颅内压过高，内科脱水治疗效果不佳，可能危及生命时，应及时进行手术治疗，达到有效地降低颅内压过高，解除或避免脑疝形成，以挽救生命。

**（二）降血压治疗**

脑出血患者绝大多数伴有不同程度的高血压，且对脑出血的病情有加重作用，因此，应及时适当地降血压治疗。但是，降血压程度也不宜过低，一般认为，使血压降至病前水平即可。急性期高血压常用的降压药物及方法为：①25% 硫酸镁每次 10mL，肌内注射，每次 6～12 小时；②每次利血平 1mg，肌内注射，每次 6～10 小时；③甲基多巴每次 0.25～0.5g，静脉滴注，每次 6～10 小时。急性期过后，改口服降血压药物。

（三）止血药

脑出血患者是否应用止血药至今仍有争议。大多数认为一般是没有意义的，原因是：①大部分患者来院时出血已经停止，出血灶没有继续扩大；②高血压动脉硬化性脑出血患者的凝血机制是正常的；③常用的止血药物对正常凝血机制并不起加强作用；④由于脑组织实质性的限制作用及正常的凝血机制，所以，出血后在短期内血液很快发生凝固，阻塞破裂的血管。但是，如果是由于凝血机制障碍引起的脑出血或伴有消化道出血者，可应用 1～2 种止血药，如 6 - 氨基己酸、止血芳酸、氨甲环酸、安络血、酚磺乙胺、立止血等。

（四）抗感染

在严重瘫痪、意识障碍和延髓性麻痹者，应积极使用抗生素以防治继发性感染。原则应用普通抗生素，可用青霉素每次 320 万 U，加入生理盐水 100mL 中静脉滴注，每日 2 次。如果发生感染，则依其感染的病原体和严重程度，应用更针对性的抗生素。对于感染时间较长，抗感染治疗效果不佳者，应进行分泌物和血液细菌培养并做药敏试验，以确定所应用的抗生素。但对于不严重的脑出血，在发病初期，一般不应用抗生素。

（五）降温治疗

体温超过 38℃ 以上者，应积极降温。常用的方法：①物理降温，如头部、腋下及腹股沟区放置冰袋，戴冰帽或睡冰毯等；②药物降温，如可应用退热片、新癀片、吲哚美辛等。

（六）保持呼吸道通畅

严重脑出血患者多数伴有意识障碍和延髓性麻痹。应该注意翻身、扣背、雾化吸入，以协助排痰。咳痰困难者应给予人工吸痰，严重者，应尽早插管，甚至作气管切开，同时给予吸氧，以防止因痰阻塞造成的窒息而致死和防止坠积性肺部感染。

（七）一般处理

脑出血急性期应保持安静，绝对卧床，保持大便通畅。不能进食者，应留置胃管给予鼻饲，保证日常营养的需要量，同时也通过胃管了解有否胃出血及其量。

（八）保持水电解质及酸碱平衡

脑出血患者处于高代谢状态，又大量应用脱水剂及进食不够，应及时补充和纠正水电解质和酸碱失调。

（九）神经细胞营养剂

病情稳定后，可同时给予神经细胞营养剂，请参考脑血栓形成治疗。

（十）康复治疗

脑出血病情稳定者，应尽早开展康复治疗，这有利于神经功能障碍的恢复。康复治疗必须视病情而行，避免过度活动、加重或促进再次出血。

**五、健康教育**

1）平卧，头偏向一侧，保持安静，减少搬动，躁动不安者可用镇静药。

2）保持呼吸道通畅，给氧、吸痰，必要时行气管插管。

3）降低颅内压，控制脑水肿：20%甘露醇注射液125～250mL静脉注射，每日3～4次。呋塞米20～40mg加入输液中静脉滴注，每6～8小时1次，但应防止电解质紊乱。病情稳定后可用10%复方甘油500mL静脉滴注，每日1～2次。起病初期可加用地塞米松。

4）降低血压：脑出血患者一般不应用降压药物。当收缩压超过26.7kPa（200mmHg）时，可使用缓和降压药物，如硝苯地平10mg舌下含化，或利血平1mg肌内注射，或呋塞米20～40mg静脉注射等。使血压缓降并稳定在略高于发病前的水平。

5）止血药的应用：一般不主张用止血药，在消化道出血时可选用氨甲苯酸600mg或氨基己酸10～20g加入10%的葡萄糖注射液500mL中静脉滴注。

6）改善脑代谢：醒脑静20～40mL或胞磷胆碱0.25～0.5g加入10%的葡萄糖注射液500mL中缓慢静脉滴注，每日1次。头部物理降温，必要时人工冬眠，以降低脑细胞的代谢。

7）严密观察神志、瞳孔和生命体征的变化，每0.5～1小时1次，如病情稳定可延长至每2～4小时1次，及时处理异常变化。

8）准确记录24小时出入液量，保持水、电解质及酸碱平衡。

9）注意观察分泌物性质、量、颜色，警惕应激性溃疡的发生。

10）对症护理

（1）高热：如迅速出现的持续高热，常由于脑出血累及下丘脑体温调节中枢所致，应给予酒精、温水擦浴，头部置冰袋或冰帽，并予氧气吸入，提高脑组织对缺氧的耐受性。

（2）头痛：给予镇痛药，注意慎用阿司匹林等可能影响凝血功能的非甾体类消炎镇痛药物或吗啡、哌替啶等可能影响呼吸功能的药物；过度烦躁不安的患者可遵医嘱适量使用镇静药。

（3）便秘：可选用缓泻剂，但禁止大量不保留灌肠，以免引起颅内压增高。

（4）尿失禁或尿潴留：应及时留置导尿，注意预防尿路感染。

（5）痫性发作：短期可采用抗癫痫药物如安定、卡马西平或丙戊酸钠。

11）用药护理：使用脱水剂时，应注意防止药液外渗，监测尿量、心脏功能及电解质情况；部分重症患者需要监测中心静脉压。

12）饮食护理：①急性脑出血患者因脑血液循环障碍，致使消化功能减弱，因此24小时内暂禁食，24小时后生命体征平稳、无颅内压增高及严重上消化道出血，可开始流质饮食。②昏迷或有吞咽障碍者，发病第2～3日应遵医嘱胃管鼻饲，保证足够的蛋白质、维生素、纤维素的摄入，根据患者情况调整饮食中的水和电解质的量，一般每日不超过1500～2000mL。③清醒患者摄食时一般以坐位或头高侧卧位为宜，进食要慢。

13）预防疾病：向患者和家属介绍有关疾病的基本知识，告知积极治疗原发病对防止再次发生出血性脑血管疾病的重要性；避免精神紧张、情绪激动、用力排便及过度劳累等诱发因素；生活有规律，保证充足睡眠，适当锻炼。

14）管理疾病：指导患者每日定时监测血压，发现血压异常波动及时就诊；指导患者重视脑卒中危险因素的干预，出院后定期门诊随访，监测血糖、血脂等。

（李重方）

# 第五节 蛛网膜下腔出血

蛛网膜下腔出血（SAH）是出血后血液流入蛛网膜下腔的统称，包括自发性 SAH 和非自发性（如创伤）SAH 两类。自发性 SAH 又分为原发性 SAH 和继发性 SAH，原发性 SAH 是指脑表面血管破裂，血液直接流入蛛网膜下腔，即狭义的 SAH；继发性 SAH 是指脑实质出血，血液穿破脑组织流入蛛网膜下腔，即广义的 SAH。病因很多，多数为先天性脑动脉瘤破裂。

## 一、病因和发病机制

引起蛛网膜下腔出血的原因主要为先天性颅内动脉瘤及动静脉畸形的破裂，两者合计占全部病例的 57% 左右。其他原因为高血压脑动脉粥样硬化引起的动脉破裂、血液疾病（如白血病、血友病、恶性贫血、再生障碍性贫血、血小板减少性紫癜、红细胞增多症等）、脑基底异常血管网病（Moyamoya）、各种感染引起的脑动脉炎、肿瘤破坏血管、结缔组织疾病等。

先天性动脉瘤是因血管壁中层发育不良引起，常形成囊状黄豆或胡桃大。多发部位是大脑基底动脉环的大动脉分支处，环的前半部较多发。高血压及动脉硬化可引起梭形及粟形动脉瘤，常见于脑底部较大动脉的主干。脑血管畸形多位于大脑半球穹窿面的大脑中动脉分布区，当血管破裂或渗血液流入蛛网膜下腔后，大量积血或凝血块积聚于脑基底部，影响脑脊液循环，引起脑水肿及颅内压增高，从而压迫颅神经，尤其动眼神经；亦可刺激和压迫脑皮层，引起癫痫样发作或肢体瘫痪。亦可伴发脑血管痉挛。脑血管痉挛是 SAH 的严重并发症，多发生在出血后 4~12 日，可产生脑水肿、局限神经功能障碍，甚至并发脑梗死和脑疝。

颅内动脉瘤多为单发，多发者仅占 15‰。大小不一，大多位于脑底动脉环交叉处，也可位于椎-基动脉系的分叉处。动静脉畸形多位于脑凸面浅表部；脑动脉硬化性动脉瘤多位于脑底部。动脉瘤破裂处脑实质破坏并继发脑水肿、脑血肿或脑梗死。镜下可见动脉变性，纤维增生和坏死。死亡者多并发有枕大孔疝和天幕疝。

## 二、病理

颅内动脉瘤多为单发，多发者仅占 15‰。大小不一，大多位于脑底动脉环交叉处，也可位于椎-基动脉系的分叉处。动静脉畸形多位于脑凸面浅表部；脑动脉硬化性动脉瘤多位于脑底部。动脉瘤破裂处脑实质破坏并继发脑水肿、脑血肿或脑梗死。镜下可见动脉变性，纤维增生和坏死。死亡者多合并有枕大孔疝和天幕疝。

## 三、诊断

### (一) 临床表现

40% 患者发病前有警告信号，表现全头痛或局限性头痛、嗜睡、眼球运动障碍、三叉神经痛及颈背部疼痛等，主要为动脉瘤扩张或微量血流外渗引起。绝大多数为突然起病，活动时多见，70%~80% 有一定诱因，如情绪激动、用力解大便等。发病时可有剧烈头痛，以前额、枕部为重，也可遍及全头部，常伴有恶心呕吐，除危重昏迷外，一般无意识障碍或仅有一过性轻度意识障碍。但老年人可因反应迟钝、疼痛阈高及脑沟裂增宽，头痛较轻或无头痛，应予注意。38%~43% 老年患者可出现定向障碍、表情淡漠、近事遗忘等精神症状，个别可出现躁动、幻觉、谵妄、反应迟钝与痴呆等。部分患者有颅神经损害的表现，对定位诊断有一定意义。一侧动眼神经麻痹常提示颅内动脉瘤。出血常并发脑动脉痉挛则可出现局灶性神经系统体征及意识障碍，一般可迅速消失，如 3 周后仍不缓解则可能造成永久性闭塞。重度患者在剧烈头痛、呕吐之后，意识很快丧失或昏迷逐渐加深，并可出现去大脑强直、脉搏与呼吸变慢，甚至可突然呼吸停止而死亡。部分在治疗过程中可发生再出血，当患者在病情好转的情况下突然发生剧烈头痛、频繁呕吐、意识状态恶化、瞳孔不等大、眼底出血加重、脑脊液有新鲜血液、CT 发现新的高密度影，提示患者有再度出血，再度出血使 SAH 的病死率和致残率增高，易发生在首次出血的 4 周内，用力排便是最常见诱因。

检查所见以脑膜刺激征为主，以颈项强直多见，常在起病 1~2 日即出现，其次是克氏征。部分老年人和昏迷患者可不出现脑膜刺激征。眼底可有视乳头水肿、视网膜或玻璃体下出血。部分患者可见脑神经（动眼神经、外展神经多见）麻痹、单瘫、偏瘫或截瘫。

### (二) 实验室及其他检查

#### 1. 脑脊液检查

脑脊液压力高，通常超过 1.96kPa 以上，呈均匀血性，数日后红细胞皱缩和溶解，脑脊液呈黄染。

#### 2. 眼底检查

可见有玻璃体后片状出血，此征有特殊诊断意义。

#### 3. CT 扫描

可见蛛网膜下及脑池内因混有血液而密度增高，分布不均匀，增强检查可能发现呈高密度影的动脉瘤。

#### 4. MRI 检查

出血早期检查缺乏特异性，如有血管瘤或血管畸形可显示出流空影像。

#### 5. 脑血管造影

是发现血管瘤和血管畸形的最好办法，可显示其部位、大小、数量、形态、血管移位及侧支供应情况等，但至少要等出血完全控制 1 个月后进行检查。

#### 6. 心电图

主要表现为心律失常，以窦性心动过速、期前收缩较多见，也可见传导异常等。发生机制可能与老年人有潜在的冠心病有关。

7. 其他

据统计35%的病例血白细胞增高，25.9%病例血糖增高，73.3%病例出现蛋白尿。

（三）诊断和鉴别诊断

典型者根据病史、症状特点及结合实验室及特殊检查，诊断不难。但应考虑到老年人生理和解剖特点，熟悉老年人 SAH 的特征，及时做出诊断和正确处理。本病应与脑出血、偏头痛、高血压脑病、脑炎、脑膜炎、硬膜外及硬膜下血肿、一氧化碳中毒、药物中毒、糖尿病昏迷、肝昏迷、尿毒症、败血症等相鉴别。

### 四、治疗

蛛网膜下腔出血的治疗要点为：制止继续出血、防治血管痉挛、预防复发和去除病因。

（一）一般治疗

1. 对症治疗

烦躁者可给予安定类药物镇静；头痛可给予镇痛药等；避免升高血压和颅内压的因素；保持气道通畅，维持稳定的呼吸、循环系统功能。

2. 降低颅内压

适当限制液体入量：常用 20% 甘露醇 125～250mL 快速静滴，30 分钟滴完。

3. 纠正水、电解质平衡紊乱

注意液体出入量平衡。

（二）止血治疗

为了防止动脉瘤周围的血块溶解引起再度出血，可用抗纤维蛋白溶解剂，以抑制纤维蛋白溶酶原的形成。常用 6－氨基己酸：初次剂量 4～6g 溶于 100mL 生理盐水或者 5% 葡萄糖中静滴（15～30 分钟）后一般维持 1g/h 静滴，每日 12～24g，使用 2～3 周或到手术前。也可用氨甲苯酸（PAMBA）、氨甲环酸、巴曲酶、维生素 $K_3$ 等。

（三）防治脑动脉痉挛及脑缺血

能降低细胞内 $Ca^{2+}$ 水平的药物均能扩张血管，解除蛛网膜下腔出血引起的血管痉挛。常用药物尼莫地平宜早期使用，每日 10～20mg，静脉滴注 1mg/h，共 10～14 日，应控制输液速度，密切观察有无头痛、头晕、血压下降等不良反应等。

（四）防治脑积水

轻度的急、慢性脑积水者应先行药物治疗，如内科治疗无效可考虑脑室穿刺脑脊液外引流术和脑脊液分流术。

（五）外科手术

多早期行手术夹闭动脉瘤或动脉瘤栓塞术等，目的是根除病因、防止复发。

### 五、健康教育

（一）安全与舒适管理

指导患者绝对卧床休息 4～6 周，尽可能不搬动患者；提供安静舒适的环境；如经治疗护理 1 月左右，患者症状好转，经头部 CT 检查证实血液基本吸收或经 DSA 检查发现没有颅内血管病变者，可遵医嘱逐渐抬高床头、床上坐位、下床站立和适当活动。

（二）疾病监测

1. 常规监测

应注意密切观察神志、瞳孔、生命体征等变化。

2. 并发症监测

再出血是 SAH 最致命的并发症，以 5～11 天为高峰，颅内动脉瘤初次出血后 24 小时内再出血率最高。应指导患者避免精神紧张，情绪波动，屏气，剧烈咳嗽及血压过高等诱发因素。如表现为病情稳定的情况下，突然再次出现剧烈头痛、恶心呕吐、意识障碍加重、原有局灶症状和体征重新出现等，考虑为再出血；应立即报告医生报告医生。

（三）用药护理

①6－氨基己酸：要注意观察患者有无血栓形成情况。②尼莫地平：应控制输液速度，密切观察有无头痛、头晕、皮肤发红、多汗、胃肠不适、血压下降等不良反应。③甘露醇：治疗时应快速静滴，必要时记录 24 小时尿量。

（四）健康指导

1. 预防疾病

合理饮食，进食低盐低脂、富含纤维素且易消化的食物，避免辛辣刺激食物，戒烟酒。

2. 管理疾病

指导患者使用放松技术，如听音乐、缓慢深呼吸及引导式想象等方法缓解疼痛。SAH 患者一般在首次出血 3 周后进行 DSA 检查，以明确病因，尽早进行手术，解除隐患或危险。

（李重方）

# 第六节　震颤麻痹

震颤性麻痹又称帕金森病，是 1817 年一位英国医师詹姆斯，帕金森描述的一种进行性疾病，以后全世界都把这种类型的病称为帕金森病。本病是老年人常见的神经系统疾病，是一种退行性疾病。据统计，本病 50 岁以上的发病率为 500/10 万人口，60 岁以上则明显增加为 1000/10 万人口，近十余年来，随着神经生理、生化和药物学的进展，本病的诊治状况大为改观。

## 一、病因和病理

本病可分为原发性和继发性两种，原发性帕金森病是一种慢性脑部退行性病变，主要是中脑的黑质和纹状体的神经递质多巴胺减少所引起。继发性帕金森病，又称为帕金森综合征或震颤麻痹综合征，是由于脑炎、脑动脉硬化、脑外伤、脑肿瘤、一氧化碳中毒、锰中毒以及利血平、噻嗪类药物及抗抑郁药等中毒所引起。

正常人黑质多巴胺能神经元制造的多巴胺，经黑质－纹状体束作用壳核和尾状核细胞，与纹状体内乙酰胆碱相平衡。多巴胺对新纹状体系统属抑制性神经介质。当黑质制造多巴胺功能降低时，乙酰胆碱功能相对亢进，从而出现一系列锥体外系症状。

本病的病理改变主要位于黑质、苍白球、尾状核及壳核内，但以黑质受累最重，其他部位较轻。肉眼可见黑质色素明显消失；镜检见黑质内含黑色素的神经细胞减少及变性，并伴以不同程度的神经胶质增生。

## 二、诊断

### （一）病史

应询问患者的家族中是否有患同种疾病者，患者是否有长期接触分子结构类似MPTP 的工业毒物和农业毒物；有无继发性因素如脑动脉硬化，脑外伤，脑炎、肿瘤病史及服用吩噻嗪类药物史等。

### （二）临床表现

本病起病隐袭，缓慢进展。半数以上的患者以震颤为首发症状。

1. 震颤

患者常于静止时，也就是静坐或静卧时出现手部或足部抖动，称为静止性震颤。静止性震颤多自一侧手部开始，然后逐渐累及其他肢体，最后累及下颌、口唇、舌及头部、上肢比下肢重。手指的节律性震颤形成所谓"搓丸样动作"。这种静止性震颤是帕金森病特征性的，常于情绪激动时加重，睡眠时消失。

2. 肌强直

可发生在震颤之前，当四肢被动运动时，可感到均匀的阻抗力，称为"铅管样强直"。因震颤的关系，可见到由震颤引起的阻力节律性时断时续现象。称"齿轮样强直"。强直以指腕关节最早出现，面部表情肌强直，往往使面部缺乏表情，瞬目减少，造成"面具脸"。舌肌及咽喉肌强直，引起发音低沉，语言缓慢，语调缺乏抑扬顿挫。

3. 运动减少

动作缓慢，面容呆板，精细动作差，书写困难，行走时手臂正常摆动消失，步态变小而前冲，不能及时转弯止步（慌张步态）。

4. 植物神经症状

常伴唾液分泌增多，顽固性便秘、多汗，皮脂溢出增多，高龄老人可有情绪波动和痴呆等。

### （三）实验室及其他检查

进行必要的特殊检查，如脑 CT 除外症状性帕金森征。

### （四）诊断和鉴别诊断

根据临床过程和典型症状，本病诊断并不困难，但需注意与肝豆状核变性、亨廷顿舞蹈病等鉴别。

此两种疾病均为遗传性疾病，有阳性家族史，肝豆状核变性有角膜 K－F 氏环，血清铜蓝蛋白降低。

### 三、治疗

（一）治疗原则

主要用药物控制症状，鼓励患者进行体力活动，培养业余爱好，体疗训练。

（二）治疗方案

1. 一般治疗

本病常因情绪变化而加重病情，因此应保持心情舒畅。服镇静剂不要过量，否则会加重症状。平时宜进食营养丰富的食品，避免辛辣、高脂肪、高胆固醇食物。适当参加体育锻炼和积极的思维、语言训练能减缓和控制疾病的发展。

2. 药物治疗

目前，老年人帕金森病的治疗原则有所改变，以往认为代偿期尽量用物理疗法和运动疗法来维持老年人的日常生活和工作，并且尽量推迟药物治疗的时间，现主张老年人应及早用药物治疗。用药原则：①订出长期治疗规划。②治疗从小剂量开始，逐渐递增。③对药物的不良反应进行定期观察和分析，适当调整剂量选择用药。

1）抗乙酰胆碱药：协助维持纹状体系统内的递质平衡，主要改善肌肉强直，抑制流涎、多汗，而对震颤及少动的疗效较差。安坦 2～5mg，每日 3 次。开马君 2.5～5mg，每日 3 次。苯海拉明 12.5～25mg，每日 2～3 次。近年新研究的抗胆碱药物比优地平能影响多巴胺的释放和吸收，同时具有抗胆碱能作用和 5-HT 系统的刺激效应。剂量每日 10～50mg，多数为 30mg，开始第 1～2 天每日 5mg，自第 3 天起每日增加 5mg，视药物效应逐渐增量，一般达每日 30mg。

2）左旋多巴或复方左旋多巴：左旋多巴是多巴胺的前体，可通过血脑屏障到达脑内再转化为多巴胺而起作用。左旋多巴和复方左旋多巴仍是目前最有效的抗帕金森病药物，对少动和强直疗效较好，对震颤稍差，几乎所有 PD 患者对左旋多巴治疗有效。单用左旋多巴每日有效剂量在 2～5g 之间，由于单用所需剂量大，不良反应多，现常用复方左旋多巴（左旋多巴＋多巴脱羧酶抑制剂）。复方多巴制剂国内目前有两种：一种称为息宁控释片（Sinemet，左旋多巴＋卡比多巴）；另一种称为美多巴（Madopar，左旋多巴＋苄丝肼）。常用有效剂量为 300～600mg/d（指左旋多巴量）。使用控释片比标准片需增加 30% 的左旋多巴量才能达到同样效果。原则上首先使用标准片，在出现运动波动副作用时再改用控释片。先从小剂量开始，尽量以最小的剂量达最佳疗效，并长期维持。因为大剂量左旋多巴虽能取得满意的疗效，但副作用出现多且早，理论上可能加速黑质纹状体多巴胺能系统变性。

左旋多巴的副作用可分为周围性和中枢性两种。周围副作用多为近期的，表现为胃肠道症状，如恶心、呕吐、纳差；心血管系统症状如位置性低血压、高血压、心律失常，同时也可见短暂性转氨酶增高。复方左旋多巴中的脱羧酶抑制剂可减少左旋多巴的用量而减少上述周围不良反应。中枢性副作用多为远期的，一般用药 2～5 年后出现运动并发症。

3）脑外多巴脱羟酶抑制剂：该药不易通过血脑屏障，却抑制左旋多巴在脑外的脱羧作用。因此与左旋多巴合用阻止血中多巴转变成多巴胺，使血中有更多的多巴进入脑中脱羟变成多巴胺，从而减少左旋多巴的用量，加强其疗效并减少其外因不良反应。应用此类药时应加用维生素 $B_6$，使脑内左旋多巴的脱羧加快加强。苄丝肼和卡别多巴都是多巴胺脱羧酶抑制剂。目前多与左旋多巴制成复合剂。如美多巴，是左旋多巴与苄丝肼（4:1）的混合剂。用法：美多巴 125mg 口服，每日 2 次，每隔 1 周左右增量每日 125mg，常用量每日 375～1000mg，分 3～4 次服用。

4）多巴胺受体激动剂（DRA）：直接作用于突触后膜 DA 受体，多具有较长的半衰期，对 DA 受体可产生较稳定的刺激作用。多巴类药物对 PD 晚期患者可能无效，因为这些患者的黑质纹状体缺乏多巴脱羧酶，不能将外源性 LD 转化为 DA，但此时服用 DRA 仍可显效。早、中期 PD 患者可 DRA 与复方多巴联用，不仅可提高疗效、减少复方多巴用量，而且还减少或延迟长期复方多巴治疗后出现的各种不良反应。DRA 亦可单独服用，但疗效不如复方多巴，老年患者多与复方多巴联用。DRA 的治疗应从小剂量开始，渐增至疗效较满意但无明显不良反应为止。不良反应类似复方多巴，只是症状波动和异动症发生率较低，直立性低血压和精神症状发生率较高，有严重心、脑血管病，胃或十二指肠溃疡者禁用。DRA 有两种类型，麦角类包括溴隐亭、培高利特、α-二氢麦角隐亭、卡麦角林和麦角乙脲；非麦角类包括普拉克索、罗皮尼罗、吡贝地尔、罗替戈汀和阿扑吗啡。麦角类 DRA 可导致心脏瓣膜病变和肺胸膜纤维化，因此目前主张使用，其中培高利特在我国已停用。目前，我国上市多年的非麦角类 DRA 有吡贝地尔缓释剂、普拉克索（有两种剂型，常释剂和缓释剂）。即将上市的非麦角类 DRA 有罗匹尼罗、罗替戈汀。我国上市多年的麦角类 DRA 有溴隐亭、α-二氢麦角隐亭。

5）多巴胺释放促进剂：促进多巴胺合成和释放，延缓多巴胺的代谢破坏，如金刚烷胺，对本病的僵硬、震颤、运动徐缓均有缓解作用。近年发现还是兴奋性氨基酸受体拮抗剂，对神经元具有保护作用。剂量 100mg，每日 2～3 次，见效较快，1～10 日即显效，但 4～8 周疗效开始降低，在左旋多巴治疗初期合用为宜，不良反应下肢网状青斑、头晕、失眠等。

6）单胺氧化酶抑制剂：最新研究表明，神经元保护治疗可改善帕金森病预后，单胺氧化酶抑制剂可抑制随多巴胺更新率增加而发生的氧化应激反应，减慢帕金森病的进展，延迟使用复方多巴时间。苯丙胺剂量每日 20mg，但这方面经验不多。

7）抗组织胺类药物：偶然能减轻症状，尤其是震颤。常用苯海拉明 12.5～25mg，每日 3 次，口服，也可用非那根 12.5～25mg，每日 3 次，口服。

8）金刚烷胺：适用于轻症患者，每次口服 100mg，每日 2 次。一般用药 1～10 日即可见效。

9）其他药物

（1）胞二磷胆碱：凡是用 L-多巴无效或有严重不良反应而不能继续使用者可用胞二磷胆碱与抗胆碱药合用，以改善震颤、肌肉强直和动作缓慢。文献报告 71 例帕金森综合征患者，以安坦为基础治疗药，加用胞二磷胆碱每日 500mg 或生理盐水进行双盲对照研究，治疗 28 日后，全部改善程度：胞二磷胆碱组为 62%，对照组为 38%，统计学上有显著差异（$P < 0.05$）。

（2）维生素 $B_6$：大剂量维生素 $B_6$ 可使震颤明显减轻。用法：开始以 50～100mg 肌内注射，单用或与抗胆碱药合用，以后每日递增 50mg，直至每日 300～400mg，可连用 12～15 日，一般在用药后 4～8 日好转，但需注意此药勿和左旋多巴合用，以免起对抗作用。

（3）普萘洛尔：β-阻滞剂能用于震颤性麻痹患者，以改善其震颤的症状，但是其作用的精确机制是不清楚的，当每日口服普萘洛尔 60～240mg 时，发现许多患者的震颤症状得到明显改善，少数病例的症状能得到完全控制。有资料报道，在年龄较轻，震颤病程较短的病例，对 β-阻滞剂的反应是好的。

（4）清开灵注射液：取本品 40mL 加入 5% 葡萄糖溶液 500mL 中静脉点滴，每日 1 次。曾有人治疗 1 例，用药 1 周后症状完全消失，继续治疗 1 个疗程（2 周）巩固疗效。随访 6 个月未再发作。

10）手术治疗：曾行丘脑后外侧核和苍白球定向破坏手术，因不宜双侧施行，自多巴疗法推广后一度被冷落，近年又有复兴，适用于 60 岁以下患者，震颤、强直或运动障碍明显侧重于一侧肢体，而药物治疗效果欠佳或不良反应严重者。近年来用同体肾上腺髓质组织移植于纹状体获得成功，但疗效不甚显著。以早产胎儿中脑组织经培养后定向注入一侧壳核，尚在研究之中。

### 四、健康教育

1. 轻者可下床活动，严重震颤和肌强直者应卧床休息。

2. 协助生活护理，如吃饭、大小便、翻身等，吞咽困难者给鼻饲。多食用蔬菜、水果，保持大便通畅，宜给低胆固醇食物。

3. 注意胃-食管反流，及时吸出口腔内的反流物，防止窒息和肺炎。大量流涎者，保持口腔清洁，以免并发口腔炎。

4. 对智能减退者应做好生活护理，避免摔伤和烫伤。对晚期卧床不起的患者，需按时翻身、按摩、做肢体被动运动，防止关节畸形，预防压疮和肺炎。

5. 观察震颤与肌强直情况，所致运动障碍程度；观察植物神经系统出现的症状，有无胃-食管反流等；观察有无吞咽困难，注意精神症状。

6. 按医嘱给抗胆碱药、抗组织胺药、金刚烷胺、左旋多巴等，并观察药物不良反应。如抗胆碱药可引起口干、视力模糊、幻觉、便秘等；金刚烷胺的不良反应有恶心、头晕、足踝水肿、精神错乱等；左旋多巴可引起恶心、呕吐、血压下降、期外收缩等。协助检查周围血象，如行定向手术，执行开颅手术前后护理。

7. 帕金森病患者常因情绪变化而加重病情，因此应保持心情舒畅。服镇静剂不要过量，否则会加重症状，平时宜进食营养丰富的食品，避免辛辣、高脂肪、高胆固醇食物。适当参加体育锻炼和积极的思维、语言训练能减缓和控制疾病的发展。

（谢琳）

# 第七节 老年性痴呆

老年性痴呆系指起病于老年期慢性进行性智能缺损、并有脑组织特征性病理改变的一种精神病。痴呆是一种后天性、持续性智能障碍。患者在意识清楚情况下，出现记忆、思维、定向、理解、计算、学习能力、判断能力、语言和视空间能力减退，情感人格变化，并导致社会生活和日常生活能力障碍。可引起老年期痴呆的疾病包括变性性疾病、血管性疾病、感染、外伤、代谢性疾病、中毒和肿瘤等。其中阿尔茨海默病（Alzheimer disease，AD）和血管性痴呆（vascular dementia，VaD）是最重要的病因。发达国家中 AD 占所有痴呆患者 3/5～3/4，亚洲国家 VaD 也很常见，如果加上非痴呆血管性认知障碍（vascular cognitive impairment non – dementia，VCIND）的患者，其比例会更高。

## 一、病因和病理

病因未明。有些学者研究发现，遗传因素在本病发生中起着一定的作用，某些患者的家属成员中患同样疾病的危险性高于一般人群。近年来，有人提出脑的老化与铝在脑内的蓄积中毒或神经细胞钙调节机制紊乱、免疫系统的进行性衰竭，机体解毒功能减弱以及慢性病毒感染可能与本病的发生有关。社会心理因素可能是本病的发病诱因。

流行病学研究提示 AD 患者的危险因素极其复杂，有患者自身的生物学因素，也有各种环境和社会因素的影响。阳性家族史、年龄增长及女性、载脂蛋白基因型和雌激素水平降低，可使患 AD 的危险性增加，其他危险因素包括出生时母亲高龄、头颅外伤、吸烟，铝中毒和受教育程度低等，关于这些因素不同的研究存在一些争议。近年来研究表明脑血管病有关的血管危险因素可增加 AD 发病的危险性。很多尸解检查资料显示，60%～90% 的 AD 患者存在不同程度的脑血管病病理证据，如淀粉样血管病、内皮细胞的变形和脑室周围白质病变等。有人提出脑缺血可能系 AD 的一个危险因素。体力劳动、服务业、蓝领人员、从事暴露于黏合剂、杀虫剂和化肥的职业者患 AD 的危险性增加，兴趣狭窄、缺乏生活情趣或体育活动、社会活动减少、大量饮酒、精神压抑史及重大生活事件等社会心理环境因素增加患 AD 的危险性。

本病的基本病理变化为脑组织弥漫性萎缩和退行性改变。病理检查可见大脑皮层萎缩。脑回变平，脑沟深而宽，脑室扩大，尤以前额叶为明显。显微镜下可见大脑皮层的神经细胞减少，变性及神经胶质细胞增生。如果用银染色，见大脑内出现特殊的图形或不规则形状的斑块，名为"老年斑"。这是本病患者脑部特征性的病理变化。老年斑的多少与患者的智能衰退程度密切相关。老年斑中有异常元轴索及树状突。这些变化影响神经元之间的连接性及信息传递功能，从而产生智能及记忆力的减退。

## 二、诊断

### （一）临床表现

发病隐渐，病程进展缓慢。最常见的是性格方面的变化，变得自私，主观固执，急躁易怒，缺乏羞耻感。常为琐碎小事而勃然大怒，常与他人吵闹不休，无故打骂家人。情绪不稳，哭笑无常，幼稚愚蠢。睡眠障碍较常见，表现日夜颠倒。有的还可以出现饮食无度。随着病情进展，逐渐出现进行性智能减退，早期丧失抽象思维能力，记忆、计算、定向、判断能力差，工作能力逐渐下降。因记忆障碍而出现虚构。部分患者可出现幻觉和片段妄想，以致发生冲动和破坏性行为。病情加重时，出现低级意向增强，当众裸体，性欲亢进，甚至发生违法行为。病程后期陷入痴呆状态，连自己的姓名、年龄都不能正确回答。不认识家里的人，生活不能自理，终日卧床。这时常易并发感染，营养不良或电解质紊乱而产生谵妄，谵妄之后常使痴呆加重。

老年性痴呆患者，常有其他器官衰老的表现，角膜老年环、白内障、皮肤老年斑、老年性重听。神经系统方面可出现步态不稳，肌张力增高，老年性震颤，瞳孔对光反应迟钝等，偶见失语症。

### （二）实验室及其他检查

**1. 脑电图**

可见弥漫性节律紊乱和散见的慢波，但缺乏特征性改变。

**2. 气脑造影**

显示脑室扩大，大脑有不同程度萎缩，以额叶为明显。

**3. CT 扫描**

可显示皮层萎缩和脑室扩大。

**4. 脑脊液检查**

除偶见轻度蛋白增高外，余无特殊变化。

### （三）诊断

AD 的临床诊断一般根据详尽的病史、临床症状、神经心理学及其他辅助检查等，诊断的准确率达 85% ~ 90%。当然，确诊的金标准为病理诊断。包括脑活检和尸解，脑活检一般不用于 AD 的诊断。临床上常用的诊断标准包括：美国精神病学会精神障碍和统计手册（第 4 版）（Diagnostic and Statistical Manural of Mental Disorders，4th Edition，DSMⅣ）、美国神经病学语言障碍和卒中—老年性痴呆和相关疾病协会（National Institute of Neurological and Communicative Disorders and Stroke Alzheimer′s Disease Association，NINDSADRDA）以及中国精神疾病分类与诊断标准第 3 版）（Chinese Classification and Diagnostic Criteria of Mental Disorders Version 3，CCMD－3）等。这里重点介绍简单实用的中国精神疾病分类与诊断标准第 3 版（CCMD－3）。

**1. CCMD－3 的诊断标准**

（1）符合器质性精神障碍的诊断标准。

（2）全面性智能损害。

（3）无突然的卒中样发作，痴呆的早期无局灶性神经系统损害的体征。

（4）无临床或特殊检查提示智能损害是由其他躯体或脑的疾病所致。

（5）下列特征支持诊断但并非必备条件：①高级皮质功能受损，可有失语、失认或失用；②淡漠、缺乏主动性活动，或易激惹和社交行为失控；③晚期重症病例可能出现帕金森病症状和癫痫发作；④有躯体、神经系统影像证据。

（6）神经病理学检查有助于确诊。

严重标准：日常生活和社会功能明显受损。

病程标准：起病缓慢，病情发展虽可暂停，但难以逆转。

排除标准：排除脑血管病等其他脑器质性病变所致智能。

损害、抑郁症等精神障碍所致的假性痴呆、精神发育迟滞或老年人良性健忘症。

2. 分型

（1）老年前期型：符合 AD 诊断标准，<65 岁。

（2）老年型：符合 AD 诊断标准，>65 岁。

（3）阿尔茨海默病非典型或混合型。

（4）其他或待分类的阿尔茨海默病。

（四）鉴别诊断

很多疾病可出现类似痴呆或痴呆综合征，其中有些原因所造成的痴呆是可逆的，经过治疗症状可明显改善。因此，将 AD 与这些疾病进行鉴别诊断尤为重要。

1. 老年人良性记忆障碍（age associated memory impalrment，AAMI）

老年人良性记忆障碍也称良性老年性健忘（benign senecent forgetfulness，BSF），主要表现记忆再现过程障碍，不能自如地从记忆中提取储存信息，如记不住人名、地点、电话号码及邮政编码等，但经提示能够回忆。其智能总体上无明显障碍，也没有导致智能障碍的全身疾病。

2. 血管性痴呆（vascular dmentia，VaD）

起病较急，偶有亚急性甚至慢性发病，其智能障碍波动性进展或呈阶梯样恶化，伴有神经系统定位体征。既往有高血压或动脉粥样硬化及糖尿病病史，可能有多次卒中史。影像学可发现多灶的缺血病灶。越来越多的循证医学证据表明此类痴呆可能是老年期痴呆的重要原因。

3. Pick 病

此病也属于变性性痴呆，与 AD 不同疾病早期即出现人格、精神障碍，遗忘则出现较晚。影像学检查与 AD 的弥漫性萎缩不同，主要为额叶和颞叶的萎缩。病理表现在新皮质和海马的神经细胞内出现银染的胞浆内包涵体——Pick 小体。

4. 路易体痴呆（Lewy body dementia，LBD）

多为波动性认知障碍，反复发生的视幻觉和自发性锥体外系功能障碍。病理检查可见老年斑，但一般无神经元纤维缠结。皮肤黏膜活检发现 Lewy 细胞是确诊的证据。

5. 抑郁症等精神障碍

患者有明显的抑郁倾向，表现心境恶劣，对各种事物缺乏兴趣，易疲劳无力，由于注意力不易集中而导致近记忆力减退，但这种"假痴呆"通常不是进行性的，而且病史中往往有来自社会或家庭方面的不良事件刺激的诱发因素，患者抗抑郁治疗有效。

**6. Creutzfeldt – Jakob 病**

是由朊蛋白引起的中枢神经系统变性病，一般急性或亚急性起病，发病后迅速发展的进行性智力丧失，临床多伴有肌阵挛。脑电图检查在慢性背景上出现广泛双侧同步化双相或三相周期性尖 – 慢复合波。头颅 MRI 检查弥散加权像（diffusion – weighted image，DWI）上出现皮质或基底节的异常高信号，皮质异常高信号被称为"花边征"。在疾病晚期异常高信号消失。

**7. 正常颅压脑积水**

临床除表现痴呆、伴有走路不稳和小便失禁三大主要典型症状，影像学检查可见脑室扩大，但皮质无明显萎缩，蛛网膜下腔及脑沟无明显增宽。

**8. 乙醇所致慢性中毒性脑病**

以遗忘综合征为主要表现，伴发进行性痴呆、震颤、视神经及周围神经病。临床上以中青年发病为主，有长期饮酒史，震颤较重，伴发周围神经病等可做鉴别。

**9. 其他代谢及内分泌性疾病**

包括维生素 $B_{12}$ 或叶酸缺乏、甲低、甲状旁腺功能亢进、垂体功能低下及尿毒症等。

**10. 脑外伤及中毒**

外伤以脑挫伤、慢性硬膜下血肿及拳击手脑病伴发痴呆多见，中毒包括 CO、金属中毒及药物中毒等。

### 三、治疗

由于病因未明，迄今尚无特殊治疗。对患者必须加强护理，生活上给予照顾，防止进食不良，注意患者的饮食营养及清洁卫生。防止大小便失禁、长期卧床而引起的压疮、感染。防止跌倒而发生骨折，不要让患者自己外出，以免走失。

（一）一般药物治疗

1. 氢化麦角碱

0.25mg，舌下含化，每日 6～8 片。

2. 戊四氮

0.1g，每日 3 次，口服；或烟酸胺 0.1g，每日 3～4 次，口服。对意识模糊有效。

3. 氢酯醒

0.1g，每日 3 次，口服。

4. 乙酰谷氨酰胺

0.25g，隔日 1 次，肌内注射。

5. 谷氨酸

2.5g，每日 4 次，口服。

6. 脑复新

0.1g，每日 3 次，口服。

7. 脑复康

0.8g，每日 3 次，口服。

8. γ - 氨酪酸

0.5g，每日 3 次，口服。

（二）精神症状的治疗

对兴奋吵闹、行为紊乱及妄想患者，应用抗精神病药时要慎重，剂量宜小，加药应缓慢，并细致观察患者对药物的反应。可选用氯丙嗪、奋乃静、泰尔登、甲硫达嗪。对抑郁患者可选用抗抑郁药，同样应严密观察。对失眠患者可选用地西泮、利眠宁、硝基地西泮。

（三）高压氧治疗

可使部分早期患者获得一定疗效。

**四、健康教育**

1. 为患者提供安静的交流环境。

2. 当患者听不懂（接受型和流畅型失语）时，对话者要有耐心。可用缓慢的语速、重复简单的短句，直到患者理解。

3. 对精神识别不能者（不能凭感觉识别物体），可以让患者练习将物品名称与印象结合说话，如指着某种物品、图片，缓慢、清晰地说出名称，并写在纸上给患者看，指着实物让患者复述。

4. 指导家属与失语老人沟通时，护士可先作示范，如目光接触、倾听姿势、主动猜测询问患者需要。鼓励家属多与患者交流，并表达关爱。

5. 训练患者保持平衡的能力。坐位时着力点为臀部，站立时为双足，训练时要保证患者的安全。教会患者及家属锻炼和提高平衡与协调的技巧。

6. 为肌肉强直的患者提供安静的环境，便于在训练中集中注意力。活动前可先热敷肢体，以减轻肌张力，轻柔地、有节律地伸展肌肉。通过理疗、温水浴减轻肌肉强直。

7. 了解患者的睡眠习惯，傍晚不喝咖啡、浓茶等富含咖啡因的饮料，建立规律的作息时间，每日按时起床和就寝。临睡前避免过于紧张的脑力和体力活动，喝一杯热牛奶，洗热水浴或做足浴，即放适量热水浸没双脚，5 ~ 10 分钟后搓揉足底，特别是涌泉穴等，边搓揉边加热水以维持水温，共 20 ~ 30 分钟，使足部发热并加速全身的循环。晚饭后陪伴老人说说话，给予关照，使老人在情绪愉快的状态下入睡。

8. 为防止智力功能和认知功能的衰退，要鼓励老人维持原来的社会活动或日常生活中所具有的能力，对老人因能力下降而使事情做得不完美，除非老人已丧失某项功能，不能加以指斥或包办，家人的关爱和亲情使老人情绪愉快，可减缓智力退化的速度。

9. 对家属因长期照顾心理上、生理上所承受的负荷表示理解、同情，并给予家属有关信息和指导，使家属了解、适应疾病不同阶段的发展状况，减缓患者的行为退化。

10. 康复

（1）药物的使用：用于睡眠的药宜在睡前半小时服用。如果失眠情况好转可逐渐停药，突然停药会影响疗效甚至出现反弹现象。

（2）适量的运动：适量地参加体育活动如打太极拳、散步、游泳并持之以恒，可以促进血液循环和大脑的新陈代谢，改善脑的营养状况，调节情绪，减轻抑郁症状。除体育活动之外，还应学习新领域的知识，保持对新鲜事物的敏感性。使大脑功能得以不断开发利用。

（3）合理平衡的膳食：从生理的角度看，大脑对蛋白质、糖类、卵磷脂及维生素 $B_1$、维生素 $B_2$、维生素 C 等的需要量比其他器官要多，在饮食中适当增加鸡蛋、牛奶、海鱼、淡水鱼、坚果类、新鲜水果、蔬菜的补充，均衡饮食。每餐饮食中等量红葡萄酒对防止老年痴呆症有一定的作用。

（李潇）

# 第八节　老年期抑郁症

老年期抑郁症是指发病于 60 岁以后，因持久心境障碍所致的异常情绪状态和精神障碍，是一种功能性精神疾病。其主要临床特征为情绪低落、孤独感、自卑感、焦虑、认知功能障碍、妄想观念、思维、行为迟滞和繁多的躯体不适症状等。本病病程较长，具有缓解和复发倾向，部分病例预后不佳，可发展为难治性抑郁症，在老年精神障碍性疾病中有较高的发病率。

## 一、病因和发病机制

本病的病因有遗传因素、生化因素、老化因素和心理社会因素等。早年发病与遗传因素密切相关，较晚发病与生化、老化和心理社会因素关系密切，特别与老年期大脑的退行性变化和频繁遭遇的多种负性生活事件有关。

1. 遗传因素

抑郁症与遗传密切相关。家系研究发现，抑郁症患者在一般人群中的患病率为1%，而在患者一级亲属中终身患病率却为 15%。至于遗传方式及发病机制尚不清楚，有单基因染色体显性遗传、性连锁显性遗传、多因遗传的假说。

2. 生化因素

主要指随增龄引起的中枢神经系统生物化学的变化。研究显示，随着年龄增长，脑组织内儿茶酚胺，特别是去甲肾上腺素（NE）活性下降、5 - 羟色胺（5 - HT）、多巴胺（DA）含量减少，乙酰胆碱的功能增强，这都与本病发生发展密切相关。

3. 老化因素

主要指老年期特有的生物学改变，如中枢神经系统出现的脑萎缩、神经纤维变性、中枢神经系统递质功能减退、性腺激素和生长激素的降低等，导致老年人信息整合和传导功能减退，调节机体各系统之间的能力和调节与外界环境平衡的能力下降。

4. 社会心理因素

指患者一生中的生活遭遇或磨难，特别是老年期不断遇到的新问题和生活事件。如退休所致的失落、空虚、无所适从、焦虑、情绪不稳等一系列心理症状；角色改变所致的寂寞、孤独、无助、被抛弃等负性心理感受；家庭关系改变所致的问题和矛盾；丧偶所致的精神打击；经济问题所致的精神负担；衰老与各种疾病所致的生理与心理功能老化、免疫功能下降等。

上述原因和发病机制往往相互影响，其中老化因素在老年抑郁症发病中具有更为明显的作用，生化因素、心理社会因素也与老化因素密切相关。

## 二、诊断

（一）临床表现

抑郁症的基本症状表现为：持久的情绪低落、思维迟缓、意志减退、精神运动抑制等典型症状。到了老年期，由于生理和心理有了不同程度的改变，在临床上表现出某些特殊性。在心境抑郁的基本症状背景下，出现以某些突出症状为特征的若干类型。

1. 内因性抑郁

是晚年性情感障碍。这种单相抑郁可能有家族史，突出地表现为情绪低落、确实生活激情、对各种事物没有兴趣、精神不愉快、无精打采、郁郁寡欢，对过去的爱好也已消失，成天愁眉不展。自我评价过低、自责自罪、消极悲观、严重时绝望自杀，同时行动迟缓，言语很少。通常伴有不同程度的躯体症状：疲乏无力、食欲不佳、睡眠障碍、内感不适、体重减轻及性欲减退等。病情呈晨重夕轻的节律改变，病程呈发作性。

2. 疑病性抑郁

即疑病症状。表现为以自主神经症状为主的躯体症状。Alarcon（1964）报道60岁以上的老年抑郁症中，具有疑病症状者男患者为65.7%，女患者为62%，大约1/3的老年组患者以疑病为抑郁症的首发症状。因此有学者提出疑病性抑郁症这一术语。疑病内容可涉及消化系统症状，尤其便秘、胃肠不适是此类患者最常见也是较早出现的症状之一。此外，对正常躯体功能的过度注意，对轻度疾病的过分反应，应该考虑到老年抑郁症的问题。

3. 激越性抑郁

即焦虑激动。Post早在1965年即明确指出激越性抑郁症最常见于老年人，此后的研究也证实了这一点。如1979年，Strian等指出，激越性抑郁症的平均年龄为51岁，1984年Ayery等报道40岁以下激越性抑郁症为5%，40至60岁为47%，60岁以上为49%；1988年，Wesner等认为55岁以下为40%，55岁以上为63%。由此可见，激越性抑郁症随年龄增长而增加。焦虑激越往往是比较严重的抑郁症的继发症状，也可能成为患者的主要症状。表现为焦虑恐惧，终日担心自己和家庭将遭遇不幸，将大祸临头，以致搓手顿足，坐卧不安，惶惶不可终日。夜晚失眠，或反复追念着以往不愉快的事，责备自己做错了事，导致家人和其他人的不幸，对不起亲人，对环境中的一切事物均无兴趣。轻者则喋喋不休诉其体验及"悲惨境遇"，寻求安全的人物或地点，重者则勒颈、触电、撕衣服、揪头发、满地翻滚、焦虑万分，以至企图自杀。

4. 迟滞性抑郁

主要特点是在情绪低落的同时，存在精神运动性抑制，表现为行为迟缓、动作减少，生活懒散，工作、交际、家务都不愿参加，思维贫乏，很少言语，多问少答或缄默不语，意志减退，处于无欲状态。表情呆板迟钝，严重时思维、情感、行为都处于僵滞状态，不语、不食、不动，呈木僵状态，称为木僵性抑郁。

5. 隐匿性抑郁

这类老年期抑郁症并非以明显的抑郁症状为主要表现和主诉，而是被突出的躯体症状所掩盖，所以往往首先在内科就诊，直到出现自杀行为才去精神科。躯体症状一般在抑郁症常有的内感性不适和疑病倾向的影响下出现并强化。常见的是便秘、腹胀等消化系统症状，疼痛综合征，各种心血管症状，自主神经症状，还有失眠、乏力等，并伴有相应的焦虑情绪。凡是老年患者主诉多种躯体症状，检查又无相应的阳性发现，应进行详细的精神检查，有无情绪的晨重夕轻的节律改变等均有利于明确诊断。

6. 妄想性抑郁

以妄想为突出症状的抑郁症相对较少，然而发病年龄越晚，出现妄想的概率越高，所以多见于老年期抑郁症。妄想的内容常由疑病观念发展为疑病妄想和虚无妄想，与抑郁情绪互为影响的有罪妄想和贫穷妄想，比较多见的还有被害妄想和关系妄想，有时还伴有幻觉，多为幻听。

7. 反应性抑郁

由于老年的生理心理特点，中枢神经系统调节内外环境平衡的能力削弱，对各种生活时间容易构成相对强烈的精神刺激，从而成为该类老年期抑郁症发病的主要原因。临床表现很少有精神运动迟缓，多呈由于精神创伤得不到合理解决而表现出相应的思想和情绪，满腔积怨、自感世道暗淡而感叹无能为力，围绕着精神刺激内容喋喋不休、自怨自艾、表情忧戚、悲观绝望，病情随着精神创伤的消长而波动，甚至缓解。

8. 抑郁症假性痴呆

开始表现为老年期抑郁症常有的情绪低落、精神运动抑制、精力缺乏、思维困难、注意障碍、动作迟缓、表情呆滞，进而突出表现为可逆性认知功能缺损，出现记忆障碍、理解判断困难等智能障碍，定向不清、行为迟钝呈痴呆状态，称为假性痴呆性抑郁，但不是真正的脑器质性不可逆痴呆。

（二）诊断与鉴别诊断

目前，国内外尚无老年期精神障碍的分类，本病的诊断仍依据国内外现有的疾病分类与诊断标准。有些研究者认为，应制订老年期起病的抑郁症亚型，则有利于本病的深入探讨。当前，ICD-10〔国际疾病和分类（第10版）〕，DSM-Ⅳ〔美国精神障碍的诊断统计手册（第四版）〕以及我国的CCMD-Ⅲ〔中国精神障碍分类与诊断标准（第三版）〕是精神障碍分类与诊断研究的重大成果。尽管在诊断概念和标准上仍存在某些差异，但毕竟在世界范围内广为流行，为国内外众多专业人员所接受。

1. CCMD-Ⅲ关于抑郁发作的诊断标准

抑郁发作以心境低落为主，与其处境不相称，可以从闷闷不乐到悲痛欲绝，甚至发生木僵。严重者可出现幻觉、妄想等精神病性症状。某些病例的焦虑与运动性激越很显著。

（1）症状标准：以心境低落为主，并至少有下列4项：①兴趣丧失、无愉快感；②精力减退或疲乏感；③精神运动性迟滞或激越；④自我评价过低、自责，或有内疚感；⑤联想困难或自觉思考能力下降；⑥反复出现想死的念头或有自杀、自伤行为；⑦睡眠障碍，如失眠、早醒，或睡眠过多；⑧食欲降低或体重明显减轻；⑨性欲减退。

（2）严重标准：社会功能受损，给本人造成痛苦或不良后果。

（3）病程标准：①符合症状标准和严重标准至少已持续2周；②可存在某些分裂性，但不符合分裂症的诊断。若同时符合分裂症的症状标准，在分裂症状缓解后，满足抑郁发作标准至少2周。

（4）排除标准：排除器质性精神障碍，或精神活性物质和非成瘾物质所致抑郁。

2. 老年期抑郁症诊断要点

（1）60岁以后缓慢起病，可有一定的诱发因素。

（2）除符合上述诊断标准外，还具有精神运动性激越和迟滞的表现，以及繁多的躯体化症状和疑病等妄想症状，并具有生物性症状的特点。

（3）除外脑器质性疾病及躯体疾病所致的抑郁综合征。

3. 鉴别诊断

（1）老年期躯体疾病或药物治疗导致的抑郁综合征：脑器质性疾病、躯体疾病、某些药物和精神活性物质等均可引起继发性抑郁，在老年人尤其多见。其鉴别要点有：①继发性抑郁有明确的器质性疾病或有服用某种药物，或使用精神活性物质史，体格检查有阳性体征，有相应实验室及其他辅助检查的阳性证据；②继发性抑郁可出现意识障碍、遗忘综合征及智能障碍；③药源性抑郁在降低剂量或撤药后症状可减轻或消失；④器质性抑郁病程中抑郁症状的发生、变化与躯体疾病的病情变化相一致；⑤继发性抑郁既往无类似发作史，而后者可有类似发作史。

（2）老年性痴呆：老年抑郁症患者有精神运动性抑制、思维困难、行动迟缓，可表现为假性痴呆，易与老年性痴呆混淆。但老年期抑郁患者的假性痴呆患者既往有心境障碍的病史，有明确的发病时间，详细精神检查可发现有抑郁情绪，症状呈晨重夜轻的节律性改变，定向力好，病前智能和人格完好，用抗抑郁药疗效好，可相鉴别。

（3）晚发性精神分裂症：晚发性精神分裂症在病程中可出现抑郁症状。其鉴别要点有：①晚发性精神分裂的原发症状是思维障碍和情感淡漠而非抑郁情感；②晚发性精神分裂症的症状特征是非协调性的思维、情感、意志行为障碍；③晚发性精神分裂症缓解期间，留有残存症状或人格缺损，老年期抑郁间歇期基本正常；④病前性格、家族遗传史和预后，特别是用抑郁药的治疗效果，这些均可有助于鉴别诊断。

### 三、治疗与健康教育

（一）心理治疗

主要采取支持性的心理治疗，即通过建议、劝告和鼓励等方式对心理严重受损患者进行治疗的一种方法。由于老年抑郁症患者理解能力降低，语言交流可能受到限制，因此医护人员与患者通过身体动作、体态、语气语调、空间距离等方式交流信息、进行沟通的非语言支持对于改善患者无力感和自卑感有一定效果。目前认知行为疗法（CBT）应用较为广泛，能够显著改善患者的症状，降低抑郁症的复发概率，与药物联合治疗，更为安全、有效、持久。

（二）药物治疗

选择性 5 - 羟色胺再摄取抑制药（SSRI）、选择性 5 - 羟色胺及去甲肾上腺素再摄取抑制剂（SNRl）等广泛用于老年抑郁症。用药原则为：起始剂量小；加药速度慢；治疗剂量少；应选择不影响心血管系统、肝肾功能和易导致代谢综合征的药物；注意药物之间的相互作用，避免出现影响疗效、加重药物不良反应的现象。

（三）康复治疗

老年抑郁症具有反复发作的特点，所以康复目标首先是预防复发，同时促进对社会环境的适应能力和生活自理能力的恢复。①家庭康复：指家庭成员对患者进行心理护理、生活照顾和监护等。加强亲情关系和感情交流，活跃生活气息，预防患者消极、孤独情绪，指导患者自我心理调适。②社区康复：与家庭康复方法基本相同，要根据老年抑郁症的特点进行。③中医康复：气功、导引、吐纳是我国古老的养生祛病方法，情志精神方面的导引也是重要方面，可通过一些吐纳动作，消除不良情绪，维护身心健康。

（四）针灸治疗

①针刺治疗：以百会、安眠、内关、合谷、太冲、神门为主穴。每日 1 次，10 次为 1 个疗程，连续 3 个疗程。②电针结合耳穴治疗：针灸取百会、印堂、合谷、太冲、太溪、三阴交。常规进针后行平补平泻法，百会、印堂，针刺后连接电针，低频连续波，留针 30 分钟，每隔 10 分钟行针 1 次。耳穴选神门、心、皮质下、交感、肾等，每次选 1 侧 2~3 个穴位，以王不留行籽贴压后每穴重压 1 分钟。每周治疗 2 次，10 次为 1 个疗程。

（李潇）

# 第九节　精神分裂症

精神分裂症是一组病因未明的精神病，具有思维、情感、行为等多方面的障碍，以精神活动与环境不协调为特征。患者一般意识清楚，智能基本正常，但部分患者在疾病过程中可以出现认知功能损害。该组疾病好发于青壮年，起病缓慢，病程迁延，可反复发作、加重或恶化，部分患者可最终出现衰退和精神残疾，部分患者经治疗可保持痊愈或基本痊愈的状态。

精神分裂症在成年人口中的终生患病率在 1% 左右。我国 1982 年在 12 个地区的调查结果显示，患病率在 1.56‰~4.6‰，1993 年再次对其中 7 个地区采用同样方法调查，结果发现精神分裂症的患病率为 5.31‰，有增高趋势。两次调查均显示，城乡有差异，城市患病率明显高于农村。另外，有调查发现精神分裂症的患病率与经济水平呈负相关，我国调查患病率在经济水平下等的人群中为 10.16‰，中等以上的人群为 4.75‰。美国调查显示经济水平最低人群患病率最高。

**一、病因和发病机制**

（一）遗传因素

患者近亲中的患病率要比一般人群高数倍，血缘关系越近，发病率越高；同卵双生的同病率是异卵双生的 4～6 倍；精神分裂症母亲所生的子女从小寄养在正常家庭环境中，成年后仍有较高的患病率。

（二）环境、社会、心理和生物学因素

精神分裂症的发生除遗传因素外，各种精神创伤、躯体因素、环境影响所起的作用（尤其是阳性症状），不可忽视，也是精神分裂症病因研究的重要方面。现就各种致病基因分述如下：

1. 病前个性

精神分裂症患者在病前 1/3～2/3 的有分裂性人格，如孤僻、内倾、怕羞、过分敏感、思维缺乏逻辑性、好幻想、缺乏知己，对人际关系采取不介入态度，常有白日梦。瘦长型多属分裂人格。

2. 躯体因素

内分泌因素：本病大多在青春期前后性成熟期发病，部分在分娩后急性起病，在绝经期复发率较高。以上事实说明内分泌在发病中具有一定作用。甲状腺、肾上腺皮质和垂体功能障碍，也疑为本病的病因，但未能做出肯定的结论。围产期脑损害：产伤与阴性症状为主的精神分裂症相关联。

3. 社会心理因素及环境因素

（1）心理因素：①部分精神分裂症患者的病前性格具有孤僻、冷淡、敏感、多疑、富于幻想等特征，即内向性性格；②一般认为生活事件可诱发精神分裂症，很多患者病前 6 个月可追溯到相应的生活事件，如失学、失恋、学习紧张、家庭纠纷、夫妻不和、意外事故等均对发病有一定影响，但这些事件的性质均无特殊性。因此，心理因素也仅属诱发因素。

（2）社会环境因毒：①家庭中父母的性格、言行举止和教育方式（如放纵、溺爱、过严）等都会影响子女的心身健康或导致个性偏离常态；②家庭成员间的关系及其精神交流的紊乱；③生活不安定、居住拥挤、职业不固定、人际关系不良、噪声干扰、环境污染等均对发病有一定作用。农村精神分裂症发病率明显低于城市。

（三）神经生化病理研究

1. 乙酰胆碱（Ach）递质系统

Rarson（1993）采用 Westem 定量免疫杂交技术测定了 25 例精神分裂症，28 例非精神分裂症死后脑组织 CAT 含量，发现精神分裂症患者脑桥被盖区 CAT 含量较对照组显著降低，并认为可能是与其病理现象有关。而 Wafunade 等（1982）却认为精神分裂症患者脑中胆碱能系统异常与抗精神药物治疗有关。众所纷纭，结论不一，尚需进一步探讨。

2. 多巴胺功能亢进假说

抗精神病药物，酚噻嗪类、丁酰苯类，其药理作用与中枢儿茶酚胺特别是 DA 受体功能阻滞有关。各种高效价的抗精神病药，均是强有力的 DA 受体阻滞剂。而苯丙胺的药理作用主要是抑制 DA 的再摄取，从而使受体部位的 DA 含量增高、功能亢进。从而推测，至少偏执型精神分裂症的发生可能与 DA 受体功能亢进有关。

3. 5 - 羟色胺假说

国内研究（沈渔村、张文和，1983）发现急性精神分裂症具有明显情感行为异常者血 5 - HT 含量明显低于对照组，随症状消失而恢复正常。最近有资料表明阳性症状明显时，5 - HT 降低，阴性症状明显时，5 - HT 增高，从而推测阳性症状与 5 - HT 降低，β 内啡呔增加有关，阴性症状与 5 - HT 升高，β 内啡呔降低有关。

4. 血小板单胺氧化酶（MAO）活性的研究

MAO 是 5 - HT 的主要降解酶，也是儿茶酚胺的主要降解酶。70 年代对此酶活性的研究，发现慢性精神分裂症患者血小板 MAO 活性降低，并认为此酶活性的改变可能是精神分裂症个体遗传素质的生物学标志，以后的研究提示血小板 MAO 活性与某些临床亚型有关。

5. 神经肽和精神分裂症

Ferrie Robert 等对精神分裂症死后脑的多区域内 CCK（胆囊收缩素）进行测定并与对照组比较，发现精神分裂症颞叶内 CCK 含量明显低于正常对照组，Ⅰ型精神分裂症脑颞叶内 CCK 含量明显低于Ⅱ型精神分裂症，同时发现 CCK 在对精神分裂症的治疗过程中对阳性症状效果好，尤其对慢性精神分裂症的、长期存在的而且抗精神病药物疗效差的一些幻觉、妄想有效，而且对不少阴性症状也有效果。

6. 多巴胺能系统和谷氨酶系统功能不平衡假说

M. Carlsson（1990）提出假设，认为精神分裂症是由于皮层下 DA 功能系统和谷氨酸功能系统的不平衡所致。动物实验表明，谷氨酸能系统的功能缺陷可引起类似精神分裂症的症状，PCP 能引起 CA 的释放，可产生模拟精神分裂症的症状。因此作者提出了皮质-纹状体谷氨酸通路的功能缺陷可能是某些精神分裂症的重要病理心理组成部分的假说。从广义上看，精神分裂症可看作一种多巴胺-谷氨酸反馈调节系统中神经递质不平衡所致的症候群。

7. 精神分裂症的结构影像学研究提示

精神分裂症患者侧脑室显著扩大，并发现此种现象可能与阴性症状有关。MRI 检查显示阳性症状分与侧脑室/脑比值呈正相关。阴性症状与尾状核大小呈负相关。颞叶边缘系统可能是精神分裂症较特殊的病理性改变。左侧颞上回的前部容积减少与幻觉，尤其听幻觉的严重程度相关。有学者发现精神分裂症患者优势半球额叶血流量和额叶血流量分布值均显减少。

## 二、诊断

（一）临床表现

1. 感知觉障碍

精神分裂症最突出的感知觉障碍是幻觉，以幻听最为常见。精神分裂症的幻听内容多半是争论性的，如两个声音议论患者的好坏或评论性的，声音不断对患者的所作所为评头论足。

其他类型的幻觉虽然少见，但也可在精神分裂症患者身上见到。如一位患者拒绝进食，因为她看见家里盘子里装有碎玻璃；一位患者感到有人拿手术刀切割自己的身体，并有电流烧灼伤口的感觉等。

精神分裂症的幻觉体验可以非常具体、生动，也可以是朦胧模糊，但多会给患者的思维、行动带来显著的影响，患者会在幻觉的支配下做出违背本性、不合常理的举动。如有的患者在幻听的影响下辱骂甚至殴打亲人，有的患者为了躲避幻听的"骚扰"而频频上访，要求有关部门拆除安装在自己脑子里的"播音器"。曾有一位老年妇女，因为总是听到声音讲水里有毒，为了喝上"干净"的水，提着暖瓶走了二十多公里，路上花了 4 个小时。

2. 思维及思维联想障碍

（1）妄想：妄想的荒谬性往往显而易见。也许在疾病的初期，患者对自己的某些明显不合常理的想法还持将信将疑的态度，但随着疾病的进展，患者逐渐与病态的信念融为一体。

最多见的妄想是被害妄想与关系妄想，可见于各个年龄层。涉及的对象从最初与患者有过矛盾的某个人渐渐扩展到同事、朋友、亲人，直至陌生人。他人的一颦一笑、一举一动都暗有所指，寒暄问候、家常聊天都别有深意。严重者甚至连报纸杂志、广播电视的内容都认为与己有关。

妄想的内容与患者的生活经历、教育背景有一定程度的联系。如一位在化工行业工作的工程师认为自己喝水的杯子被人做了手脚，每日都会释放出定量的毒药，造成自己慢性中毒；一位老护士认为自己在上次住院时被人注射了艾滋病病毒。

（2）被动体验：正常人对自己的精神和躯体活动有着充分的自主性，即能够自由支配自己的思维和运动，并在整个过程中时刻体验到这种主观上的支配感。但在精神分裂症患者中，常常会出现精神与躯体活动自主性方面的问题。患者丧失了支配感，相反，感到自己的躯体运动、思维活动、情感活动、冲动都是受人控制的，有一种被强加的被动体验，常常描述思考和行动身不由己。

被动体验常常会与被害妄想联系起来。患者对这种完全陌生的被动体验赋予种种妄想性的解释，如"受到某种射线影响""被骗服了某种药物""身上被安装了先进仪器"。

一位患者这样表述自己的被动体验："我觉得自己变成了一个木偶，一举一动都受人操纵。想什么事，说什么话，做什么表情，都是被安排好了的。最让人难受的是，我说的话，我做的事，跟我平常没什么两样，外人根本看不出来我有什么变化。只有我自己知道我已经不是我，是完全受人摆布的。"

（3）思维联想障碍：有经验的精神科医生通过与患者的一般性交谈，仅凭直觉就可以做出倾向精神分裂症的判断。这种直觉具体说来就是同精神分裂症患者交谈"费劲"。确实，同精神分裂症患者交谈，即使为了搜集一般资料，也需要较多的耐心和较高的技巧；而要想同患者做深入的交谈，往往会十分困难。读患者书写的文字材料，往往不知所云。由于原发的精神活动损害，精神分裂症患者在交谈中忽视常规的修辞、逻辑法则，在言语的流畅性和叙事的完整性方面往往出现问题。

患者在交谈时经常游移于主题之外，尤其是在回答医生的问题时，句句说不到点子上，但句句似乎又都沾点儿边，令听者抓不住要点（思维散漫）。病情严重者言语支离破碎，根本无法交谈（思维破裂）。

有的患者说话绕圈子，不正面回答问题，或者对事物做一些不必要的、过度具体化的描述，令人费解，明明可以用一个大家都懂的通俗的名称，却偏偏不必要地使用具体概念加以解释，如患者在被问到"做什么工作"时，答"我在单位做数数的工作"，实际上患者在单位做会计工作。

与上述情况相反，有的患者不恰当地使用符号、公式、自造的字（词语新作）、示意图表达十分简单的含义。如一位女患者画了一大张图，有不相交的曲线、带泪珠的英文"love"等，只为了表示"男友与我分手了"；有的患者在口语中不恰当地使用书面语言，如一患者称赞大夫："某大夫跟人说话总是那么不卑不亢的。"

患者言谈令人难以理解的另一个原因是逻辑关系混乱。如一位女患者说："我脑子里乱哄哄的，都是因为我太聪明了。我的血液里全是聪明，又浓又稠。我必须生个孩子，把我的聪明分给他一半，我才能好。要不然我就得喝美年达汽水，把我的聪明冲淡一点……我想喝美年达汽水。"这里也有概念含义上的混乱，如患者把抽象的"聪明"视为可被"汽水稀释"的具体物质。

（4）思维贫乏：根据患者言语的量和言语内容加以判断。语量贫乏，缺乏主动言语，在回答问题时异常简短，多为"是""否"，很少加以发挥。同时患者在每次应答问题时总要延迟很长时间。即使患者在回答问题时语量足够，内容却含糊、过于概括，传达的信息量十分有限。

3. 情感障碍

主要表现为情感迟钝或平淡。情感平淡并不仅仅以表情呆板、缺乏变化为表现，患者同时还有自发动作减少、缺乏体态语言，在谈话中很少或几乎根本不使用任何辅助表达思想的手势和肢体姿势，讲话语调很单调、缺乏抑扬顿挫，同人交谈时很少与对方有眼神接触，多茫然凝视前方；患者丧失了幽默感及对幽默的反应，检查者的诙谐很难引起患者会心的微笑；患者对亲人感情冷淡，亲人的伤病痛苦对患者来说无关痛痒。一位住院的女性精神分裂症患者，每到探视日，只关心七旬老母给自己带来什么零食。一次老母在来院途中跌了一跤，待老母到后，患者接过零食便大吃起来，对母亲脸上、身上的伤痕不闻不问。少数患者有情感倒错。但抑郁与焦虑情绪在精神分裂症患者中也并不少见。

4. 意志与行为障碍

（1）意志减退：患者在坚持工作、完成学业、料理家务方面有很大困难，往往对自己的前途毫不关心、没有任何打算，或者虽有计划，却从不施行。活动减少，可以连坐几个小时而没有任何自发活动。有的患者自称"我就喜欢在床上躺着。"患者忽视自己的仪表，不知料理个人卫生。一位青年男性患者连续3年从来没有换过衣服，入院后给患者洗澡，头几盆水都是黑的。

（2）紧张综合征：以患者全身肌张力增高而得名，包括紧张性木僵和紧张性兴奋两种状态，两者可交替出现，是精神分裂症紧张型的典型表现。木僵时以缄默、随意运动减少或缺失以及精神运动无反应为特征。严重时患者保持一个固定姿势，不语不动、不进饮食、不自动排便，对任何刺激均不起反应。在木僵患者中，可出现蜡样屈曲，特征是患者的肢体可任人摆布，即使被摆成不舒服的姿势，也较长时间似蜡塑一样维持不变。如将患者的头部抬高，好像枕着枕头，患者也能保持这样的姿势一段时间，称之为"空气枕头"。木僵患者有时可以突然出现冲动行为，即紧张性兴奋。

（二）临床分型

1. 偏执型

又称妄想型。本型最多见。发病年龄多在青壮年，缓慢或亚急性起病。情感、智力不受影响。以妄想为主要表现，以被害妄想多见。妄想可单独存在，也常伴有幻听。在幻觉妄想影响下，患者开始时保持沉默，疑惑心情逐渐加重，可发生积极的反抗，如反复向有关单位控诉或请求保护，严重时甚至发生伤人或杀人、自伤或自杀行为。因而易引起社会治安问题。病程经过缓慢，发病数年后，在相当长时期内工作能力尚能保持，人格变化轻微。患者若隐瞒自己表现，往往不易早期发现。如治疗彻底可获得较满意的缓解。

2. 单纯型

较少见。青少年期发病，起病缓慢隐匿。初期常有头痛、失眠、记忆减退等类似神经衰弱的症状。本型主要表现为精神活动逐渐减退，情感逐渐淡漠，失去对家人及亲友的亲近感，学习或工作效率逐渐下降，行为变得孤僻、懒散，甚至连日常生活都懒于自理。一般无幻觉和妄想，虽有也是片断的或一过性的。发病早期常不被人注意，病情发展较严重时才被发现，自动缓解者较少，治疗效果和预后差。

3. 青春型

多在青春期发病，起病较急。症状以精神活动活跃且杂乱多变为主。表现情感喜怒无常，好扮弄鬼脸，行为幼稚、愚蠢、奇特，常有兴奋冲动。言语增多，内容松散，联想散漫，幻觉丰富，妄想荒谬离奇，人格解体。病情发展较快，症状显著，虽可缓解，也易再发。

4. 紧张型

除具有精神分裂症的一般特征外，以紧张症状群为主要临床表现。患者可出现紧张性木僵、蜡样屈曲，或有突然的冲动行为，可能危及自身和他人的安全。该型起病较急，部分患者缓解也较快，产生精神衰退的情况较少，预后相对较好。

（三）实验室及其他检查

1. 患者的血、尿常规及脑脊液化验一般正常。

2. 脑电图大多数在正常范围，缺乏特征性变化。

3. 气脑造影图、CT、MRI 检查，发现部分患者有脑室扩大、额叶变小，胼胝体也有明显异常。多见于慢性精神分裂症。这类患者均有明显的阴性症状，对治疗不敏感。

主要用于精神分裂症的量表有 BPRS（简明精神病评定量表）、APARCPP（慢性精神患者标准化的检查量表）、SAPS（阳性症状量表）、SANS（阴性症状量表）、PANSS（阴阳性症状量表）等。

（四）诊断标准

精神分裂症的诊断在遗传生物学，生物化学等实验室检查尚未发现有特异性变化，以前诊断主要依据临床特点，即建立在临床观察和描述性精神的基础上。诊断标准也在日益完善，以便与国际接轨。

CCMD－3 精神分裂症诊断标准：

症状学标准：

至少有下列 2 项，如症状的存在可疑或不典型，则至少需下述症状 3 项。

（1）反复出现的言语性幻听。

（2）明显的思维松弛、思维破裂、言语不连贯，或思维贫乏或思维的内容贫乏。

（3）思想被插入、被撤走、被播散，思维中断或强制性思维。

（4）被动、被控制或被洞悉体验。

（5）原发性妄想（包括妄想知觉、妄想心境）或其他荒谬的妄想。

（6）思维逻辑倒错，病理性象征性思维，或语词新作。

（7）情感倒错，或明显的情感淡漠。

（8）紧张综合征、怪异行为，或愚蠢行为。

（9）明显的意志减退或缺乏。

严重程度标准：

自知力障碍，并有社会功能严重受损或无法进行有效交谈。

病程标准：

（1）符合症状标准和严重标准至少已持续 1 个月，单纯型至少 2 年。

（2）同时符合精神分裂症和情感性精神障碍的症状标准，当情感症状减轻到不能满足情感性精神障碍症状标准时，分裂症状需继续满足分裂症的症状标准至少两周以上，方可诊断为精神分裂症。

排除标准：

排除器质性精神障碍及精神活性物质和非成瘾物质所致精神障碍。尚未缓解的分裂症患者、若又罹患本项中前述两类疾病，应并列诊断。

（五）鉴别诊断

本病需与下列疾病鉴别：

1. 脑器质性及躯体疾病所致精神障碍

不少脑器质性病变如癫痫、颅内感染、脑肿瘤和某些躯体疾病如系统性红斑狼疮以及药物中毒，都可引起类似精神分裂症的表现，如生动鲜明的幻觉和被害妄想。但仔细观察就会发现，这类患者往往同时伴有意识障碍，症状有昼轻夜重的波动性，幻觉多为恐怖性幻视。更为关键的是，有确凿的临床及实验室证据，证明患者的精神状态与脑器质性或躯体疾病有密切的联系，一般情况是，精神症状在躯体疾病的基础上发生，随着躯体疾病的恶化而加重，躯体疾病的改善会带来精神症状的好转。

2. 心境障碍

无论是在躁狂状态还是在抑郁状态，都可能伴有精神分裂症的症状。多数情况下，精神病性症状是在情感高涨或低落的情况下出现，和周围环境有着密切的联系，与患者的心境相协调。如躁狂患者出现夸大妄想，抑郁患者出现贫穷或自责妄想；但有时也会出现一些与当前心境不协调的短暂幻觉、妄想症状，这就需要结合既往病史、病程、症状持续的时间及疾病转归等因素做出判断。

3. 神经症

一些精神分裂症患者在早期可表现出神经症的某些表现。如有部分患者会在疾病初期或疾病进展中出现强迫症的症状。与神经症患者不同，精神分裂症患者对待自己的种种不适缺乏痛苦感，也缺乏求治的强烈愿望。有些貌似"神经衰弱"的精神分裂症患者存在显著的动机不足、意志减退。有些精神分裂症患者的强迫症状内容荒谬离奇，且"反强迫"意愿并不强烈。这些都有助于我们区分这两类精神障碍。

### 三、治疗

精神分裂症的治疗以药物治疗为主，特别是在疾病的急性期更是如此。治疗精神分裂症的主要药物为抗精神病药物。抗精神病药物又称强安定剂，或称神经阻滞剂。目前，常用抗精神病药物可分为传统的抗精神病药物和非典型抗精神病药物两大类。

#### （一）药物治疗

精神分裂症患者长期受到监禁、束缚，20 世纪 30 年代起采用的电休克、胰岛素昏迷治疗，才使精神分裂症患者接触到科学、人道的治疗。20 世纪 50 年代初，氯丙嗪引入精神科临床，此后数十年又有多种抗精神病药被用来治疗精神分裂症，使精神分裂症的预后大为改观。

抗精神病药物按作用机制可分为经典药物与非经典药物两类。经典药物又称神经阻滞剂，主要通过阻断受体起到抗幻觉妄想的作用，按临床特点分为高效价和低效价两类。前者以氯丙嗪为代表，镇静作用强，抗胆碱能作用明显，对心血管和肝功能影响较大，锥体外系不良反应较小，治疗剂量比较大；后者以氟哌啶醇为代表，抗幻觉妄想作用突出，镇静作用很弱，心血管及肝脏毒性小，但锥体外系副作用较大。

近年来问世的非经典抗精神病药物通过平衡阻滞 5 - HT 与 $D_2$ 受体，起到治疗作用，不但对幻觉妄想等阳性症状有效，对情感平淡、意志减退等阴性症状也有一定疗效。代表药物有利培酮、奥氮平、氯氮平等。

精神分裂症药物治疗应系统而规范，强调早期、足量、足疗程。一旦明确诊断应及早开始用药。药物应达到治疗剂量，一般急性期治疗应维持 2~6 个月。有些患者、家属甚至医生过分担心药物不良反应往往采取低剂量用药，症状长期得不到控制，达不到应有的治疗效果。治疗应从低剂量开始，逐渐加量，高剂量时密切注意不良反应，门诊患者用药剂量通常低于住院患者，一般情况下不能突然停药。

维持治疗对于减少复发或再住院具有肯定的作用。第一次发作维持治疗 1~2 年，第二次或多次复发者维持治疗时间应更长一些，甚至是终生服药。对于经典抗精神病药物，急性期治疗 3~6 个月后可逐渐减量。维持治疗的剂量应个体化，一般为急性治疗期剂量的 1/2~2/3。

美国精神分裂症结局研究组的研究结论是，维持治疗剂量不应低于 300mg/d，否则预防复发的效果会降低。非经典抗精神病药物维持剂量比急性期治疗量适当减少，但具体减少到何种程度，尚缺乏成熟的模式。

不管是急性期还是维持治疗，原则上单一用药，作用机制相似的药物原则上不宜合用。对于出现抑郁情绪、躁狂状态、睡眠障碍的患者可酌情选用抗抑郁剂、心境稳定剂、镇静催眠药，有锥体外系反应可合用盐酸苯海索（安坦）。

1. 常用的抗精神药物及用法

（1）氯丙嗪：具有较好的镇静、控制兴奋躁动和抗幻觉妄想作用，适用于具有精神运动性兴奋和幻觉妄想状态的各种急性精神分裂症患者，治疗剂量为每日 300 ~ 600mg。对兴奋躁动患者，治疗剂量为 750mg，对拒服药者，常给注射用药，如氯丙嗪 25 ~ 50mg，肌内注射，每日 1 ~ 2 次，或 50 ~ 100mg 加注射用水 40mL 或 25% 葡萄糖 40mL 稀释缓慢静脉注射或 50 ~ 200mg 溶于 500mL 生理盐水或 5% 葡萄糖盐水中静脉滴注，滴速每分钟 40 ~ 60 滴。注意肌内注射可引起局部疼痛，硬块和无菌性化脓，静脉注射可引起血栓性静脉炎，因此静注释释度要够，注速要慢。肌内注射部位要深，应轮换注射部位，严格无菌操作。因为氯丙嗪对 .E 具有阻断作用而呈现明显镇静和控制精神运动性兴奋；可通过阻断 α 肾上腺素受体而导致血压下降，故不能用肾上腺素治疗氯丙嗪导致的低血压性休克，因 β-肾上腺素能兴奋会使血压下降更快，更严重；氯丙嗪易出现锥体外系反应，系由于阻断黑质纹状体 $D_2$ 受体所致。长期应用氯丙嗪阻断了脑中 $D_2$ 受体，因而导致中枢 $D_2$ 受体处于增敏状态而易产生迟发性运动障碍。

（2）奋乃静：除镇静作用小于氯丙嗪外，适应证基本同氯丙嗪。本药的不良反应较少，尤其对心血管系统、肝脏和造血系统的不良反应轻于氯丙嗪，适用于年老、躯体情况较差的患者，治疗剂量每日 40 ~ 60mg。

（3）三氟拉嗪：此药无镇静作用，而具有振奋、激活作用。除有明显的抗幻觉、妄想作用外，对淡漠、退缩等症状有较好疗效。适应于偏执型精神分裂症和慢性精神分裂症，锥体外系不良反应较重。治疗剂量每日 20 ~ 60mg。

（4）氟奋乃静：对幻觉、妄想、木僵、淡漠患者有效，适用于偏执型精神分裂症和慢性精神分裂症，锥体外系副作用发生率较高且较重，治疗量每日 10 ~ 30mg。

（5）氟哌啶醇：是一种强有力的 $D_2$ 受体阻断剂，锥体反应较重。对控制伴有兴奋躁动和幻觉、妄想的急性精神分裂症有良好的效果。对行为孤僻、退缩、情感淡漠的慢性精神分裂症有促使精神活跃作用。治疗剂量每日 30 ~ 60mg。对急性兴奋患者可肌内注射 5 ~ 10mg，每日 2 ~ 3 次，待症状缓解后，改为口服。亦可用 5 ~ 10mg 加 25% 葡萄糖 20mL 静脉注射。少数人用药后引起抑郁反应。

（6）甲硫哒嗪：有明显的镇静作用，抗幻觉、妄想作用相似于氯丙嗪，对兴奋躁动和慢性精神分裂症均有较好的疗效。治疗剂量每日 250 ~ 600mg，锥体外系反应较小，长期大量使用可引起视网膜病变。

（7）舒必利：舒必利是一种选择性 $D_2$ 受体拮抗剂，它对腺苷酸环化酶偶联的 $D_1$ 受体无作用。主要作用于中脑边缘、中脑皮质的 $D_2$ 受体。主要适用于精神分裂症偏执型、紧张型，对慢性精神分裂症可改善情绪和接触。但抗幻觉、妄想作用不及酚噻嗪和丁酰苯类。锥体外系反应较轻，治疗剂量每日 300 ~ 1200mg。因无镇静作用不宜晚间服用。亦可用 5% 葡萄糖 500mL 加舒必利 200 ~ 600mg（一周内渐加）静脉滴注，7 ~ 10

日为 1 个疗程，对改善淡漠、退缩及木僵状态有较好效果。

（8）氯氮平：氯氮平于 1959 年合成，化学结构与丙咪嗪相似，最初作为抗抑郁药使用，不久发现具有抗精神病作用，基本无抗抑郁作用，很快就得到广泛应用。由于 1974 年芬兰出现 8 例因使用此药导致粒细胞缺乏，且部分患者死亡，之后又有陆续报道，此药的应用明显减少。美国 Kane 1988 年发现此药对难治性患者有效，才开始此药的新纪元。氯氮平被认为是目前最有效的抗精神病药，且只要常规监测白细胞，此药具有较好的安全性。氯氮平与第一代抗精神病药区别在于其与 $D_2$ 受体的亲和力很低，可与其他广泛的不同类型受体结合。在多巴胺系统中，可与 $D_1$、$D_2$、$D_3$、$D_4$ 受体结合，且与 $D_4$ 亲和力较高；与 5 - HT 受体也有较高的亲和力，特别是 5 - HT 2A、5 - HT 2C、5 - HT6、5 - HT7，另外还可与 $\alpha_1$ 和 $\alpha_2$、$H_1$、M 受体结合。

氯氮平控制精神运动性兴奋起效快，控制幻觉妄想与氯丙嗪相似，对慢性退缩患者也有一定疗效。对经典抗精神病药治疗无效的患者，改用氯氮平治疗，大约有 1/3 的患者仍可显效。常见不良反应有流涎、便秘、低血压、心动过速、心电图改变、诱发癫痫，偶可引起粒细胞减少或缺乏，无锥体外系反应。常用剂量为每日 200 ~ 600mg。

（9）三氟噻吨（复康素）：是硫杂蒽类中作用较强的一种抗精神病药，具有振奋和激活作用，小剂量能稳定情绪，抗焦虑和抗抑郁。对精神分裂症的情感淡漠，退缩等阴性症状效果较好。治疗量每日 10 ~ 20mg，锥体外系副反应较泰尔登明显，少数患者可出现兴奋和冲动。

（10）利培酮（维思通）：利培酮对中枢多巴胺 $D_2$ 受体和 5 - $HT_2$ 受体均有较强的拮抗作用，有人认为本品可拮抗边缘系统多巴胺受体，缓解阳性症状；拮抗 5 - HT 受体，缓解阴性症状；对黑质 - 纹状体通路中 5 - HT 受体的拮抗，可促进多巴胺的释放，降低锥体外系不良反应。口服易吸收，服药后 1 小时达峰浓度，主要在肝脏中代谢，其代谢产物 9 - 羟利培酮仍具活性。快代谢型者消除半衰期利培酮为 3 小时，9 - 羟利培酮为 20 小时；慢代谢型者消除半衰期利培酮为 20 小时；9 - 羟利培酮为 20 ~ 29 小时。主要不良反应为锥体外系反应，与剂量有明显的相关性，超过每日 6mg，锥体外系反应发生率显著增加；低于每日 6mg，锥体外系反应发生率明显减少。该药无明显的镇静作用。常用剂量为每日 2 ~ 6mg。

（11）长效抗精神病药物：长效类药物的药理作用、不良反应与相应的非长效药物相似，长效剂使用方便，投药可靠。在临床治疗精神分裂症取得了良好的效果。主要适用于多次复发，待急性症状控制后进行维持治疗的精神分裂症患者，拒绝服药的、缺乏监护的患者。剂量从小剂量逐渐增加。①丁酰苯类：安度利可、哌迷清、五氟利多、氟斯必灵。临床常用以下两种：安度利可治疗剂量 50 ~ 200mg，每 1 个月肌内注射 1 次。五氟利多治疗剂量 40 ~ 60mg，每周口服 1 次。②吩噻嗪类：哌普嗪棕榈酸酯、氟奋乃静庚酸酯、氟奋乃静癸酸酯、奋乃静庚酸酯，以氟奋乃静癸酸酯常用。治疗剂量 25 ~ 50mg 每 2 周肌内注射 1 次。③硫杂蒽类：三氟噻吨癸酸酯治疗剂量 20 ~ 40mg，每 2 ~ 3 周肌内注射 1 次。

目前治疗精神分裂症阴性症状的药物溴隐亭、麦普替林、氟西汀，在临床取得了很好效果。溴隐亭剂量每日 10 ~ 20mg，麦普替林剂量从每日 10mg，逐渐增加，直到获得最佳疗效。氟西汀剂量每日 20mg，研究发现氟西汀对抗精神病药无效的精神分裂症患者有明显的效果。

抗精神病药物常见的不良反应有：①锥体外系症状：可有运动不能，肌张力增高，静坐不能及急性肌张力障碍。现时认为是药物过量的指征，可以降低剂量，必要时服用安坦、苯甲托品——类抗胆碱能药物。②迟发性运动障碍，多发于治疗后期，处理上较为棘手，可减低药物剂量利血平或异丙嗪治疗，必要时更换锥体外系不良反应较低的药物，如舒必利等。重点在于预防发生。③对肝脏的不良反应，应减量或停药并给予对症处理。④造血系统副作用，可出现白细胞减少，极少数患者出现粒细胞缺乏症，应立即停药，并对症处理。⑤心血管方面的副作用，以体位性低血压较为常见，一般可自行恢复，重者可用升压药，但禁用肾上腺素。⑥皮肤方面的副作用，可对症处理，必要时停药。⑦精神矛盾反应，可出现新的精神症状，应与患者原有精神症状仔细鉴别，可酌情减药。

2. 继续治疗和维持治疗

（1）继续治疗：在急性期精神症状已得到控制后，宜继续用治疗剂量持续 1 个月左右，以期继续获得进步。

（2）维持治疗：采取维持治疗，对减少复发或再入院十分有价值。一般建议在第 1 次发作后，用药物维持治疗 2 年。如果患者为第 2 次发作，药物维持的时间应更长一些。药物剂量应逐渐减量，一般在 3~6 个月后逐渐减至治疗量的 1/2，如病情稳定，可继续减量减至 1/4 或 1/5。

3. 合并治疗

原则上尽可能单一用药，不主张联用，只有单一用药无效时方可考虑联用，且不超过 2 个。有时可将低效价和高效价抗精神病药物合并使用，但宜以一种为主。当患者有抑郁症状时，必要时可合并抗抑郁药物。抗锥体外系副作用的药物，如安坦，一般在不良反应出现后才合并使用。

（二）电休克治疗

电休克治疗对伴有自责自罪、严重自杀、自伤行为、拒食、精神运动兴奋及木僵、缄默症状的精神分裂症患者有良好效果，一般 8~12 次为 1 个疗程，间日或每日 1 次。电休克治疗后需用抗精神病药物巩固治疗，对有脑器质性和严重躯体病者禁用。

（三）胰岛素休克治疗

胰岛素休克是通过肌内注射适量的胰岛素，引起低血糖反应或昏迷状态，以调节大脑机能。适用于精神分裂症紧张型、青春型和偏执型，对于不能用抗精神病药物治疗效果不佳者尤其适用。胰岛素休克治疗，应每日 1 次，以 30~60 次昏迷为 1 个疗程，每次以浅、中昏迷为好，禁忌证与电休克相同。胰岛素休克治疗结束后需用抗精神病药物巩固疗效。

（四）心理 - 社会康复

分裂症患者在积极药物治疗的同时，应进行心理社会干预。早期心理社会干预的措施，包括治疗和康复过程中的心理教育，家庭干预，疾病缓解期对复发症状的长期监察，依靠初级保健组织对精神症状的早期发现，以及与精神科医生的密切联系等。精神分裂症患者不论是在临床治疗或在病情缓解时，心理社会教育都很重要。让患者及其家属对所患疾病的性质有所了解，理解维持服药的重要性和治疗中可能发生的副作用及其处理方法，提高用药的依从性。社区医生和家属应对精神症状的复发和恶化予以重视，帮助精神分裂症患者应对和解除心理负担，一旦症状恶化或病情加重，即能加强治疗和积极给予危机处理。

（五）心理治疗

指广义的精神治疗。那种纯精神分析治疗不适用于本症。作为一种辅助治疗有利于提高和巩固疗效，适用于妄想型和精神因素明显的恢复期患者，行为治疗有利于慢性期患者的管理与康复。

**四、健康教育**

1. 一般护理

（1）个人卫生：此类患者自理能力下降，应做好晨晚间护理，督促患者按时起床、洗漱。为患者理发、洗澡、更衣，并使其保持清洁整齐。对反应性木僵患者，要做好各项基础护理工作，防止发生并发症。

（2）饮食护理：①结合原发疾病的情况，为患者提供易消化、营养丰富的饮食。同时注意水分的摄入。②为患者创造整洁、舒适的进餐环境，提供充足的进餐时间，让患者细嚼慢咽、防止噎食。③在不影响治疗和病情许可的前提下，提供患者喜爱吃的食物，以促进食欲，保证营养的需求。④对吞咽困难、不舍瞄食者，及时给予鼻饲饮食或静脉补充营养物质，以保持营养、代谢的需要。⑤对暴饮暴食的患者要严格限制入量。⑥对有异食的患者要限制活动范围，防止进食异物。⑦对拒食的患者要尽量劝说，耐心协助进食，或做示范，消除患者的疑虑，必要时给予鼻饲饮食，维持营养的摄取。⑧对于木僵患者，由于患者常在夜深人静时恢复肢体活动、自行进食等，可将饭菜放置于患者床旁，保持环境安静，避开患者视线下，观察其进食情况。

（3）睡眠护理：评估患者睡眠情况，如入睡时间、睡眠质量、觉醒时间、醒后能否继续入睡等，了解患者睡眠紊乱的原因。提供良好的睡眠条件，保持环境安静，温度适宜，避免强光刺激。对于新入院患者因环境陌生而入睡困难，护理人员应在病房多陪伴患者，直至入睡。防止睡眠规律倒置，鼓励患者白天尽量多参加集体活动，保证夜间睡眠质量。指导患者使用一些促进睡眠的方法，如深呼吸、放松术等。对严重的睡眠障碍的患者，经诱导无效，可遵医嘱运用镇静催眠药物辅助睡眠，用药后注意患者睡眠的改善情况，做好记录与交班。

（4）服药的护理：此类患者往往意识不到精神失常，即使意识到不正常也觉得没有服精神药物的必要，往往藏药。因此，护理人员应做到"看服药到胃"，服药后检查患者的口腔、手指缝和衣兜，严防患者藏药，同时注意观察患者有无服药反应。

（5）完全护理：对于抑郁，有自杀、自伤、外走企图的患者，护理人员应加强巡视，严格交接班，严密观察病情变化，多与患者接触，随时掌握其内心活动和思想动态，有针对性地给予重点护理。此外，应严格保管危险品，及时巡视病区的门窗，如有损坏应及时维护，加强环境防护，严防意外事件的发生。

2. 症状护理

（1）兴奋：护理人员要态度冷静，减少一切激惹因素，必要时给予保护性约束。

（2）焦虑：可组织患者参加一些病房里的文娱活动，转移其注意力，并给予心理上支持。

（3）抑郁：护理人员应多与患者谈心，关心体贴患者，耐心听患者诉说，鼓励患者参加适当的文体活动，如听一些轻松而欢快的音乐，打乒乓球、下棋等，转移患者的痛苦体验，重新树立对生活的信心与兴趣。另外，必须提高警惕，严防意外事件的发生。

（4）木僵：木僵患者生活不能自理，应加强生活护理、喂水、喂饭、翻身等。木僵患者缺乏自卫能力，应有专人照看，以免其他患者伤及患者。木僵的人有突然冲动的可能，护理人员应改善服务态度，并加强对冲动的防范。

3. 心理护理

（1）护理人员要有深切的同情心，耐心地倾听患者的叙述，与患者交谈时应语调亲切，语意明确，使患者产生信任感。

（2）心理支持，使患者建立自信，护理人员要根据患者的文化水平，接受能力等，有的放矢，用通俗易懂的语言、深入浅出的方式，谈如何正确对待精神刺激，鼓励患者要控制自己的情绪和面对现实，正视自己，正确对待挫折和逆境中的各种问题，化痛苦为力量，重新树立生活的信心。

（3）鼓励患者参加力所能及的简单劳动，把注意力从自身引向他人，做到生活规律化，张弛交替，劳逸结合，使生活内容更充实、丰富和多样化。

（4）环境和社会支持　改变精神创伤的环境，单位和家庭中的成员可用转移注意力的方法来放松患者精神紧张的程度，培养患者自信、顽强、自尊的心态。

（5）帮助患者提高个性修养，培养稳定心态，让患者对照他人改变自己脆弱的性格，发扬个性中好的成分，锻炼坚强的意志，形成积极向上的稳定的心理状态。

4. 健康指导

帮助患者了解疾病的有关知识，让患者树立面对现实刺激的信心和勇气，教会其应付这种刺激的方法，同时给予有力的社会支持，以减轻患者的创伤性反应。

（李潇）

# 第十节　癔　症

癔症又称歇斯底里，是由心理因素暗示或自我暗示引起的以发作性精神症状、意识障碍和躯体症状为主征的一种疾病。为起病急骤，病程较短，预后良好，但易复发的一种神经症。多发生于青年女性。病前性格特征对发病起着重要作用。躯体性和神经机能障碍无相应的器质性病变。发作常有精神病性症状，如身份（人格）转换、附体妄想、意识障碍发作、缺乏自制力和不顾现实等。

## 一、病因

### （一）心理因素

常见的心理因素为家庭、工作、人际关系等，往往使患者感到委屈、气愤、羞愧、窘迫、悲伤、恐惧等。这些精神刺激均可直接致病，或为第一次发病的因素。患者对此具有强烈的创伤性体验而起病，部分患者多次发病后可无明显诱发因素，而可能通过触景生情，联想，或自我暗示而发病。

### （二）性格特征

一般认为具有癔症性格特征的人，在精神因素的影响下，较易发生癔症；癔症的症状、疾病过程与病前性格有一定关系。通常认为癔症性格有以下特征：

1. 高度情感性

患者情感反应强烈、肤浅而不稳定，容易从一个极端转向另一个极端。如说某人好时，夸奖得十全十美，敬佩、赞赏之情溢于言表；一事不随其心意，则可反目为仇，深恶痛绝。

2. 高度暗示性

患者对某人某事具有高度情感倾向时，即容易接受暗示，即不加批判地，盲目地接受对方的影响。在丰富幻想下及自身感觉不良的基础上，也往往产生自我暗示。

3. 丰富的幻想性

患者富于幻想，在叙说体验或经历时往往附加上一些想象的内容，添枝加叶描绘，有声有色的叙说，混淆了幻想和现实的界限，给人以夸张、说谎的印象。

4. 自我中心

患者总愿意使自己成为大家注意的中心，利用一切机会表现自己，显示出自己与众不同。特别喜欢受到别人的重视和表扬，同情和怜悯。

## 二、诊断

### （一）病史

详细询问病史，有否与精神因素明显相关；症状能否在暗示影响下改变或消失；有无癔症性格特点或既往发作史。

### （二）身体状况

癔症症状复杂多样，变化多端，即可有精神异常和类似神经疾病的各种症状，又可以有内脏和自主神经功能失调的症状。一般把临床表现分为分离型、转换型、躯体化障碍和其他形式癔症等来描述。分离型障碍，是一种精神障碍，系指不同精神活动之间的分离。如指过去的记忆与当今对环境的认识，对自我和身份的觉察之间的正常整合（或联系）的部分丧失或完全丧失。如意识障碍、漫游症、多重人格以及发作后的局限性遗忘等。如表现为精神病状态，则为癔症性精神病。转换型障碍是指生活事件或处境引起情绪反应，接着出现躯体症状，一旦躯体症状出现，情绪反应便褪色或消失，这种躯体症状便叫作转换症状。在同一患者身上可仅有其中一、两种症状，每次发作其症状常类同。

1. 分离型障碍

（1）意识障碍：或称意识改变状态。常为意识活动的狭窄，意识朦胧状态，或昏睡。后者表现为在精神创伤之后或暗示作用的影响，出现较深的意识障碍，长时间保持固定的姿势，呼之不应，推之不动，四肢发硬，僵卧于床，可见双目紧闭，眼睑颤动，即所谓癔症性木僵，动其肢体有抗力，强行张开其眼，可见眼球迅速偏向某侧，以示有意回避医生检查。意识朦胧状态，患者情感丰富，表情生动，行为夸张，富于表演色彩，谈话常以歌谣式，说话内容多与精神创伤有关。患者分离型障碍的其他表现可能都与意识改变状态相联系。

（2）情感暴发：有突然出现的情感暴发，表现在语言方面：与人争吵、哭喊、号叫；动作方面：捶胸顿足、撕扯衣物，打滚，以头撞地，尽情发泄内心愤懑情绪。一般也有较轻的意识障碍，事后部分遗忘。历时数十分钟而终止。

（3）遗忘：在精神因素作用下对自己的经历的重大事件突然失去记忆，常表现为发作后的局限性或阶段性遗忘，患者常不能回忆某一段时间的生活经历，甚至否认既往的生活和身份。有时连整个生活经历被遗忘称全部遗忘。持续时间可长可短，有时在暗示情况下能记起遗忘的部分。

（4）漫游症：在急剧精神因素影响下发病，突然出走，日常生活和社交能力保持，他人看不出什么异常，此时意识范围缩小，历时几十分钟到几天后，突然清醒，醒后对病中经历不能回忆。

（5）癔症性痴呆：又称假性痴呆，在精神创伤之后突然出现严重智力障碍，患者的回答错误百出。有时显得特别幼稚，言行举止似儿童样，称童样痴呆。癔症性痴呆中还有一种罕见的所谓刚塞综合征，多见于罪犯中，患者对问题有正确的领悟，但常常给予近似或与正确答案相反的回答。

（6）身份识别障碍：突然失去对自己往事的全部记忆，对自己的身份不能识别，以另一种身份进行日常活动，此时患者一反常态，变成另一个人，当一种身份出现时，另一种身份则被忘记。每种"人格"或"身份"均具有独特的个性、行为和态度，且新身份的人常与患者原有身份形成鲜明的对照。这种表现也称双重人格。有时同一患者先后表现两种以上的身份则称多重人格。

（7）其他分离型癔症：如农村的所谓"走阴间"，认为鬼神附体，患者以死人的口气说话，似也属身份识别障碍。

（8）癔症性精神病：有明显的精神创伤，常急性起病，有意识障碍，如意识朦胧或意识模糊或意识范围狭窄，常有错觉、片断幻觉，以视幻觉为主，可有幻想性说谎，或幻想性的生活情节。有时可有妄想等精神病性症状，内容多与精神创伤有关，富于情感色彩。病程呈发作性，时而清醒，时而不清，间隙期如常人，自知力存在；发作时现实检验能力、社会功能明显受损。病程短暂，历时数日即止，尤其当医师使其迅速镇静或睡眠后，即可迅速恢复正常。

2. 转换型障碍

（1）感觉障碍：可表现为感觉增强、减退或感觉变质。常见有偏侧感觉麻木，诉从头到足的偏侧身体麻木，以正中为界线。不同情况下检查分界线可发生改变，均不符合正常的神经解剖分布。有的患者感觉过敏，甚至头痛，也无神经解剖的基础。

（2）癔症性失明：可表现突然双目失明或弱视，但对光反应良好，眼底正常，视觉诱发电位正常，无眼器质性疾病证据。有的患者视野呈同心型缩小，称管视。

（3）癔症性耳聋：在强烈的精神因素影响下，突然失去听力，缺乏器质性耳聋的证据。如声音来自背后可引起瞬目反应，可在睡眠中被叫醒，听诱发电位正常，对暗示治疗有效。

（4）癔症性抽搐或震颤：常因心理因素引起，发作时常突然倒地、全身僵直，呈角弓反张，呼吸急促，呼之不应，有的突然出现抓头发、撕胸衣、咬人、损物等，表情痛苦，双目嘀泪，一般发作可达 10 ~ 20 分钟或 1 ~ 2 小时，随周围的暗示而变化，发作结束后呈昏睡，双目紧闭，如强行睁开眼睛，可见眼球向上或左右转动，发作可一日多次，但发作时无咬伤唇舌，无跌伤，无大小便失禁。癔症性震颤表现为肢体粗大震颤，不规则抽动，一群肌肉的快速抽动。

（5）癔症性瘫痪：可表现为单瘫、截瘫、偏瘫，伴有肌张力的改变，无神经系统损害的证据。常有明显的躯体诱因，如外伤、术后、躯体疾病后等。瘫痪程度可轻可重，呈弛缓性。轻者可活动但无力，重者则完全不能活动。有的患者卧床并无明显瘫痪，但不能站立和行走，称癔症性立行不能症。除慢性病例，一般肌肉显著萎缩者则要疑为器质性病变。

（6）癔症性失音：并不伴有唇、舌、腭或声带之任何器质性障碍。患者缄默不语，只用手势或书写表达自己的想法，不能发出声音或声音嘶哑。但可以正常咳嗽，检查声带正常。

3. 躯体性障碍

此类患者常起病于 30 岁以前，多为女性。诉多种躯体症状，描述时模糊不清，变化不定，夸张，并无躯体疾病的证据。可持续多年，一般病程至少 2 年。可表现为心血管、呼吸、消化、生殖、内分泌、运动或感觉器官等各系统的躯体症状。常见的有腹痛、呕吐、背痛、关节痛、四肢痛及头痛等，女性患者常诉月经不调、过多及缺乏性高潮等。

4. 其他形式的癔症

流行性癔症、分离型癔症或转换型癔症可发生在一组人群中，呈集体发作。多发生在女性，男性少见。发生前常因该地有某种带有威胁性疾病的讹传，由某位暗示高的人首先发病，患者表现可能富于表演色彩，尔后人群中易注意患者的人，或担心易感者，陆续发病。这些人大多文化程度不高，症状可表现多样。

（三）诊断

诊断依据：

1. 有心理社会因素作为诱因。

2. 表现有下述情况之一。

（1）分离性遗忘症（癔症性遗忘）。

（2）分离性漫游症（癔症性漫游）。

（3）分离性身份障碍（癔症性双重或多重人格）。

（4）癔症性精神病。

（5）转换性运动和感觉障碍（转移性癔症）。

（6）其他癔症形式。

3. 症状妨碍社会功能。

4. 有充分根据排除器质性病变或非依赖性物质所致的精神障碍。

（四）鉴别诊断

1. 癫痫全身性强直 - 阵挛发作

发病无诱因，可有短暂先兆症状，发作时意识完全丧失，肢体呈节律性阵挛，口唇发绀，瞳孔对光反射消失，可有大小便失禁。发作不受暗示影响。醒后常感头痛、乏力，对发作经过不能记忆。脑电图检查可出现痫样发电。

2. 精神分裂症

早期可有癔症样痉挛发作或木僵状态，故易与癔症混淆。但精神分裂症的精神症状内容不受精神因素支配，发作间歇期不能完全缓解。精神检查发现思维逻辑紊乱和难以理解的动作或语言。

3. 反应性精神病

无癔症性格，症状无夸张色彩，不受暗示影响，一般无反复发作史。

## 三、治疗

1. 心理治疗

首先让患者有表达和发泄内心痛苦的机会，然后给以能治愈的安慰和鼓励，抓紧时机给以治疗消除其症状。当症状消除后，就应指导患者认识所患疾病的本质。并结合患病经过和患者共同分析心理因素与性格弱点在疾病发生、发展中所起的作用，借以解除不愉快的情绪，清除各种顾虑，树立治疗信心，并建立积极情绪和主动合作态度。鼓励患者勇于在现实环境中锻炼，以更为理智的态度对待现实，不能感情用事。

鉴于患者的易暗示性，应摒除一切对症状能起强化作用的各种因素。在诊治过程中，医务人员过分提示症状，经常不必要的反复检查，促使患者回忆精神创伤的情境等，均易导致重新出现症状。此外，医务人员要特别注意自己的语言和态度能产生的后果，应当避免各种不良暗示。

2. 对症治疗

包括暗示疗法、药物、理疗等。

（1）暗示疗法：是消除癔症症状特别是癔症性感觉障碍，如失听、失明，癔症性运动障碍如瘫痪、失语等的有效疗法。有普通催眠暗示和药物催眠暗示两种。在催眠状态下，医生结合患者的症状，用语言引导患者对所患症状有针对性进行暗示。如令瘫痪患者将其患肢慢慢抬起，若能动则可增强患者信赖，同时情绪也会松弛下来，然后让其逐渐锻炼患肢活动，有时甚至会起到立竿见影的效果。一般认为在催眠状态下，用语言可增强暗示作用。在醒觉状态下也可暗示，有直接暗示和间接暗示两种。直接暗示，让患者安静坐于沙发上或平卧于床，医生用坚定有力的语气，嘱患者按医生提示，作某些患肢功能训练。间接暗示需借助于理疗或药物，如静脉注射 10% 葡萄糖酸钙 10mL，注射后患者感到咽喉部发热，得到暗示信号，这时配合语言强化，促进患者康复。

（2）药物治疗：对癔症的精神发作、激情或兴奋状态、抽搐发作等最好作紧急处理，如注射氯丙嗪 25～50mg 或地西泮 10～20mg，待安静后，可口服弱安定剂或心理治疗。

（3）其他：如中医、中药及针灸或电针等治疗，在患者易接受暗示的基础上，尤其癔症性瘫痪患者，可获较好的疗效。对情绪易激动、烦躁、忧闷不安者，可给中药甘麦大枣汤治疗。

**四、健康教育**

1. 因患者富有暗示性，在安排病室时应注意与精神症状丰富的患者分开，或住单间病室，以免互相影响，增加症状的复杂性和顽固性。

2. 有强烈情感反应或癔症痉挛发作时，应排除激惹因素，稳定患者情绪，护理人员要沉着、冷静，将患者移到安静处，一切无关的人员切勿在场，避免由于家属或周围人的紧张态度及过分照顾而使症状加重，造成治疗困难。并报告医生。

3. 癔症发作时注意保护。患者有一定的感受能力且较敏感易受暗示，故应配合医生进行解释、鼓励，消化患者情感体验，坚定治疗信心。护士解释说明必须掌握接触患者的语言技巧、态度要诚恳、语气要坚定，不得滥施同情，乱发议论，以免语言不良反应而加剧病情。与医生合作应默契、协调。

4. 癔症瘫痪应做好皮肤、肢体护理，神经性呕吐、厌食、嗳气等患者，需予解释，与医生默契合作，进行暗示治疗。

5. 病情缓解后鼓励患者参加集体活动，对患者及家属宣讲疾病知识，使其了解本病的特点，避免激惹因素，克服性格弱点，主动控制，防止反复发作。

6. 观察病情变化。不论是精神病和躯体疾病，只要发生在一个具有癔症性格特征的人，就往往带有癔症色彩，为此，护士必须具有丰富的医学知识，善于观察、分析、判断，为临床提供有力证据，以防误诊。

7. 病情严重时可用氯丙嗪或合并盐酸异丙嗪各 50～100mg 肌内注射，或地西泮 10～20mg 肌内注射，促使患者深睡，药量因人而定，不要过大，注意观察药物不良反应，避免引起头昏、头痛，老人防跌伤。

8. 健康指导

（1）教育患者正确对待致病的精神因素，注意锻炼和克服自己某些性格改变弱点，以正确态度对待现实工作，改善自己与周围人之间的关系，正确处理各种不愉快的问题，平时注意合理安排生活，要劳逸结合，保证充足睡眠。

（2）宣传防病知识，做好周围人如家属、同事、邻居等人的工作，向他们宣传本病的特点，解除对患者的顾虑，改变他们不正确态度，尤其是在发病时，避免围观，造成紧张或过分关心不良气氛所引起的暗示影响。同时要求家属、单位、同事等协助解决一些与疾病有关的问题。

（李潇）

# 第八章　外科疾病

## 第一节　急性阑尾炎

急性阑尾炎是外科急腹症的常见病。由于老年人机体功能低下，反应能力减退，临床症状不典型，伴随其他疾病较多，故易误诊。若能早期诊断，及时治疗，则可以在短期内康复。

### 一、病因和病理

急性阑尾炎属于中医"肠痈"的范畴。以发热、右下腹痛及拒按为主要临床表现。

阑尾是一个细长的管状结构，阑尾的远端是盲端，所以发生梗阻时，远侧的无效腔易发生感染。

阑尾排空欠佳，管腔狭小，开口细小，致使阑尾易因食物残渣、粪石、异物、蛔虫等异物堵塞，堵塞后阑尾黏膜分泌黏液增多，腔内压力增高，血液循环发生障碍，使阑尾炎症加剧，组织破坏，发生穿孔。

当阑尾发生炎症后，因各体质的强弱，阑尾腔的梗阻程度不同，出现不同的发展过程。根据其病理解剖学变化和临床表现可分为四种类型。

#### （一）急性单纯性阑尾炎

此型处于病变早期，炎症从黏膜和黏膜下层开始，逐渐向肌层和浆膜层侵犯。阑尾外观轻度水肿、充血，有少量的纤维素渗出物，黏膜面有小溃疡形成。老年人此类型约占 52%。

#### （二）急性化脓性阑尾炎

阑尾炎症加重，肿胀明显，浆膜高度充血，有脓性分泌物附着，阑尾周围有炎性渗出物聚积易形成局限性腹膜炎，阑尾管壁溃疡面加大，腔内积脓。老年人此型约占 27.5%。

#### （三）坏疽性及穿孔性阑尾炎

由于阑尾腔内压力升高，管壁受压缺血坏死。血管被细菌栓塞，血液循环障碍进一步加重。早期穿孔和穿孔引起弥漫性腹膜炎是老年急性阑尾炎的一个突出特点。

#### （四）阑尾周围脓肿

阑尾被大网膜及周围组织粘连包裹形成炎性包块，也可能继穿孔后形成腹膜炎局限于右下腹而形成阑尾周围脓肿。此型在老年人少见。

## 二、诊断

### （一）病史

询问患者既往病史，尤其有无急性阑尾炎发作史、胃及十二指肠溃疡穿孔、右肾与右输尿管结石、急性胆囊炎及胆石症或妇产科疾病史、手术治疗史。了解患者发病前是否有剧烈活动及不洁饮食等诱因。对老年患者，需了解其是否有心血管疾病、糖尿病及肾功能不全等病史。

### （二）临床表现

#### 1. 腹痛

腹痛局限在上腹部或脐周，数小时后渐渐转移至右下腹并固定。其机制是发病初期由于阑尾功能失常，阑尾痉挛通过内脏神经反射引起上腹部或脐周痛，当炎症波及浆膜层后，则可刺激腹膜引起右下腹痛。但在老年人中，转移性右下腹痛仅占35%，其原因在于老年人反应能力差，记忆力减退等。老年人急性阑尾炎不典型的很常见，因此，没有转移性右下腹痛病史，也不能排除老年急性阑尾炎的存在。即使出现了化脓性阑尾炎和坏疽性阑尾炎，老年人由于反应能力差，腹部症状也较轻，故不容忽视。

#### 2. 胃肠道症状

典型者起病常伴有恶心、呕吐、便秘或腹泻。老年人急性阑尾炎伴恶心症状占45%；伴呕吐症状占39%。盆腔位阑尾炎或盆腔内积脓，可刺激直肠引起里急后重和尿痛症状。腹膜炎时可引起肠麻痹而出现腹胀。部分老年人急性阑尾炎往往以腹胀为主要症状就诊。

#### 3. 全身症状

初期有乏力、头痛等。当炎症加重时可有出汗、口渴、尿黄、脉率加快、发热等中毒症状。如有黄疸可能并发门静脉炎。老年人伴随病多，往往问诊时以并发症的症状为主，这样就很容易造成误诊。

体征：老年人急性阑尾炎具有右下腹固定压痛的特点，尤其当腹痛的症状在上腹或中腹时，压痛已固定在右下腹，其压痛多数轻微，反跳痛亦不明显。

下列检查可协助诊断：

#### 1. 结肠充气试验

先用一手压住左下腹降结肠区，再用一手按压其上部，如诉右下腹痛者为阳性。在老年人中阳性率占46.8%。

#### 2. 腰大肌试验

左侧卧位，使右下肢向后过伸，引起右下腹痛者为阳性。说明阑尾位置深，贴近腰大肌。由于老年人易患腰椎骨质增生，故可出现假阳性，应注意鉴别。

#### 3. 闭孔肌试验

仰卧位，右腿前屈90°并内旋引起右下腹痛者为阳性，提示阑尾位置较低，贴近闭孔内肌。

（三）实验室及其他检查

1. 实验室检查

急性阑尾炎时，年轻人白细胞计数多升高，老年人可正常，但中性粒细胞计数升高有意义，尤其是核左移。

2. X线检查

主要是排除其他类似阑尾炎的疾病。X线上仅表现为右下腹局限性肠管积气。

3. B超检查

B超对阑尾周围脓肿有一定的诊断价值。

（四）诊断要点

老年人如有转移性右下腹痛或固定压痛点，白细胞计数升高，诊断并不困难。因老年人的表现多不典型，有时诊断较困难，故应注意下列几点：

（1）由于老年人防御功能差，一旦发生炎症易使阑尾迅速坏死穿孔和形成弥漫性腹膜炎。

（2）老年人反应能力差，症状和体征往往与病变程度不相符，腹痛不剧烈，反跳痛及压痛亦不明显。

（3）全身反应如体温、脉搏和白细胞计数变化不如年轻人明显，有时甚至完全正常。

因此，老年急性阑尾炎的表现多不典型，故应仔细询问病史，全面检查，必要时做右下腹诊断性穿刺，一定不能疏忽大意，否则可导致严重的后果。

## 三、鉴别诊断

老年急性阑尾炎应与急性胃肠炎、胃及十二指肠球部急性穿孔、急性胆囊炎、便秘、盲肠癌、急性肠系膜上动脉供血不足、右输尿管结石、右卵巢肿瘤扭转、右下肺炎、心绞痛等相鉴别。

## 四、治疗

（一）非手术治疗

非手术治疗时，一般用青霉素、氨苄西林或庆大霉素，同时加用甲硝唑250mL静脉滴注或甲硝唑0.4g，每日2次。手术前后应用抗生素预防伤口感染。对因有高热、禁食、呕吐频繁而有脱水及酸碱平衡紊乱者应行静脉补液。

（二）手术治疗

1. 适应证

①急性化脓性和坏疽性阑尾炎；②急性阑尾炎并发局限性腹膜炎或弥漫性腹膜炎；③多数局限单纯性阑尾炎；④复发性阑尾炎。

2. 方法

阑尾切除术一般采用硬脊膜外、腰椎麻醉或局麻。切口通常采用右下腹斜切口，诊断不明确时也可采用右下腹直肌旁切口。逐层进入腹腔后，通常手术的步骤包括：①寻找阑尾；②处理阑尾系膜；③处理阑尾根部，切除阑尾；④阑尾残端的处理和荷包包埋；⑤切口处理和引流。

### 五、健康教育

（一）非手术疗法护理

（1）密切观察病情变化。

（2）定时复查血常规，嘱患者卧床休息，给予敏感的抗生素静脉输液。

（3）未明确诊断前禁用吗啡等止痛药物，以免掩盖症状。

（4）按医嘱使用抗生素或口服中药，注意药物反应。按时做针刺治疗，以阑尾穴或足三里为主穴，留针 30 分钟，每 6 小时 1 次。

（5）经上述处理病情不见好转，或反而加重者，应及时改为手术治疗。按医嘱做好术前准备。

（二）手术疗法护理

（1）如确诊需手术治疗者，应按外科疾病术前常规准备。

（2）化脓性阑尾炎或坏疽性阑尾炎及合并穿孔者应及时选用有效的抗生素，以控制感染。

（3）术后平卧，血压平稳后改半卧位，并嘱早期下床活动。

（4）阑尾炎穿孔合并腹膜炎应禁食，给予静脉补液，保持肠蠕动恢复后进流质饮食，单纯性阑尾炎切除术后 1~2 天可给易消化少渣饮食，2 天内免进牛奶，以免腹胀。

（5）术后严密观察伤口有无出血、切口感染、肠粘连等情况。

（6）康复期患者应鼓励早期下床活动，单纯性阑尾炎术后 24 小时即可下床，合并腹膜炎可手术后 2 天下床活动，以防发生肠粘连。

（三）健康指导

帮助患者及家属掌握本病有关知识，多食含纤维素多的食物，保持大便通畅，避免暴饮暴食及饭后剧烈活动。加强体育锻炼，积极治疗肠寄生虫病。

（谢琳）

# 第二节　急性胆囊炎

急性胆囊炎是老年人较为常见的一种严重且危险的急腹症。胆囊炎多同时伴有胆石症。临床表现不典型，发热、胆绞痛、右上腹压痛程度均较轻，白细胞增多者较少见。单纯性急性胆囊炎大多没有黄疸或仅有轻度黄疸，如同时有胆管结石感染和胆总管结石发作则病情常较重且复杂，出现显著的梗阻性黄疸。

### 一、病因和病理

（一）病因

1. 胆囊管梗阻

由于结石或蛔虫梗阻于胆囊管，造成胆汁滞留、浓缩，产生刺激损害胆囊壁，同时梗阻使胆囊内压力增高，加重了胆囊壁黏膜的压力和损伤，引起感染。

2. 细菌感染

大都通过胆道逆行侵入胆囊，也有自血液经门静脉入肝后随胆汁顺行至胆囊。致病菌有大肠杆菌、产气杆菌和铜绿假单胞菌等。

3. 其他

严重创伤及大手术后，胆囊功能降低，胆道先天异常，胆囊管纤维组织增生、扭曲，胆囊管阻塞或胰腺炎胰液反流入胆囊等亦可引起非结石性的急、慢性胆囊炎。

（二）病理

1. 急性水肿型

此型病情最轻。大体解剖见胆囊稍胀大，胆囊黏膜仅有不同程度的充血和水肿，而浆膜层一般无炎症反应或仅轻度充血。邻近淋巴经常肿大、充血。病变较重时浆膜表面可有纤维蛋白渗出物，并可与邻近组织相粘连。

2. 急性化脓型

此型病情较重。胆囊炎因炎症浸润而明显增厚。囊壁可因血液循环障碍而形成局限性坏死区域。胆囊内积液变为浑浊，或为脓样。

3. 急性坏疽型

此型病情最严重，胆囊壁有穿破倾向。胆囊壁坏疽常由于结石压迫胆囊壁局部，导致血液循环障碍而引起。因而穿孔多位于胆囊底部或胆囊颈的哈氏囊处，这是由于这些部位易发生胆石压迫或嵌顿，并导致坏死和穿孔之故。老年患者较易罹患坏疽性胆囊炎。老年人常有胆囊壁肌层的退行性变，加以动脉粥样硬化的存在，胆囊壁受压时易引起缺血、坏死和穿孔。

## 二、诊断

（一）临床表现

老年人急性胆囊炎占急性胆囊炎的18%～23%。在老年肥胖的女性更易发生。

1. 症状

主要表现为右上腹痛，恶心、呕吐，发热。疼痛常在夜间发生，呈阵发性，并向右肩背部放射。随着病情发展，疼痛呈持续性，穿孔后出现剧烈的全腹痛。

2. 体征

右上腹部有明显的压痛，肌紧张，15%～30%的患者可扪及肿大胆囊，莫菲征、Boas征阳性。穿孔后全腹压痛反跳痛明显，但仍以右上腹为重。严重患者可出现轻度黄疸。

（二）实验室及其他检查

1. 白细胞计数

约有30%的患者正常或低于正常，中性粒细胞计数增高意义较大。部分患者可出现血清胆红素及转氨酶轻度升高。

2. X线检查

少数患者可见胆囊结石及增大的胆囊软组织阴影。胸部X线可出现两膈顶升高，盘状肺不张，膈角模糊及膈下炎症。

3. 胆囊造影

口服胆囊造影及静脉胆囊造影均不是理想的检查方法。Moncada 介绍的静脉滴注胆囊断层摄影的方法，通过显示急性炎症增厚的胆囊壁，使诊断正确率有了很大提高。将150mL 泛影葡胺加入 5% 葡萄糖液 150mL 中稀释后，20 分钟内静脉滴注完毕，然后行胆囊断层摄片，异常者表现为显影的胆囊壁增厚至 2～5mm，呈环状致密影，其诊断正确率阳性 96%。

4. B 超检查

是目前诊断胆囊炎伴结石的首选方法，可显示胆囊增大，壁厚呈双边影，胆囊内可见强回声（结石）或絮状物等。其诊断符合率在 90% 以上。

（三）诊断要点

根据病史、查体、实验室及 B 超等检查，多能获得正确的诊断。但老年人应注意以下几点：

（1）老年人临床表现可能轻微或症状模糊，有的症状发生后随即有所好转，而实际病情仍在发展，体温、血常规可不高，临床表现与病理变化不成比例。

（2）老年急性胆囊炎的病变进展快，消退慢，易发生胆囊积脓、坏疽、穿孔，以及门静脉炎，败血症等。

（3）多数患者同时有胆囊结石，无结石性胆囊炎仅占 10% 左右。

（4）伴随疾病多，如糖尿病、慢性肺部疾病、心血管疾病等，并与原发病相互影响，使病情复杂化。

### 三、鉴别诊断

本病需与以下疾病相鉴别：

（一）急性胰腺炎

急性胰腺炎患者腹痛和压痛多在上腹正中或偏左侧，血清淀粉酶升高幅度较急性胆囊炎为高，B 超显示胰腺肿大、水肿、边界不清等急性胰腺炎征象而没有急性胆囊炎征象，CT 检查对诊断急性胰腺炎较 B 超更为准确。

（二）急性溃疡穿孔

多数患者有溃疡病病史，腹部板样强直、压痛、反跳痛明显，肠鸣音消失，腹部 X 线平片或透视显示腹腔内有游离气体，鉴别诊断多不困难。

（三）高位急性阑尾炎

发病开始时腹痛在上腹部或脐周围，随后转移至右上腹或右侧腹部而与急性胆囊炎相混淆，B 超检查没有急性胆囊炎征象，有助于二者鉴别。

（四）右肾结石

肾绞痛位于右上腹部，有可能误诊为胆绞痛，肾结石多伴腰背痛，放射至会阴部，肾区有叩击痛，往往有肉眼血尿或显微镜下血尿，发热不多见，X 线腹部平片可显示阳性结石，B 超显示肾结石或伴有肾盂扩张。

**（五）心绞痛**

有时与急性胆绞痛、胆囊炎相混，心电图检查有助于二者鉴别。

## 四、治疗

**（一）内科治疗**

**1. 一般治疗**

卧床休息、禁食。静脉滴注葡萄糖盐水及钾盐等。

**2. 抗生素治疗**

选择适当抗生素，种类和剂量视病情而定。常用氨苄西林 8g/d 静脉滴注；庆大霉素 20 万 U/d 静脉滴注；阿米卡星 0.4~0.6g/d 静脉滴注或肌内注射。也可选用氯霉素和头孢菌素类。在厌氧菌，尤其是脆弱类杆菌感染时，可用林可霉素 0.9~1.8g 加入葡萄糖溶液内静脉分次滴入。

**3. 解痉止痛**

阿托品 0.5~1mg 肌内注射，或加异丙嗪 25mg 肌内注射，皮下注射苯巴比妥钠 0.1g，每 4~6 小时 1 次。疼痛严重者可使用哌替啶 50mg 或优散痛 7.5mg 肌内注射，忌单独使用吗啡，必要时可与阿托品同用。

**4. 利胆**

33% 硫酸镁 10mL 和去氢胆酸 0.5g，每日 3 次，饭后口服。

**（二）手术治疗**

胆囊一旦发炎，即使急性症状消失，多数易复发。近年来，对急性胆囊炎多主张早期手术，可以避免许多并发症和后遗症。理由是急性胆囊炎的病理变化与临床表现症状并不完全一致。早期手术可以解除坏疽、穿孔、腹膜炎等危险，降低死亡率。而且早期手术，因组织水肿粘连得不牢固易于分离。但是早期手术并不等于紧急手术，必须在术前有一定的准备时间，就会大大提高手术的安全性。一般发病在 72 小时以内者，应早期手术。发病超过 72 小时者，应先采取非手术疗法，因此时胆囊周围组织严重的充血、水肿、粘连、解剖关系不清，极易出血，操作困难，应继续观察治疗，待炎症完全消退后 4~6 周，择期行胆囊切除术。在内科保守治疗急性胆囊炎时，如出现下列情况应采取手术治疗：经非手术治疗无效，出现胆囊肿大、毒性症状加重；胆囊坏死、穿孔，伴弥漫性腹膜炎，全身与局部的症状较重者；以往频繁发作，影响生活和工作，B 超和 X 线造影已证实胆囊结石或胆囊未显影者；并发重症急性胰腺炎者；60 岁以上的老年患者，容易发生严重并发症者，应多采取早期的手术处理。

老年人有严重的合并症，如心肺和糖尿病等严重疾患者，病死率可达 10%。并发胆囊局限性穿孔预后尚好；如胆囊穿孔，引起弥漫性腹膜炎时，病死率高达 25%。

## 五、健康教育

**（一）非手术治疗的护理和术前准备**

（1）给高糖、高蛋白、低脂饮食。

（2）采取非手术治疗时应严密观察病情，注意血压、脉搏变化，体温超过 39℃应对症处理。服中药时观察粪便中有无结石排出。

（3）稳定患者情绪。起病急，剧烈的疼痛刺激常给患者心理造成较大的恐慌。护士对患者的主诉可采取同感性倾听，以亲切适当的语言予以安慰，解释病情和手术方式，降低或消除因对麻醉、疼痛、疾病预后等问题所产生的焦虑和压力，说明尽快手术的重要性和必要性。

（4）卧床休息。协助患者更换体位、按摩背部，绞痛发作时用手重压痛区可使绞痛减轻，增加安全及舒适感。

（5）协助解痉的药物应用，如阿托品、硝酸甘油酯等，禁用吗啡。避免因 Oddi 括约肌收缩，增加胆道压力。及时评价止痛效果。

（6）补液和调整电解质。急性期患者可因未能进食、呕吐、胃肠减压持续引流等原因易造成脱水和电解质不平衡。须迅速建立静脉输液途径，适量补充液体和电解质，以保持体液平衡。

（7）黄疸患者有瘙痒时，注意皮肤护理。

（8）术前安胃管，备无菌引流瓶。

（二）术后护理

（1）术后根据麻醉方法取一定的卧位。然后改半卧位，休克者取休克卧位。

（2）立即接好引流管，引流装置的接管及引流瓶不可高于患者的腋中线，并保持无菌。

（3）测体温、脉搏、血压、呼吸。

（4）禁食。按医嘱行胃肠减压。肠蠕动恢复和排气后开始进流食，如无不良反应，逐渐改为半流食等。

（5）禁食和给流食期间应按医嘱静脉输液。

（6）按医嘱继续使用抗生素。

（7）观察病情变化，包括体温、黄疸、腹部体征、休克表现。

（8）术后置腹腔引流者，注意保持引流通畅，观察引流液性状及量，及时更换敷料。

（9）对于胆囊造口者，应在病情好转后，多在术后第 2 周行胆囊造影，如胆总管远端通畅，可拔除造瘘管。更换敷料直至瘘口愈合。

（10）对放置 T 形管引流患者执行 T 形管引流护理常规。

（三）健康指导

（1）术前须建立教育目标，预防术后并发症。特别要告诉患者术后可有需放置引流管。鼓励患者学习术后翻身、起坐、深呼吸及 T 形管护理知识，并让患者复述、实践、理解和掌握术后 T 形管自我护理及控制不适的方法。

（2）指导患者定时定量采用低脂肪饮食。患者应尽量不吃肥肉等高脂肪饮食。为预防复发，可根据结石成分选择饮食，如对胆固醇结石者应指导避免食用胆固醇含量高的食物，如蛋黄、鱼卵、家禽类皮及动物的内脏。改变煮调方式，不吃油炸食品。避免食用花生、核仁类及减少食油用量。如胆汁引流过多，应增加含钾食物。

（3）指导患者对异常现象的观察。胆囊切除术后常有大便次数增多现象，数周或数月后逐渐减少。若持续存在或有腹胀、恶心、呕吐、黄疸、白陶土大便、茶色尿液，全身不适或伤口红、肿、痛、热等症状出现都应及时到医院检查。

（谢琳）

# 第三节　尿石症

尿石症是指从肾脏至尿道的任一部位所发生的结石的统称，其中以肾、输尿管结石多见，是泌尿外科常见病。

## 一、病因和发病机制

本病病因尚未明确，与下列因素有关。

（一）外界因素

如地理、气候环境、水质，以及社会条件、生活水平等。

（二）尿路因素

如尿路的梗阻、狭窄、尿淤积、感染及异物等，均可导致结石形成。

（三）其他因素

如种族遗传、全身新陈代谢紊乱、营养失调等。

结石形成后常见的病理现象是梗阻，最易导致梗阻是输尿管结石，老年人由前列腺增生引起尿道梗阻而继发膀胱结石目前有增多趋势。结石可对局部黏膜造成损害，形成溃疡和细胞间变，黏膜长期受结石的刺激可能诱发鳞状上皮癌。结石还可合并感染，进一步损害泌尿系统。

## 二、诊断

（一）临床表现

部分患者可长期无症状。当结石突然阻塞尿路时，可有绞痛，如刀割样，疼痛沿输尿管向下腹部、外阴部和大腿内侧放射，同时伴面色苍白、出冷汗、恶心和呕吐等症状。半数患者可有钝性腰痛和腹痛。同时可伴有镜下或肉眼血尿。膀胱结石由于结石在膀胱内可自由滚动，到膀胱颈部位时可产生梗阻而表现出排尿过程突然尿线中断，改变体位后结石移开又可恢复排尿为其特点。尿道结石则主要表现为排尿受阻。有时输尿管结石降至输尿管末端时，常可同时出现尿频、尿急等膀胱刺激症状。重者可致肾积水和肾功能不良。

（二）实验室及其他检查

1. 实验室检查

尿常规大多以红细胞为主，若合并感染时也可见脓细胞。测定 24 小时尿磷、尿钙、尿酸，对尿结石诊断及确定结石性质有意义。

2. X 线检查

95% 尿路结石在 X 线平片上可以看到，静脉肾盂造影和逆行肾盂造影可以明确结石部位和肾功能情况。

3. B 超检查

大部分结石可以发现，并可了解肾盂积水的情况。

4. 核素肾图

可以诊断肾结石对肾功能及尿液排出的影响。

（三）诊断要点

根据病史及上述症状，结合尿常规、X 线检查、尿路造影等检查，诊断不难，但不应满足于诊断结石的部位、大小、数目和形态，同时应进一步检查肾功能，有无梗阻和感染，估计结石成分和可能的原发病因。

### 三、鉴别诊断

结石引起的急性腹痛不典型而血尿不显著时需与胆石症、胆囊炎、溃疡病、胰腺炎、急性阑尾炎等相鉴别。

### 四、治疗

治疗的目的是解除痛苦，保护肾功能，排出结石并防止其复发，治疗方案应依人而异。

（一）一般治疗

对于结石小于 1cm、无尿路梗阻和感染、肾功能正常、多发或复发性小结石。可大量饮水以尿液冲洗排石。应用结石溶解剂溶石、中草药排石，针刺穴位促进排石。

（二）肾绞痛时的治疗

肾绞痛时应予解痉止痛药物。①哌替啶 50mg，加阿托品 0.5mg，肌内注射；②黄体酮 20mg，肌内注射；③吲哚美辛 25mg，口服；④颠茄片：每次 8～16mg，每日 3 次，口服；⑤维生素 $K_3$：本品可直接松弛平滑肌，尤其是呈痉挛状态时更明显，用法：维生素 $K_3$ 8mg 肌内注射，剧痛者可用至 16mg；⑥可待因：疼痛较轻者，可用本品 15mg 口服。剧烈绞痛用上述诸法治疗无效时，可用 0.25% 普鲁卡因 80mL 肾囊封闭，效果极好。此外，肾区、疼痛区热敷、热水浴、理疗、针灸三阴交或肾俞穴等，对缓解痉挛都有一定帮助。

（三）体外冲击波碎石（ESWL）

体外冲击波碎石是近年来临床上广泛治疗尿石症的新方法。

1. 适应证

①下尿路无梗阻；②肾功能检查：血肌酐 <265 μmol/L；③无急性尿路感染；④手术残留或术后复发性肾结石。

2. 作用原理

通过 X 线或 B 超对结石定位，将冲击波聚焦后作用于结石，成功率在 90% 以上。

3. 并发症

①血尿：因排石和冲击波可致肾、输尿管、消化道和肺的轻度损伤，部分患者可有血尿、咯血、大便隐血。血尿严重者须用止血药。②肾绞痛：碎石排出过程中可引起肾

绞痛，可用解痉和镇痛剂。③感染：碎石堵塞可继发感染，患者有发热。

（四）手术治疗

由于腔内泌尿外科及 ESWL 的快速发展，绝大多数上尿路结石不再需要开放手术。手术前必须了解双侧肾功能。在感染时应先行抗感染治疗。输尿管结石手术，入手术室前需再做腹部平片，作最后定位。有原发梗阻因素存在时，应同时予以纠正。

1. 肾盂切开取石术

肾盂切开取石术适用于肾盂结石。

2. 肾窦内肾盂切开取石术

肾窦内肾盂切开取石术适用于大的肾盂结石。

3. 肾盂及肾实质同时切开取石术

肾盂及肾实质同时切开取石术适用于稍大的鹿角形结石。

4. 剖肾取石术

剖肾取石术适用于巨大鹿角形结石。

5. 肾部分切除术

肾部分切除术用于结石局限于一极而难以取出者，一极多发性结石不易彻底清除或形成结石的局部因素不易去除者。

6. 肾切除

肾结石合并肾积脓或严重肾积水肾功能丧失者，合并肾肿瘤，但对侧肾功能正常者，可行肾切除。

7. 双侧结石

一般是选择病变较轻、功能较好、结石少而易取的一侧先行手术；待情况改善后，再做对侧。

8. 经皮肾镜取石术

经皮肾镜取石术适于较小结石伴肾盂积水者，尤其是孤立肾结石肾积水、全身条件差不适于行开放性手术者，取石的同时可行肾盂置管引流。

9. 输尿管切开取石

输尿管切开取石适用于结石较大（横径大于 1cm 或长径大于 2cm）几乎无自行排出可能者；输尿管结石合并其他梗阻性疾病；虽结石直径小于 1cm，但经非手术治疗 3～6 个月出现肾积水或肾积水逐渐加重者；继发感染、肾积水及肾功能受损者；急性尿闭者。

（五）抗感染

应用抗生素防止泌尿系感染。

**五、健康教育**

（一）一般护理

1. 心理护理

加强与患者进行交流沟通，消除患者焦虑、恐惧心理。解释特殊检查及治疗的有关事项，让患者了解有关知识，达到积极配合治疗的目的。

2. 肾绞痛护理

肾绞痛发作时，卧床休息，同时按医嘱皮下注射阿托品 0.5mg，绞痛剧烈者加用哌替啶 50～100mg，肌内注射。进行局部热敷、针灸等，可缓解疼痛。对膀胱结石引起的疼痛，改变体位，如侧卧排尿，能缓解疼痛和排尿困难。

3. 促进排石

采取鼓励患者多饮水以增加尿量、按医嘱用利尿、排石的中草药和溶石药物等措施，并适当运动，促进结石的排出。

4. 防治感染

按医嘱使用抗生素预防控制感染。

（二）术前护理

（1）执行泌尿外科一般护理常规。

（2）手术前 1 天晚上给镇静药，当日晚上 12 点后禁食。

（3）手术日晨需做术前结石定位拍腹部平片者，肥皂水灌肠 1 次，以防因术前或做特殊检查使结石移位，给手术造成困难。

（4）按医嘱给术前用药。

（三）术后护理

（1）执行外科手术后护理常规。

（2）了解术中情况、手术名称、血压及输血情况等。

（3）行肾盂或肾切开取石者，应特别注意出血情况，严密观察血压、脉搏、尿液及引流液的性质。术后至少卧床 1 周，防止继发性出血。耻骨上膀胱切开取石术后，应注意引流通畅，使膀胱保持在排空状态，以利手术创口愈合；引流不畅、阻塞可造成切口裂开，甚至尿瘘。

（4）术后 1～2 天，肠蠕动恢复后，给半流质或普通饭，鼓励患者多饮水，防止结石再发。

（5）伤口放烟卷引流者，保持敷料干燥。一般在术后 3～5 天无渗液时拔除。

（6）有肾盂与输尿管支架导尿管引流者，应接床旁无菌引流瓶，妥善固定，防止脱出，保持其通畅。

（7）分别记录引流管流出的尿量和尿道排出的尿量。

（8）保持床铺干燥平整，注意翻身，防止压疮发生。

（四）健康指导

（1）经常向患者宣传卫生知识，使患者了解患尿石症的病因、病理、症状及预防知识，加强患者康复信心。

（2）向患者讲述饮水、饮食注意事项，适当体育活动的重要意义，争取患者从生活细节中防病治病以及定期检查，防止结石复发。

（3）宣传体外震波碎石的原理，避免碎石时声波等刺激而引起循环系统的改变。

（4）宣传震波碎石后可有绞痛、血尿等反应。震波碎石后，半个月复查腹部平片，以观察碎石排出情况。必要时需重复碎石。

（5）对手术患者讲解手术的目的、术式、放置引流管、卧床、活动、血尿等知识。

（谢琳）

# 第四节 血 尿

血尿是指尿液中含有较多的红细胞。血尿是泌尿外科疾病常见症状，老年人出现血尿更应重视。

## 一、病因和发病机制

血尿有以下几种因素所致：

（一）泌尿系肿瘤

生长在肾、输尿管、膀胱和尿道的肿瘤都可引起血尿，当前列腺肿瘤侵及尿道黏膜及膀胱时可出现血尿。

（二）结石

老年人患尿石症多见于前列腺增生症未及时治疗，尿路长期梗阻而继发的膀胱结石。

（三）感染

如肾盂肾炎、膀胱尿道炎、前列腺炎、肾结核、膀胱结核等。

（四）其他

如全身性疾病、尿路邻近器官肿瘤（如宫颈癌、直肠癌）、肾炎、肾下垂、多囊肾、外伤、手术、器械检查损伤、化学药品或药物损害等。

上述因素均可作用于尿路黏膜，产生炎性或其他病变，导致镜下血尿或肉眼血尿。血尿临床上可分为全血尿、开始血尿及终末血尿3种。

## 二、诊断

（一）临床表现

血尿是泌尿系常见的症状，而且是重要的症状，临床上一旦出现血尿症状均由器质性病变引起，因此必须给予重视。

1. 泌尿系肿瘤

肾癌早期毫无症状，晚期多为间歇性、无痛性，全程肉眼血尿。膀胱癌主要表现为无痛性、间歇性血尿，晚期可出现严重的持续性血尿，可伴有尿频、尿急、尿痛、排尿困难等。

2. 泌尿系结石

突发性肾区绞痛，呈刀割样痛，沿输尿管行径向下放射至同侧阴部或大腿内侧，疼痛发作期间或发作后出现不同程度的血尿多为输尿管结石。膀胱及后尿道结石多呈终末血尿，可出现尿频、尿急、尿痛、尿流中断等。

**3. 泌尿系感染**

患者伴有畏寒、发热、腰痛和膀胱刺激症状，镜下血尿、脓尿、尿细菌培养阳性多为肾盂肾炎。膀胱尿道炎女性多见，多为终末血尿，重者可呈全程血尿，可伴膀胱刺激症状。前列腺炎多为终末血尿。

**4. 前列腺增生症**

除表现排尿障碍，夜尿次数增多，排尿费力，尿潴留等症状外，有少数老年人也可出现肉眼全血尿，主要是前列腺部位黏膜水肿，甚至静脉曲张，用力排尿时血管破裂出血所致。

**5. 其他**

如手术、器械检查、外伤、全身性疾病等出现血尿多有相应病史及症状。

**（二）实验室及其他检查**

**1. 实验室检查**

尿液中可见红细胞，对尿中可直接找到或培养出病原菌及瘤细胞有鉴别诊断意义。

**2. 膀胱镜检查**

在肉眼血尿发作期间做此项检查，对无伴随症状的血尿有诊断价值，若出血灶位于膀胱，则可直接发现病灶。

**3. B超**

B超可诊断结石及观察肾脏形态。

**4. X线检查**

如腹部平片、静脉与逆行肾盂造影、膀胱造影等，有助于进一步确诊。

**5. CT及MRI检查**

如有肿瘤可确诊。

### 三、鉴别诊断

根据病史及检查，首先确定是否为血尿，以及出血的原因及部位，并注意与血红蛋白尿、紫质尿及某些药物、染料试剂等药物色素所致的红色尿相鉴别。

### 四、治疗

**（一）泌尿系肿瘤的治疗**

泌尿系肿瘤的治疗仍以手术为主，必要时辅以化疗、放疗或中医治疗，详见有关书籍。

**（二）泌尿系结石的治疗**

泌尿系结石的治疗可采用体外冲击波碎石，膀胱结石则可在去除病因的同时去除，详见有关书籍。

**（三）泌尿系感染的治疗**

详见有关书籍。

**（四）前列腺增生症的治疗**

详见有关书籍。

（五）中医治疗

1. 辨证施治

（1）湿热型

症见腰部或下腹部持续性疼痛，呈阵发性加剧，伴有恶心，呕吐，发热，尿频、尿急、尿痛等尿路刺激症状，或有血尿、脓尿，苔黄腻，脉滑数。

治法：清热利石，通淋排石。

方药：八正散加减。

金钱草30g，海金沙30g，滑石30g，萹蓄15g，瞿麦15g，鸡内金12g，栀子10g、生大黄12g，车前子15g，木通10g，黄柏10g，甘草6g。

（2）气滞型

症见腰部或下腹部剧烈绞痛，阵发性加剧，或有血尿，苔薄白而腻，脉弦紧。

治法：行气活血，通淋排石。

方药：石韦散合琥珀散加减。

金钱草30g，海金沙30g，滑石30g，石韦15g，瞿麦15g，萹蓄15g，冬葵子12g，赤茯苓12g，车前子15g，川楝子12g，元胡12g，蒲黄10g，五灵脂12g，川牛膝10g。

（3）肾虚型

症见腰痛，腰膝酸软无力，结石日久，偏阴虚者兼见头昏耳鸣，失眠多梦，盗汗，五心烦热，脉细数，舌红少苔或剥苔；偏阳虚者兼见全身怯寒，四肢不温，面色㿠白，自汗出，脉沉细或沉迟，舌淡苔白。

治法：偏阳虚者宜温阳利水；偏阴虚者宜滋阴利水。

方药：偏阳虚者用济生肾气丸加减。

熟附子10g，桂枝10g，熟地15g，山萸肉10g，仙灵脾15g，牛膝12g，车前子15g，金钱草20g，海金沙15g，茯苓12g，泽泻12g。

偏阴虚者用知柏地黄丸加减。

熟地15g，山药15g，山萸肉12g，茯苓12g，泽泻10g，丹皮10g，女贞子12g，知母12g，黄柏12g，金钱草15g，海金沙15g，白茅根30g，猪苓15g。

2. 秘验方

（1）金钱草50g，王不留行籽25g，木香、芒硝冲服各10g，石韦、冬葵子、牛膝、元胡、滑石各15g。便秘加生大黄10g；尿血重者加小蓟25g；石淋日久、血尿不止，神疲乏力加黄芪、当归各15g。每日1剂，水煎服。治疗期间嘱患者多饮水，多做跳跃活动。

（2）山药、茯苓、海金沙各20g，山萸肉、泽泻、丹皮、瞿麦、萹蓄、木通、石韦各15g，生地30g，金钱草40g。血尿者加白茅根15g，大小蓟各20g；剧痛加乳香、没药、元胡各15g，体弱加人参、当归各15g，黄芪25g。水煎服，每日1剂，每日肌内注射山莨菪碱早晚各1支，以利排石。

（3）金钱草、玉米须各50g。水煎服，每日1剂。

（4）琥珀30g，芒硝100g，硼砂20g，海金沙10g。研细粉，每次5g，口服，每日3次，有较好消石、排石作用。

### 五、健康教育

（1）卧床休息，尽量减少剧烈的活动。必要时可服用苯巴比妥、地西泮等镇静安眠药。

（2）大量饮水，减少尿中盐类结晶，加快药物和结石排泄。肾炎已发生浮肿者应少饮水。

（3）应用止血药物，如安络血、止血敏、维生素 K，还可合用维生素 C。

（4）慎用导致血尿的药物，尤其是已经有肾脏病的人。

（5）血尿是由泌尿系感染引起者，可口服和注射抗生素和尿路清洁剂，如诺氟沙星、呋喃嘧啶、氨苄西林、青霉素、甲硝唑等药。

（6）泌尿系结石常有剧烈腹痛，可口服颠茄片、山莨菪碱、阿托品以解痉止痛。

（7）血尿病因复杂，有的病情很严重，应尽早去医院检查确诊，进行彻底治疗。肾结核和肾肿瘤在明确诊断后可做一侧肾脏切除手术，以达到根治的目的。

（8）积极锻炼身体，增强机体抵抗力，预防感染，对急、慢性泌尿系感染灶，均应积极治疗。避免过劳，节制房事。忌烟、酒。患病后应加强护理，并记录小便情况，包括次数、血色的浓度及有无血块等。禁食辛辣刺激性食物及鱼腥虾蟹等，宜多食水果。

（谢琳）

# 第五节　前列腺增生症

前列腺增生症又称前列腺良性肥大，是以排尿困难为主要临床特征的男性老年人常见病，随着我国居民平均寿命延长，前列腺增生症发生率也随之增加。

### 一、病因和发病机制

本病过去曾认为是由性生活过度、单纯性或细菌性尿道炎未彻底治愈、睾丸功能异常、尿道梗阻等引起。近年来认为，本病主要由雄性激素代谢异常所致，雌性激素对前列腺增生发病也起一定作用。

前列腺增生从整体上讲发生在后尿道周围，从解剖上看最明显增生部位为两个侧叶及中叶，其主要危害是引起尿道梗阻，最初膀胱逼尿肌可代偿增厚，增加收缩力，保持排尿平衡，较长时间后膀胱肌束增厚突出形成小梁，小梁之间形成小室，当膀胱代偿失调后，逼尿肌收缩无力，逐渐萎缩、变薄、扩张。残余尿渐增多，膀胱肌肉的萎缩对壁段输尿管的括约作用失控。当膀胱内压增高时，尿可返流入输尿管，使输尿管肾盂扩张积水，损害肾功能，出现慢性肾衰竭。

## 二、诊断

### （一）临床表现

主要为排尿障碍症状，多在 50 岁以后出现，前列腺大小与症状程度不成比例，早期症状轻微，以后逐渐加重，轻者出现尿频、首先夜尿次数增加。重者出现尿滴沥、尿失禁、排尿困难、尿潴留、尿路感染、血尿等。晚期由于肾衰竭可引起贫血及尿毒症等。直肠指检，前列腺可有不同程度的胀大。

### （二）实验室及其他检查

**1. 膀胱镜检查**

可直视前列腺病变情况，发现膀胱内肿瘤、结石、憩室等。

**2. 膀胱造影**

泌尿系统排泄性或膀胱造影，可在膀胱颈部看到增大的前列腺所引起的压迹；膀胱底部抬高至耻骨联合上缘以上；前列腺尿道明显延长等变化。

**3. 尿流率测定**

尿流率曲线的主要特征是梗阻，最高尿流率和平均尿流率降低，排尿时间延长。

**4. 超声波检查**

可显示前列腺大小、形态和性质，有无结节、结石。经直肠探头检查较准确，可显示前列腺左右经及前后经增大的程度。

**5. 肾图**

肾图可了解肾的分泌功能及肾盂、输尿管引流情况。

### （三）诊断要点

凡 55 岁以上男性，根据上述症状特点可做诊断。对老年人有尿路感染、膀胱结石、血尿、肾功能损害，即使无明显排尿困难，也应考虑前列腺增生症。直肠指检是简单而有价值的诊断方法。

## 三、鉴别诊断

前列腺炎多来自泌尿系统感染、血行感染、淋巴感染。此外，任何情况导致前列腺充血、过度饮酒、全身受寒、会阴损伤、性欲过度等均可诱发前列腺炎。

另需与前列腺结石、前列腺癌及神经源性膀胱功能障碍相鉴别。

## 四、治疗

多数患者年老体衰，在治疗时必须同时考虑尿道梗阻程度和全身情况，尤其是心、肺、肾功能是否能耐受手术。尿道梗阻较轻或难以耐受手术治疗的病例可采取非手术疗法或姑息性的手术。膀胱残余尿量超过 100mL 或曾经出现过急性尿潴留者，应争取早日手术治疗。

### （一）等待观察

良性前列腺增生症的病状有时长时间内变化不大，甚至改善。因此，症状比较轻的患者可以等待观察，不予治疗，但必须密切随访，如症状加重，再选择适宜的治疗方法。

（二）药物治疗

前列腺增生的治疗药物很多，包括α受体阻滞剂、激素、降胆固醇药物以及植物药等。

1. 激素

目前最常见的是雌激素疗法。第一周每日服己烯雌酚 5～6mg，以后每日服 2～3mg，1 个月为 1 个疗程。此法能使前列腺暂时萎缩，不良反应为乳房胀痛，食欲减退，血钙增加以及体内钠潴留，甚至影响肝功能。肾功不全及高血压者慎用。此外，还有戊酸雌二醇、醋酸赛普脱隆等。另据报道雄激素能增进前列腺的排泄和引流，减少其充血，如丙酸睾酮，但雄激素有致前列腺癌的可能。用雄、雌激素以 3:1 的比例治疗前列腺增生结果可使膀胱张力增强，前列腺有所缩小。孕激素主要是对抗雄性激素，抑制睾酮的合成，常用的有甲羟孕酮。用法：20mg 肌内注射，每日 2 次。近年来从合成孕酮类衍化出抗雄激素药，如醋酸环丙氯酮。此类药有使血压升高、血糖上升等不良反应。

2. 肾上腺皮质激素

此类药主要是抑制泌尿道炎症充血，使尿路排泄通畅。常用泼尼松治疗。

3. α受体阻断剂

以色列研究人员经 10 年的临床研究表明，用α受体阻断剂苯氧苄胺（酚苄明）治疗良性前列腺肥大有可能取代外科手术。研究人员每日给患者 10mg 的苯氧苄胺，结果 46% 的患者排尿速率增加 1 倍，大部分患者残尿量减少。其适应证为：解除不需手术患者的症状；解除手术被推迟时患者的症状；解除不宜手术患者的症状；预防再次尿潴留；预防手术后尿潴留；以及解除早期急性尿潴留和利于导尿管撤除等。不良反应可见眩晕、鼻塞、逆行射精和血压下降。此外尚有酚妥拉明、氯丙嗪、妥拉唑啉、哌唑嗪、阿夫唑嗪等，均有较好疗效。由于α受体阻滞剂能引起血管扩张、血压下降，使患者感觉有头晕、心悸等不良反应，所以患者用此类药要平卧，对近期有心肌梗死、心力衰竭、晚期动脉硬化者忌用。

4. 西咪替丁

由于本品可竞争性阻断二氢睾酮受体，使二氢睾酮的血浆浓度升高，反馈性抑制其合成，从而抑制前列腺上皮的过度增生，并使增生上皮萎缩、变软。有人治疗 17 例，除 1 例改行手术，2 例排尿基本正常中止治疗外，余 14 例症状均明显改善。用法：起始剂量每日 1.2～1.6g，然后逐渐减量至每日 0.4g 维持。需长期用药才能避免复发。

5. 克念菌素

据报道，每日顿服 70mg，2～3 个月为 1 个疗程，对前列腺增生所引起的尿频、尿急、尿潴留等症状有明显改善及缓解作用。

6. 氟尿嘧啶

资料表明本品可使尿潴留完全缓解，有效率在 70% 以上。方法：每日 250mg，溶于 500mL 生理盐水或 5% 葡萄糖液内静脉滴注，5～7 日为 1 个疗程，连用 1～2 个疗程。

7. 吲哚美辛

雌激素治疗前列腺增生症时可使部分患者容易产生血管栓塞，为此吲哚美辛与其同用可以防止和减轻这种现象。其作用机制为：吲哚美辛能对抗血小板聚集、阻止血栓产生。

8. 前列康片

饭前服，亦可用胶囊吞服，每次4～6粒，1个月为1个疗程，一般连服3个疗程。总有效率90%。此外，该药对前列腺炎也有较好治疗效果。机制是本品有抗雄性激素作用，可减轻前列腺被膜组织胶原纤维增生和腺上皮细胞内的分泌，从而排除腺腔纤维组织屏障，促进腺管引流通畅，改善尿道黏膜及周围组织水肿而获效。临床长期应用未见明显毒副反应。

9. 氟尿嘧啶

资料表明本品可使尿潴留完全缓解。有效率在70%以上。方法：每日250mg溶于500mL生理盐水或5%葡萄糖液内，5～7日为1个疗程，用1～2个疗程。

10. 无水乙醇

凡急、慢性尿潴留经导尿失败者，在行耻骨上膀胱造瘘时，在前列腺实质中，依据前列腺大小注入10～20mL无水乙醇。可多点刺入各叶。然后用金属尿道探子导入F18～22气囊导尿管留置。腹壁置梅花导尿管引流。注药后5～7日压扩尿道，将气囊导尿管向外拖，使气囊恰好位于前列腺尿道部，囊内注水8～10mL盐水，使气囊膨胀扩大，持续7～10日。除掉气囊内水即解除对尿道前列腺的压迫，再留置导尿管7～10天，即可恢复正常经尿道排尿。对于已做耻骨上膀胱造瘘者或一般前列腺增生患者因各种原因不能耐受手术均适合无水乙醇注射疗法。注射乙醇部位可经会阴、直肠、下腹、耻骨联合后，方法同上，有人用此法治疗36例，经2年随访无复发。

11. 奥生多龙（普乐舒定）

该药直接作用于雄激素的靶器官，可与雄激素发生竞争性对抗，而几乎不显示其他激素的作用，其抗雄激素作用特异性很强。临床试验352例，有效及稍有效率76.1%。用法：轻度前列腺肥大者每周200mg肌内注射，中度以上者每周400mg肌内注射，分1～2次注射，连续使用12周后改为每周200mg肌内注射。不良反应主要为注射部位疼痛、肝功能异常、发热、红细胞减少等症状。偶见皮疹、倦怠感、性欲减退、心悸等。

12. 哌米松

本品具有抗雄激素的作用而无雌激素和孕激素的效应。作用于对雄激素敏感的靶器官并且不抑制垂体。本品对前列腺肥大所致的功能失调有治疗作用，且无明显的毒副反应和药物配伍禁忌。对本品过敏者禁用。用法：160mg，每日2次。

13. 其他

5α还原酶抑制剂非那雄胺在前列腺内阻止睾酮变为双氢睾酮，对体积较大的前列腺增生症可以缩小体积，降低尿潴留的发生率，改善病状，降低手术率。植物药伯泌松，花粉制剂舍尼通、前列康，非洲臀果木等也应用于治疗本病，降胆固醇药甲帕霉素也可减轻症状。总之，治疗本病的药物应用十分广泛，积累了经验，和发达国家十分相似。

（三）手术治疗

手术切除前列腺仍然是较严重前列腺增生症的首选治疗方法。

1. 适应证

排尿困难，影响生活及工作，尿流率小于 10mL/s 者均应考虑手术治疗。伴有膀胱结石、憩室、肿瘤，有尿潴留史，残余尿超过 60mL，肾功能损害，尤应及早手术。严重肾功能损害患者，宜先行膀胱引流，肾功能恢复后再行手术。

2. 手术方法

（1）耻骨上经膀胱前列腺切除术：此种方法目前比较广泛应用。其优点为方法简单，易于掌握，同时可在直视下进行，并可同时处理膀胱内结石、憩室或肿瘤等并发症。术后效果也较满意。

（2）耻骨后膀胱外前列腺切除术：亦较常用，效果也较好，但不能同时处理膀胱内并发症为其缺点。

（3）经会阴前列腺切除术：手术较安全，但因手术视野小，操作复杂，且易引起阳痿、尿失禁和直肠损伤，目前基本放弃此方法。

（4）经尿道前列腺切除术（TURP）：TURP 在术中和术后的出血量较少，术后的渗血天数也少，并发症少，手术痛苦较小，住院时间也较短。近年来该项手术国内正在逐渐开展。

（四）其他治疗

1. 扩张疗法

有人经尿道气囊扩张、金属扩张器扩张及手术中经膀胱手指扩张等方法，可扩张至 F30～42，症状可以明显改善。此种治疗仍属姑息治疗的范畴，适于不能耐受手术的患者。

2. 支撑管置入法

在前列腺尿道部位置入适当长度支撑管，将压迫该部尿道的增生腺体撑开保持尿道通畅，对不能接受手术者不失为简便而可靠的治疗手段。

3. 射频或微波热疗

是近几年兴起的治疗方法，亦可试用。

4. 腔内激光治疗

激光在泌尿外科疾病治疗中应用已有较长历史，但作为治疗前列腺增生是新开始的。激光治疗前列腺增生症是靠激光能量将增生组织凝固、切割和气化，而非接触式是以凝固坏死为主。因此治疗后不能立即见功效，需等待坏死组织逐渐脱落，才能使尿道通畅，一般需 6 周至 3 个月，甚至到 6 个月才能完全恢复正常。接触式则主要靠气化，治疗时需时间长，但治疗后可立即排尿。

5. 冷冻治疗

此术损伤小，出血较少，手术时间短，于局部麻醉下进行，故患者易于接受，适用于一般情况差的老年人，但有尿道狭窄或直肠有病变者不宜施行冷冻治疗。

**五、健康教育**

（一）术前护理

（1）患者对手术的恐惧心理得到缓解，患者因长期排尿困难，反复尿潴留而迫切要求手术，但因高龄或有心肺肾功能障碍，对手术能否进行，手术效果如何无心理准备，护士应针对老年患者特点，反复耐心解释手术的必要性，详细告知治疗方案，尤其是术前准备工作的重要性与手术效果之关系，使患者消除恐惧心理，保持良好状态，积极配合做好术前准备。

（2）协助患者进行全身检查，包括心、肺、肝、肾等功能检查。

（3）协助患者进行膀胱镜检查，尿培养，残余尿测定及血液生化检查。

（4）由于排尿困难可能影响肾功能，术前应记录尿量，有泌尿系感染者，需抗感染治疗。

（5）如有留置尿管或耻骨上膀胱造瘘，应充分引流尿液，并用1:5 000呋喃西林溶液冲洗膀胱。

（6）术前口服已烯雌酚2~3mg，每日3次，使前列腺收缩，减少手术中出血。

（7）手术日晨肥皂水灌肠1次。

（8）去手术室带三腔保留导尿管、蘑菇头尿管各1根。

（二）术后护理

（1）执行泌尿外科手术后护理常规。

（2）取平卧位，3天后改半卧位。

（3）手术后，患者常安有气囊导尿管，需接妥膀胱冲洗装置，进行持续膀胱冲洗，以免血液在膀胱内凝固，堵塞导尿管。一般持续冲洗6~12小时，后改为每日冲洗2~4次。

（4）密切观察血压、脉搏的变化，血压降低，脉搏加快，通知医生及时处理。术后手术野出血不止，可随尿液引出。应检查留置气囊导尿管气囊内充液情况，一般可充水20~30mL，以压迫前列腺窝，达到止血作用。出血较多时可在膀胱冲洗液中加入止血芳酸或凝血质，注入后夹管保留药物30分钟左右，并可重复用药。亦可用4~5℃低温生理盐水冲洗。或注射止血剂。如气囊导尿管已拔除，则应再置入。

（5）术后5日内一般不做肛管排气或灌肠，避免因用力排便而引起前列腺窝出血。便秘时可按医嘱给缓泻剂。

（6）术后按医嘱应用抗菌药物防治感染。要定时清洁尿道外口的分泌物。

（7）加强口腔和皮肤护理，鼓励和协助患者咳痰，定时翻身，保持皮肤清洁干燥，预防并发症。

（8）在拔尿管前2日，夹闭导尿管，每3~4小时间断放尿1次，训练膀胱的排尿功能。

（9）拔除耻骨上膀胱造瘘者，注意是否有漏尿情况，敷料浸湿者应及时更换。

（10）持续导尿10~14日拔除尿管。拔除尿管1周后，做尿道扩张，预防尿道狭窄。

（三）经尿道前列腺电切（TUR-P）的护理配合

（1）术前配合。对患者各系统功能进行全面检查，以评估手术的耐受性和术后的恢复情况。一般包括血尿常规、肝肾功能、血电解质、出凝血时间、血糖、胸片、心电图。对尿潴留的患者要首先排除神经源性膀胱的可能。

（2）对尿潴留严重，长期留置导尿的患者膀胱内一般有炎症，术中出血多，术后易感染，因此术前可给予系统的抗生素治疗。

（3）术中冲洗液的应用。为保证手术视野的清晰，冲洗液的流速至少应达到30mL/min，冲洗瓶距手术台的高度至少要60cm，冲洗液的选择要求为不含电解质的非溶血性液体，较常用的是5%的葡萄糖液、1.5%甘氨酸液、4%～5%的甘露醇液等。

（4）术后患者须留置三腔气囊止血导尿管，并牵拉导尿管使气囊恰好压住前列腺窝。持续用0.9%的生理盐水进行膀胱冲洗，根据冲洗液颜色调节冲洗速度。

（5）嘱患者饮食注意清淡忌辛辣，保持大便通畅，不用力排便或咳嗽，多饮水，每日大于3 000mL，保持尿量大于2 500mL/d。

（四）健康指导

（1）患者出院后要多饮水，勤排尿，忌烟酒及辛辣刺激性的食物，加强营养，适度活动，避免感冒，经常进行会阴部括约肌舒缩锻炼，3个月内避免较剧烈活动。

（2）按医嘱定期复查尿流率，以防尿道狭窄。

（3）指导永久性膀胱造瘘的患者学会造瘘管的家庭护理，定期更换造瘘管，防止感染和结石形成。

（谢琳）

# 第九章　骨科疾病

## 第一节　腰椎间盘突出症

腰椎间盘突出症是因椎间盘变性，纤维环破裂，髓核突出刺激或压迫神经根、马尾神经所表现的一种综合征，是腰腿痛最常见的原因之一。

### 一、病因

本病主要原因是椎间盘的退行性变。而导致椎间盘突出症的诱发因素较为复杂，目前尚无明确定论，可能的诱发因素包括：

（一）腰部过度负荷

从事重体力劳动和举重运动，可因过度负荷造成椎间盘早期退变。长期从事弯腰工作，如煤矿工人或建筑工人，需经常弯腰提取重物，使椎间盘内压力增加，易引起纤维环破裂，髓核突出。

（二）腰部外伤

在腰部失去腰背部肌肉保护的情况下，腰部的急性损伤，可造成椎间盘突出。临床上严重的脊柱骨折，椎体压缩超过 1/3，可能引起纤维环破裂，使椎间盘髓核突入椎管内。不足以引起骨折、脱位的外伤，有可能使已退变的髓核突向椎管内，或进入椎体松质骨内引起纵型髓核突出。

（三）腹内压增加

如剧烈的咳嗽、打喷嚏、憋气、便秘等，常可使腹内压升高而影响椎节与椎管之间的平衡状态，造成髓核突出。

（四）体位不正

无论是睡眠时或日常生活工作中，当腰部处于屈位的情况下，如突然加以旋转易诱发髓核突出。

（五）其他

如脊柱突然负重，长期震动，脊柱畸形，腰椎穿刺不当以及遗传因素等。

### 二、分型及病理

腰椎间盘突出症的分型方法较多，各有其根据及侧重面。从病理变化及 CT、MRI

发现，结合治疗方法可做如下分型。

（一）膨隆型

纤维环有部分破裂，而表层完整，此时髓核因压力而向椎管局限性隆起，但表面光滑。这一类型经保守治疗大多可缓解或治愈。

（二）突出型

纤维环完全破裂，髓核突向椎管，仅有后纵韧带或一层纤维膜覆盖，表面高低不平或呈菜花状。常需手术治疗。

（三）脱垂游离型

破裂突出的椎间组织或碎块脱入椎管内或完全游离。此型不但可引起神经根症状，还易压迫马尾神经，非手术治疗往往无效。

（四）许莫氏（Schmorl）结节及经骨突出型

前者是指髓核经上、下软骨板的发育性或后天性裂隙突入椎体松质骨内；后者是髓核沿椎体软骨终板和椎体之间的血管通道向前纵韧带方向突出，形成椎体前缘的游离骨块。这两型临床上仅出现腰痛，而无神经根症状，无须手术治疗。

### 三、诊断

（一）症状

1. 腰痛

是大多数患者最先出现的症状，发生率＞90％。突出的髓核刺激纤维环外层及后纵韧带中的窦椎神经而产生下腰部牵涉痛。

2. 坐骨神经痛

其发生频率高于腰痛。坐骨神经痛可以单独出现，也可以与腰痛同时出现。典型的坐骨神经痛是从下腰部向臀部、大腿后侧、小腿外侧至足部的放射痛。当咳嗽、打喷嚏、排便等致腹压增高时可使疼痛加剧。早期为痛觉过敏，病程较长者为痛觉迟钝或麻木。

3. 马尾神经受压

向正后方突出的髓核或脱出、游离的椎间盘组织可压迫马尾神经，出现大、小便功能障碍，鞍区感觉异常。

4. 下腹部痛和大腿前侧痛

在高位椎间盘突出症，腰2、3、4神经根受累时，出现神经根支配区的下腹部，腹沟区或大腿前内侧疼痛。

5. 麻木

当椎间盘突出刺激本体感觉和触觉纤维，引起肢体麻木感而不出现下肢疼痛，麻木感觉区接受累神经区域皮节分布。

6. 间歇性跛行

患者随行走距离增多可引起腰背痛和不适，同时感患肢疼痛和麻木加重，出现症状的早晚可因行走距离不等，当取蹲位或坐位休息短暂时间后，症状减轻，再行走后症状再出现。此系椎间盘组织压迫神经根和椎管容积减小，使神经根充血，水肿炎症反应所致。当行走时椎管内受阻的椎静脉丛扩张，加重了对神经根的压迫引起缺氧症状。

（二）体征

1. 步态及脊柱姿势

轻者无明显改变，重者因腰痛而步态拘谨，以下腰部后凸、侧凸、跛行为特点。

2. 压痛点和放射痛

病变棘突旁1cm处压痛明显，叩击痛阳性，并向下肢放射。

3. 直腿抬高试验和加强试验阳性，跟臀试验阳性，仰卧挺腹试验、咳嗽征阳性。

4. 皮肤感觉、肌力和腱反射的改变

腰3～腰4椎间盘突出，大腿前侧及小腿前内侧对痛觉过敏、减退甚至麻木感，膝伸肌力减弱，膝腱反射减弱或消失；腰4～腰5椎间盘突出，小腿前侧、足背内侧、跗趾、有时第2趾痛觉减退，拇长伸肌力减弱；腰5～骶1椎间盘突出，小腿和足的外侧，外侧的3个足趾及足底对痛觉过敏、减退甚至麻木感，跟腱反射减弱或消失。

（三）辅助检查

1. 腰椎X线正、侧位片

腰椎X线正、侧位片提示脊柱侧凸或腰椎生理性前凸消失或椎间隙变窄。

2. 腰椎CT检查

腰椎CT检查病变椎间隙有一块状阴影突入椎管，压迫硬膜囊和神经根。

典型腰椎间盘突出症患者，根据病史、症状、体征，以及X线平片上相应神经节段有椎间盘退行性表现者即可做出初步诊断。结合X线造影、CT、MRI等方法，能准确地做出病变间隙、突出方向、突出物大小、神经受压情况及主要引起症状部位的诊断。如仅有CT、MRI表现而无临床表现，不应诊断本病。

**四、鉴别诊断**

由于腰椎间盘突出症早期可仅表现为腰痛，后期又有腰腿痛，这与多数可引起腰痛、腿痛及少数可同时有腰腿痛的其他疾病混淆。故其鉴别诊断既重要，又复杂。须与急性腰扭伤、腰椎骨质增生症、腰臀部肌筋膜炎、梨状肌综合征、坐骨神经炎、椎管内肿瘤、椎管狭窄症等相鉴别。

**五、治疗**

腰椎间盘突出症绝大多数非手术治疗有效，仅15%左右的患者需采取手术治疗。非手术治疗应采取推拿、牵引、物理治疗、针灸、中药等综合疗法，1个月1个疗程，一般1～3个疗程，常可见到显著的效果。

（一）非手术治疗

腰椎间盘突出症中，约80%的患者可经非手术疗法缓解或治愈。其目的是使椎间盘突出部分和受到刺激的神经根的炎性水肿加速消退，从而减轻或解除对神经根的刺激和压迫，非手术治疗主要适应于：①年轻、初次发作或病程较短者；②休息后症状可自行缓解者；③X线检查无椎管狭窄。

1. 严格卧硬板床休息

卧床可减轻体重对椎间盘的压力，减轻突出的髓核对神经根的刺激。在症状初次发作时，尤其应该严格卧床休息，包括进餐及排便均应卧位进行。卧床至少 3 周，可取得满意疗效。疼痛基本缓解后，可戴腰围下床活动，腰围佩戴不应超过 2 个月，并在几个月内避免弯腰负重。这种方法简单有效，是非手术治疗的重要内容。

2. 骨盆牵引

骨盆牵引可使椎间隙增宽，减少椎间盘内压，减轻对神经根的刺激。可持续牵引或间断牵引，间断牵引者每日 2 次，每次 1～2 小时。

3. 理疗、按摩

理疗、按摩可缓解肌肉痉挛，减轻椎间盘压力，但应注意避免暴力。

4. 皮质类固醇硬膜外注射

皮质类固醇硬膜外注射可明显减轻神经根周围的炎症反应，有良好的镇痛作用，多用于症状严重者。每周 1 次，3 次为 1 个疗程，如若无效，不应再次注射。

5. 髓核化学溶解法

髓核化学溶解法是将胶原酶注入突出的髓核附近，使椎间盘内压力降低或突出的髓核缩小，达到缓解症状的目的。

6. 药物治疗

（1）吲哚美辛：25mg，每日 3 次，口服。

（2）山莨菪碱：20mg，每日 3 次，口服。

（3）芬必得：0.3g，每日 3 次，口服。

（4）小活络丸：6g，每日 3 次，口服。

（5）秋水仙碱：具有抑制胶原纤维合成，分泌抗炎止痛作用，有学者推测还有使突出的椎间盘萎缩等作用。1985 年 Rask 给 3 000 例患者先用本品静脉注射 1 周（每日 1mg），然后改每日 0.6～1.2mg 口服，病情缓解后以小剂量维持，结果有效率92%。作者认为本品对椎间盘突出症有明显治疗效果，且可免除患者手术之苦。

（6）泼尼松：25mg 加 2% 普鲁卡因 2mL 中，棘突旁压痛点封闭，每周 1 次，3～4 次为 1 个疗程。

（7）普鲁卡因：取 2% 普鲁卡因 2mL，加 0.5% 地塞米松 2mL，维生素 $B_{12}$0.5mg 为注射混合液，在第 4 或第 5 腰椎棘突平面行腰椎板封闭，3 日 1 次，5 次为 1 个疗程。注意用本品前应做皮试。

（8）可酌情选用维生素 $B_{12}$、维生素 C、维生素 $B_1$ 以及泼尼松、镇痛剂、镇静剂。对下肢麻木疼痛严重患者，可肌内注射加兰他敏。椎间盘突出的患者，若同时患有风湿病者，应加用抗风湿药物治疗，方能取得较好疗效。

（二）手术治疗

1. 适应证

①长期保守治疗无效者；②反复发作症状重者；③病程短但症状重不能缓解者；④有马尾神经受压，大小便失控者；⑤中央型椎间盘突出者；⑥伴椎管狭窄者。

2. 禁忌证

①有严重心脏病者；②有严重神经衰弱者；③精神病患者；④有法律纠纷者。

3. 手术方法

①症状典型单侧神经根受压，年轻患者且无椎管狭窄者可行开窗；②突出物大或突出物的神经根内侧腋部者，可行半椎板切除术；③大的中央型椎间盘突出或年龄大骨质增生并椎管狭窄者行全椎板切除。总之，手术方法的选择是依病理改变为依据的。术后卧床 2~3 个月，4~6 个月逐渐恢复工作，效果较好。

手术治疗应严格掌握手术适应证及提高手术技巧。手术并发症，如手术中切断神经根，术后出血形成日后粘连，压迫马尾，可出现阳痿、足下垂等。若术后 1~2 日出现尿潴留、足下垂等，应及时探查血肿解除压迫。

### 六、健康教育

急性期应严格卧硬板床 3 周，手法治疗后亦应卧床休息，使损伤组织修复。疼痛减轻后，应注意加强腰背肌锻炼，以巩固疗效。久坐、久站时可佩戴腰围保护腰部，避免腰部过度屈曲或劳累或受风寒。弯腰搬物姿势要正确，避免腰部扭伤。改善居住环境，做到饮食起居有节。注重心理调护，充分调动患者的治疗积极性。

（毕苗苗）

# 第二节  骨质疏松症

骨质疏松症是一种与年龄相关的非特异性代谢性疾病，是中老年特别是绝经后妇女的常见病。随着人们对骨代谢的认识深入和社会已进入老龄社会，骨质疏松症现已与动脉硬化、高血压、糖尿病、肿瘤并列为老年人的重要疾病。

骨质疏松症，中医文献中无此病名，根据临床表现应类似于中医的"虚劳""腰痛"等范畴。《素问·脉要精微论》指出："腰者，肾之府，转摇不能，肾将惫矣。"《七松岩集·腰痛》指出："然痛有虚实之分，所谓虚者，是两肾之精神气血虚也，凡言虚证，皆两肾自病耳。所谓实者，非肾家自实，是两腰经络血脉之中，为风寒湿之所侵，闪肭锉气之所得，腰内空腔之中，为湿痰瘀血凝滞，不通而为痛……"

### 一、病因和发病机制

本病多发生于老年性或绝经后的妇女，其发生机制尚未明了，虽在 20 世纪 40 年代即已明确雌激素缺乏是绝经后骨质疏松的主要原因，但雌激素抑制骨吸收的机制至今仍不清楚。目前强有力的证据说明，遗传和生活方式是决定骨量峰值的重要因素，吸烟、酗酒、坐位工作和低钙摄入等，可增加骨质疏松发生的可能性，老年人维生素 D 缺乏可增加骨折的危险性。过早绝经（手术或非手术）可使骨质疏松提早出现。绝经前妇女由于精神性厌食、过量运动和高催乳素血症引起雌激素缺乏可使骨量丢失并降低骨量峰值。此外，骨质疏松也可起源于某些疾病，为继发性骨质疏松症，如多发性骨髓瘤、严重的原发性甲状旁腺功能亢进症和甲状腺功能亢进症；也可继发于接受某些药物，如糖皮质激素过量和促性腺激素释放素（GnRH）促效剂和拮抗剂以及外科手术如胃切除术，甲状腺素替代治疗引起亚临床或临床甲状腺功能过高也是引起骨丢失的原因。老年男性骨质疏松的发生常与酗酒、吸烟、不活动和服用某些药物有关。

骨质疏松症的主要病理改变为全身骨量减少，即所谓贫骨。一般表现为骨皮质变薄，显微镜下结构正常，但骨小梁减少变细。男性 35 岁以后骨密度以每年 1% 的速度递减，女性在绝经几年内丢失加快，可为 5%～10%，男性 60 岁以后骨矿物含量开始下降明显。

## 二、诊断

（一）临床表现

1. 全身疼痛、不适

老年骨质疏松常表现全身疼痛、不适、乏力，以颈肩背为主。少数有神经根压迫症状。

2. 身高降低

骨质疏松者随年龄增长，椎间盘脱水，厚度变薄、老化，椎体骨质疏松，出现压缩或楔形改变，使身高降低或"驼背"、侧弯畸形。

3. 易发生骨折

由于骨质疏松造成的骨丢失是以骨基质丢失为主，结果使骨脆性上升而韧性下降，在较小外力下如摔伤、扭伤即可发生骨折。最典型的是髋部、椎体和腕部骨折，但几乎全身各部位的骨骼均可发生。髋部骨折是骨质疏松症的一种毁坏性表现，5%～20% 的患者于骨折发生后一年内死亡。同时 50% 以上的生存者致残，其中多数为永久性的。椎体骨折引起明显的疼痛、畸形和长期衰弱。

（二）实验室及其他检查

1. 生化检查

血清钙、磷、碱性磷酸酶（AKP）一般在正常范围，有时 AKP 亦可增高。尿羟脯氨酸增高。血清免疫活性甲状旁腺激素均高于正常。绝经后血清 $E_2$、雌酮浓度显著降低，血清睾酮也随年龄增加而有下降趋势。

2. 骨密度测定

采用具有能量的光子进行矿物质含量的检测。

（1）单束能量光子密度测定法：可用 $^{125}I$（碘）或 $^{241}Am$（镅）作为能源来测定前臂骨的矿物含量，本法重复性好，正确性高。

（2）双束能量光子吸收测定法：利用两束 γ 射线光子检测骨矿物密度，可测定腰椎和股骨颈的骨矿物含量，可根据骨折阈值预测骨折的可能性。

（3）定量 CT（QCT）：可测定脊椎骨中央和股骨颈的小梁骨，对其重复性和正确性尚有待论证。

3. X 线检查

部位有脊柱、骨盆、股骨颈、腕骨及掌骨。最初表现为骨小梁减少、变细和骨皮质变薄，骨密度减低。椎体经常出现一个或多个压缩骨折，单纯 X 线检查对诊断早期骨质疏松意义不大，因为当 X 线片看出疏松时，骨量丢失至少达30%。

**4. 骨活检**

多取髂骨活检，能早期对骨组织做定量分析，还能鉴别多发性骨髓瘤、转移瘤等。但骨活检是有创伤的检查方法，患者有一定的痛苦，通常不作为常规的检查方法。

根据病史、症状特点及上述检查一般可做出诊断。

### 三、鉴别诊断

本病应与骨软化、多发性骨髓瘤、转移癌、肾上腺皮质功能亢进、甲状旁腺功能亢进等相鉴别。

### 四、治疗

（一）药物治疗

**1. 补钙**

人体每日需要钙（元素钙）为 1～1.5g，主要从食物中摄取。老年人因骨钙丢失增加，而摄入相对不足，出现骨质疏松。所以骨质疏松者补钙要遵循"补充不足，略有超出"的原则，不能无限制地补，若补入过多易产生泌尿系统结石。绝经妇女每日应补钙1.5g，65 岁以上骨质疏松者，每日补入钙剂最高可达2.5g。

**2. 雌激素和孕激素**

在欧、美、雌激素已成为预防和治疗绝经后骨质疏松的首选药物，雌、孕激素合用也成为规范性的治疗方案。雌激素一方面可直接作用于成骨细胞上存在的相应受体，另一方面则可通过降低机体甲状旁腺素的敏感性，促进降钙素分泌，增加 1, 25 (OH)$_2$D$_3$ 合成来达到预防和治疗骨质疏松症的目的。如无禁忌，应给所有易患骨质疏松症的妇女使用生理量的小剂量雌激素进行预防。对那些绝经较久（＞10 年）的妇女使用雌激素治疗也有减少骨矿物丢失的作用。虽然以往认为单独给患者应用雌激素治疗，会导致妇女患子宫内膜癌和乳腺癌的危险性，在雌、孕激素的合用后可以减少上述的危险性，但从谨慎的角度出发，对接受治疗的女性应在治疗前和治疗期间定期做妇科和乳腺的检查。对已行两侧卵巢（子宫）切除的患者使用雌激素治疗时则可不加用孕激素。孕激素也有减少骨矿物丢失的作用，但它们与雌激素使用时其作用并不相加。雌激素应用剂量因人而异，要观察用后的反应来斟酌剂量。目前推荐的雌激素常用剂量为：结合性雌激素每日 0.625mg；或炔雌醇每日 15～25 μg；或戊酸雌二醇每日 0.5～2mg，国产的尼尔雌醇使用剂量为每 2 周2mg，雌激素可通过口服，也可通过贴剂或膏剂经皮肤给药，皮下埋藏给药也有效。如有阴道出血等症状要及时做妇科检查并酌情减少剂量。

**3. 降钙素**

降钙素可抑制破骨细胞活性，抑制骨吸收，减少骨折，可止痛并改善活动功能。目前，一般应用鲑合成降钙素每日 50～100 U 皮下或肌内注射。Lanciani 等报道鲑合成降钙素100 U 每日肌内注射 1 次，30 日后，隔日肌内注射 1 次，并同时口服钙剂治疗绝经后妇女的骨质疏松20 例，其中18 例获得满意效果。

4. 爱卡坦宁

1991 年，Consoli 报道 20 例老年或绝经后骨质疏松患者，用爱卡坦宁鼻腔给药，剂量为每日 80 U，治疗 6 个月后，经单光子吸收仪测定结果，治疗组骨量增加 3.2%，而安慰剂组的骨量稍下降。

5. 氟化物

氟化物是一种强有力的骨形成刺激剂，导致骨小梁骨量的明显增加。一组大数量前瞻性双盲研究分析显示氟化物应用后，皮质骨骨折显著增加只限于应用大剂量者。应用较小剂量的研究证实氟化物对骨量有明显的益处，且未见骨折发生的增加。Lane 报道 30 例女性骨质疏松患者接受氟化钠每日 1mg/kg、元素钙（每日 1.5g）、维生素 D（每日 400 ~ 800 U）联合治疗，在治疗之前两年内，年骨折发生率 1.25%，治疗后降为 0.10%。

6. 二磷酸盐

二磷酸盐抑制骨吸收，促进骨质恢复，增加骨量，其作用机制：对破骨细胞有细胞毒作用。在骨表面形成一层亲和物，阻止破骨细胞被激活。与骨基质结合，改变其活性，抑制骨分解。口服的吸收量低，吸收部分 20% ~ 50% 进入骨组织，其余随尿排出，在血中的半衰期为 2 小时，尿中为 13 小时，而进入骨组织后其半衰期延长，甚至终生，因此，不能长期用药，制剂有骨膦，依屈磷酸二钠（EHDP）。不良反应：大量服用时抑制骨矿化，可能出现软组织钙化、低血钙及胃肠反应。临床上还被用于治疗肿瘤所引起的高钙血症及异位钙化、骨化等。

7. 异丙氧黄酮

异丙氧黄酮对于离体培养的破骨细胞有明显抑制作用，并可促进成骨细胞的分化与增生，临床应用证明可以防止骨量减少，并有镇痛作用，其不良反应为消化道症状。

（二）中医治疗

1. 辨证论治

（1）脾虚血亏型

症见全身酸痛不适，四肢酸软、乏力，嗜卧，面色萎黄或苍白，食纳不香，或食入饱胀，苔薄白，脉沉细无力。

治法：补脾生血。

方药：归脾汤加减。

党参 15g，黄芪 15g，白术 15g，茯苓 12g，当归 12g，炙甘草 10g，大枣 6 枚，仙灵脾 15g，枸杞子 12g，山药 15g。

（2）肝肾阴虚型

症见腰膝酸软，消瘦乏力，颧红盗汗，五心烦热，头晕耳鸣，失眠多梦，舌红淡苔少，脉细数。

治法：滋补肝肾，强壮筋骨。

方药：杞菊地黄丸加减。

枸杞子 15g，菊花 12g，熟地 15g，山药 12g，山萸肉 12g，茯苓 10g，丹皮 10g，杜仲 12g，狗脊 15g，怀牛膝 12g，桑寄生 12g，地骨皮 10g，黄柏 10g。

（3）肾阳衰微型

症见腰膝酸软，消瘦乏力，面色苍白或㿠白，神疲身倦，食纳不香，舌淡苔白，脉细无力。

治法：温补肾阳，强壮筋骨。

方药：金匮肾气丸加减。

熟附子10g，肉桂8g，熟地15g，山药12g，山萸肉12g，枸杞子12g，茯苓12g，泽泻10g，丹皮8g，仙灵脾15g，菟丝子12g，巴戟天12g，鹿角胶10g，杜仲12g，怀牛膝12g，桑寄生12g，狗脊10g。

（4）瘀血阻络型

症见腰背或肩部刺痛，周身酸软无力，夜间疼痛明显，晨起时尤甚，活动后减轻，面色苍白，纳差，食入腹胀，舌苔薄白，舌质紫暗或有瘀斑，脉细涩。

治法：益气活血，强壮筋骨。

方药：当归补血汤和四物汤加减。

黄芪20g，当归15g，熟地12g，赤芍10g，川芎10g，丹参12g，白术12g，仙灵脾12g，狗脊10g，桑寄生12g，怀牛膝12g，杜仲10g，肉苁蓉12g。

2. 中成药

（1）乌鸡白凤丸：每次1丸，每日2次。有益气养血，补精的作用，用于骨质疏松症有一定疗效。

（2）归脾丸：每次1丸，每日2次。有益气养血作用，用于脾虚者。

（3）知柏地黄丸：每次8粒，每日3次。有补肾清热的作用，用于骨质疏松症属阴虚火旺者。

（4）杞菊地黄丸：每次8粒，每日3次。有滋补肝肾，清火作用，用于骨质疏松症属肝肾阴虚而火旺者。

（5）金匮肾气丸：每次8粒，每日3次。有温补肾阳的作用，用于骨质疏松症属肾阳虚者。

3. 验方

（1）黑芝麻5g，微炒，羊奶（或牛奶）500g，煮沸。用奶冲黑芝麻食用，用于肝肾阴虚者。

（2）胡桃仁50g，加入白酒500g浸泡，2周后服用，每日10mL，用于脾肾阳虚者。

（3）枸杞子150g，山药150g，核桃仁150g，红枣200g，蜂蜜500g。去枣核（煮熟后）加入其他药研成泥状，再加入蜂蜜拌匀，上笼蒸2小时，每次1匙，每日2次。

## 五、健康教育

（1）嘱老年人饮食中应保证足够的钙、蛋白质和维生素的摄入，坚持体育活动。

（2）戒烟、酒，以便延缓骨质疏松症的发生。

（3）对老年人应加强生活护理，避免外伤，防止骨折的发生。

（4）使用性腺激素治疗时，要注意观察药物不良反应，发现异常及时报告医生。

（5）骨质疏松的防治是目前引起广泛关注的重大社会保健课题，尽管目前有多种药物可供临床选择，但疗效及安全性还需进一步考察，提倡联合用药的同时，搞好本病的预防至关重要。预防包括年轻时最大限度地提高峰值骨量，减少绝经后及随年龄增加后的骨矿物丢失，降低患者发生骨折的危险性。生命在于运动，老年人每日坚持 2 小时以上的直立体位活动就可以大大延缓骨质疏松的发生进程，多参加健身运动和练习医疗气功，多增加太阳照射时间，也是预防老年人骨质疏松的最有效办法。在饮食上要多增加钙、磷、维生素 D 等的摄取，如蛋黄、豆腐、鱼肉、山药、牛奶和乳制品、豌豆、海带、咸鱼干、炖鲫鱼、虾仁等。饮食的预防最好在中年期开始并坚持下去，这将在老年时有所帮助。此外，对老年人应加强教育，尽力设法减少跌跤的可能性，告知摔倒易发生在饭后站立或夜间起床时。家中障碍物应减少或消除，因大多数跌跤致髋部骨折发生在室内。对高危的老年人应用髋部保护物似乎是一种有帮助的新尝试。

（毕苗苗）

# 第三节　股骨颈骨折

股骨颈骨折常见于老年，多因跌倒时造成的扭转暴力所致。青壮年及儿童也有发生，因股骨头位置很深，骨折复位后难于固定，治疗较为困难。且因血供不足，晚期股骨头坏死发生率很高。

## 一、解剖概要及股骨头的血液供给

股骨头呈圆形，约占一圆球的 2/3，完全为关节软骨所覆盖，在其顶部后下有一小窝，称为股骨头窝，为股骨头韧带附着处，股骨头可由此获得少量血供。股骨颈微向前凸，中部较细。自股骨头中点，沿股骨颈画一条轴线与股骨下端两髁间的连线，并不在同一平面上，正常情况下，前者在后者之前，形成的角度，叫前倾角平均为 13.14°，其中男性 12.20°，女性 13.22°。股骨颈与股骨干之间成一角度，称颈干角，成人为 125°，其范围在 110°～140°。

股骨颈内部承受张应力、压应力、弯曲应力和剪应力，骨小梁的分布方向和密集程度也因受外力的不同而不同，股骨头颈部有 2 种不同排列的骨小梁系统，一种自股骨干上端内侧骨皮质，向股骨颈上侧做放射状分布，最后终于股骨头外上方 1/4 的软骨下方，此为承受压力的内侧骨小梁系统；另一系统起自股骨颈外侧皮质，沿股骨颈外侧上行与内侧骨小梁系统交叉，止于股骨头内下方 1/4 处软骨下方，此为承受张力的外侧骨小梁系统。上述 2 种骨小梁系统在股骨颈交叉的中心区形成一个三角形脆弱区域，即 Ward 三角区，在老年人骨质疏松时，该处仅有脂肪充填其间，更加脆弱。从股骨干后面粗线上端内侧的骨密质起，由很多骨小梁结合成相当致密的一片骨板，向外侧放射至大转子，向上通过小转子前方，与股骨颈后侧皮质衔接，向内侧与股骨头后内方骨质融合，以增强股干颈的连接与支持力，称为股骨距，也称为"真性股骨颈"。Giffin 通过研究指出它的存在不仅加强了颈干连接部对应力的承受能力，而且还明显加强了抗压力与抗张力两组骨小梁最大受力处的连接，在股骨上段形成一个完整合理的负重系统。股骨上端的力学结构是典型力学体系，自重轻而负重大，应力分布合理，受力性能极佳，骨小梁的排列能最大限度抵抗弯曲应力。股骨距在股骨颈骨折时内植入物放置位置方面及股骨头假体的置换技术方面，均具有重要意义。

成人股骨头的血液循环主要是来自股深动脉的旋股动脉，外侧和内侧旋股动脉通过股骨的前后方在转子的水平相吻合，从这些动脉特别是旋股内侧动脉分出上、下支持带动脉。上支持带动脉又分出上干骺动脉和外骺动脉，而下支持带动脉变成下干骺动脉。闭孔动脉通过髋臼支分出圆韧带动脉，其终端为骨骺内动脉。自股骨干和转子部的动脉穿进股骨皮质下，终止于股骨颈近端，外骺动脉和内骺动脉分别供应股骨头外 2/3 和内 1/3 的血液循环，而下干骺动脉主要供应股骨颈的血供。上支持血管是股骨头的最重要的血液循环来源，而下支持带血管则仅营养股骨头和颈的一小部分，圆韧带血管对股骨头血供的重要性各家意见不一，作用尚不明确。

股骨颈骨折后，进入股骨头上方的外侧骺动脉因骨折而中断，骨折移位使支持带血管撕裂，髓内出血，髋关节囊内压增高压迫支持带血管等因素，使股骨头的血供遭受损害。骨折后股骨头坏死与否主要与其残存血供的代偿能力有关。股骨颈骨折通常位于整个关节囊内，关节液可能妨碍骨折的愈合过程。因为股骨颈上基本无外骨膜层，所有愈合必须来自于内骨膜，滑液内的血管抑制因子也可抑制骨折的修复。

**二、股骨颈骨折的病因和分类**

股骨颈骨折是内外因共同作用的结果。其内因为老年人股骨颈骨质疏松、脆弱，再加之股骨颈细小，则不需太大外力即可造成骨折。其外因则多由于老年人摔倒后臀部触地所致，或下肢突然扭转而骨折。青壮年患者一般不存在骨质疏松，股骨近端骨质十分坚强，常需较大暴力才能发生骨折，如车祸、高空坠落等。少数患者也可因过久负重劳动或行走而发生疲劳骨折。

股骨颈骨折可分为若干类型，通常从骨折的发生部位、骨折线的走行以及骨折断端之间的相互关系等不同角度出发归类，各有其优势，综合使用不同的分类方法，对于选择最优化的治疗方案和判断预后，具有重要的意义。股骨颈骨折常用的分类方法主要有：

（一）按骨折线的部位分

1. 头下型骨折

骨折线位于股骨头下，使旋股内、外侧动脉发出的营养血管支损伤，骨折后由于股骨头完全游离，致使股骨头血液循环基本上中断，故易发生股骨头坏死。

2. 经颈型或头颈型

骨折线由股骨颈外上缘头下开始，斜向内下至股骨颈中部，骨折线常为斜形。因股骨纵轴线的交角很小，骨折线剪力大，稳定性差，故牵拉、扭曲易导致股骨头血管损伤。易发生股骨头坏死或骨折不愈合。

3. 基底型

骨折线位于股骨颈基部，股骨颈与大、小粗隆间连线处。该类骨折对血液供应影响不大，骨折容易愈合。

（二）按骨折线斜度分

Pauwels 将其分为内收型和外展型骨折。

远端骨折线与两髂嵴连线所成的角度称 Pauwels 角。

1. 外展型骨折

Pauwels 角小于 30°、无移位或移位很少的嵌插型骨折剪力小、稳定，利于骨折愈合，又称为外展型骨折。

2. 内收型骨折

Pauwels 角大于 50°，为内收型骨折，稳定型稍差。骨折断端缺少嵌插，骨折线之间剪力大，骨折不稳定，愈合率比前者低。

（三）按骨折移位程度分

按骨折移位程度分又称 Garden 分类法。

1. 不全骨折

骨折线没有穿过整个股骨颈或嵌插，股骨颈有部分骨质相连，骨折无移位，近折端保持一定的血液循环，骨折容易愈合。

2. 完全骨折无移位

骨折对位良好，如股骨头下型骨折，仍有可能愈合，但股骨头坏死、变形常有发生；如为颈中型或基底型骨折，骨折容易愈合，股骨头血液循环好。

3. 股骨颈完全骨折部分移位

骨折远端向上移位，股骨头内收、内旋，颈干角小。

4. 股骨颈完全骨折完全移位

骨折两端分离，骨折近端旋转，骨折远端上移，关节囊严重损伤，易造成股骨头缺血性坏死。

### 三、损伤机制

股骨颈骨折常发生于 50 岁以上的骨量下降、骨结构异常的老年人，那是由于老年人骨质疏松，导致股骨颈生物力学强度下降，股骨颈变得脆弱。老年人髋周肌群退变，反应迟钝，不能有效地消除髋部意外不良应力，侧方对大转子的直接撞击，如滑倒、坠床、车祸等；躯干倒地时下肢突然扭转，而股骨头长在髋臼窝内，不能随同旋转，加上股骨颈前方强大的髂腰韧带和后方的髂股韧带挤压股骨颈，如脚被绊，下肢突然扭转。正常股骨颈部骨小梁的走向狭长卵圆形分布，长轴线与股骨头、颈的轴心线一致，有利于在正常生理情况下承受垂直载荷。但难以对抗上述横向水平应力而易于发生断裂，甚至无明显外伤即可发生骨折。而青壮年骨折多为较大暴力所致，如车祸或高处坠落伤。偶有因股骨颈部反复超负荷的外力作用，如过久负重劳动、行走，而发生显微骨折。如未及时修复，即使中青年也可能最终导致疲劳骨折。

### 四、诊断

有外伤史。

（1）伤后髋部疼痛，活动时以及按压股三角区或叩击大粗隆及足跟时，疼痛加重。

（2）股骨颈骨折多为关节囊内骨折，骨折后出血不多，加上关节囊和肌群的包围，故外表肿胀不明显。囊外骨折时，肿胀较明显。

（3）骨折移位多时，伤肢多有屈髋屈膝外旋及短缩畸形，大粗隆上移，伤后即不能站立及行走。但部分无移位或嵌插骨折患者，仍可短时行走或骑车。

（4）X线显示骨折的部位、类型及移位程度。

**五、治疗**

稳定的嵌插型骨折即 Garden Ⅰ型，可根据情况使用非手术治疗，如外展位牵引或穿用"⊥"形鞋保持伤肢于外展、旋转中立位等。但由于患者多为老年人，为避免长期卧床所引起的多种并发症，并且有约 15% 移位率，也可选经皮螺钉固定，对 Garden Ⅱ型因缺乏稳定，均应闭合复位内固定。

复位和内固定是治疗移位型股骨颈骨折的基本原则，多用 Garden 对线指数判断复位程度。正常正位片上股骨干内缘与股骨头内侧压力骨小梁呈 160°，侧位片上股骨头轴线与股骨颈轴线呈一直线（180°），Garden 证实，如果前后位上股骨头的压力骨小梁和股骨内侧皮质的夹角在 155°~180°，则骨愈合的比率增高，而缺血性坏死的发生率较低；在侧位上虽然应尽量争取矫正前倾角，但复位后 155°~180° 也可接受。同时证实，无论在哪一平面上对线指数小于 155° 或大于 180° 时，缺血性坏死的发生率从 7% 增至 65%。

股骨颈骨折内固定的装置已研制出很多，实验证明加压单钉抗旋转强度较差。加压多钉类为目前较受欢迎的治疗方法。Kyle 和 Asnis 提出用空心螺钉 3~4 根固定骨折效果好，Van 用生物力学方法比较 4 种内固定物即三翼钉、滑移式钉板、加压单钉及加压多钉后认为，3 枚加压螺纹钉的抗压、抗张强度及抗扭转能均在其他 3 种固定物之上。Mecutchen 等报告加压螺纹钉治疗股骨颈骨折不愈合率仅为 1.8%，术后股骨头坏死率为 11%，螺纹钉治疗效果明显优于其他治疗方法。Bout 等通过研究指出由于空心螺钉直径小，故对骨质及髓内血管损伤小，3 枚钉呈三角形立体固定，故稳定性好，能有效防止股骨头旋转及下沉，而且其手术适应证比较广。最常使用空心螺丝钉固定股骨颈骨折。假若外侧皮质骨质疏松或粉碎相当严重，也可考虑侧方小钢板固定。

准确良好的复位是内固定成功的必要条件，一般对股骨颈骨折选择闭合复位，切开复位仅适用于闭合方法无法复位的患者。

*（一）闭合复位方法*

Whitman 法，牵引患肢，同时在大腿根部加反牵引，待肢体原长度恢复后，行内旋外展复位。Leadbetler 改良了 Whitman 法，主要是屈髋屈膝 90° 位牵引。牵引复位采用胫骨结节骨牵引（1/7 体重），在 2 日内致骨折复位，牵引的方向一般为屈曲，外展各 30°，如有向后成角，可在髋伸直位做外展 30°。目前多采用先用缓慢的皮牵引或骨牵引数日，等患者可手术后，在麻醉下在骨科牵引床上先将伤肢外展、外旋位牵引到骨折端有分离后，再内旋患肢，稍放松牵引，一般可获得良好复位。

（二）固定方法

1. 空心加压螺纹钉内固定

始于 20 世纪 80 年代，AO 学会研制出应用于治疗股骨颈骨折的空心加压螺钉，使骨折的愈合率得到明显的提高，骨折愈合率上升到平均 95.8%。因此认为，空心加压螺钉基本上解决了股骨颈骨折的愈合问题，可以作为内固定的优先选择的方法之一。其主要优点在于：①手术器械设计合理，通过导向器准确定位，使 3 枚空心钉平行、呈三角形钉入，骨折面应力均匀一致，有利于骨折愈合；②当 3 枚空心钉拧紧后，骨折面可获得足够的加压和稳定；③当术后骨折端吸收而产生间隙时，钉的无螺纹部分可向外滑动，使间隙消失，继续保持骨折接触。

2. 多枚钢针内固定

适用于各个年龄组的股骨颈骨折各种类型。此法操作简单，固定牢固，骨折愈合率达 92.2%。

在无菌操作和 X 线透视下进行，取直径 3.5mm 的骨圆针 4 枚，于髋前置 1 枚钢针作为指示针，自股骨外侧钻入第 1 枚钢针，其方向与指示针一致。摄正、轴位 X 线片，证实钢针位置满意后，用同样方法依次钻入 2、3、4 枚钢针。进针时先与股骨干垂直转动数下，边进针边将针身倾斜，钻透骨皮质前，必须达到要求角度，否则调整困难。术后针尾折弯埋于阔筋膜下。

（三）药物治疗

股骨颈骨折的药物疗法，既要遵循骨伤科三期用药的原则，又要根据患者年龄、全身情况和骨折性质、类型辨证用药。内服药初期可用活血止痛类药，如活血灵汤，桃红四物汤，痛重者可加乳香、没药，神疲气虚者，加黄芪、党参。骨折整复固定后，疼痛稍减，饮食等全身情况好者，可用活血调曾类药，如橘术四物汤加川续断、骨碎补、枸杞子。若骨折已愈合，唯膝、髋关节活动不利或疼痛者，可服养血止痛丸。外用药可外贴接骨止痛膏。骨折愈合后，髋、膝关节活动不利、疼痛者，可用按摩展筋丹或苏木煎外洗。

（四）功能康复

牵引后，即应开始做足踝的背伸、跖屈活动及股四头肌的收缩活动。内固定后去牵引，患者可以坐在床上进行髋、膝、踝关节的屈伸活动，但要求患者做到"三不"，即不盘腿、不侧卧、不下地。待拍片证实骨折愈合，患者可扶双拐下床活动，直至骨折牢固愈合。

（五）新鲜股骨颈骨折手术治疗

1. 三翼钉内固定

方法简便实用，但近年来疗效不佳及股骨头坏死率高，主要原因是适应证选择不当，技术欠佳，后者是主要因素。如复位不理想，三翼钉过长或过短，打钉位置不合适，进钉处骨皮质劈裂，导针变弯或折断，股骨头有旋转，骨折端有分离等。

2. 多针内固定

主要优点是操作简便，能消除两骨折端剪力，并有明显的防止股骨头旋转功效，因而固定牢固可靠，如可折断螺纹针内固定等。

### 3. 滑动式鹅头钉内固定

此类装置由固定钉与一带柄套筒两部分构成，固定钉可借助周围肌肉的收缩在套筒内滑动，以形成加压，当骨折面有吸收时，固定钉则向套筒内滑动缩短，以保持骨折端的密切接触，术后早期负重可使骨折端更紧密嵌插，利于骨折愈合。此类钉更适合于低位的股骨颈骨折，乃至转子间骨折。

### 4. 加压螺纹钉内固定

其优点是可使骨折两端紧密接触，且固定牢固，有利于骨折愈合，钉子不易滑出。

### 5. Ender 钉内固定

应用 3~4 枚 Ender 钉在 X 线监视下经股骨内上髁上方切口开窗，打入固定，该法最多用于固定转子间部骨折。但固定得当，也可用于股骨颈骨折的治疗。

### （六）陈旧性股骨颈骨折手术治疗

主要是骨折不愈合和股骨头无菌性坏死。根据患者年龄、健康状况和股骨颈局部病理变化，选择合适的治疗方法。

### 1. 转子间截骨术

亦称 Mcmullay 截骨术。适用于健康状况良好，股骨头无坏死，股骨头颈未吸收，硬化不明显，髋臼正常，骨折远端向上移位不多，小转子还在股骨头下方的陈旧性骨折患者。操作：由大转子下斜向小转子上截断股骨，将截骨远端推向内侧，托住股骨头。术后用髋人字石膏固定 6~8 周，或使用转子截骨板内固定并辅以牵引 6~8 周。此种方法，术后患髋关节稳定有力，一般能伸 170°~180°，屈曲到 90°，但内收、外展和旋转活动受限。

### 2. 股骨头切除转子下外展截骨术

亦称 Batckelsl 截骨术，适用于健康状况良好，股骨头已坏死、碎裂或骨折移位。很多患者，术后关节活动功能良好，但患肢短缩跛行。

### 3. 带缝匠肌蒂髂前上棘骨瓣移植术

腰麻或硬膜外麻醉。平卧，患臀下垫薄枕。髋关节前切口即 Smith – Petersen 切口。切断臀中肌、阔筋膜张肌在髂嵴上的附着，骨膜下剥离至髋臼上部，距股直肌附着点 1.5cm 处切断股直肌，并向下翻转。保留缝匠肌在髂前上棘的附着。将股外侧皮神经牵向内侧避免损伤。切断腹外斜肌、髂肌在髂前上棘和髂嵴前部的附着，暴露部分髂骨内板和髂前上棘。倒 "T" 形切开关节囊，牵引下股骨颈骨折复位，转子下 2~3cm 处拧入加压螺丝钉，胯骨折线在股骨颈头部凿 2.5cm×2cm×1.5cm 骨槽内大外小，并向头部刮除 1cm 深洞，清除骨折线部瘢痕组织。用薄骨刀切 3cm×2cm 大小缝匠肌髂骨瓣，提起肌骨瓣由两侧向远端游离、松解缝匠肌 6~8cm。游离时，注意保护缝匠肌表面阔筋膜上的血管网，并勿使阔筋膜与缝匠肌分离。将缝匠肌髂骨瓣牢固而紧密地镶嵌在股骨颈骨槽内，不需做内固定，肌骨瓣蒂部可与关节囊缝合 1~2 针。术后穿木板中立位鞋或皮牵引 3~4 周。4 周后可扶拐下床不负重活动。2~3 个月拍片 1 次，直至骨折愈合后方可弃拐行走。

有条件时可做带旋髂深血管蒂髂骨移植，方法与效果大致相同。不过，此术式要具备一定的显微外科技术和设备。

4. 股外侧肌骨瓣移植与加压螺纹钉内固定术

患者仰卧位，患侧臀部适当垫高。做髋关节外侧切口，亦称 Watson - Jones 切口。倒"T"形切开关节囊，显露骨折断端，清除骨折断端间瘢痕组织及硬化骨质，修整骨折面。直视下对位满意后，由大转子下 2～3cm 拧入适当长度加压螺丝钉。而后于大转子前部股外侧肌前束起点处凿下一长约 2.5cm、宽 1.5cm、厚 1.2cm 带肌蒂骨块，并在股外侧肌起点的前束和外侧束之间稍做游离备用。于股骨颈中部胯骨折线，凿一长 1.5cm、宽 1.5cm、深 1.5cm 骨槽。再在骨槽的近端，即股骨头部位潜行刮一 1cm 深的洞，嵌入骨块，无须固定，将骨块肌蒂与关节囊缝合 1～2 针即可。注意缝合关节囊时不使肌蒂受压，以保留其血液循环。术后穿木板中立位鞋或皮牵引 3～4 周，即可持拐下床不负重行走。

5. 带股方肌蒂骨瓣移植术

手术前行股骨髁上大重量牵引，骨折复位后，X 线控制下螺纹钉内固定。待 2 周皮肤伤口愈合后，采用髋关节后外侧入路，切开臀大肌，保护坐骨神经，于转子窝处切断闭孔内肌等诸肌群，于转子间嵴上切取 5cm×2cm×1.5cm 带股方肌蒂骨瓣，保护备用。"T"形切开关节囊，自大转子经残留股骨颈或直接至股骨头（颈吸收）凿一片骨瓣略小于骨槽，骨折端间隙暴露，骨槽内可见到螺纹钉，用小圆凿清除骨折端间隙的瘢痕组织和硬化面。从髂后上棘切除松质骨植入（不植入骨槽），之后将带股方肌蒂骨瓣紧紧嵌入骨槽，不作固定，逐层关闭创口。术后外展 20°中立位皮牵引 3～4 周，4 周后即可扶拐下床不负重活动。

6. 人工关节置换术

人工关节置换有其本身的缺点：手术创伤大、出血量大、软组织破坏广泛，存在假体松动等危险，而补救措施十分复杂。因此，目前的趋势是对于新鲜股骨颈骨折，首先应争取内固定。对于人工关节置换术的应用，不是简单根据年龄及移位程度来定，而是制订了明确的适应证。

1）相对适应证

（1）患者生理年龄在 65 岁以上。由于其他病患，预期寿命不超过 15 年。

（2）髋关节骨折脱位，主要是指髋关节脱位合并股骨头骨折。特别是股骨头严重粉碎骨折者。

（3）股骨近端严重骨质疏松，难以做到骨折端牢固固定。然而，严重疏松的骨质，不但难以支撑内固定物，同样也难以支撑人工假体。如应用人工假体，常需同时应用骨水泥。

（4）预计无法再离床行走的患者。其目的主要是缓解疼痛并有助于护理。

2）绝对适应证

（1）无法满意复位及牢固固定的骨折。

（2）股骨颈骨折内固定术后数周，内固定物失用。

（3）髋关节原有疾患已适应人工关节置换。如原来已有股骨头无菌坏死、类风湿、先天性髋脱位、髋关节骨性关节炎等，并曾被建议行人工关节置换。

（4）恶性肿瘤。

（5）陈旧性股骨颈骨折，特别是已明确发生股骨头坏死塌陷者。

（6）有失控性发作疾病的患者。如癫痫、震颤麻痹等。

（7）股骨颈骨折合并髋关节完全脱位。

（8）估计无法耐受再次手术的患者。

（9）患有精神疾患无法配合的患者。

### 六、健康教育

**（一）一般护理**

（1）患者应卧床休息，睡硬板床，保持正确的位体与卧位，床铺清洁、干燥、平整。

（2）给高热量、高蛋白、高维生素、易消化饮食，以利骨折愈合及组织修复。鼓励患者多饮水，预防泌尿系结石。

（3）鼓励患者在可能范围内，多做上肢活动，并教会患者利用拉手柄和床头挡板抬起上身及臀部，以预防压疮，同时做好皮肤护理。

（4）注意保暖，鼓励患者深呼吸或咳嗽，预防肺部并发症。

**（二）并发症的防治**

**1. 骨不连接**

通常与患者年龄、骨折碎裂及错位程度、骨折部位、骨折复位程度、手术时间、内固定种类等有关。可行带血管髂骨瓣移植、人工股骨头置换术或全髋关节置换。术后可早期离床活动，减少此并发症的发生。

**2. 股骨头缺血性坏死**

与患者年龄、骨折本身情况，复位质量、内固定方法等有关。骨折愈合后 2 年之内约有 20% 患者出现股骨头缺血性坏死，另有一些患者可在术后 5～10 年方出现坏死征象。如症状较轻，可暂不做特殊处理。疼痛或功能障碍明显者，可施行全髋关节置换术。对股骨头已坏死但尚未塌陷者，治疗方法尚无统一模式，其中包括：非手术治疗、病灶清除加植骨术或带血管植骨术、截骨术或转子旋转截骨术；如果年龄较轻，也可考虑髋关节融合术。

**（三）功能锻炼**

为防止患者因肢体活动少，易产生肌肉萎缩、关节僵硬，或因静脉回流迟缓而造成肢体远端肿胀，应鼓励患者做肢体功能锻炼。一般分为 3 个阶段进行：早期（伤后 1～2 周），进行伤肢肌肉舒缩活动；中期（伤后 3～6 周），除继续做肌肉舒缩运动外，活动范围可扩大到各大关节；后期（伤后 6～8 周），应加强全身部位肌肉及关节活动。

**（四）健康指导**

（1）向患者及家属讲解有关骨折的知识，尤其是骨折发生的原因，如暴力、车祸、高处坠落、跌倒、骨病及骨质疏松等。加强锻炼，进食含钙丰富的食品或适当的补充钙剂，预防骨质疏松，以减少骨折发生的可能性。

（2）教育患者保持健康良好的心态，以利于骨折的愈合。

（3）告知患者出院后要坚持按计划进行肢体功能锻炼，并且学会使用助步器，预防骨折后期并发症，使关节功能得到最大程度的恢复。

（4）非手术患者了解牵引 6～8 周，可去除牵引，进行床上活动患肢，并练习抬腿，增强下肢肌力；可使用双拐下地行走，但不能负重。3～6 个月根据病情决定是否弃拐行走。

（5）假体置换手术患者应了解 6 个月内避免做内收、内旋、外旋，避免屈髋大于 90°的动作，如不宜坐低凳，不宜用蹲式厕所，不宜做下蹲拾物动作，不宜做盘腿动作，不宜做 二腿重叠交叉动作（俗称"二郎腿"）。

（6）指导患者应健侧方向翻身，健肢在下，患肢在上，两下肢间放置海绵垫或枕头，始终保持肢体外展位。协助患者制定逐步弃拐行走计划：双拐行走 6 周，单拐行走 6 周（使用单拐时，指导患者拐杖应握于健侧）。

（7）行三枚加压空心螺丝钉固定术的患者，卧床时间为 3～6 个月。

（8）告知患者出院后，倘若出现患侧局部胀痛，肢体爆裂声、感觉关节脱臼或局部切口出现红肿、痛、热，应及时就诊。

（9）鼓励肥胖患者减肥，以减轻下肢的负重。

（10）患者及家属了解出院后定期随访的意义，按时复诊。

（毕苗苗）

# 第十章  妇科疾病

## 第一节  宫颈癌

宫颈癌是女性生殖系统中常见的恶性肿瘤之一。发病年龄以 40~60 岁最多，平均年龄 50 岁。由于防癌工作的开展，很多宫颈癌能在早期被发现，因此，晚期癌远较过去为少。5 年生存率明显提高。目前对宫颈癌的临床和病理工作也都着重于对早期癌的发现。其研究方向也更着重于对亚临床宫颈癌的诊断。

宫颈癌发病率有明显的地区差异。全球发病率最高的是南非，其次在亚洲，中国发病率每年增加，发病数每年超过 13 万，占女性生殖系统恶性肿瘤发病率的 73% ~ 93%。死亡率最高的地区是山西，最低的是西藏。总的趋势是农村高于城市、山区高于平原，内地（130/1 万）发病高于沿海（5~6/10 万）；犹太人穆斯林地区低（4.2/10 万）。根据 29 个省、直辖市、自治区回顾调查，我国宫颈癌死亡率占总癌症死亡率的第四位，占女性癌的第二位。宫颈癌患者的平均发病年龄，各国、各地报道也有差异，中国发病年龄以 40~50 岁为最多，60~70 岁又有一高峰出现，20 岁以前少见。

### 一、病因

宫颈癌多为 HPV 感染，早婚、早育、多产及性生活紊乱的妇女也有较高的患病率。目前也有认为包皮垢中的胆固醇经细菌作用后可转变为致癌物质，也是导致宫颈癌的重要诱因。

（一）HPV 感染

临床上绝大多数的宫颈癌都是由 HPV 感染所引起，而 HPV 传播的最主要方式是性接触。

（二）与性生活、婚姻的关系

性生活过早（指 18 岁前即有性生活）的妇女，其宫颈癌的发病率较 18 岁以后开始性生活的要高 4 倍。妇女性生活开始早且患有梅毒、淋病等性传播性疾病，则宫颈癌发病就较正常妇女高 6 倍，现已证实若妇女与多个男子发生性关系，其发生宫颈癌的机会较多，处女则很少患宫颈癌。

未婚及未产妇女患宫颈癌的机会极少，多次结婚宫颈癌的发病率也较高。多次分娩，也会增加宫颈癌的发生率。

（三）与配偶的关系

有人认为丈夫包皮过长或包茎者其妻发生宫颈癌的相对危险度较大。患有阴茎癌或前列腺癌，以及男子有多个性对象，其妻子患宫颈癌的机会增多。

（四）宫颈糜烂、裂伤与外翻

由于宫颈的生理和解剖上的缘故，容易遭受各种物理、化学和生物等因素刺激，包括创伤、激素和病毒等。

## 二、分型

（一）分类

宫颈癌的组织发生来源主要有三，即宫颈阴道部或移行带的鳞状上皮、柱状上皮下的储备细胞及宫颈管黏膜柱状上皮。宫颈癌的组织类型主要有鳞癌及腺癌两种。

1. 宫颈鳞癌

宫颈鳞癌在宫颈癌中最为常见，其发生率占子宫颈恶性肿瘤的90%以上。根据癌发展的过程，可分早期浸润癌及浸润癌。

1）早期浸润癌或微浸润癌是指上皮内癌突破基底膜向固有膜浸润，浸润深度不超过基底膜下5mm，在固有膜中形成一些不规则的癌细胞条索或小团块。一般肉眼不能判断，只能在显微镜下证明有早期浸润。早期浸润癌可来源于原位癌的进展或由其他上皮异常甚或完全正常的鳞状上皮增生直接发展形成。

2）浸润癌指癌组织突破基底膜，明显浸润到间质内，浸润深度超过基底膜下5mm，并伴有临床症状者。肉眼观主要表现为内生浸润型、溃疡状或外生乳头状、菜花状。镜下按其分化程度可分为三型：

（1）高分化鳞癌，约占20%，癌细胞主要为多角形，似鳞状上皮的棘细胞，有角化及癌珠形成，核分裂象不多，对放射线不敏感。

（2）中分化鳞癌，约占60%，多为大细胞型，癌细胞为椭圆形或大梭形，无明显癌珠，核分裂象和细胞异型性较明显，对放射线较敏感。

（3）低分化鳞癌，约占20%，多为小细胞型，细胞呈小梭形，似基底细胞，异型性及核分裂象都很明显，对放射线最敏感，但预后较差。

2. 宫颈腺癌

宫颈腺癌较鳞癌少见，其发生率占宫颈浸润癌的5%左右，近年来报道宫颈腺癌的发病率有上升趋势，占宫颈浸润癌的8%～12.7%，平均发病年龄56岁，较鳞癌患者的平均年龄大5岁。在20岁以下青年女性的宫颈癌中，则以腺癌为多。有人认为口服避孕药与宫颈腺癌发病率升高有关，但尚不能定论。其组织发生主要来源于宫颈表面及腺体的柱状上皮，少数起源于柱状上皮下的储备细胞。大体类型与鳞癌基本相同。镜下呈一般腺癌的结构。有些病例表面为高分化类型，往往需多次活检才能证实。有时可表现为乳头状腺癌、透明细胞癌、棘腺癌和腺鳞癌等。宫颈腺癌对放射线不敏感，易早期发生转移，应尽早争取手术治疗，预后较宫颈鳞癌差。

（二）分期

宫颈癌的临床分期，对确定治疗方案、统一疗效对比和估计预后有非常重要的意义。但由于主要靠双手检查了解病变扩展和转移的范围，常受个人经验和主观因素的影响，会有一定的出入，如结合手术病理分期，则能对病情做出比较客观、可靠的判断。

自 1929 年国际肿瘤学会和国际妇产科协会制定的宫颈癌分期标准以来，已经做了数次修订。

Ⅰ：肿瘤严格局限于宫颈（扩展至宫体将被忽略）。

ⅠA：仅能在显微镜下诊断的浸润癌，所测量的最大浸润深≤5.0mm 的浸润癌。

ⅠA1：所测量间质浸润深度 <3.0mm。

ⅠA2 所测量间质浸润深度 ≥3.0mm 而 ≤5.0mm。

ⅠB：所测量的最大浸润深度 >5.0mm 的浸润癌（病变范围超过ⅠA 期），病变局限于宫颈。

ⅠB1：间质浸润深度 >5.0mm 而最大径线 ≤2.0 cm 的浸润癌。

ⅠB2：最大径线 >2.0 cm 而 ≤4.0 cm 的浸润癌。

ⅠB3：最大径线 >4.0 cm 的浸润癌。

Ⅱ：宫颈肿瘤侵犯超出子宫，但未达盆壁且未达阴道下 1/3。

ⅡA：肿瘤侵犯限于阴道上 2/3，无宫旁浸润。

ⅡA1：最大径线 ≤4.0 cm 的浸润癌。

ⅡA2：最大径线 >4.0 cm 的浸润癌。

ⅡB：有宫旁浸润，但未扩展至盆壁。

Ⅲ：肿瘤扩展到骨盆壁和（或）累及阴道下 1/3 和（或）导致肾盂积水或肾无功能者和（或）侵犯盆腔和（或）腹主动脉旁淋巴结。

ⅢA：肿瘤累及阴道下 1/3，没有扩展到骨盆壁。

ⅢB：肿瘤扩展到骨盆壁和（或）引起肾盂积水或肾无功能。

ⅢC：侵犯盆腔和（或）腹主动脉旁淋巴结（包括微转移），无论肿瘤大小和范围（需标注 r 或 p，r 表示影像诊断，p 表示病理诊断）。

ⅢC1：仅有盆腔淋巴结转移。

ⅢC2：腹主动脉旁淋巴结转移。

Ⅳ：肿瘤侵犯膀胱或直肠黏膜（病理证实）或肿瘤播散超出真骨盆。泡状水肿不能分为Ⅳ期。

ⅣA：肿瘤侵犯膀胱或直肠黏膜。

ⅣB：肿瘤播散至远处器官。

目前国家卫健委《宫颈癌诊疗指南（2022 版）》采用的是 FIGO 2018 年会议修改的宫颈癌临床分期标准。由妇科检查确定临床分期。本版分期标准相对于上一版进行了比较大的改动，首先是在ⅠA 期诊断中，不再考虑水平间质浸润宽度，新版标准仅根据间质浸润深度来区分ⅠA1 期和ⅠA2 期，主要是考虑宽度可能会受人为因素的影响。其次是细化了ⅠB 期的亚分期，由原来的 2 个亚分期增加到 3 个亚分期，这样更有利于对患者术后辅助治疗选择和预后判断。最后一个重要的变化就是将淋巴结转移纳入分期系统，将淋巴结转移定义为ⅢC 期，而且增加了淋巴结转移的证据标注。

（三）病理类型

1. 病理改变（目观）

在发展为浸润癌前，肉眼观察无特殊异常，或类似一般宫颈糜烂。随着浸润癌的出现，宫颈可表现以下四种类型：

1）糜烂型：环绕宫颈外口，表面有粗糙的颗粒状糜烂区，或有不规则的溃破面、触及易出血。

2）外生型：又称增生型或菜花型。由息肉样或乳头状隆起，继而发展向阴道内突出的大小不等的菜花状赘生物，质脆易出血。

3）内生型：又称浸润型。癌组织宫颈深部组织浸润、宫颈肥大而硬，但表面仍光滑或仅有表浅溃疡。

4）溃疡型：不论外生型或内生型进一步发展后，癌组织坏死脱落，形成溃疡，甚至整个子宫颈为一大空洞所替代，因常有继发性感染，故有恶臭的分泌物排出。宫颈癌尤其是腺癌也可向颈管内生长，使子宫颈成桶状增大，这也是内生型的一种。

2. 病理改变（镜查）

1）不典型增生：不典型增生表现为底层细胞增生，底层细胞不但增生，而且有细胞排列紊乱及细胞核增大、浓染、染色质分布不均等核异质改变。

不典型增生可分为轻、中及重度：

（1）轻度不典型增生（间变Ⅰ级）：上皮细胞排列稍紊乱，细胞轻度异型性，异型上皮占据上皮层的下1/3。

（2）中度不典型增生（间变Ⅱ级）：上皮细胞排列紊乱，异型性明显，异型上皮占据上皮层的下2/3。

（3）重度非典型增生（间变Ⅲ级）：几乎全部上皮极性紊乱或极性消失，细胞显著异型性和原位癌已不易区别。

2）原位癌：原位癌又称上皮内癌。上皮全层极性消失，细胞显著异型，核大，深染，染色质分布不均，有核分裂象。但病变仍限于上皮层内，未穿透基底膜，无间质浸润。异型细胞还可沿着宫颈腺腔开口进入移行带区的宫颈腺体，致使腺体原有的柱状细胞为多层异型鳞状细胞所替代，但腺体基底膜仍保持完整，这种情况称为宫颈原位癌累及腺体。

3）镜下早期浸润癌：镜下早期浸润癌在原位癌基础上，偶然可发现有癌细胞小团已穿破基底膜，似泪滴状侵入基底膜附近的间质中，浸润的深度不超过5mm，宽不超过7mm，也无癌灶互相融合现象，也无侵犯间质内脉管迹象时，临床上无特征。

4）鳞状上皮浸润癌：当癌细胞穿透上皮基底膜，侵犯间质深度超过5mm，称为鳞状上皮浸润癌。在间质内可出现树枝状、条索状、弥漫状或团块状癌巢。

根据病理切片，癌细胞分化程度可以分为三级：

（1）Ⅰ级：分化好，癌巢中有相当数量的角化现象，可见明显的癌珠。

（2）Ⅱ级：中等分化（达宫颈中层细胞的分化程度），癌巢中无明显角化现象。

（3）Ⅲ级：未分化的小细胞（相当于宫颈底层的未分化细胞）。

5）腺癌：腺癌来源于被覆宫颈管表面和颈管内腺体的柱状上皮。镜检时，可见到腺体结构，甚至腺腔内有乳头状突起。腺上皮增生为多层，细胞低矮，异型性明显，可见核分裂象。如癌细胞充满腺腔，以致找不到原有腺体结构时，往往很难将腺癌与分化不良的鳞癌区别。如腺癌与鳞癌并存时称为宫颈腺、鳞癌。腺、鳞癌恶性程度高，转移早、预后差。

### 三、诊断

（一）临床表现

宫颈癌早期没有任何症状，随着病情进展，患者可出现异常阴道流血。由于年轻妇女处于性活跃期，雌激素水平和性交频率均较高，故更易以性交出血为首发症状。此外，白带增多也为宫颈癌常见症状，约80%的宫颈癌患者有此症状。

1. 一般症状

1）阴道出血：不规则阴道出血，尤其是接触性出血（即性生活后或妇科检查后出血）和绝经后阴道出血是宫颈癌患者的主要症状。菜花状宫颈癌出血现象较早，出血量较多。

2）阴道分泌物增多：白色稀薄，水样、米泔样或血性，有腥臭味。当癌组织破溃感染时，分泌物可为脓性，伴恶臭。

2. 早期症状

1）宫颈癌的早期主要局限于宫颈，还没有向周围其他组织蔓延时，宫颈癌患者往往没有症状。

2）很多宫颈癌患者有各种不同情况和程度的白带增多，稀薄似水样或米泔水样，有腥臭味。这是宫颈癌早期症状之一。

3）宫颈癌的早期症状：往往是性交后少量有出血或月经不规则或是绝经后又出现阴道出血。此时行妇科检查，宫颈癌患者会发现子宫颈表面光滑或呈糜烂状、质硬、触之易出血。

4）随着宫颈癌的病情的发展，肿瘤逐渐增大，患者有白带增多。如果癌组织坏死、感染，会排出较多混有血液的恶臭白带；宫颈癌晚期症状出血量增多，甚至因较大血管被侵蚀而引起致命的大出血。宫颈癌的肿瘤局部可呈菜花样、结节型或溃疡状，当肿瘤坏死脱落后则呈空洞状。

3. 晚期症状

1）疼痛是晚期宫颈癌的症状。癌瘤沿旁组织延伸，侵犯骨盆壁，压迫周围神经，临床表现为坐骨神经或一侧骶、髂部的持续性疼痛。肿瘤压迫或侵蚀输尿管，管道狭窄、阻塞导致肾盂积水，表现为一侧腰痛，甚至剧痛，进一步发展为肾功能衰竭，甚至尿毒症。淋巴系统受侵导致淋巴管阻塞，回流受阻而出现下肢浮肿和疼痛等症状。

2）宫颈癌晚期会出现全身症状。晚期患者因癌瘤组织的代谢，坏死组织的吸收或合并感染而引起发热，体温一般在38℃左右，少数可在39℃以上。由于出血、消耗而出现贫血、消瘦甚至恶病质。人参皂苷Rh2可以有效缓解宫颈癌晚期全身性并发症，提高患者的血小板、使患者白细胞数量恢复正常，全面提高患者生存质量，使患者始终保持正常的体力，顺利完成各项治疗，也使宫颈癌晚期患者预后大大改善。

3）宫颈癌晚期会出现转移症状，一般为癌瘤向前方扩散，可以侵犯到膀胱，患者出现尿频、尿急、尿痛、下坠和血尿，常被误诊为泌尿系统感染而延误诊断。严重的可形成膀胱阴道瘘。癌瘤向后蔓延可以侵犯直肠，而有下坠、排便困难、里急后重、便血等症状，进一步发展可出现直肠阴道瘘。病变晚期可出现远处转移。转移的部位不同，出现的症状也不同，较常见的是锁骨上淋巴结转移，在该部位出现结节或肿块。癌瘤浸润可以通过血管或淋巴系统扩散到远处器官而出现相应部位的转移灶及其相应症状。人参皂苷 Rh2 作为人参中最有效的抗癌成分，可以直接作用于癌细胞，控制癌细胞的进一步转移与扩散。

4）晚期宫颈癌代谢：晚期患者，癌瘤组织代谢、坏死物质吸收和感染导致机体发热，热型一般为低热，少数能超过 39℃，出血和肿瘤消耗影响代谢，产生恶病质。

原位癌及微小浸润癌可无明显肉眼病灶，宫颈光滑或仅为柱状上皮异位。随病情发展可出现不同体征。外生型宫颈癌可见息肉状、菜花状赘生物，常伴感染，肿瘤质脆易出血；内生型宫颈癌表现为宫颈肥大、质硬、宫颈管膨大，晚期癌组织坏死脱落，形成溃疡或空洞伴恶臭。阴道壁受累时，可见赘生物生长于阴道壁或阴道壁变硬；宫旁组织受累时，双合诊、三合诊检查可扪及宫颈旁组织增厚、结节状、质硬或形成冰冻状盆腔。

（二）转移

主要为直接蔓延及淋巴转移，血行转移较少见。

1. 直接蔓延

直接蔓延最常见，癌组织局部浸润，向邻近器官及组织扩散。常向下累及阴道壁，极少向上由宫颈管累及宫腔；癌灶向两侧扩散可累及宫颈旁、阴道旁组织直至骨盆壁；癌灶压迫或侵及输尿管时，可引起输尿管阻塞及肾积水。晚期可向前、后蔓延侵及膀胱或直肠，形成膀胱阴道瘘或直肠阴道瘘。

2. 淋巴转移

癌灶局部浸润后侵入淋巴管形成瘤栓，随淋巴液引流进入局部淋巴结，在淋巴管内扩散。淋巴转移一级组包括宫旁、宫颈旁、闭孔、髂内、髂外、髂总、骶前淋巴结；二级组包括腹股沟深、浅淋巴结，腹主动脉旁淋巴结。

3. 血行转移

血行转移较少见，晚期可转移至肺、肝或骨骼等。

（三）检查方法

1. 子宫颈刮片细胞学检查

子宫颈刮片细胞学检查是发现宫颈癌前期病变和早期宫颈癌的主要方法。宫颈暴露在阴道顶端，易于观察和取材，所以目前在临床对凡已婚妇女，妇科检查或防癌普查时，都常规进行宫颈细胞刮片检查，作为筛查手段。使宫颈早期癌的诊断阳性率大大提高，可在 90% 以上。为了提高涂片诊断的准确率，特别注意要从宫颈癌好发部位即鳞状上皮与柱状上皮交界处取材。由于老年妇女鳞、柱状上皮交界区向颈管内上移，取材时除了从宫颈阴道处刮取涂片外，还应从宫颈管处取材涂片，以免漏诊。但是要注意取材部位正确及镜检仔细，可有 5%～10% 的假阴性率，因此，均应结合临床情况，并定期检查，以此方法做筛选。

宫颈刮片在多数医院仍采用分级诊断，临床常用巴氏分级分类法：

巴氏Ⅰ级：正常。

巴氏Ⅱ级：炎症，指个别细胞核异质明显，但不支持恶性。

巴氏Ⅲ级：可疑癌。

巴氏Ⅳ级：重度可疑癌。

巴氏Ⅴ级：癌。

由于巴氏5级分类法主观因素较多，各级之间无严格的客观标准，故目前正逐渐为TBS分类法替代，而后者需专业医生方可读懂。故目前国内许多医院常利用电子阴道镜局部放大10～40倍的功能，进行宫颈可疑部位的染色，从而重点取材，以提高病变的检出率。

2. 碘试验

正常宫颈或阴道鳞状上皮含有丰富的糖原，可被碘液染为棕色，而宫颈管柱状上皮，宫颈糜烂及异常鳞状上皮区（包括鳞状上皮化生、不典型增生、原位癌及浸润癌区）均无糖原存在，故不着色。临床上用阴道窥器暴露宫颈后，擦去表面黏液，将浓度为2%的碘溶液直接涂在子宫颈和阴道黏膜上，不着色处为阳性，如发现不正常碘阴性区即可在此区处取活检送病理检查。

3. 宫颈和宫颈管活检

宫颈在临床所进行的各项检查都是诊断的重要环节，但是活检是诊断宫颈癌最可靠的依据。在宫颈刮片细胞学检查为Ⅲ级以上涂片，但宫颈活检为阴性时，应在宫颈鳞一柱交界部的6、9、12和3点处取四点活检，或在碘试验不着色区及可疑癌变部位，取多处组织，并进行切片检查，或应用小刮匙搔刮宫颈管，将刮出物送病理检查。

4. 阴道镜检查

阴道镜不能直接诊断癌，但可协助选择活检的部位进行宫颈活检。据统计，如能在阴道镜检查的协助下取活检，早期宫颈癌的诊断准确率可达到98%。阴道显微镜检查能放大100～300倍，宫颈涂以1%甲苯胺蓝染色，可以观察细胞结构，根据细胞的形态、排列、大小和核的大小、形态、着色深浅及毛细血管图像等进行分类诊断．但阴道镜检查不能代替刮片细胞学检查及活检，因为不能发现鳞柱交界或延伸宫颈管内病变。

5. 宫颈锥形切除术

在活检不能肯定有无浸润癌时，可进行宫颈锥形切除术。当宫颈细胞刮片检查多次为阳性，而多点活检及颈管刮术阴性，或已证明为原位癌，不能排除浸润癌者，可进行宫颈锥切术并送病理。因锥切术后有不同程度的并发症，目前在临床多不采用，如果作为治疗手术可以全子宫切除术取代。

6. 宫颈摄影

用10mm显微镜附加35mm相机及50mm延伸圈组成摄影仪，将所获图像投射在宽3.3m屏幕上，1m远处观察；鳞柱交界处全部显示，无异常为阴性，发现异常为可疑，未见鳞柱交界为不满意。据观察其诊断准确率为93.1%，故为一种准确性高、成本低、便于应用的新方法。

7. 荧光检查法

利用癌组织与正常组织吸收荧光素多少不同而显示不同颜色的机理，诊断有无癌变。癌组织吸收荧光素多，产生的荧光比正常组织强而呈深黄色，正常组织为紫蓝色。

8. 肿瘤生化诊断

通过学者临床研究发现，在宫颈癌患者体内，乳酸脱氢酶、己糖激酶明显增高，尤其有浸润者更明显，有助于临床诊断。

（四）诊断要点

根据病史、症状、妇科检查和（或）阴道镜检查并进行宫颈组织活检可以确诊。

## 四、鉴别诊断

宫颈癌的鉴别诊断在临床上主要是将宫颈癌与以下疾病相鉴别：

1. 宫颈糜烂

可有月经间期出血，或接触性出血，阴道分泌物增多，检查时宫颈外口周围有鲜红色小颗粒，擦拭后也可以出血，故难以与早期宫颈癌鉴别。可行阴道脱落细胞学检查或活检以明确诊断。

2. 宫颈外翻

外翻的黏膜过度增生，表现也可呈现高低不平，容易出血。但外翻的宫颈黏膜弹性好，边缘较整齐。阴道脱落细胞学检查或活检可鉴别。

3. 宫颈湿疣

宫颈湿疣表现为宫颈赘生物，表面多凹凸不平，有时融合成菜花状，可进行活检以鉴别。

4. 子宫内膜癌

子宫内膜癌有阴道不规则出血，阴道分泌物增多。子宫内膜癌累及宫颈时，检查时颈管内可见到有癌组织堵塞，确诊须行分段刮宫送病理检查。

5. 子宫黏膜下骨瘤或内膜息肉

子宫黏膜下骨瘤或内膜息肉多表现为月经过多或经期延长，或出血同时可伴有阴道排液或血性分泌物，通过探宫腔、分段刮宫、子宫碘油造影，或宫腔镜检查可做出鉴别诊断。

6. 原发性输卵管癌

原发性输卵管癌有阴道排液、阴道流血和下腹痛，阴道涂片可能找到癌细胞。而输卵管癌宫内膜活检阴性，宫旁可扪及肿物。如包块小而触诊不到者，可通过腹腔镜检查确诊。

7. 老年性子宫内膜炎合并宫腔积脓

老年性子宫内膜炎合并宫腔积脓常表现阴道排液增多，浆液性、脓性或脓血性。子宫正常大或增大变软，扩张宫颈管及诊刮即可明确诊断。扩张宫颈管后即见脓液流出，刮出物见炎性细胞，无癌细胞，病理检查即能证实。但也要注意两者并存的可能。

8. 功能失调性子宫出血

更年期常发生月经紊乱，尤其子宫出血较频发者，不论子宫大小是否正常，必须首先做诊刮，明确性质后再进行治疗。

9. 其他

宫颈良性病变、子宫颈结核、阿米巴性宫颈炎等，可借助活检与宫颈癌鉴别。

## 五、治疗

一般的宫颈癌恶性程度高，70%的患者在确诊时已属晚期。宫颈癌治疗的方式包括外科手术切除、中医药、放射线治疗及化疗等方法。对Ⅱ、Ⅲ、Ⅳ期的患者均不宜手术治疗。手术后也容易转移或复发。治疗方案的制订与患者的年龄、一般情况、病灶的范围、有无合并症状存在及其性质有关。因此，治疗前必须对患者行全身检查，并结合各脏器及系统功能检查结果以及临床分期综合考虑后制订治疗方案。宫颈癌的治疗主要是手术及放疗。尤其是鳞癌对放疗较敏感。近年来，抗癌化学药物的迅猛发展，过去认为对宫颈癌无效的化疗，现已成为辅助治疗的常用方法，尤其在晚期或复发者。在手术或放疗前先用化疗，化疗后待癌灶萎缩或部分萎缩后再行手术或放疗，或者手术或化疗后再加用化疗，便可提高疗效。根据我们的经验，Ⅰ、Ⅱ期宫颈癌术前10～14天进行介入手术——双侧子宫动脉造影栓塞化疗术，可以减少术中出血，提高远期生存率。

（一）治疗原则

1. 不典型增生

活检如为轻度非典型增生者，暂按炎症处理，半年随访刮片和必要时再行活检。病变持续不变者可继续观察。诊断为中度不典型增生者，应适用激光、冷冻、电熨。对重度不典型增生，一般多主张行全子宫切除术。如迫切要求生育，也可在锥形切除后定期密切随访。

2. 原位癌

一般多主张行全子宫切除术，保留双侧卵巢；也有主张同时切除阴道1～2 cm者。近年来国内外有用激光治疗，但治疗后必须密切随访。

3. 镜下早期浸润癌

一般多主张行扩大全子宫切除术及切除1～2 cm的阴道组织。因镜下早期浸润癌淋巴转移的可能性极小，不需清除盆腔淋巴组织。

4. 浸润癌

治疗方法应根据临床期别、年龄和全身情况，以及设备条件。常用的治疗方法有放疗、手术治疗及化疗。一般而言，放疗可适用于各期患者；ⅠB～ⅡA期的手术疗效与放疗相近；宫颈腺癌对放疗敏感度稍差，应采取手术切除加放疗综合治疗。

（二）治疗方法

1. 手术治疗

采用广泛性子宫切除术和盆腔淋巴结清除。切除范围包括全子宫、双侧附件、阴道上段和阴道旁组织以及盆腔内各组淋巴结（子宫颈旁、闭孔、髂内、髂外、髂总下段淋巴结）。手术要求彻底、安全、严格掌握适应证、防止并发症。

1）手术并发症有术中出血、术后盆腔感染、淋巴囊肿、尿潴留、泌尿系统感染及输尿管阴道瘘等。

2）手术并发症的处理，近年来，由于手术方法和麻醉技术的改进，预防性抗生素的应用，以及术后采用腹膜外负压引流等措施，上述并发症的发生率已显著减少。

2. 放疗

放疗为宫颈癌的首选疗法，可应用于各期宫颈癌，放射范围包括子宫颈及受累的阴道、子宫体、宫旁组织及盆腔淋巴结。照射方法一般都采取内外照射结合，内照射主要针对宫颈原发灶及其邻近部位，包括子宫体、阴道上部及其邻近的宫旁组织（"A"）点。外照射则主要针对盆腔淋巴结分布的区域（"B"）点。内放射源采用腔内镭（Ra）或铯（$^{137}$Cs），主要针对宫颈原发病灶。外放射源采$^{60}$Co，主要针对原发病灶以外的转移灶，包括盆腔淋巴结引流区。剂量一般为 60 Gy。目前对早期宫颈癌多主张先行内照射。而对晚期癌，特别是局部瘤体巨大、出血活跃，或伴感染者则以先行外照射为宜。

3. 化疗

到目前为止，宫颈癌对大多数抗癌药物不敏感，化疗的有效率不超过 15%，晚期患者可采用化疗、放疗等综合治疗。化疗药物可采用 5 - 氟尿嘧啶、阿霉素等进行静脉或局部注射。

### 六、预防

（1）避免不洁性行为，由于宫颈癌大多是由 HPV 感染所引起，而 HPV 传播的最主要方式是通过性接触，因此，为了有效避免宫颈癌的发生，应首先避免不洁性行为。

（2）注射 HPV 疫苗，可以预防宫颈癌的发生。

（3）定期进行液基薄层细胞学检查（TCT）和 HPV 检测，建议 40 岁以上的女性每 3 ~ 4 年进行 1 次 TCT 和 HPV 检测。

### 七、健康教育

1）做到合理的休息，良好的生活环境可以给患者带来愉快的心情，减少忧愁。宫颈癌患者经过正规治疗后一般体质都比较差，因此，要使疲惫的身体迅速恢复，一定要保证充分的休息。但休息并不是整天卧床，而是要根据自身实际情况，劳逸结合，如散步、看书、下棋、钓鱼，做些轻松的家务等，这样有利于身心健康，有利于康复。

2）丰富自己的精神生活，在治疗阶段，患者往往处于一种紧张状态，生活单调。治疗结束后，患者若仍处于一种单调的精神生活中，经常去想"会不会好""还能活多久"等这一类问题，势必不利于治疗和康复。应根据自身的条件、兴趣和爱好，培养良好的情趣，如欣赏音乐、写诗作画、种花养鸟、下棋抚琴等，充实自己，精神上有所寄托，有所追求，从而振奋精神，饱满情绪，争取康复。

3）开展保健锻炼，生命在于运动，运动促进健康。宫颈癌康复期的患者，应根据机体的体质状况，适量参加一些体育活动，如散步、做保健操、太极拳等。这些保健锻炼可以增加食欲，恢复体力，增强体质，提高身体的免疫功能，达到防癌抗癌、机体康复的目的。

4）养成良好的饮食习惯，食用富有营养的高蛋白、高维生素的饮食和新鲜水果蔬菜，忌用烟酒、辛辣刺激食物和生冷、油腻厚味饮食，保持大便通畅。

5）宫颈癌晚期一定要做好饮食护理工作，这对患者的健康恢复有着重要的意义，对于宫颈癌晚期患者来说，治疗没有什么明显的效果，只有在饮食上下功夫，才能有效地缓解病情，从而使生命延长。这时宫颈癌患者应选高蛋白、高热量的食品，如牛奶、鸡蛋、牛肉、甲鱼、赤小豆、绿豆、鲜藕、菠菜、冬瓜、苹果等，宫颈癌晚期患者多吃这些食物，有利于患者的身体健康。

6）宫颈癌晚期患者出现阴道出血多时，宫颈癌晚期患者的饮食，可以以服用些补血、止血、抗癌的食品，如藕、薏苡仁、山楂、黑木耳、乌梅等。当宫颈癌晚期患者白带多呈水样时，应该滋补，如甲鱼、鸽蛋、鸡肉等，都适合宫颈癌晚期患者食用。

7）宫颈癌患者选择化疗时、宫颈癌晚期饮食调养应该以健脾补肾为主，宫颈癌晚期患者可用山药粉、薏米粥、动物肝、阿胶、甲鱼、木耳、枸杞、莲藕、香蕉等。出现消化道反应，如恶心、呕吐、食欲减退时，应以健脾和胃的膳食调治，如甘蔗汁、姜汁、乌梅、香蕉、金橘等。

8）心理安慰，对新入院患者要热情接待，为患者创造一个舒适、安静、整洁、和谐的环境。鼓励家属、亲友多接近患者，给予心理安慰，对患者要热心、和蔼、亲切，积极发挥语言的治疗作用，帮助患者克服不良心理，尽快减轻患者对疾病的恐惧，稳定患者的情绪，耐心解答患者疑问，鼓励患者树立战胜疾病的信心。

9）建立良好护患关系，取得患者的信任，对敏感、多疑的患者，护士在患者面前应表现为镇定、自如、得体。说话流利，决不含糊，随时了解患者的心理状态，及时调理，纠正患者不良状态。以微笑、周到、亲切的服务态度，适当、耐心、细致的解释说服，娴熟的护理技术，赢得患者的信赖，多与患者沟通，建立良好的护患关系，取得患者的信任。

10）耐心倾听患者诉说，对患者实施健康教育，使患者正确认识疾病，克服侥幸心理。让患者做到既来之，则安之。激发患者潜在的生存意识，调动积极主观能动性，让患者充满信心去战胜病魔。

11）随时调节患者家属的情绪，使其在与患者接触中，克制自己的感情，不恐惧、不悲伤、不厌烦、不淡漠，始终保持镇定、热情、耐心的良好心境。对患者细心照料、尽心尽责。医护人员要以乐观的态度感染患者，建立患者对医院的信赖。护士向患者讲解癌症并不是不治之症，介绍同类病友认识，介绍治愈病例。请同种疾病的康复者给患者说亲身感受和经验，鼓励患者树立战胜疾病的信心。

12）患者患病后情感特别脆弱，特别是作为女性患者，感情特别细腻，担心自己会丧失对家庭及社会的义务。护士对患者应多一份爱心，想患者之所想，急患者之所急。鼓励患者家属积极参与，尽可能满足患者的生理及心理需要。用良好的形象和行为去消除患者心理上和躯体上的疾病。

13）经常与患者交谈，了解患者的心理变化。术前做好解释工作，讲明尽早手术的目的，进行各项操作的目的，讲解手术的必要性及成功的范例。语言要带鼓励性，既表示出同情，又表示会给予积极的帮助和支持。为手术打下良好的心理基础，让患者对手术充满信心和希望。患者担心子宫切除后会影响性生活，应该在术前给予充分的解释和健康教育，认真倾听患者的一些想法，并给予"一样是女人"的保证，与患者共同讨论问题，解除其顾虑，缓解其不安情绪，使患者以最佳身心状态接受手术治疗，从而减少治疗期间的心理反应，提高机体免疫力，提高远期疗效。

14）术前护理

（1）执行妇科腹式手术前护理常规。

（2）手术前3天给1∶5 000高锰酸钾溶液阴道冲洗，每日1～2次。

（3）手术前2天少渣饮食，手术前1天晚给流质饮食，手术日晨禁食。

（4）手术前1天晚肥皂水灌肠1次，手术日晨清洁灌肠。

（5）手术前1小时准备阴道，用肥皂水棉球擦洗阴道后，用温灭菌外用生理盐水冲洗，再以无菌干棉球擦干，宫颈及穹隆部涂1%甲紫，然后填塞纱布条，其末端露出阴道口外，便于术中取出。

（6）手术前在无菌操作下留置尿管，以无菌纱布包好尿管开口端并固定。

15）术后护理

（1）执行妇科腹式手术后护理常规。

（2）持续导尿5～7日，于第5日后开始行膀胱冲洗，每日1次，连续2～3日，保持尿管通畅，每日更换接管及尿袋，观察尿量及性质。

（3）拔尿管前2天改间断放尿，每2～3小时开放尿管1次，训练膀胱功能。

（4）拔尿管后，根据患者排尿情况适时测残余尿，残余尿量80mL以下者，膀胱功能恢复正常。若残余尿超过100mL者，需保留尿管给予间断放尿。

（5）注意保持腹腔负压引流管通畅，观察引流液量及性质，每6～8小时抽负压1次。48～72小时可拔出引流管。

（6）密切观察病情变化，观察体温、脉搏、呼吸及血压的变化。按医嘱给予抗生素。如发现异常，应及时通知医生给予处理。

16）放疗护理，放疗是女性生殖器官恶性肿瘤的主要治疗方法之一。放射线可直接作用于细胞的蛋白质分子，使之电离，并产生凝结现象，破坏其原有的形态和生理功能，造成细胞死亡，放射线也可使组织产生不正常的氧化过程，破坏细胞的主要生理功能。因此，放射线的作用主要在于使体内蛋白质合成受阻，酶系统受干扰，造成细胞功能障碍，导致其死亡。放射线在抑制和破坏肿瘤细胞的同时，也对正常组织产生不良影响。人体各个器官对放射线的敏感度不一样，卵巢属高度敏感，阴道与子宫颈中度敏感。

（1）放疗患者的心理支持：患者对放疗不了解，常误认为放疗是不治之症的姑息治疗。在放疗期间由于局部和全身的反应，往往难以完成疗程。护士在患者放疗期间除耐心细致地做好护理工作外，还要给患者以精神的支持，解除患者的思想顾虑。详细叙述放疗的原理和疗效，使患者明白放疗绝不是癌症晚期的姑息治疗，某些肿瘤经过几个疗程的治疗是可以治愈的，并要讲清放疗的效果与患者的身体和心理状态有关，放疗的一些不良反应是可以通过治疗和护理来预防和减轻的，说服患者坚持治疗。

（2）放疗患者的一般护理：放疗患者常出现乏力、疲劳、头晕等全身症状，应嘱患者多休息，有充足的睡眠。饮食上尽可能增加食量，给易消化食品，少食多餐，并辅以各种维生素。放疗患者全身抵抗力较低，易于感染，要保持清洁卫生的环境，所住房间应定时用紫外线消毒等。

（3）注意观察一些特殊症状：放疗引起患者血液系统的变化较多，主要因放射线抑制骨髓的造血功能，这与接受放疗的剂量、次数、照射面积有关。有白细胞下降、血小板下降、出凝血时间延长、毛细血管通透性增高，因此可以造成出血或大出血。要注意患者有无口腔、牙龈、鼻出血，注意大便颜色，有无皮下斑点或出血点。若有这些出血倾向，可以输成分血。当白细胞低于 $3.0 \times 10^9/L$ 或血小板低于 $50 \times 10^9/L$、血红蛋白降至 $70\ g/L$ 以下，以及其他全身反应严重时，应考虑暂停放疗，注射维生素 $B_4$、维生素 $B_6$、脱氧核苷酸，或口服利血生等。

也有的外照射后皮肤瘙痒，是为放射皮肤反应，可用无刺激软膏，严重的似灼伤，出现水疱，可将水疱刺破，但不要擦破水疱上皮肤，以防感染，涂以 10% 甲紫等，使其自愈。

（4）对放疗反应严重者，或晚期癌接受放疗时，应有特别护理，如助翻身防止压疮、照料饮食、床头护理、照顾生活等。

17）健康教育，宫颈癌发病率较高，但它是唯一可以预防的癌症，只要平时注意检查，就能远离风险。尽管宫颈癌的发生率不低，但只要平时注意检查，还是可以有效预防癌症的发生的。

（1）妇科普查不容忽视：宫颈癌虽然危险，但是也有它自己的"软肋"，最易早期发现早期治疗。从早期的炎症发展到恶性的癌变需要 10 年的时间，如果好好把握住这段时间，现代医学手段是完全可以把癌变检查出来，及时采取相应的措施，保证女性重新过上健康生活的。根据研究显示，宫颈癌最开始的一期状态，治愈率可以在 80% ~ 90%，二期时是 60% ~70%，进入三期还能有 40% ~50%，但发展到四期就只有 10% 了，所以，定期检查，及时治疗是非常重要的。

很多女性总觉得"我吃得多，睡得香，能有什么大毛病。"其实不然，宫颈癌在早期几乎没有身体上不适的感觉，但到有不规则出血的情况出现时，一般已到宫颈癌的二期了，危险性增大了很多。所以，女性朋友需要每年做一次妇科体检，尽早发现癌变的产生，为治疗争取时间。

按照美国的标准，有性生活的女性接受妇科体检的规律是：18 岁以后每年做一次宫颈防癌细胞学涂片检查，如果连续三年没有问题，可以每两年检查一次。目前，宫颈癌的早期发现技术已经成熟，成年妇女每年做一次检查，有没有病变就可以"一目了然"。如果发现病变，在这时采用手术及放疗等手段，不仅可以防止癌症的扩散，同时，减少癌变严重时需要切除子宫和卵巢对患者生存质量造成的影响，愈后的效果也很不错。

（2）远离宫颈癌的危险因素：宫颈癌发病率仅次于乳腺癌，在妇科恶性肿瘤中排名第二位。目前此病在发展中国家发病率高于发达国家，原因就在于前者妇女的保健意识较差，往往等到发病了才去检查，而这时肿瘤往往已经到了晚期。宫颈癌多发于 35 岁以后的妇女，高峰期则为 45 ~ 59 岁，但目前发病年龄已经大大提前，很多得病的女孩只有 20 多岁。研究发现，不少性传播疾病都会引起宫颈癌，尤其是尖锐湿疣，更是与此病有密切联系，因此多性伴的女性是宫颈癌的高危人群。此外，性生活过早、营养不良、家族遗传、妇科检查器械造成的伤害也会增加宫颈癌发病的风险。有过以上经历的女性应特别重视宫颈癌的筛查工作。

（3）怀孕对宫颈癌来说是最危险的：对宫颈癌来说最危险的是怀孕，因为宫颈癌早期不会影响怀孕，如果在怀孕之前没有检查出来母体已经有宫颈癌，那么随着怀孕，子宫大量充血，母体输送来的营养不仅养了宝宝，同时会使癌变部位以极其迅速的速度增长。再加上身体因怀孕分泌的一些激素对癌症有促进作用，怀孕时身体免疫力下降，对抗癌细胞的作用起不到，而宫颈癌的一些征兆如出血等又会被认为是先兆流产的现象而被忽略，等到生完宝宝再发现时就晚了，预后很不好。所以孕妇在怀孕前，一定要做好各种检查，尤其是涂片，否则将引起严重的后果。

更严重的是有的妈妈在分娩之后仍然没有检查出自己已经患宫颈癌，相反把出血当成了正常的产后出血，还给孩子喂奶，癌变就更没法抑制，只能发展到医生束手无策的地步。

（4）提倡计划生育和晚婚晚育：推迟性生活的开始年龄，减少生育次数，均可降低宫颈癌的发病机会。

（5）普及卫生知识，加强妇女卫生保健：适当节制性生活，月经期和产褥期不宜性交，注意双方生殖器官的清洁卫生，性交时最好佩戴安全套，减少并杜绝多个性伴侣。

（6）重视宫颈慢性病的防治：男方有包茎或包皮过长者，应注意局部清洗，最好做包皮环切术，这样不仅能减少妻子患宫颈癌的危险，也能预防自身阴茎癌的发生。积极治疗宫颈癌前病变如宫颈糜烂、宫颈湿疣、宫颈不典型增生等疾病。

（7）专家建议：宫颈癌患者的年龄大约在 50 岁，不过从十几岁到九十岁都有病例分布。因此，未满 20 岁，已经有性行为的女性，也有接受筛检的必要。

一般子宫切除术后是不需要筛检的，除非原先是针对宫颈癌或癌前期病变做治疗。若仍保有宫颈者，则应筛检到 70 岁。

月经期间或是产后的 3~4 个月不适合做涂片检查，最好在月经结束 7 天之后进行。如果已经进入更年期，可挑个自己最容易记得的日子做检查。

提倡晚婚和少生、优生。推迟性生活的开始年龄，减少生育次数，均可降低宫颈癌的发病机会。

积极预防并治疗宫颈糜烂和慢性宫颈炎等症。分娩时注意避免宫颈裂伤，如有裂伤，应及时修补。

（郝金翠）

# 第二节 子宫内膜癌

子宫内膜癌，又称子宫体癌，指发生于子宫内膜的一组上皮恶性肿瘤。以来源于子宫内膜腺体的腺癌最常见，故又称子宫内膜腺癌。属女性生殖道常见的三大恶性肿瘤之一，占女性全身恶性肿瘤 7%，占女性生殖道恶性肿瘤 20%~30%。本病发生可自生殖年龄到绝经后，以 50～69 岁为发病高峰年龄，绝经后妇女占 70%～75%，围绝经期妇女占 15%～20%，40 岁以下仅占 5%～10%。本病近年发生率有上升趋势，特别是工业发达国家，上升更为明显。

## 一、病因

确切病因不明，可能与下列因素有关：

1. 雌激素对子宫内膜的长期刺激

正常情况下，子宫内膜受雌、孕激素交替作用，呈周期性剥脱，基本不发生癌变；但临床发现雌激素长期、持续、高涨、不适当的产生与刺激是重要的直接原因，它可引起子宫内膜腺囊样增生、腺瘤样增生甚至不典型增生，进而转变为内膜癌。绝经后虽体内雌激素水平不高，但肾上腺分泌的皮质类固醇在脂肪中发生芳香化，转化为雌酮，增加对内膜的刺激，导致恶性转变。据报道，绝经后长期服用雌激素类药物，子宫内膜癌发生率比未用药者多 4 倍，但预后较好。

2. 子宫内膜增生过长

国际妇科病理学协会（ISGP，1987）将子宫内膜增生分为单纯型、复杂型及不典型增生过长。不典型增生过长发展为内膜癌的机会最多，约 30%；而前两者分别为 1% 和 3%。

3. 体质因素

肥胖、高血压、糖尿病是本病的高危因素。临床实践发现，子宫内膜癌患者常合并肥胖、高血压、糖尿病（称之为内膜癌"三联征"）。因垂体功能失调导致代谢障碍及雌、孕激素对内膜的不协调作用。

4. 不孕、晚绝经、多囊卵巢综合征

不孕与绝经延迟均是由于雌激素刺激过长所致，不孕妇女雌激素水平比经产妇高 3 倍，内膜癌患者绝经年龄比一般妇女平均晚 6 年，而这些妇女发生内膜癌的危险性增加 4 倍。多囊卵巢综合征患者因失去排卵功能，内膜缺少孕激素的调节而增加患病危险性。

5. 遗传因素

约 20% 内膜癌患者有家族史。较之宫颈癌更具家族倾向性。

6. 社会及经济因素

与宫颈癌比较，子宫内膜癌更多发生于中上等社会阶层的妇女。

## 二、分类

按其累及范围和生长方式，可分为两类：

1. 局限型

癌变局限于宫壁某部，肿瘤呈颗粒状、小菜花状或小息肉状生长。范围虽小，可浸润深肌层。

2. 弥漫型

癌变累及大部或全部内膜。肿瘤呈息肉状或菜花状生长，可充满宫腔，甚至下达宫颈管，质脆，表面可有坏死、溃疡。如浸润肌层，则形成结节状病灶；如蔓及浆膜层，子宫表面出现结节状突起。

按细胞组织学特征，可分为以下几类：①子宫内膜样腺癌，包括腺癌、腺棘皮癌（腺癌合并鳞状上皮化生）和腺鳞癌（腺癌和鳞癌并存），占 80% ~ 90%；②黏液性癌；③浆液性癌；④透明细胞癌；⑤鳞状细胞癌；⑥混合性癌；⑦未分化癌。

### 三、转移途径

多数生长缓慢，局限于内膜或宫腔内时间较长，也有极少数发展较快，短期内出现转移。主要转移途径是直接蔓延、淋巴转移，晚期可有血行转移。

1. 直接蔓延

癌灶沿子宫内膜向上蔓延生长，经子宫角达输卵管；向下蔓延累及宫颈、阴道；向肌层浸润，可穿透浆膜而延及输卵管、卵巢，并广泛种植于盆腔腹膜、子宫直肠陷凹及大网膜。

2. 淋巴转移

为内膜癌的主要转移途径。其转移途径与肿瘤生长的部位有关。宫底部的癌灶可沿阔韧带上部的淋巴管网转移到卵巢，再向上到腹主动脉旁淋巴结。子宫角及前壁的病灶可经圆韧带转移到腹股沟淋巴结。子宫后壁的病灶可沿骶韧带至直肠淋巴结。子宫下段及宫颈管的病灶与宫颈癌的淋巴转移途径相同。

3. 血行转移

少见，出现较晚，主要转移到肺、肝、骨等处。

### 四、临床分期

至今仍用国际妇产科联盟 1971 年的临床分期（表 10 - 1），对手术治疗者采用手术—病理分期（表 10 - 2）。

表 10 - 1　子宫内膜癌的临床分期（FIGO，1971）

| | |
|---|---|
| 0 期 | 腺瘤样增生或原位癌（不列入治疗效果统计） |
| Ⅰ 期 | 癌局限于宫体 |
| Ⅰa 期 | 宫腔长度 ≤8cm |
| Ⅰb 期 | 宫腔长度 >8cm |
| 根据组织学分类：Ⅰa 期及Ⅰb 期又分为 3 个亚期：$G_1$：高分化腺癌；$G_2$：中分化腺癌；$C_3$：未分化癌 | |
| Ⅱ 期 | 癌已侵犯宫颈 |
| Ⅲ 期 | 癌扩散至子宫以外盆腔内（阴道或宫旁组织可能受累），但未超出真骨盆 |
| Ⅳ 期 | 癌超出真骨盆或侵犯膀胱或直肠黏膜或有盆腔以外的播散 |
| Ⅳa 期 | 癌侵犯附近器官，如直肠、膀胱 |
| Ⅳb 期 | 癌有远处转移 |

表 10 - 2　子宫内膜癌手术—病理分期（FIGO，2000）

| 分　　期 | 肿　瘤　范　围 |
| --- | --- |
| Ⅰ期 | 癌局限于宫体 |
| ⅠA | 癌局限在子宫内膜 |
| ⅠB | 侵犯肌层≤1/2 |
| ⅠC期 | 侵犯肌层＞1/2 |
| Ⅱ期 | 癌扩散至宫颈，但未超越子宫 |
| ⅡA | 仅累及宫颈管腺体 |
| ⅡB | 浸润宫颈间质 |
| Ⅲ期 | 癌局部或（和）区域转移 |
| ⅢA | 癌浸润至浆膜和（或）附件，或腹水含癌细胞，或腹腔冲洗液阳性 |
| ⅢB | 癌扩散至阴道 |
| ⅢC | 癌转移至盆腔和（或）腹主动脉旁淋巴结 |
| ⅣA | 癌浸润膀胱黏膜和（或）直肠肠黏膜 |
| ⅣB | 远处转移（不包括阴道、盆腔黏膜、附件以及腹主动脉旁淋巴结转移，但包括腹腔内其他淋巴结转移） |

## 五、诊断

（一）临床表现

1. 症状

阴道出血、阴道排液、宫腔积液或积脓是子宫内膜癌的主要症状。

1）阴道出血：绝经前表现为月经紊乱、经量增多、经期延长或经间期出血，绝经后表现为阴道不规则出血。

2）阴道排液：可为白带增多、浆液性或浆液血性分泌物增多。合并感染者可有脓性或脓血性恶臭分泌物。

3）疼痛：当癌瘤浸润周围组织或压迫神经时可引起下腹及腰骶部疼痛。有宫腔积液、积脓时可刺激子宫收缩，出现下腹痛及痉挛性疼痛。

4）恶病质：晚期可出现贫血、消瘦、发热、全身衰竭等。

2. 体征

早期可无明显体征，子宫可以正常大小或稍大。疾病发展时，子宫增大变软、固定或在宫旁或盆腔内扪及不规则形结节状肿物。

（二）实验室及其他检查

1. 细胞学检查

阴道细胞学检查阳性率仅为50%，宫腔吸引宫腔毛刷涂片阳性率可达90%。

2. 诊断性刮宫（分段）

是诊断宫内膜癌最常用的方法，确诊率高，所有不正常出血妇女均应做诊刮，绝经后妇女子宫内膜厚度≥4mm，诊刮阳性率超过80%，但当病灶较小或位于宫底角时易漏诊，故对有症状而诊刮阴性者应做进一步检查。

3. 宫腔镜检查

可在内镜直视下对可疑部位取活体组织送病理学检查，适用于有异常出血而诊刮阴性者，可了解有无宫颈管病变，及早期癌的镜下活检。

4. 阴道超声（TVS）

了解宫内膜厚度，病灶大小，宫内膜占位病变有无侵犯肌层，有无合并子宫肌瘤，是否侵犯宫颈，有助于术前诊断及制定手术方案。

5. 血清 CA 125 检测

癌血清标记物 CA 125 可升高，CA125 阳性与内膜癌临床分期，病理类型，病灶子宫外转移有关。如 CA 125 >40 kU/L，可有深肌层侵犯，CA 125 >350 kU/L，87.5% 有子宫外转移。

6. CT 与 MRI

均为非创性检查方法，对子宫内膜癌肌层侵犯准确率 CT 为 76%，MRI 为 83% ~ 92%，可联合应用。

（三）诊断

根据病史、症状、体征，参考高危因素及辅助检查，可做出初步诊断，但最终要依靠刮宫的病理检查结果。对于围绝经期妇女月经紊乱或绝经后又阴道不规则出血者，应先排除内膜癌或其他恶性肿瘤，再按良性疾病处理。最常用的辅助诊断方法有：

1. 分段刮宫

是简单易行的可靠方法。先用小刮匙环刮宫颈管，再进宫腔搔刮内膜，获得内容物分瓶标记送病检。操作时动作要轻柔，内容物够病理所需即应停止操作，以免子宫穿孔。

2. 宫腔细胞学检查

用特制的宫腔刷或吸管置入宫腔，直接吸取内容物查找癌细胞，阳性率达到 90%，但最后确诊仍需根据病理诊断。

3. B 超检查

子宫增大，宫腔线紊乱、中断或消失。宫腔内可见实质不均匀回声区，有时肌层可见不规则回声紊乱区，边界不清，可提示肌层浸润程度。

4. 宫腔镜检查

可直视宫腔，观察病灶形态、大小、部位并直接咬取活体组织送病检。

5. MRI、CT、淋巴造影等检查

有条件者可选 MRI、CT 或淋巴造影等辅助方法协助诊断。

（四）鉴别诊断

1. 绝经过渡期功能失调性子宫出血

其临床症状与体征和子宫内膜癌相似，临床上难以鉴别。应先行分段性诊刮，确诊后对症处理。

2. 老年性阴道炎

老年性阴道炎表现为血性、脓性白带，妇科检查阴道黏膜充血或散在性出血点，子宫颈与子宫体明显萎缩。子宫内膜癌阴道壁正常，排液来自子宫颈管内。

3. 子宫黏膜下肌瘤或内膜息肉

多表现为月经过多，经期延长，及时行分段刮宫，子宫镜检查及 B 超检查，确诊并不困难。

4. 输卵管癌

输卵管癌主要表现为阴道排液，阴道流血，但刮宫为阴性，妇科检查及 B 超检查在子宫旁发现肿物。而内膜癌刮宫阳性，宫旁无肿块。

5. 子宫颈管癌、子宫肉瘤

子宫颈管癌、子宫肉瘤均表现为不规则阴道流血及排液增多。宫颈管癌宫颈扩大成桶状；子宫肉瘤，一般子宫可增大。分段性刮宫及宫颈活检即能鉴别。

## 六、治疗

采用手术治疗为主，放疗、化疗或激素治疗为辅的综合治疗方法。

1. 手术治疗

子宫内膜癌手术分期程序是：腹部正中直切口、打开腹腔后立即取盆、腹腔冲洗液或腹水进行细胞学检查，然后仔细探查整个腹腔内脏器。网膜、肝脏、结肠旁沟和附件表面均需检查和触摸任何可能存在的转移病灶，然后仔细触摸腹主动脉旁和盆腔内可疑或增大的淋巴结。在开始手术前先结扎或钳夹输卵管远侧端以防在处理子宫及附件时有肿瘤组织流出。切除子宫后，应该在手术区域外切开子宫以判断病变的范围。许多子宫内膜癌患者过度肥胖或年纪过大，或有并发症和合并症，所以在临床上必须判断患者能否耐受过大的手术。

2. 放疗

单纯放疗适用于晚期或有严重的全身疾病、高龄和无法手术的病例，术后放疗用于补充手术的不足及复发病例。在大多数西方国家；常采用先放疗，然后进行全子宫及双侧附件切除术、选择性盆腔及腹主动脉旁淋巴结切除术的方法。

腔内放射包括宫颈癌腔内放射、宫腔填充法腔内治疗、后装法腔内放射 3 种方法。腔内照射可在术前进行，以利于手术的成功，可减少复发，提高 5 年生存率。近代研究表明，术前先行腔内放疗，2 周内切除子宫者，36% 已无残余癌；8 周后手术者，59% 无残余癌。无残余癌者 5 年复发率为 3.8%，有残余癌者 19.2%。又有研究指出，Ⅰ期癌单纯手术 5 年存活率为 69.5%，术前腔内放疗组 5 年存活率为 93.75%；单纯手术组复发率为 11.51%，术前放疗组为 6.97%。此外，腔内照射亦可在术后进行，主要针对病变累及宫颈或阴道切缘残瘤，最好在术后 3~4 周时辅以阴道内放射。

体外照射治疗，不论为术前、术后或单纯放射，都必须考虑个体差异区别对待。术前体外照射主要针对宫旁或盆腔淋巴结可疑转移灶。术后体外照射主要针对手术不能切除的转移灶和盆腔及腹主动脉旁淋巴结转移。单纯体外照射适用于晚期病例，阴道及盆腔浸润较广泛，不宜手术，且腔内放射治疗亦有困难者。

3. 化疗

子宫内膜癌的化疗主要适宜于晚期或复发、转移的患者或作为高危患者手术后的辅助治疗，如低分化肿瘤，肿瘤侵犯深肌层、盆腔或主动脉旁淋巴结阳性者以及一些恶性程度极高的病理类型的肿瘤。

1）PAC 方案

顺铂（DDP）60mg/m²，iv

多柔比星（ADM）50mg/m²，iv

环磷酰胺（CTX）500mg/m²，iv

间隔 4 周，连续 6 个疗程。

2）CP 方案

环磷酰胺（CTX）500mg/m²，iv

顺铂（DDP）60mg/m²，iv

间隔 4 周，连续用 6 ~ 8 个疗程。

3）CAF 方案

环磷酰胺（CTX）500mg/m²，iv

多柔比星（ADM）50mg/m²，iv

氟尿嘧啶（5 – FU）500mg/m²，iv

间隔 4 周，连续用 6 个疗程。

4. 激素治疗

对晚期癌、癌复发患者，不能手术切除的病例或年轻、早期患者要求保留生育功能者均可考虑孕激素治疗。

1）孕激素：正常子宫具有较丰富的雌激素受体（ER）和孕激素受体（PR），能分别识别雌激素和孕激素，与其结合后发挥生物效应。子宫内膜癌为激素依赖性肿瘤，但受体含量较正常内膜低，且肿瘤分化程度越差，临床期别越晚，受体含量就越低。公认激素受体含量与预后和治疗选择有重要关系：受体含量低者，肿瘤复发率高，生存期短，预后不良，死亡率高，对孕激素治疗反应差，对细胞毒药物反应好。反之，受体含量高者，肿瘤分化好，生存期长，预后好，适宜孕激素治疗。据报道，受体阳性者，治疗有效率分别为：ER 阳性者，50% ~ 60%，PR 阳性者，70% ~ 80%，两者均阳性为80%；未做受体检测者则为 30% 。

在孕激素作用下，子宫内膜癌细胞可以从恶性向正常内膜转化，直接延缓脱氧核糖核酸和核糖核酸的合成，从而控制癌瘤的生长。孕激素还可增强癌细胞对放疗的敏感性，使早期患者肿瘤缩小、消失或分化好转。诸多学者的研究表明，孕激素不但对原发灶有抑制作用，对转移灶，尤其是肺转移灶也有较好疗效，对内膜癌的皮肤转移灶也有治疗作用，年轻未育的子宫内膜癌患者在孕激素治疗后可以妊娠。

当今临床应用的孕激素主要有 3 种：

（1）醋酸甲孕酮：200 ~ 300mg，每日 1 次口服，或 500mg，每日 3 次口服，或 400~ 1000mg，肌内注射，每周 1 次。8 周以后每周 250g；或每日 100mg × 10 日，后每日200mg，每周 3 次，维持量为每周 100 ~ 200mg。

（2）醋酸甲地孕酮：每日每次 400mg，肌内注射，连用半年至 1 年；或每周 40 ~60mg 口服。

（3）17－羟乙酸孕酮：500mg，每周2次，肌内注射，或1 000mg，肌内注射，每周1次，连用3~6个月；或每日500mg，1~2个月后每日250mg。

上述长效孕激素通常应连续使用2个月以上，才能产生疗效，对癌瘤分化良好，PR阳性者疗效好，对远处复发者疗效优于盆腔复发者，治疗时间至少1年以上。大规模随机安慰剂对照研究未显示出辅以孕激素治疗能够改善子宫内膜癌患者的无进展生存率及总生存率，故目前激素治疗多用于晚期和复发转移患者，孕激素的有效率＜20%。

孕激素治疗产生的不良反应少，症状轻，偶见恶心、呕吐、水肿、秃发、皮疹、体重过度增加及满月脸等，严重的过敏反应及血栓性静脉炎、肺动脉栓塞较罕见。

2）抗雌激素药物：近年报道，雌激素拮抗剂三苯氧胺（TMX）对原发性肿瘤为雌激素受体阳性的复发病变有效，或当孕激素治疗失败时，应用此药有效。用法：20mg，每日2次，口服连用3个月至2年。三苯氧胺有促使孕激素受体水平升高的作用，对受体水平低的患者可先用三苯氧胺使受体水平上升后，再用孕激素治疗，或者两者同时应用可以提高疗效。药物副反应有潮热、畏寒类似更年期综合征的表现，骨髓抑制表现为白细胞、血小板计数下降，但一般较其他化疗药物反应轻，其他可以有少量不规则阴道流血、恶心、呕吐等。

3）氨鲁米特：是一种作用于中枢神经系统的药物，除有镇静作用外，还能抑制肾上腺，从而抑制外周组织芳香化酶的产生。使血浆17－羟孕烯醇酮、雄烯二酮下降，体内雌激素水平下降。从20世纪80年代开始，氨鲁米特用于乳腺癌的治疗，取得了一定的疗效，但其对内膜癌的治疗，国内外鲜见报道。国内刘惜时等用氨鲁米特治疗子宫内膜癌患者发现，氨鲁米特可降低患者血中雌激素、孕激素水平，并使内膜癌组织中雌激素受体、孕激素受体含量下降，用药后癌组织在光镜下形态学变化主要表现为癌细胞退性变，提示氨鲁米特可抑制癌细胞生长，由于此类报道较少，氨鲁米特对内膜癌的作用有待进一步研究。

## 七、预后

由于宫内膜癌的症状显著，易于诊断，并且其病情发展缓慢，发生转移的时间亦较慢，因此子宫内膜癌确诊时多数患者处于早期，无论给予手术治疗或放射治疗，其治疗效果均较满意。从总体来说，子宫内膜癌的治疗效果在妇科恶性肿瘤中是比较理想的，治疗后5年生存率一般在60%~70%，个别的可高达80%左右。影响子宫内膜癌预后的相关因素有临床分期、组织类型、组织学分化程度、肌层浸润、淋巴结转移、腹腔细胞学、子宫大小、发病年龄、治疗方法及患者绝经年龄、生育情况等，这些因素在通常情况下不是孤立存在的，而是相互关联或是多元存在相互影响的。

## 八、健康教育

1）普及防癌知识，对40岁以上妇女应定期作妇科检查，尤其是绝经后妇女有不正常的阴道排液增多或不规则的阴道流血时，应立即就诊。

2）平时应注意控制饮食和体重，控制外源性雌激素药物的剂量，尤其应避免长期应用。对于不孕、肥胖，并患有高血压、糖尿病的妇女，应提高警惕。

3）对更年期综合征、功能性子宫出血患者，应慎用雌激素治疗。以免用药不当引起子宫内膜过度增生。对于已经出现子宫内膜增生的患者，宜及时应用孕激素。

4）密切随访及治疗子宫内膜癌的前驱病变，尤其是腺瘤样增生及不典型增生，以防癌变。子宫内膜癌的预后一般较好，总的 5 年治愈率为 55% ~ 60%，原位癌和腺瘤样增生治愈率近 100%，能被适当治疗的 I 期癌患者，治愈率一般为 70% ~ 75%。因此，早期治疗、早期诊断尤其重要。

5）无论是手术、放疗、化疗或综合治疗后的子宫内膜癌患者均需密切随访，定期检查，发现异常及时处理。

6）指导患者保持外阴清洁，及时更换会阴垫；鼓励进食，促进营养，纠正贫血等不良健康状态，以提高肌体对手术和放射等治疗的耐受性。

7）向患者介绍有关内膜癌的医学常识，使患者认识到内膜癌发展慢、转移晚、手术治疗效果较好，以增强患者坚持治疗的信心。教育患者保持愉快心情，有利于疾病的康复。

8）需要手术治疗者，严格执行腹部及阴道手术护理活动。术后 6 ~ 7 日阴道残端羊肠线吸收或感染可致残端出血，需严密观察并记录出血情况，此期间患者应减少活动。孕激素治疗的作用机制可能是直接作用于癌细胞，延缓 DNA 复制和 RNA 转录过程，从而抑制癌细胞的生长。常用各种人工合成的孕激素制剂，通常用药剂量大，至少 8 周才能评价疗效，患者需要具备配合治疗的耐心。药物的不良反应为水钠潴留、药物性肝炎等，但停药后即好转。他莫昔芬用药后的副反应有潮热、急躁等类似围绝经期综合征表现和轻度的白细胞、血小板计数下降等骨髓抑制表现，还可有头晕、恶心、呕吐、不规则少量阴道流血、闭经等。晚期病例及考虑放疗、化疗者，参考有关护理内容。

（郝金翠）

## 第三节　卵巢肿瘤

卵巢肿瘤是女性生殖系统常见肿瘤之一，可发生于任何年龄。卵巢肿瘤组织学类型多，并分为良性、交界性及恶性。由于卵巢位于盆腔深部，卵巢肿瘤早期无症状，又缺乏早期诊断的有效方法，患者就医时，恶性肿瘤多为晚期。其死亡率已占妇科恶性肿瘤的第一位，严重地威胁着妇女生命和健康。

### 一、病因

卵巢肿瘤的病因至今还不清楚，近年来，对卵巢癌临床研究中发现一些相关因素。

1. 内分泌因素

未孕者、生育少者卵巢癌发病危险性增高；首次妊娠年龄早、早年绝经及使用口服避孕药者其卵巢癌发病危险降低；乳腺癌或子宫内膜癌并发功能性肿瘤，卵巢癌发病概率高于一般妇女 2 倍。上述均为激素依赖性肿瘤。

2. 遗传及家族因素

遗传基因因素已被认为是特殊病因相关因素。家族性卵巢癌占全部卵巢癌5%。

3. 环境因素

工业发达国家卵巢癌发病率高，可能与饮食结构（胆固醇含量高）有关。

4. 病毒因素

有报道，卵巢癌患者中很少有腮腺炎史，从而推断此种病毒感染可能预防卵巢癌的发生，但还未得到充分的证据。

5. 致癌基因与抑癌基因

癌瘤的发生与染色体中的致癌基因受刺激，或抑癌基因的消失有关，此论点在目前卵巢癌的病因研究中也有所报道。

## 二、病理特点

1. 卵巢上皮性肿瘤

发病年龄多为30~60岁，有良性、临界恶性和恶性之分。临界恶性肿瘤是指上皮细胞增生活跃及核异型，表现为上皮细胞层次增加，但无间质浸润，是一种低度潜在恶性肿瘤，生长缓慢，转移率低，复发迟。

（1）浆液性肿瘤：占全部卵巢肿瘤的25%。肿瘤多为单侧，大小不一，表面光滑，囊内充满淡黄色清澈浆液。交界性肿瘤囊内有较多乳头状突起。恶性者多为双侧，体积较大，切面为多房，腔内充满乳头，质脆，可有出血坏死，囊液混浊。

（2）黏液性肿瘤：发病率仅次于浆液性肿瘤。黏液性囊腺瘤占卵巢良性肿瘤的20%，单侧、多房、瘤体大小不一，小如蚕豆，大的占据整个腹腔，达几十公斤重。瘤体表面光滑，呈灰白色，切面有许多大小不等的囊腔，充满灰白色半透明黏液（含黏多糖），囊壁由单层柱状上皮覆盖。当囊瘤破裂后，瘤细胞种植于网膜或腹膜并分泌大量黏液形成黏液性腹腔积液，称腹膜黏液瘤。黏液性囊腺癌由黏液性囊腺瘤恶变而来，占卵巢上皮性癌的40%，多为单侧，切面半囊半实，癌细胞分化较好。

（3）子宫内膜样肿瘤：多为恶性，良性极少见，交界性也不多。良性和交界性肿瘤外观相似，肿瘤为单房，囊壁光滑或有结节状突起。恶性为囊实性或大部分实性，表面光滑或有结节状、乳头状突起，切面呈灰白色、质脆，常有大片出血。镜下结构与子宫内膜癌相似，常并发子宫内膜癌，不易鉴别两者何为原发。

2. 卵巢生殖细胞肿瘤

发生率仅次于上皮性肿瘤。好发于儿童及青少年，青春期发生率前占60%~90%。绝经后仅占4%。

1）畸胎瘤：多数畸胎瘤由2~3个胚层组织构成，多为囊性，少数为实质性。其恶性倾向与分化程度有关。

（1）成熟性畸胎瘤：多为囊性，占畸胎瘤的95%，又叫皮样囊肿。单房，内壁粗糙呈颗粒状，有结节状突起。镜检可见到3个胚层衍化的各种组织，以外胚层多见。少数恶变为鳞状上皮癌。

（2）未成熟畸胎瘤：多见于青少年，单侧实性，体积较大，切面灰白色似豆腐渣或脑样组织，软而脆。该瘤主要是原始神经组织，转移及复发率均高。

2）无性细胞瘤：属恶性肿瘤，主要发生于儿童及青年妇女。多为单侧表面光滑的实性结节，切面呈灰粉或浅棕色，可有出血坏死灶。

3）卵黄囊瘤：极少见，肿瘤高度恶性。多见于儿童及青少年。绝大多数为单侧性，体积较大，呈圆形或分叶状，表面光滑，有包膜。切面以实性为主，呈粉白或灰白色，湿润质软，常有含胶冻样物的囊性筛状区。该瘤可产生甲胎蛋白，从患者的血清中可以检测到。

3. 卵巢性索间质肿瘤

来源于原始性腺中的性索及间质组织，占卵巢恶性肿瘤的 5% ~8% ，一旦原始性索及间质组织发生肿瘤，仍保留其原来的分化特性，各种细胞均可构成一种肿瘤。

（1）颗粒细胞瘤：为低度恶性肿瘤，占卵巢肿瘤的 3% ~6% ，占性索间质肿瘤的80% 左右，发生于任何年龄，发病高峰为 45 ~55 岁。肿瘤能分泌雌激素，故有女性化作用。青春期前患者可出现假性性早熟，生育年龄患者出现月经紊乱，绝经后患者则有不规则阴道流血，常并发子宫内膜增生过长，甚至发生腺癌。多为单侧，双侧极少。大小不一，圆形或椭圆形，呈分叶状，表面光滑，实性或部分囊性，切面组织脆而软，伴出血坏死灶。镜下见颗粒细胞环绕成小圆形囊腔，菊花样排列，即 Call - Exner 小体，囊内有嗜伊红液体。瘤细胞呈小多边形，偶呈圆形或圆柱形，胞质嗜淡伊红或中性，细胞膜界限不清，核圆，核膜清楚。预后良好，5 年存活率为 80% 以上，少数在治疗多年后复发。

（2）卵泡膜细胞瘤：发病率约为颗粒细胞瘤的 1/2 ，基本上属良性，但有 2% ~5% 为恶性。多发生于绝经前后妇女，40 岁前少见。多为单侧，大小不一，圆形或卵圆形。外表常隆起呈浅表分叶状。质硬或韧，切面实性，可有大小不一的囊腔。黄色、杏黄色的斑点或区域被灰白的纤维组织分割是其特征。

（3）纤维瘤：是卵巢实性肿瘤中较为常见者，占卵巢肿瘤的 2% ~5% ，属良性肿瘤，多见于中年妇女。单侧居多，中等大小。表面光滑或呈结节状，切面实性灰白色、硬。若患者伴有腹腔积液和胸腔积液，称为 Meigs（梅格斯）综合征，肿瘤切除后，腹腔积液和胸腔积液可自行消退。

4. 转移性肿瘤

占卵巢肿瘤的 5% ~10% 。乳腺、胃肠道、生殖道、泌尿道等部位的原发性肿瘤均可转移到卵巢。因系晚期肿瘤，故预后不良。Krukenberg（库肯勃）肿瘤是指原发于胃肠道，肿瘤为双侧性，中等大小，一般保持卵巢原状，肿瘤与周围器官无粘连，切面实性，胶质样，多伴有腹腔积液。预后极坏，多在术后 1 年内死亡。

### 三、恶性卵巢肿瘤的转移途径

卵巢恶性肿瘤的蔓延及转移主要通过下述途径进行扩散。

1. 直接蔓延

较晚期的卵巢癌，不仅与周围组织发生粘连，而且可直接浸润这些组织，如子宫、壁腹膜、阔韧带、输卵管、结肠及小肠等。

## 2. 植入性转移

卵巢癌常可穿破包膜，癌细胞广泛地种植在直肠子宫窝、腹膜、大网膜及肠管等处，形成大量的结节状或乳头状转移癌，并引起大量腹腔积液。

## 3. 淋巴转移

是卵巢癌常见的转移方式，发生率20%～50%，主要沿卵巢动、静脉及髂总淋巴结向上和向下转移。横膈是卵巢癌常见转移部位。

## 4. 血行转移

卵巢恶性肿瘤除肉瘤、恶性畸胎瘤及晚期者外，很少经血行转移，一般远隔部位转移可至肝、胸膜、肺及骨骼等处。

### 四、临床分期

卵巢恶性肿瘤的临床分期（表10-3）。

表10-3　原发性卵巢恶性肿瘤的分期（FIGO，2000）

| | |
|---|---|
| Ⅰ期 | 肿瘤局限于卵巢 |
| Ⅰ$_a$ | 肿瘤局限于一侧卵巢，包膜完整，表面无肿瘤，腹腔积液或腹腔冲洗液中不含恶性细胞 |
| Ⅰ$_b$ | 肿瘤局限于两侧卵巢，包膜完整，表面无肿瘤，腹腔积液或腹腔冲洗液中不含恶性细胞 |
| Ⅰ$_c$ | Ⅰ$_a$或Ⅰ$_b$肿瘤伴以下任何一种情况：包膜破裂，卵巢表面有肿瘤，腹腔积液或腹腔冲洗液中含恶性细胞 |
| Ⅱ期 | 一侧或双侧卵巢肿瘤，伴盆腔内扩散 |
| Ⅱ$_a$ | 蔓延和（或）转移到子宫和（或）输卵管 |
| Ⅱ$_b$期 | 蔓延到其他盆腔组织 |
| Ⅱ$_c$期 | Ⅱ$_a$或Ⅱ$_b$肿瘤，腹腔积液或腹腔冲洗液中含恶性细胞 |
| Ⅲ期 | 一侧或双侧卵巢肿瘤，伴显微镜下证实的盆腔外的腹腔转移和（或）区域淋巴结转移。肝表面转移为Ⅲ期 |
| Ⅲ$_a$ | 显微镜下证实的盆腔外的腹腔转移 |
| Ⅲ$_b$ | 腹腔转移灶直径≤2cm |
| Ⅲ$_c$ | 腹腔转移灶直径>2cm和（或）区域淋巴结转移 |
| Ⅳ期 | 远处转移，除外腹腔转移（胸腔积液有癌细胞，肝实质转移） |

注：Ⅰ$_c$及Ⅱ$_c$如细胞学阳性，应注明是腹腔积液还是腹腔冲洗液；如包膜破裂，应注明是自然破裂还是手术操作时破裂。

### 五、诊断

## 1. 临床表现

（1）卵巢良性肿瘤：早期瘤体较小，一般无症状，发展缓慢，偶在妇科检查时发现。当肿瘤增大至中等大时，感腹胀或腹部扪及肿块，边界清楚。妇科检查在子宫一侧或双侧触及球状肿块，多为囊性，表面光滑、活动佳。若肿瘤继续长大充满盆、腹腔时可出现压迫症状，如尿频、便秘、气急、心悸等。腹部膨隆，包块活动受限，叩诊无移动性浊音。

（2）卵巢恶性肿瘤：早期也常无症状，仅体检时偶然发现，患者自觉腹胀、腹痛、下腹肿块或腹腔积液等。肿瘤生长较快，压迫盆腔静脉，可出现下肢水肿；若为功能性肿瘤，可出现相应的雌、孕激素过多的症状。晚期则出现消瘦、贫血等恶病质征象。三合诊检查，直肠子宫陷凹处常触及大小不等、散在硬结节，肿块多为双侧，实性或半实性，表面凹凸不平，固定不动，并常伴有腹腔积液。有时可在腹股沟区、腋下、锁骨上触及肿大淋巴结。症状轻重取决于肿瘤大小、位置、组织学类型及邻近器官、周围神经受侵程度。

2. 并发症

卵巢肿瘤因早期均无症状，有的患者出现并发症时才发现。

（1）蒂扭转：为常见的妇科急腹症。约10%的卵巢肿瘤并发扭转。蒂扭转好发于瘤蒂长、中等大小、活动度大、重心偏于一侧的肿瘤（如皮样囊肿）。患者突然改变体位或向同一方向连续扭转。发生急性扭转后，首先静脉回流受阻，瘤内高度充血或血管破裂，以致瘤体急剧增大，瘤内有出血，最后动脉血液也受阻，肿瘤发生坏死，变为紫黑色，易破裂或继发感染。

急性扭转的典型症状为突然发生一侧下腹剧痛，常伴恶心、呕吐，甚至休克，为腹膜牵引绞窄引起。妇科检查扪及附件肿块，张力较大，有压痛，以瘤蒂部位最明显，并可有腹肌紧张。有时扭转可自然复位，腹痛也随之缓解。蒂扭转一旦确诊，即应行剖腹手术，术时应在蒂根下方钳夹，将肿瘤和扭转的瘤蒂一并切除，钳夹前切不可回复扭转，以防栓塞脱落的危险。

（2）破裂：约3%的卵巢肿瘤会发生破裂。有外伤性破裂和自发性破裂两种，外伤性破裂常因腹部撞击、分娩、性交、妇科检查及穿刺等引起；自发破裂因肿瘤生长过速所致，多为肿瘤浸润性生长，穿破囊壁。症状的轻重取决于囊肿的性质及流入腹腔囊液的性质和量，以及有否大血管破裂。小的单纯性囊腺瘤破裂时，患者仅感轻度腹痛；大囊肿或成熟囊性畸胎瘤破裂后，常引起剧烈腹痛、恶心、呕吐，严重时导致内出血、腹膜炎及休克。妇科检查发现腹部压痛、腹肌紧张，或有腹腔积液征，原有肿块触不清或缩小瘪塌。凡确有肿瘤破裂，并有临床表现者，应立即剖腹探查。术中尽量吸净囊液，并涂片行细胞学检查，清洗腹腔及盆腔。如为黏液性肿瘤破裂，黏液不易清除时，可腹腔注入10%葡萄糖液使黏液液化，有利彻底清除。切除标本送病理检查，特别注意破口边缘有无恶变。

（3）感染：卵巢肿瘤感染较少见，多继发于肿瘤扭转或破裂后。感染也可来自邻近器官感染灶，如阑尾脓肿扩散。临床表现为发热、腹痛、肿块及腹部压痛、腹肌紧张及白细胞计数升高等。治疗应先用抗生素，然后手术切除肿瘤。若短期内不能控制感染，宜在大剂量抗生素应用同时进行手术。

（4）恶变：卵巢良性肿瘤均可发生恶变，恶变早期无症状，不易发现。如肿瘤生长迅速，尤其双侧性肿瘤，应疑有恶变。如出现腹腔积液、消瘦，多已属晚期。因此，确诊卵巢肿瘤者应尽早手术。

2. 实验室及其他检查

（1）细胞学检查：腹腔积液及腹腔冲洗液、后穹隆穿刺吸液、细针吸取法，均可用于卵巢肿瘤的诊断，确定其临床分期。

（2）B超检查：超声检查可清晰显示盆腔器官及病变的图像，根据所测卵巢大小、形态、血流和血管分布可早期发现卵巢病变。卵巢癌经阴道超声（TVS）图像特点为实性或囊实性，分隔厚，囊腔内或表面乳头状、双侧性，伴有腹腔积液和无光泽的肠袢等。直径 <1cm 的实性肿瘤 B 超难以测出。通过彩超，能测定卵巢及其新生组织血流变化，有助于诊断。

（3）放射学检查：胸腹部摄片、胃肠摄片、肾图、静脉肾盂造影等检查可协助诊断卵巢癌转移状况。CT 及 MRI 可显示肿块定位，鉴别良、恶性肿瘤，并显示脏器、淋巴结有无转移。MRI 检查软组织对比优于 CT，可准确定位。

（4）腹腔镜检查：可直接观察盆、腹腔内脏器，确定病变的部位、性质。可吸取腹腔积液或腹腔冲洗液，行细胞学检查，或对盆、腹腔包块、种植结节取样进行活检。并可鉴别诊断其他疾病。其在卵巢癌诊断、分期治疗、监护中有重要价值。

（5）CT 检查：有助于鉴别盆腔肿块的性质，有无淋巴结转移。较清晰区分良恶性及鉴别诊断。

（6）核磁共振检查（MRI）：可判断卵巢癌扩展、浸润及消退情况。优点除同 CT 外，其图像不受骨骼干扰，可获得冠状及矢状断层图像，组织分辨力更清晰，还可避免 X 线辐射。

（7）淋巴造影（LAG）：诊断标准是以淋巴结阙如和淋巴管梗阻作为 ALG 阳性。可帮助确定卵巢癌的淋巴结受累情况，特别是了解局限的卵巢上皮性癌及无性细胞瘤的淋巴结转移情况，可以帮助临床分期，决定需否对淋巴结进行辅助放射治疗及放射治疗所用的面积范围。

（8）生化免疫测定：卵巢上皮性癌、转移性癌及生殖细胞癌患者的 $CA_{125}$ 值均升高。血清脂质结合唾液酸在卵巢癌患者 80% 均升高。此外，血清超氧歧化酶、AFP、HCG 的测定对卵巢癌的诊断也有一定意义。

3. 诊断

结合病史和体征，辅以必要的辅助检查确定：①盆腔肿块是否来自卵巢；②卵巢肿块是肿瘤还是瘤样病变；③卵巢肿瘤的性质是良性还是恶性；④肿瘤的可能类型；⑤恶性肿瘤的临床分期。

诊断标准：

（1）早期可无症状，往往在妇科检查时偶然发现。

（2）下腹不适感，最早为下腹或盆腔下坠感。

（3）当囊肿长大时，呈球形，在腹部可扪及肿物。

（4）肿瘤巨大时可出现压迫症状，出现尿频或尿潴留，大便不畅，压迫横膈时引起呼吸困难、心悸；影响下肢静脉血流可引起腹壁及两下肢浮肿。

（5）肿瘤出现蒂扭转时可致腹部剧烈疼痛。

（6）妇科检查多为子宫一侧呈囊性、表面光滑、可活动、与子宫不粘连的肿块，蒂长时可扪及。阴道后穹隆常有胀满感，有时可触及肿瘤下界。

（7）超声波检查显示卵巢肿瘤内有液性回声。

（8）病检可确诊。

4. 鉴别诊断

1）良性卵巢肿瘤需与下列情况鉴别

（1）卵巢瘤样病变：临床上生育年龄的妇女易发生，其中，滤泡囊肿和黄体囊肿最多见。多为单侧，直径<5cm，壁薄，暂行观察或口服避孕药，2个月内自行消失。若持续存在或长大，应考虑卵巢肿瘤。

（2）子宫肌瘤：浆膜下肌瘤或肌瘤囊性变易与卵巢实性肿瘤或囊肿相混淆。肌瘤多有月经过多史，妇科检查肿瘤随宫体和宫颈活动，诊断有困难时，探针检查子宫大小及方向可鉴别肿块与子宫的关系，亦可行B超检查。

（3）子宫内膜异位症：当异位在附件及直肠子宫陷凹形成粘连性肿块和结节时，与卵巢癌难于鉴别。前者有进行性痛经、月经过多、不孕，经激素治疗后包块缩小，有助于鉴别。疑难病例可行B超、腹腔镜检查，有时需剖腹探查才能确诊。

（4）妊娠子宫：妊娠早期子宫增大变软，峡部更软，妇科检查宫颈与宫体似不相连，可把子宫体误认为卵巢囊肿，但妊娠妇女有停经史，通过问病史，妊娠试验与B超检查即可鉴别。

（5）盆腔炎性包块：有盆腔感染史，表现为发热、下腹痛，附件区囊性包块，边界不清，活动受限。用抗生素治疗后肿块缩小，症状缓解。若治疗后症状不缓解，肿物反而增大，应考虑卵巢肿瘤。B超检查有助于鉴别。

（6）结核性腹膜炎及肝硬化腹腔积液：卵巢肿瘤与结核性腹膜炎及肝硬化腹腔积液的鉴别诊断（表10-4）。

表10-4　巨大卵巢囊肿、腹腔积液与结核性包裹性积液的鉴别

| | 卵巢囊肿 | 腹　水 | 结核性包裹性积液 |
|---|---|---|---|
| 病史 | 下腹肿块，逐渐长大 | 常有肝病史 | 低烧、消瘦、胃肠道症状显著，常伴闭经 |
| 望诊 | 平卧时腹部中间隆起似妊娠状 | 腹部两侧突出如蛙腹 | 腹部胀大、外形不定 |
| 触诊 | 腹部可触到边界清楚的囊性肿块 | 无肿块触及 | 腹部柔韧感，中、下腹有界限不清、不动的囊性肿块 |
| 叩诊 | 平卧位时腹部中间浊音，两侧鼓音，腰肋角部为鼓音 | 腹部两侧浊音，中间鼓音，有移动性浊音，大量腹腔积液者腰肋角部浊音 | 浊音与鼓音界限不清，下腹包块前方可有鼓音 |
| 双合诊及三合诊检查 | 可触及囊肿下缘，子宫位于一侧或囊肿前、后方 | 子宫正常大小，有漂浮感，双侧附件无包块 | 子宫正常或较小，活动差 |
| X线胃肠检查 | 占位性病变将胃、肠挤压于腹内一侧，胃肠功能正常 | 无占位性病变，肠管漂浮，活动度大 | 肠曲粘连，不易推开 |
| B超检查 | 单个或多个圆形无回声液性暗区，边界整齐光滑 | 不规则液性暗区，暗区中可见肠曲光团浮动 | 囊性液性暗区，边缘多不规则。囊壁常见肠曲光团 |

2）恶性卵巢肿瘤需与下列情况鉴别

（1）卵巢子宫内膜异位症囊肿：患者有进行性痛经、月经过多、阴道不规则出血、不孕等症状。B型超声、腹腔镜检查有助鉴别，必要时剖腹探查。

（2）盆腔炎性肿块：有盆腔感染史，肿块触痛，边界不清，活动受限，抗感染治疗后可缓解。必要时腹腔镜检查或剖腹探查。

（3）结核性腹膜炎：多发生于年轻不孕妇女，有肺结核史、消瘦、乏力、低热、盗汗、食欲不振、月经稀少或闭经等症状，妇科检查肿块位置较高，不规则、边界不清、活动差，常并发有腹腔积液。结核菌素试验、B型超声、腹腔镜等有助鉴别，必要时剖腹探查。

（4）生殖道外肿瘤：与腹膜后肿瘤、直肠及结肠肿瘤等鉴别。

（5）转移性肿瘤：常与消化道转移性肿瘤相混淆。注意原发肿瘤的表现，转移性肿瘤常为双侧性，活动度好。必要时剖腹探查。

3）卵巢良性肿瘤与恶性肿瘤的鉴别（表10-5）。

表10-5　卵巢良性肿瘤与恶性肿瘤的鉴别

| 鉴别内容 | 卵巢良性肿瘤 | 卵巢恶性肿瘤 |
| --- | --- | --- |
| 病史 | 病程长，缓慢增大 | 病程短，迅速增大 |
| 体征 | 单侧多，活动，囊性，表面光滑，一般无腹腔积液 | 双侧多，固定，实性或囊实性，表面不平、结节状，常伴腹腔积液，多为血性，可找到恶性细胞 |
| 一般情况 | 良好 | 逐渐出现恶病质 |
| B超 | 为液性暗区，可有间隔光带，边缘清晰 | 液性暗区内有杂乱光团、光点，肿块周界不清 |

## 六、治疗

良性肿瘤一经确诊，即行手术治疗，除疑为卵巢瘤样病变，可作短期观察；手术范围根据年龄、生育要求及对侧卵巢情况决定。术后可行中医辨证论治。

恶性卵巢肿瘤的治疗，以手术为主，辅以化学治疗、放射治疗。

1. 手术治疗

是恶性卵巢肿瘤的首选方法。首次手术尤为重要。疑为恶性肿瘤者，应尽早剖腹探查，先吸取腹腔积液或腹腔冲洗液做细胞学检查，然后全面探查盆腔、腹腔，决定肿瘤分期及手术范围。早期患者一般做全子宫、双附件加大网膜切除及盆腔、腹主动脉旁淋巴结清扫术。晚期可行肿瘤细胞减灭术，即尽量切除原发病灶及转移灶，使残留病灶直径小于1cm，同时常规行腹膜后淋巴结清扫术。

2. 放射治疗

无性细胞瘤对放射治疗高度敏感，颗粒细胞瘤对放射治疗中度敏感，术后可辅以放射治疗。手术残余瘤或淋巴结转移可作标记放射治疗，也可采用移动式带形照射技术。放射性核素$^{32}$P等可用于腹腔内灌注。

3. 化学药物治疗

自Shay和Sun（1953年）以塞替哌治疗卵巢癌取得疗效后，临床应用增多。近10年来，由于分子生物学的深入研究，细胞增生动力学的发展和抗癌药物不断出新，化学治疗进展很快。目前虽未达到根治目的，但有半数晚期卵巢癌患者获得缓解，所以，在卵巢癌临床综合治疗中化学治疗的地位日益提高,已有超载放射治疗之势。

1)卵巢上皮癌的联合化学治疗方案

(1)Hexa - CAF 方案

CTX 150mg/m$^2$ HMN 150mg/m$^2$ po d$_{2~7,9~16}$;

氟尿嘧啶 600mg/m$^2$ MTX 40mg/m$^2$ iv drip d$_{1,8}$。

(2)MFC 方案:具体用法为 MMC 6mg、5 - FU 500mg、CTX 600mg 静脉给药,每周 1 次,10 次为 1 个疗程。

(3)CHUP 方案

CTX 100mg HMM 100mg po 2 次/d d$_{2~7,9~16}$;

5 - FU 1000mg iv drip 1 次/d d$_{1,8}$;

DDP 40mg ivdrip 1 次/d d$_{1,8}$。

(4)CHAP 方案

CTX 100mg po 1 次/d d$_{2~7,9~16}$;

HMM 100mg po bid 2 次/d d$_{2~7,9~16}$;

ADM 40~50mg iv d$_1$;

DDP 40mg iv drip d$_{1,8}$。

(5)PAC 方案:是目前在治疗卵巢癌中最常采用的方案,根据 DDP 不同用药方法及剂量有两种组合方案:

PAC - I 方案:

DDP 50mg/m$^2$ iv drip;

ADM 50mg/m$^2$ iv;

CTX 500mg/m$^2$ iv。

均第 1 天应用 1 次,间隔 3~4 周重复。

PAC - V 方案:

DDP 20mg iv 1 次/d d$_{1~5}$。

间隔 4 周。

ADM 及 CTX 用法同 PAC - I 方案

PAC - I 方案由于所有用药均在 1 天内应用,有利于在门诊进行,较 PAC - V 方案方便,现大多数医生倾向于 PAC - I 方案。

(6)PC 方案:在 PAC 方案中撤去 ADM,保留 DDP 和 CTX,并增加剂量,即为 PC 方案,PC 方案亦有两种用药方法。

DDP 40mg/d iv drip 1 次/d d$_{2,3,4}$;

CTX 600~800mg/m$^2$ iv d$_{1,8}$

每 4 周重复

DDP 75~100mg/m$^2$ iv drip d$_1$;

CTX 1000mg/m$^2$ iv d$_1$。

每 3~4 周重复

（7）ActFuCy 方案

ACTD 0.01mg/kg iv drip 1 次/d $d_{1~5}$；

5 - FU 8mg/kg iv drip 1 次/d $d_{1~5}$；

CTX 7mg/kg iv 1 次/d $d_{1~5}$。

以上联合方案中，顺铂可换为卡铂（CBDCA），卡铂用量为 $400~500mg/m^2$，静脉滴注，第 1 天用。

2）恶性生殖细胞肿瘤的联合化学治疗方案

（1）VAC 方案

VCR $1~1.5mg/m^2$ iv $d_1$；

ACTD 0.4mg/d iv drip $d_{1~5}$；

CTX $5~7mg/$（kg·d）iv $d_{1~5}$。

每 4 周重复。

大量资料表明，VAC 方案对临床早期的生殖细胞肿瘤的治愈率很高，对晚期病例尚不理想。

（2）PVB 方案

DDP 20mg（$m^2$·d）iv drip $d_{1~5}$；

长春花碱 0.2mg/（kg·d）iv $d_{1~2}$。

每 3~4 周重复。

BLM 30mg/d，iv $d_2$，以后每周注射 1 次，共 12 次。

对于晚期（Ⅱ~Ⅲ期）的内胚窦瘤、混合性生殖细胞瘤及罕见的胚胎癌，预后极差，VAC 疗效不高，应首选 PVB 为初治药物，即使早期，PVB 的疗效亦高于 VAC。因此对这几型高度恶性的生殖细胞肿瘤，无论期别早晚 PVB 方案应作为首选，直到完全缓解后，再应用不良反应较轻的 VAC 方案，作为巩固治疗。

（3）BEP 方案

博莱霉素 30mg（$m^2$·d）iv $d_2$，以后每周 1 次，共 12 次；

鬼臼素（Etoposide，VP - 16）100mg 加入 200mL 生理盐水 iv drip 30 分钟 $d_{1~5}$；

顺铂 20mg/（$m^2$·d）iv drip $d_{1~5}$或 100mg/（$m^2$·d）iv drip $d_1$。

每 4 周重复。

BFP 方案是在 BVP 方案的基础上发展而来，由鬼臼素（VP - 16）代替长春花（新）碱，疗效二者相似，但毒性较低。Gershenson 等报道，用 BEP 治疗晚期或复发性卵巢恶性生殖细胞肿瘤取得成功疗效。

3）区域性化学治疗

（1）腹腔化学治疗：主要用于卵巢癌（特别是卵巢上皮癌）经细胞减灭术后，局限于腹腔脏器及腹膜表面的微小残余病灶（<1cm）的化学治疗；其次用于术前腹腔积液的控制；另外，对部分全身化学治疗无效者，或一般情况差不能耐受系统化学治疗者，给予腹腔化学治疗达到姑息治疗的目的。常用药物烷化剂有硝卡芥（消瘤芥，AT1258）、塞替哌；抗生素类有 MMC、BLM、ADM；抗代谢药有氟尿嘧啶；其他类有 DDP、CBP、VP16、Paclitaxel 等。DDP 的分子量较大，溶解度低，是目前卵巢癌腹腔化

学治疗的一个主要药物。多数学者以 DDP 为主将 2～3 个有效药物联合应用治疗卵巢癌腹腔积液，常用方案有 DDP + ADM，DDP + VP16，DDP + 氟尿嘧啶。用大剂量 DDP 腹腔化学治疗，除应用水化外，也可应用硫代硫酸钠解毒以保护肾脏。

腹腔化学治疗常用抗癌药：

顺铂（DDP）每次 70～90mg/m$^2$，需要水化，如一次剂量超过 100mg，应同时静脉滴注硫代硫酸钠 16mg 以减轻其对肾脏的毒性。

卡铂（CBP）每次 350～450mg/cm$^2$，不需要水化。

依托泊苷（足叶乙苷，etoposide，VP16）每次 350mg/m$^2$。

米托蒽醌（MA）每次 10～20mg/m$^2$。

紫杉醇（泰素，taxol，PTX）每次 135mg/m$^2$。

氟尿嘧啶（氟尿嘧啶）每次 750～1000mg。

丝裂霉素（MMC）每次 10mg。

DDP + ADM，William 对许多一线化学治疗失效的晚期病例予以大剂量 DDP（100～200mg/m$^2$）和 ADM（20mg/m$^2$）腹腔灌注，有效率为 42%，3 例因粘连发生肠梗阻，无其他严重不良反应。

DDP + VP16，实验及临床研究证实二者有明显的协同作用，无交叉耐药。Reichman 报道用 DDP（100mg/m$^2$），VP－16（200mg/m$^2$）腹腔化学治疗治疗顽固或复发卵巢癌，有效率为 40%。其中 62% 的复发病例有效，34% 的顽固病例有效。

DDP + 氟尿嘧啶，是目前常用的腹腔化学治疗方案之一，疗效较好。

（2）动脉灌注化学治疗：髂内动脉插管化学治疗：方法是从腹壁下动脉逆行插管，也可于手术中髂内动脉插管，亦可经皮股动脉穿刺超选择髂内动脉插管化学治疗（SI-AC）。主要用于晚期卵巢癌肿瘤已严重浸润盆腹腔脏器，组织呈冰冻样且手术极为困难者。

肝动脉化学治疗：主要用于术中发现肝实质有转移、又无法切除者的姑息治疗。可经胃网膜右动脉插管，逆行导入肝动脉，将药物直接注入肝脏，行肝叶区域性治疗。常用的药物有氟尿嘧啶、塞替哌（TaPa）、顺铂、卡铂（CBDCA），可单一用药也可联合用药，药物剂量同静脉化学治疗用量。

4. 免疫治疗

对恶性卵巢肿瘤近年提倡用的白细胞介素 Ⅱ、LAK 细胞、肿瘤坏死因子、干扰素、转移因子及单克隆抗体等治疗，均有机体反应，但目前还难以实现其理想效果。

5. 激素治疗

研究表明，上皮性卵巢癌患者 40%～100% 激素受体阳性。给予 Depostat200mg，肌内注射，每周 1～2 次，于确诊或术后立即开始，长期使用，可使症状改善显著，食欲、体重增加，可作辅助治疗。

6. 高剂量化学治疗并发自体骨髓（ABMT）或外周血干细胞移植（PBSCT）治疗难治性卵巢癌

难治性卵巢癌是指以常规剂量、一二线化学治疗药物、放射治疗或手术均不能治疗者，对这些病例，大剂量的化学治疗可导致骨髓严重抑制，因此，增加了感染、出血等并发症的发生率，自体骨髓支持治疗在白血病和恶性淋巴瘤治疗中的成功，已证明被移植骨髓干细胞的重建，加速了血液系统的恢复，明显降低了大剂量化学治疗的危险性，增加了安全性。大剂量化学治疗并发自体骨髓支持治疗也用于难治性卵巢癌，并已取得一定进展。近年文献报道发现，外周血干细胞和骨髓移植的干细胞对血液系统的恢复效果是相同的，但二者比较，血干细胞有其优点，易于采集，移植物受瘤细胞污染可能性小，含有大量淋巴细胞，有助于免疫功能恢复和抗癌作用，不需要全身麻醉，并发症少，可重复多次应用等，因此，多数用外周血干细胞移植替代自体骨髓移植。Shpall 综合文献报道，200 例晚期卵巢癌（对多种药物耐药）接受高剂量化学治疗，辅以自体骨髓支持治疗，缓解率明显提高达 70% ~82%（一般治疗为 10% ~20%）。Benedetti 对 20 例Ⅲ、Ⅳ期卵巢癌进行大剂量 DDP、CBDCA、VP－16 化学治疗，并用自体外周血干细胞支持或自体骨髓移植，5 年生存率为 60%，毒性反应尚可耐受。

7. 中医中药

术前给予中药扶正，兼以软坚消症以祛邪，可为手术创造条件。术后放、化学治疗期间给予中药健脾和胃，扶助正气，减轻毒不良反应。化学治疗间歇期可给予扶正清热解毒，软坚消症的中药，以提高机体免疫功能，增强对外界恶性刺激的抵抗力，抑制癌细胞的生长，促进机体恢复，延长生命，以达到抗癌抑癌作用。中西医结合治疗既有利于标本兼治，又有利于提高生存率。

### 七、随访

通过随访，可了解患者对治疗方案的直接反应，及早发现和迅速处理与治疗有关的并发症，早期发现未控或复发病变以对治疗方案做适当的更改。一般是术后 2 ~3 年内每 3 个月随诊 1 次，第 3 ~5 年每 4 ~6 个月复查 1 次。5 年后每年复查 1 次。

### 八、健康教育

1. 大力开展宣传教育，提倡高蛋白、富含维生素 A 的饮食，避免高胆固醇食物。高危妇女宜服避孕药预防。

2. 开展普查普治，30 岁以上妇女应每年作妇科检查，高危人群每半年检查一次，配合 B 超检查、$CA_{125}$ 及 AFP 检测等，及早发现或排除卵巢肿瘤。

3. 早期诊断及处理，卵巢实质性肿瘤或囊肿直径大于 5cm 者，应及时手术切除。盆腔肿块诊断不清或治疗无效者，应及早行腹腔镜检查或剖腹探查。

4. 对乳癌、胃肠癌等患者，治疗后应严密随访，定期进行妇科检查。确定有无卵巢转移癌可能。

（郝金翠）

# 第十一章 肿 瘤

## 第一节 甲状腺癌

甲状腺癌是最常见的甲状腺恶性肿瘤，是来源于甲状腺上皮细胞的恶性肿瘤。早期临床表现不明显，多无自觉症状，颈部肿块往往为非对称性硬块。肿块易较早产生压迫症状，如伴有声音嘶哑、呼吸不畅、吞咽困难，或局部压痛等压迫症状。颈静脉受压时，可出现患侧静脉怒张与面部水肿等体征。特别在甲状腺肿大伴有单侧声带麻痹时，为甲状腺癌的特征之一。

### 一、病因

具体确切的病因目前尚难肯定，但从流行病学调查、肿瘤实验性研究和临床观察，甲状腺癌的发生可能与下列因素有关：

1. 遗传因素

5%～10%甲状腺髓样癌有明显的家族史，而且往往合并有嗜铬细胞瘤等闰，推测这类癌的发生可能与染色体遗传因素有关。

2. 碘和 TSH

摄碘过量或缺碘均可使甲状腺的结构和功能发生改变。如瑞士地方性甲状腺肿流行区的甲状腺癌发病率，较柏林等非流行区高出 20 倍。相反，高碘饮食也易诱发甲状腺癌，冰岛和日本是摄碘量最高的国家，其甲状腺癌的发现率较其他国家高。这可能与TSH 刺激甲状腺增生等因素有关。实验证明，长期的 TSH 刺激能促使甲状腺增生，形成结节和癌变。

3. 其他甲状腺病变

临床上有甲状腺癌、慢性甲状腺炎、结节性甲状腺肿或某些毒性甲状腺肿发生癌变的报道，但这些甲状腺病变与甲状腺癌的关系尚难肯定。以甲状腺腺瘤为例，甲状腺腺瘤绝大多数为滤泡型，仅 2%～5%为乳头状瘤；如甲状腺癌由腺瘤转变而成，则绝大多数应为滤泡型，而实际上甲状腺癌半数以上为乳头癌，推测甲状腺腺瘤癌变的发生率也是很小的。

4. 放射性损伤

用 X 线照射实验鼠的甲状腺，能促使动物发生甲状腺癌。实验证明[131] I 能使甲状腺细胞的代谢发生变化，细胞核变形，甲状腺素的合成大为减少。可见放射线一方面引起甲状腺细胞的异常分裂，导致癌变；另一方面使甲状腺破坏而不能产生内分泌素，由此引起的 TSH 大量分泌也能促发甲状腺细胞癌变。

在临床上，很多事实说明甲状腺的发生与放射线的作用有关。特别令人注意的是，在婴幼儿期曾因胸腺肿大或淋巴结样增殖而接受上纵隔或颈部放疗的儿童尤易发生甲状腺癌，这是因为儿童和少年的细胞增殖旺盛，放射线是一种附加刺激，易促发其肿瘤的形成。成人接受颈部放疗后发生甲状腺癌的机会则不多见。

## 二、分型

### （一）分类

#### 1. 分化型甲状腺癌

甲状腺癌一般分为分化型甲状腺癌包括甲状腺乳头状（微小）癌和甲状腺滤泡状癌，低分化型甲状腺癌如髓样癌，还有一些少见的恶性肿瘤，如甲状腺淋巴瘤、甲状腺转移癌及甲状腺鳞癌等。其中，甲状腺乳头状癌的比例约为 90%，甲状腺滤泡状癌的比例约为 5%，甲状腺髓样癌的比例约为 4%，其余为甲状腺未分化癌等其他恶性肿瘤。

#### 2. 未分化型甲状腺癌

甲状腺未分化癌系高度恶性肿瘤，较少见，占全部甲状腺癌的 5%～10%，好发于老年人。未分化癌生长迅速，往往早期侵犯周围组织。肉眼观癌肿无包膜，切面呈肉色，苍白，并有出血、坏死，组织学检查未分化癌可分为棱形细胞型及小细胞型两种。主要表现为颈前区肿块，质硬、固定、边界不清。常伴有吞咽困难，呼吸不畅，声音嘶哑和颈区疼痛等症状。两颈常伴有肿大淋巴结，血行转移亦较常见。

### （二）病理分型

#### 1. 乳头状癌

约占成人甲状腺癌总数的 70%，而儿童甲状腺癌常常都是乳头状癌。乳头状癌常见于中青年女性，以 21～40 岁的妇女最多见。该类型分化好，生长缓慢，恶性程度低。该病有多中心性发生倾向，且可能较早出现颈部淋巴结转移，需争取早期发现和积极治疗，预后较好。

#### 2. 滤泡状癌

约占 15%，多见于 50 岁左右的妇女。此型发展较快，属中度恶性，且有侵犯血管倾向。颈淋巴结转移仅占 10%，因此预后不如乳头状癌。

#### 3. 未分化癌

占 5%～10%，多见于老年人，发展迅速，高度恶性，且约 50% 便有颈部淋巴结转移，或侵犯喉返神经、气管或食管，常经血运向远处转移。预后很差，平均存活 3～6 个月，一年存活率仅 5%～10%。

#### 4. 髓样癌

少见，发生于滤泡旁细胞（C 细胞），可分泌降钙素。细胞排列呈巢状或束状，无乳头或滤泡结构，其间质内有淀粉样沉着，呈未分化状，但其生物学特性与未分化癌不同，恶性程度中等，可有颈淋巴结转移和血行转移。

（三）分期

甲状腺癌分期是按照美国癌症联合会（AJCC）制定的 TNM 分类进行的：

1. 原发灶（T）

所有分类都可以分为：（s）单灶和（m）多灶（最大者直径决定分期），未分化癌 T 分期与分化型甲状腺癌 T 分期相同。

1）$T_x$：原发肿瘤不能评估。

2）$T_0$：没有原发肿瘤证据。

3）$T_1$：肿瘤最大直径≤2cm，且局限在甲状腺内。

（1）$T_{1a}$：肿瘤最大直径≤1cm，且局限在甲状腺内。

（2）$T_{1b}$：肿瘤最大直径＞1cm 且≤2cm 且局限在甲状腺内。

4）$T_2$：肿瘤最大直径＞2cm 且≤4cm 且局限在甲状腺内。

5）$T_3$：肿瘤最大直径＞4cm 且局限在甲状腺内或任何肿瘤伴甲状腺外侵犯。

（1）$T_{3a}$：肿瘤最大直径＞4cm 且局限在甲状腺内。

（2）$T_{3b}$：任何大小的肿瘤伴有明显的侵袭带状肌的腺外侵犯。

6）$T_4$：肿瘤无论大小，侵犯超出带状肌。

（1）$T_{4a}$：任何大小肿瘤侵犯甲状腺包膜外至皮下软组织、喉、气管、食管或喉返神经。

（2）$T_{4b}$：肿瘤侵犯椎前筋膜或包裹颈动脉或纵隔血管。

2. 区域淋巴结（N）

区域淋巴结包括中央区淋巴、颈侧区淋巴结和上纵隔淋巴结。

1）$N_x$：区域淋巴结不能评估。

2）$N_0$：无证据表明存在区域淋巴结转移。

（1）$N_{0a}$：发现 1 个或多个经细胞学或组织学证实为良性的淋巴结。

（2）$N_{0b}$：无放射学或临床证据表明存在区域淋巴结转移。

3）$N_1$：区域淋巴结转移。

（1）$N_{1a}$：中央区转移（Ⅵ区）或纵隔上淋巴结，包括单侧或双侧转移。

（2）$N_{1b}$：肿瘤转移至单侧、双侧或对侧颈部（Ⅰ、Ⅱ、Ⅲ、Ⅳ或Ⅴ区）。

3. 远处转移（M）

1）$M_0$：无远处转移灶。

2）$M_1$：有远处转移灶。

根据以上 T、N、M 分期进一步对分化型甲状腺癌患者分期：

1. 对于年龄＜55 岁的患者

1）Ⅰ期：TNM 分期划分为任何 T 分期（包括 $T_x$、$T_1 \sim T_4$）、任何 N 分期（$N_x$、$N_0$、$N_1$）、$M_0$ 属于Ⅰ期。

2）Ⅱ期：TNM 分期划分为任何 T 分期、任何 N 分期、$M_1$ 属于Ⅱ期。

综上，对于小于 55 岁的甲状腺癌患者，无论有没有淋巴结转移，只要没有出现肺部转移和骨骼转移，都属于Ⅰ期甲状腺癌。

2. 对于年龄≥55 岁的患者

1）Ⅰ期：TNM 分期划分为 $T_1 \sim T_2$、$N_0/N_x$、$M_0$ 属于Ⅰ期。

2）Ⅱ期：TNM 分期划分为 $T_1 \sim T_2$、$N_1$、$M_0$ 或者 $T_{3a}/T_{3b}$、任何 N 分期、$M_0$ 属于Ⅱ期。

3）Ⅲ期：TNM 分期划分为 $T_{4a}$、任何 N 分期、$M_0$ 属于Ⅲ期。

4）Ⅳ期

（1）ⅣA 期：TNM 分期划分为 $T_{4b}$、任何 N 分期、$M_0$ 属于ⅣA 期。

（2）ⅣB 期：TNM 分期划分为任何 T 分期、任何 N 分期、$M_1$ 属于ⅣB 期。

对于大于 55 岁的甲状腺癌患者，如果出现淋巴结转移，则为Ⅱ期甲状腺癌，如果肿瘤侵犯甲状腺包膜外至皮下软组织、喉、气管、食管或喉返神经，甚至侵犯椎前筋膜或包裹颈动脉或纵隔血管，则属于Ⅲ～Ⅳ期甲状腺癌。

甲状腺癌甲状腺影像报告和数据系统（TI – RADS）分类：

另外，可以根据 TI – RADS 对甲状腺结节恶性程度进行评估，有助于规范甲状腺超声报告，建议在有条件的情况下采用，但目前 TI – RADS 分类并未统一，而且对甲状腺结节及淋巴结的鉴别能力与超声医生的临床经验相关。

1.0 级

无结节，超声表现为弥漫性病变，恶性风险是 0。

2.1 级

阴性，超声表现为正常甲状腺（或术后），恶性风险是 0。

3.2 级

良性，超声表现为囊性或实性为主，形态规则、边界清楚的良性结节，恶性风险是 0。

4.3 级

可能良性，超声表现为不典型的良性结节，恶性风险 <5%。

5.4 级

可疑恶性，超声表现有恶性征象：实质性、低回声或极低回声、微小钙化、边界模糊/微分叶、纵横比 >1，恶性风险为 5%～85%。

1）4a 级：具有 1 种恶性征象，恶性风险是 5%～10%。

2）4b 级：具有 2 种恶性征象，恶性风险是 10%～50%。

3）4c 级：具有 3～4 种恶性征象，恶性风险是 50%～85%。

6.5 级

恶性，超声表现有超过 4 种恶性征象，尤其是有微钙化和微分叶者，恶性风险是 85%～100%。

7.6 级

恶性，经病理证实的恶性病变。

根据甲状腺结节 TI – RADS 分类，平时甲状腺超声报告提到的 5 类结节，从超声形态表现上 85% 以上的可能性为甲状腺恶性肿瘤，而对于穿刺细胞学或组织病理学明确为甲状腺癌的甲状腺结节，超声报告中将评价为 TI – RADS 6 类结节。

### 三、诊断

（一）临床表现

甲状腺癌早期临床表现不明显，患者或家人与医生偶然发现颈部甲状腺有质硬而高低不平的肿块，多无自觉症状，颈部肿块往往为非对称性硬块，甲状腺结节肿块可逐渐增大，随吞咽上下活动，并可侵犯气管而固定，肿块易较早产生压迫症状，如伴有声音嘶哑、呼吸不畅、吞咽困难或局部压痛等压迫症状。颈静脉受压时，可出现患侧颈静脉怒张与面部水肿等体征，为甲状腺癌的特征之一。出现肺转移与骨转移等，则出现相应临床表现，甚至发生病理性骨折，而颈部肿块不明显，应仔细检查甲状腺，晚期则多表现为甲减。

1. 甲状腺乳头状癌

甲状腺乳头状癌肿块一般较小，发展变化较慢，但早期就可有转移，往往首先发现的病变就可能是转移灶，40 岁以前良性肿块比较多见，可 20～30 年没有进展，晚期 50 岁以上患者则进展较快。

1）发病特点：发病高峰年龄为 30～50 岁，女性患者是男性患者的 3 倍，在外部射线所致的甲状腺癌中，85% 为乳头状癌，人与癌瘤并存的病程可长达数年至十数年，甚至发生肺转移后，仍可带瘤生存。

2）临床表现：甲状腺乳头状癌表现为逐渐肿大的颈部肿块，肿块为无痛性，可能是被患者或医生无意中发现，故就诊时间通常较晚，且易误诊为良性病变，可出现不同程度的声音嘶哑，甲状腺乳头状癌的患者没有甲状腺功能的改变，但部分患者可出现甲亢。

颈部体检时，特征性的表现是甲状腺内非对称性的肿物，质地较硬，边缘多较模糊，肿物表面凹凸不平，肿块可随吞咽活动；若肿瘤侵犯了气管或周围组织，则肿块较为固定。甲状腺肿块生长较速，有转移灶，且有明显压迫症状，甲状腺功能减退，甲状腺扫描多冷结节，或发现甲状腺 CT 及 MRI 有异常及转移现象，最后诊断应根据病理活检，明确为甲状腺乳头状癌。

2. 甲状腺滤泡状癌

滤泡状癌发展也比较慢，特点是血行播散快，多有远处转移，可到骨组织及肺，由于其组织细胞学近似甲状腺滤泡结构，可具有吸碘功能，因此，少数患者可表现为甲亢，吸 $^{131}$I 率升高，晚期肿瘤发展较大时，还可引起上腔静脉综合征，诊断甲状腺滤泡状癌的可靠指标是血管和包膜侵犯，以及发生远处转移，可完整切除病灶的病例为 1/2～2/3。

1）发病特点：可发生于任何年龄，但中老年人较多，发病的高峰年龄为 40～60 岁，已有明显的淋巴结转移或远处转移，甚至是远处骨转移的活检时才得出诊断。

2）临床表现：大部分患者的首发表现为甲状腺的肿物，肿物生长缓慢，肿物的质地中等，边界不清，表面不光滑，甲状腺的活动度较好，肿瘤侵犯甲状腺邻近的组织后则固定，表现为声音嘶哑，部分患者可能已发生转移，如转移至股骨。

3. 甲状腺髓样癌

甲状腺 C 细胞起源于神经嵴，与肾上腺髓质细胞，即所谓 APUD 细胞。大部分的甲状腺髓样癌与定位于第 10 号染色体 q11.2 的 RET 癌基因有关。

1）发病特点和分型：本病恶性程度较高，可通过血行发生远处转移，甲状腺髓样癌可分为四型。

（1）散发型：占 70% ~ 80%，非遗传型，家族中无类似疾病患者，也不会遗传给后代，无伴发其他内分泌腺病变，男女发病的比例约为 2:3，而且有该密码子突变者的预后较差。

（2）家族型：指有家族遗传倾向，但不伴有其他内分泌腺受累的患者，高发年龄为 40 ~ 50 岁。其基因突变模式与 MEN2A 相同。

（3）MEN：即多发性内分泌腺瘤病，其中与甲状腺髓样癌有关的是 MEN2A 和 MEN2B。MEN2A 包括双侧甲状腺髓样癌或 C 细胞增生，故男女发病率相似，高发年龄为 30 ~ 40 岁，涉及 RET 基因第 10 和 11 外显子的 609 密码子。MEN2B 包括双侧甲状腺髓样癌，且为恶性，但很少累及甲状旁腺，男女发病率相似，高发年龄为 30 ~ 40 岁。几乎所有病例都可发现 RET 基因第 16 外显子中的第 918 密码子发生突变。

2）临床表现：大部分患者首诊时，主要表现是甲状腺的无痛性硬实结节，局部淋巴结肿大，有时淋巴结肿大成为首发症状，如伴有异源性 ACTH，可产生不同的症状，血清降钙素水平明显增高，这是该病的最大特点，因而降钙素成为诊断性标志物，超过 100 pg/mL，则应考虑 C 细胞增生或髓样癌，因降钙素对血钙水平的调节作用远不如甲状旁腺激素强大，以及神经节瘤或黏膜神经瘤，即为 MEN。

体检时甲状腺肿物坚实，边界不清，表面不光滑，而家族型及 MEN2 的患者可为双侧甲状腺肿物，肿物活动较好，晚期侵犯了邻近组织后则较为固定，如声音嘶哑。

4. 甲状腺未分化癌

1）发病特点：甲状腺未分化癌为高度恶性肿瘤，占甲状腺癌的 5% ~ 10%，也有报道认为占 5% ~ 14%，发病年龄多超过 65 岁，年轻人则较少见，来源于滤泡细胞的甲状腺未分化癌还可分为巨细胞，其中以巨细胞及梭形细胞为多，也可在同一病例中同时存在分化型和未分化型癌，包括滤泡性腺癌，并有肱二头肌的转移癌，虽行颈淋巴结清扫及肱二头肌切除，仍发生肺转移而死亡。

2）临床表现

（1）绝大部分患者表现为进行性颈部肿块，占 64% ~ 80%，而发病前并无甲状腺肿大，肿块硬实，且迅速增大。

（2）甲状腺肿大，可伴有远处转移。

（3）已有多年的甲状腺肿块病史，但甲状腺肿块突然急速增大，并变得坚硬如石。

（4）已有未经治疗的分化型甲状腺癌，在经一段时间后迅速增大，并伴有区域淋巴结肿大。

5. 少见的甲状腺癌

1）甲状腺淋巴瘤：甲状腺淋巴瘤的发病率低，占原发性甲状腺肿瘤的 5% 以下，主要为非霍奇金淋巴瘤，男女患者比例为（2 ~ 3）：1，除快速增大的甲状腺肿块外，本病常伴有明显的局部症状，如声音嘶哑、呼吸困难和吞咽困难等，非霍奇金淋巴瘤属于网状内皮系统生长的多中心肿瘤，发生率为 0～60%。30%～70% 的患者合并高血压。

2）甲状腺转移癌：原发全身其他部位的恶性肿瘤可转移至甲状腺，如乳腺癌、肺癌，有较明显的原发肿瘤症状。

3）甲状腺鳞癌：甲状腺鳞癌较罕见，约占甲状腺恶性肿瘤的 1%，在人群中的发生率约为 2%～3%，主要来源于滤泡上皮的转化或鳞状化生，也可以是甲状腺乳头状癌广泛化生，还可以来自甲状腺舌骨管或腮裂组织。部分原发性甲状腺鳞状上皮癌伴有胸腺样成分，来自异位胸腺或腮裂囊残留组织，其预后较好，发病年龄多超过 50 岁，无明显性别差异，较早出现侵犯和压迫周围器官的症状，即声音嘶哑。晚期侵犯两侧叶，质地硬，固定，边界不清，伴有气管受压，颈部淋巴结肿大，预后差，目前治疗方法是尽量切除肿瘤加根治性手术或放疗。

（二）辅助检查

1. 生化检查

（1）甲状腺功能化验：主要是 TSH 的测定。TSH 降低的高功能性热结节，较少为恶性，故对其甲亢进行治疗更为重要。TSH 正常或升高的甲状腺结节，以及 TSH 降低情况下的冷结节或温结节，应对其进行进一步的评估（如穿刺活检等）。

（2）针吸涂片细胞学检查：针吸活检包括细针穿刺活检及粗针穿刺活检两种，前者是细胞学检查，后者是组织学检查。对于 B 超发现的可疑恶变的甲状腺结节，可采用该方法明确诊断。

2. 其他检查

（1）核素扫描：放射性碘或锝的核素扫描检查是判断甲状腺结节的功能大小的重要手段。美国甲状腺学会指出：ECT 检查的结果包括高功能性（比周围正常甲状腺组织的摄取率高）、等功能性或温结节（与周围组织摄取率相同）或无功能性结节（比周围甲状腺组织摄取率低）。高功能结节恶变率很低，如果患者有明显或亚临床甲亢，则需对结节进行评估。如果血清 TSH 水平较高，即使是仅在参考值的最高限也应对结节进行评估，因为这时结节的恶变率较高。但是 ECT 对于小于 1cm 的结节或微小癌常不能显示，故对此类结节不宜使用 ECT 检查。

（2）B 超检查：超声是发现甲状腺结节并初步判断其良恶性的重要手段，是细针穿刺活检实施可能性的判断标准，也是效益比最高的检查手段。

（三）诊断

临床上有甲状腺肿大时，应结合患者的年龄，有以下表现者应考虑甲状腺癌：

1. 一般资料

应特别注意性别，故应特别注意了解患者的碘摄入情况，尤其要询问有无较长期缺碘病史。

2. 病史

儿童期甲状腺结节 50% 为恶性，青年男性的单发结节也应警惕恶性的可能，要特别注意肿块或结节发生的部位，是否短期内迅速增大，是否伴有吞咽困难，是否伴有面容潮红，发生气管压迫引起呼吸困难，则恶性的可能性大。

通过现病史调查，要对患者的甲状腺功能状态有个总体评估，应详细了解有无食量增加，还应注意询问有无肿瘤转移的系统症状（如头痛）。

1) 是否因患其他疾病进行过头颈部放射。

2) 既往是否有甲状腺疾病（如慢性淋巴细胞性甲状腺炎）。

3) 是否暴露于核辐射污染的环境史。从事的职业是否有重要放射源以及个人的防护情况等。

4) 髓样癌有家族遗传倾向性，家族中有类似患者，可提供诊断线索。

3. 查体

可发现甲状腺肿块或结节，颈部熟练的触诊可提供有用的诊断资料，质硬或吞咽时上下移动度差而固定，病变同侧有质硬，如淋巴结穿刺有草黄色清亮液体，多为甲状腺转移癌淋巴结转移。

甲状腺癌多为单个结节，结节可为圆形或椭圆形，有些结节形态不规则，质硬而无明显压痛，常与周围组织粘连而致活动受限或固定，常伴有颈中下部，甲状腺单个结节比多个结节的甲状腺癌可能性大，但多发性结节不能排除甲状腺癌的可能，并可有压痛。

4. 辅助检查

在临床上，甲状腺的良性或恶性肿瘤均表现为可扪及的"甲状腺结节"，除多数"热"结节外，其他类型的大小结节或经影像学检查发现的"意外结节（意外瘤）"均要想到甲状腺肿瘤的可能；有些甲状腺癌亦可自主分泌甲状腺激素，故亦可表现为"热结节"，所以事实上凡发现甲状腺结节均要首先排除甲状腺肿瘤（有时甲状腺癌仅在镜下才可诊断）。①ECT 检查示甲状腺内冷结节；②CT 或 MRI 示甲状腺内有边界不清的肿物，周围无或有肿大的淋巴结；③肺或骨有原发灶不明的转移灶；血清中降钙素升高，大于 100 pg/mL。

## 四、治疗

### （一）外科治疗

外科治疗甲状腺癌主要涉及两个问题，一是对可疑为癌的甲状腺结节如何正确处理，二是对已确诊的甲状腺癌应该采用何种最佳治疗方案。

1. 对可疑甲状腺癌性结节的处理

比较合理的方案是进行筛选，对所有甲状腺结节常规做[131]I 扫描。除了[131]I 扫描显示为功能性或炎性结节外，都采用手术探查。尤其有下列情况者更应早期手术治疗：

1) 不除外癌性结节。

2) 直径大于 3cm 囊性结节，或穿刺检查找到癌细胞或 2~3 次穿刺后不消失者。

3) 超声检查为实质性肿物。对单发结节的术式选择，由于单发结节癌的发生率高，可在 5%~35%，至今又无可靠方法判断，甚至术中冰冻切片检查也有个别漏诊者，而且单纯结节摘除后，术后复发率较高。可达 16.7%。因此，我们常规对甲状腺单发实性结节、囊实性结节及囊性结节 >4cm 者均行患侧腺叶切除加峡部切除术，术中未发现淋巴结肿大者，不予颈淋巴结清扫术。

2. 对已确诊为甲状腺癌

对已确诊为甲状腺癌者的处理应采用的处理规则，主要依据患者的体质情况、癌肿的病理类型和临床分期进行根治治疗。

（二）化疗

分化型甲状腺癌对化疗反应差，仅有选择为和其他治疗方法联用于一些晚期局部无法切除或远处转移的患者。以 ADM 最有效，反应率可在 30% ~ 45%，可延长生命，甚至在癌灶无缩小时长期生存。相比而言，未分化癌对化疗则较敏感，多采用联合化疗，常用药物有 ADM、CTX、丝裂霉素（MMC），VCR。

（三）内分泌治疗

甲状腺素能抑制 TSH 分泌，从而对甲状腺组织的增生和分化好的癌有抑制作用，对乳头状癌和滤泡状癌有较好的治疗效果。因此，在上述类型甲状腺癌手术后常规给予抑制 TSH 剂量甲状腺素，对预防癌复发和转移灶的治疗均有一定效果，但对未分化癌无效。中国国内一般每日用干燥甲状腺片 80 ~ 120mg，以维持高水准的甲状腺激素的水平。

（四）放疗

各种类型的甲状腺癌对放射线的敏感性差异很大，几乎与甲状腺癌的分化程度成正比，分化越好，敏感性越差，分化越差，敏感性越高。因此，未分化癌的治疗主要是放疗。

（五）生物细胞治疗

CLS 生物免疫治疗没有副作用，不会对患者身体带来伤害，能有效提高患者的生存质量，延长生命期。CLS 生物免疫细胞治疗是可能攻克肿瘤的治疗方法，是肿瘤治疗第四模式，生物治疗联合常规传统治疗方法，效果会更好。

## 五、健康教育

1. 颈丛麻醉或全身麻醉（全麻）清醒后半卧位。

2. 严密观察血压、脉搏、呼吸、体温的变化，观察有无声音嘶哑、呛咳、呼吸困难等症状。

3. 颈两侧置沙袋。

4. 手术当日禁食，术后第 2 天流质，第一次饮白开水，防止呛咳吸入肺。

5. 甲亢术后继续服复方碘溶液 7 天，服 15 滴者每日减少 1 滴直至停止。

6. 双侧甲状腺次全或全切术后要长期服用甲状腺素片，观察有无甲状腺危象征兆。

7. 观察有无手足抽搐，面部、口唇周围和手心足底肌肉强直性抽搐和麻木者应给予补充 10% 葡萄糖酸钙或氯化钙 11 ~ 20mL，轻者口服钙剂，并在饮食上控制含磷较高的食物，如牛奶、蛋黄、鱼等。

8. 忌烟忌酒，吸烟酗酒不仅对于患者的恢复是不利的，对于正常人的身体也是有害的。

9. 忌油炸、熏制、腌制、烧烤、发霉等含有高热量高脂肪的食物。

10. 一些黏滞、肥腻、坚硬不易消化的食物也不要吃，会加重患者负担，不利于后期康复。

11. 在饮食上多吃高营养的食物，忌辛辣，多吃水果，可以服用人参皂苷 Rh2，含量 16.2% 的胶囊产品更利于吸收，能够补益元气，调理身体，抑制癌细胞的生长增殖，同时对增加癌症患者的食欲很有帮助，能有效改善胃胀、恶心、呕吐、食欲减退等症状。

12. 心理护理

（1）甲状腺癌患者对疾病的恐惧心理常常是由于对疾病的认识不充分造成的，医护人员及家属针对这种心理可通过交谈的方式，告诉患者疾病通过治疗是有希望的，另外为患者提供舒适的休息环境，还可以通过听音乐、看书、散步、与室友交心等使患者消除恐惧心理，对于恐惧心理严重的患者可以考虑通过镇静剂来减轻症状。

（2）甲状腺癌的术前护理对治疗效果非常关键。在术前需要稳定患者紧张、焦虑的情绪，减少心理刺激，充分了解其心理状况，针对性地解释、开导和安慰以预防甲状腺危象的发生。术前对心率较快者，给予普萘洛尔，精神紧张者给地西泮及一些对症处理，使术前患者基本情况稳定在心率 90 次/分以下。

（3）甲状腺癌术后的心理护理同样重要，由于患者会担心病情的变化以及手术的并发症或术后恢复状况，可安慰患者，嘱其多休息，保持良好的精神状态，促进手术后创伤的愈合及恢复。

（4）甲状腺癌患者大多出现疼痛症状，可指导患者使用放松技术或自我催眠术，以减轻其对疼痛的敏感度。甲状腺癌的精神疗法在甲状腺癌以后的治疗和发展中起着越来越重要的作用，保持乐观的精神情绪和健康的心理状态，对于甲状腺癌的治疗起着积极的促进作用。

（5）甲状腺癌出现并发症将会对患者健康造成更大的影响，此时需要给予患者足够的心理和精神支撑。严密观察病情的同时注意分散患者的注意力，消除其紧张、焦虑、害怕不良的情绪。

（孟珂）

# 第二节　肺　癌

肺癌是最常见的肺原发性恶性肿瘤，绝大多数肺癌起源于支气管黏膜上皮，故亦称支气管肺癌。肺癌的分类较多，可从解剖学、组织学分类，分类是因为各种肺癌的病理特点、治疗及预后不甚相同。

肺癌是发病率和死亡率增长最快，对人群健康和生命威胁最大的恶性肿瘤之一。近50 年来许多国家都报道肺癌的发病率和死亡率均明显增高，男性肺癌发病率和死亡率均占所有恶性肿瘤的第一位，女性发病率占第二位，死亡率占第二位。肺癌的病因至今尚不完全明确，大量资料表明，长期大量吸烟与肺癌的发生有非常密切的关系。已有的研究证明：长期大量吸烟者患肺癌的概率是不吸烟者的 10 ~ 20 倍，开始吸烟的年龄越小，患肺癌的概率越高。此外，吸烟不仅直接影响本人的身体健康，还对周围人群的健康产生不良影响，导致被动吸烟者肺癌患病率明显增加。城市居民肺癌的发病率比农村高，这可能与城市大气污染和烟尘中含有致癌物质有关。因此，应该提倡不吸烟，并加强城市环境卫生工作。

肺癌是目前对人类健康及生命危害最大的恶性肿瘤之一，在很多国家肺癌已成为肿瘤患者的第一大死因，我国是其中较为突出的国家之一。2002年全世界新增135万人肺癌病例，死亡118万人，居所有恶性肿瘤的第一位。由于吸烟人群数量庞大、环境污染日趋严重、工业的发展以及人口老龄化，近年来我国肺癌发病率和死亡率均呈明显上升趋势，其中城市肺癌的发病率和死亡率增长最快，在全部恶性肿瘤的排序中已由20世纪70年代的第四位上升到目前的第一位。根据卫计委全国肿瘤防治办公室提供的资料显示，目前我国肺癌发病率每年增长26.9%，如不及时采取有效控制措施，预计到2025年，我国肺癌患者将达到100万人，成为世界第一肺癌大国。

肺癌不仅呈现高发病率及死亡率，而且发病年龄亦有年轻化趋势，目前肺癌高峰发病年龄为51~60岁，比之前报道的71~80岁明显提前。也有报道证实，我国平均肺癌发病年龄每5年降低1岁。除发病年龄年轻化趋势外，肺癌发病率的性别差异亦日益缩小。20世纪70年代发达国家男女肺癌比例为（4~5）∶1，有的甚至高达10∶1，我国男女比例为（2.1~2.3）∶1。30多年来北美男性肺癌发生率有下降趋势，但是女性发病率逐渐增，2002年美国和加拿大男女肺癌比例分别为1.58∶1和1.77∶1。以往我国各地区肺癌发病率男女性别比范围在（1.70~3.56）∶1，但近年来由于部分地区女性肺癌发病增长速度高于男性，男女性别比已出现下降趋势。在很多地区，肺癌已成为女性发病和死亡第一的恶性肿瘤。

肺癌发病率同样存在明显种族和地域差别。以色列一项研究比较了以色列犹太人与阿拉伯人患肺癌的风险，并与美国白人和黑人进行对比，结果发现以色列犹太人与阿拉伯人的吸烟率虽高于美国人，但患肺癌的风险却低于美国人，可能与遗传因素有关；以色列犹太人肺癌发病率低于阿拉伯人，可能与吸烟因素有关。我们国家由于地域宽广，社会、文化和经济发展存在区别，肺癌发病率也有着明显的地域差异。首先是发病率差异：城市发病率显著高于农村，而且城市越大肺癌发病率越高。近年来农村增长速度高于城市，由于快速农村城市化进程，一些经济比较发达的农村地区，如浙江嘉善、江苏启东、山东临朐等地肺癌发病已接近一些城市水平，而部分城市如上海、大连的男性肺癌发病率则出现趋稳或下降趋势，可能与人口老龄化有关。

**一、病因**

肺癌的病因至今尚不完全明确，大量资料表明肺癌的危险因子包含吸烟（包括二手烟）、石棉、氡、砷、电离辐射、卤素烯类、多环性芳香化合物、镍等。

1. 吸烟

肺癌的病因比较复杂。其发生与吸烟和环境因素有密切关系。长期吸烟可引致支气管黏膜上皮细胞增生，鳞状上皮化生诱发鳞状上皮癌或未分化小细胞癌，无吸烟嗜好者虽然也可患肺癌，但腺癌较为常见，纸烟燃烧时释放致癌物质。烟草的组成成分及燃烧时的烟雾中含有苯丙芘、砷、亚硝胺类多种致癌和促癌物质。据统计，70%～80%的肺癌是由长期吸烟引起的，吸烟人群肺癌死亡率比不吸烟人群高10～20倍，吸烟时间越长、吸烟的支数越多和开始吸烟的年龄越小，患肺癌的机会越大。妇女被动吸烟，肺癌的发病率较配偶不吸烟者高2倍以上。

2. 职业因素

职业因素指从事石棉、砷、铬、镍、煤焦油以及放射性元素有关的职业，由于长期接触致癌物质，肺癌的发病率高。例如云南个旧锡矿作业环境中砷和放射性氡的浓度高，是肺癌发病率高的重要因素。

3. 大气污染

已知工业废气、煤和汽油燃烧造成的大气污染，是城市较农村肺癌发病率高的因素之一。长期接触铀、镭等放射性物质及其衍化物致癌性碳氢化合物、砷、铬、镍、铜、锡、铁、煤、焦油、沥青、石油、石棉、芥子气等物质均可诱发肺癌主要是鳞癌和未分化小细胞癌。

4. 肺部慢性疾病

如肺结核、硅肺、尘肺等可与肺癌并存，这些病例癌肿的发病率高于正常人。此外肺支气管慢性炎症以及肺纤维瘢痕病变在愈合过程中可能引起鳞状上皮化生或增生，在此基础上部分病例可发展成为癌症。

5. 人体内在因素

如免疫功能降低、代谢活动及内分泌功能失调等。

6. 营养状况

维生素E、$B_2$的缺乏及不足在肺癌患者中较为突出。食物中长期缺乏维生素A、维甲类、β胡萝卜素和微量元素（锌、硒）等易发生肺癌。

7. 遗传等因素

家族聚集、遗传易感性也可能在肺癌的发生中起重要作用。许多研究证明，遗传因素可能在对环境致癌物易感的人群和/或个体中起重要作用。

## 二、分型

肺癌的组织学分型：

1. 小细胞肺癌或燕麦细胞癌

占肺癌的30%。近20%的肺癌患者属于这种类型；小细胞肺癌肿瘤细胞倍增时间短，进展快，常伴内分泌异常或类癌综合征；由于患者早期即发生血行转移且对放化疗敏感，故小细胞肺癌的治疗应以全身化疗为主，联合放疗和手术为主要治疗手段。综合治疗系治疗小细胞肺癌成功的关键。

2. 非小细胞肺癌

约80%的肺癌患者属于这种类型。这种区分是相当重要的，因为对这两种类型的肺癌的治疗方案是截然不同的。小细胞肺癌患者主要用化学疗法治疗，外科治疗对这种类型肺癌患者并不起主要作用。另一方面，外科治疗主要适用于非小细胞肺癌患者。

1）鳞癌：占肺癌的45%。可分为高分化、中分化与低分化鳞癌。鳞癌多为中心型肺癌，瘤内常见大块坏死及空洞形成。

2）腺癌：占肺癌的10％以上。女性多于男性。3/4的腺癌为周围型。易发生转移及血性胸水。

3）腺鳞癌：为一种具有鳞癌、腺癌两种成分的癌，其生物学行为与腺癌相似。

4）类癌：是一种内分泌系统肿瘤，常为中心型。嗜银细胞染色呈阳性。肿瘤可多发，属低度恶性，瘤体小，较少向外转移。

### 三、分期

分期是定义癌症扩散程度的方法。分期非常重要，这是因为恢复和治疗可能的概况取决于癌症的分期。例如，某期的癌症可能最好手术治疗，而其他期的最好采用化疗和放疗联合治疗。小细胞和非小细胞肺癌的分期体系不一样。肺癌患者的治疗和预后（存活可能概况）在很大程度上取决于癌症的分期和细胞类型。CT、MRI、骨髓活检、纵隔镜和血液学检查等可用于癌症的分期。

（一）TNM分期

1. 原发肿瘤（T）

$T_x$：未发现原发肿瘤。

$T_0$：无原发肿瘤的证据。

$T_{is}$：原位癌。

$T_1$：肿瘤最大直径 ≤3cm。

$T_{1a}$：肿瘤最大直径≤1cm。

$T_{1b}$：1cm＜肿瘤最大直径≤2cm。

$T_{1c}$：2cm＜肿瘤最大直径≤3cm。

$T_2$：3cm＜肿瘤最大径≤5cm；侵犯主支气管（侵犯限于支气管壁时，虽可能侵犯主支气管，仍为$T_1$），但未侵及隆突；侵及脏胸膜；有阻塞性肺炎或者部分肺不张。符合以上任何一个条件即为$T_2$。

$T_{2a}$：3cm＜肿瘤最大直径≤4cm。

$T_{2b}$：4cm＜肿瘤最大直径≤5cm。

$T_3$：5cm＜肿瘤最大径≤7cm；侵袭胸壁、膈神经、心包；全肺肺不张肺炎；同一肺叶出现孤立性癌结节。符合以上任何一个条件即为$T_3$。

$T_4$：肿瘤最大径＞7cm；侵袭纵隔、心脏、大血管、隆突、喉返神经、主气管、食管、椎体、膈肌；同侧不同肺叶内出现孤立癌结节。

2. 区域淋巴结转移（N）

$N_x$：无法评估。

$N_0$：无区域淋巴结转移。

$N_1$：同侧支气管周围和/或同侧肺门淋巴结以及肺内淋巴结有转移。

$N_2$：同侧纵隔内和/或隆突下淋巴结转移。

$N_3$：对侧纵隔、对侧肺门、同侧或对侧前斜角肌及锁骨上淋巴结转移。

3. 远处转移（M）

$M_x$：无法判断。

$M_0$：无远处转移。

$M_1$：有远处转移。

（二）TNM 分期与临床分期的关系

隐性癌：$T_xN_0M_0$。

0 期：$T_{is}N_0M_0$。

ⅠA 期：ⅠA1，$T_{is}N_0M_0$；ⅠA2，$T_{1b}N_0M_0$；ⅠA3，$T_{1c}N_0M_0$。

ⅠB 期：$T_{2a}N_0M_0$。

ⅡA 期：$T_{2b}N_0M_0$。

ⅡB 期：$T_3N_0M_0$；$T_{1a\sim2b}N_1M_0$。

ⅢA 期：$T_4N_0M_0$；$T_{3\sim4}N_1M_0$；$T_{1a\sim2b}N_2M_0$。

ⅢB 期：$T_{3\sim4}N_2M_0$；$T_{1a\sim2b}N_3M_0$。

ⅢC 期：$T_{3\sim4}N_3M_0$。

ⅣA 期：$T_{1\sim4}N_{0\sim3}M_{1a\sim1b}$。

ⅣB 期：$T_{1\sim4}N_{0\sim3}M_{1c}$。

## 四、诊断

（一）临床表现

1. 症状

肺癌的临床表现比较复杂，症状和体征的有无、轻重以及出现的早晚，取决于肿瘤发生部位、病理类型、有无转移及有无并发症，以及患者的反应程度和耐受性的差异。肺癌早期症状常较轻微，甚至可无任何不适。中央型肺癌症状出现早且重，周围型肺癌症状出现晚且较轻，甚至无症状，常在体检时被发现。肺癌的症状大致分为：局部症状、全身症状、肺外症状、浸润和转移症状。

2. 局部症状

局部症状是指由肿瘤本身在局部生长时刺激、阻塞、浸润和压迫组织所引起的症状。

1）咳嗽：咳嗽是最常见的症状，以咳嗽为首发症状者占 35% ~75%。肺癌所致的咳嗽可能与支气管黏液分泌的改变、阻塞性肺炎、胸膜侵犯、肺不张及其他胸内并发症有关。肿瘤生长于管径较大、对外来刺激敏感的段以上支气管黏膜时，可产生类似异物样刺激引起的咳嗽，典型的表现为阵发性刺激性干咳，一般止咳药常不易控制。肿瘤生长在段以下较细小支气管黏膜时，咳嗽多不明显，甚至无咳嗽。对于吸烟或慢性支气管炎的患者，如咳嗽程度加重，次数变频，咳嗽性质改变如呈高音调金属音时，尤其在老年人，要高度警惕肺癌的可能性。

2）痰中带血或咯血：痰中带血或咯血亦是肺癌的常见症状，以此为首发症状者约占 30%。由于肿瘤组织血供丰富，质地脆，剧咳时血管破裂而致出血，咯血亦可能由肿瘤局部坏死或血管炎引起。肺癌咯血的特征为间断性或持续性、反复少量的痰中带血丝，或少量咯血，偶因较大血管破裂、大的空洞形成或肿瘤破溃入支气管与肺血管而导致难以控制的大咯血。

3）胸痛：以胸痛为首发症状者约占25%。常表现为胸部不规则的隐痛或钝痛。大多数情况下，周围型肺癌侵犯壁胸膜或胸壁，可引起尖锐而断续的胸膜性疼痛，若继续发展，则演变为恒定的钻痛。难以定位的轻度的胸部不适有时与中央型肺癌侵犯纵隔或累及血管、支气管周围神经有关，而恶性胸腔积液患者有25%诉胸部钝痛。持续尖锐剧烈、不易为药物所控制的胸痛，则常提示已有广泛的胸膜或胸壁侵犯。肩部或胸背部持续性疼痛提示肺叶内侧近纵隔部位有肿瘤外侵可能。

4）胸闷、气急：约有10%的患者以此为首发症状，多见于中央型肺癌，特别是肺功能较差的患者。引起呼吸困难的原因主要包括：

（1）肺癌晚期，纵隔淋巴结广泛转移，压迫气管、隆突或主支气管时，可出现气急，甚至窒息症状。

（2）大量胸腔积液压迫肺组织并使纵隔严重移位，或有心包积液时，也可出现胸闷、气急、呼吸困难，但抽液后症状可缓解。

（3）弥漫性细支气管肺泡癌和支气管播散性腺癌，使呼吸面积减少，气体弥散功能障碍，导致严重的通气/血流比值失调，引起呼吸困难逐渐加重，常伴有发绀。

（4）其他：包括阻塞性肺炎，肺不张，淋巴管炎性肺癌，肿瘤微栓塞，上气道阻塞，自发性气胸以及合并慢性肺疾病〔如慢性阻塞性肺疾病（COPD）〕。

5）声音嘶哑：有5%～18%的肺癌患者以声嘶为第一主诉，通常伴随有咳嗽。声嘶一般提示直接的纵隔侵犯或淋巴结长大累及同侧喉返神经而致左侧声带麻痹。声带麻痹亦可引起程度不同的上气道梗阻。

3. 全身症状

1）发热：以此为首发症状者占20%～30%。肺癌所致的发热原因有两种：一为炎性发热，中央型肺癌肿瘤生长时，常先阻塞段或支气管开口，引起相应的肺叶或肺段阻塞性肺炎或不张而出现发热，但多在38℃左右，很少超过39℃，抗生素治疗可能奏效，阴影可能吸收，但因分泌物引流不畅，常反复发作，约1/3的患者可在短时间内反复在同一部位发生肺炎。周围型肺癌多在晚期因肿瘤压迫邻近肺组织引起炎症时而发热。二为癌性发热，多由肿瘤坏死组织被机体吸收所致，此种发热抗炎药物治疗无效，激素类或吲哚类药物有一定疗效。

2）消瘦和恶病质：肺癌晚期由于感染、疼痛所致食欲减退，肿瘤生长和毒素引起消耗增加，以及体内肿瘤坏死因子（TNF）、瘦素（Leptin）等细胞因子水平增高，可引起严重的消瘦、贫血、恶病质。

4. 肺外症状

由于肺癌所产生的某些特殊活性物质（包括激素、抗原、酶等），患者可出现一种或多种肺外症状，常可出现在其他症状之前，并且可随肿瘤的消长而消退或出现，临床上以肺源性骨关节增生症较多见。

1）肺源性骨关节增生症：临床上主要表现为杵状指（趾），长骨远端骨膜增生，新骨形成，受累关节肿胀、疼痛和触痛。长骨以胫腓骨、肱骨和掌骨，关节以膝、踝、腕等大关节较多见。杵状指、趾发生率约29%，主要见于鳞癌；增生性骨关节病发生率为1%~10%，主要见于腺癌，小细胞癌很少有此种表现。确切的病因尚不完全清楚，可能与雌激素、GH或神经功能有关，手术切除癌肿后可获缓解或消退，复发时又可出现。

2）与肿瘤有关的异位激素分泌综合征：约10%患者可出现此类症状，可作为首发症状出现。另有一些患者虽无临床症状，但可检测出一种或几种血浆异位激素增高。此类症状多见于小细胞肺癌。

（1）异位ACTH分泌综合征：由于肿瘤分泌ACTH或CRH活性物质，使血浆皮质醇增高。临床症状与库欣综合征大致相似，可有进行性肌无力、周围性水肿、高血压、糖尿病、低钾性碱中毒等，其特点为病程进展快，可出现严重的精神障碍，伴有皮肤色素沉着，而向心性肥胖、多血质、紫纹多不明显。该综合征多见于肺腺癌及小细胞肺癌。

（2）异位促性腺激素分泌综合征：由于肿瘤自主性分泌LH及人绒毛膜促性腺激素（HCG）而刺激性腺类固醇分泌所致。多表现为男性双侧或单侧乳腺发育，可发生于各种细胞类型的肺癌，以未分化癌和小细胞癌多见。偶可见阴茎异常勃起，除与激素异常分泌有关外，也可能因阴茎血管栓塞所致。

（3）异位甲状旁腺激素分泌综合征：是由于肿瘤分泌甲状旁腺激素或一种溶骨物质（多肽）所致。临床上以高血钙、低血磷为特点，症状有食欲减退、恶心、呕吐、腹痛、烦渴、体重下降、心动过速、心律不齐、烦躁不安和精神错乱等。多见于鳞癌。

（4）异位胰岛素分泌综合征：临床表现为亚急性低血糖症候群，如精神错乱、幻觉、头痛等。其原因可能与肿瘤大量消耗葡萄糖、分泌类似胰岛素活性的体液物质或分泌胰岛素释放多肽等有关。

（5）类癌综合征：是由于肿瘤分泌5-羟色胺所致。表现为支气管痉挛性哮喘、皮肤潮红、阵发性心动过速和水样腹泻等。多见于腺癌和燕麦细胞癌。

（6）神经—肌肉综合征（Eaton-Lambert综合征）是因肿瘤分泌箭毒性样物质所致。表现为骨骼肌力减退和极易疲劳。多见于小细胞未分化癌。其他尚有周围性神经病、脊根节细胞与神经退行性变、亚急性小脑变性、皮质变性、多发性肌炎等，可出现肢端疼痛无力、眩晕、眼球震颤、共济失调、步履困难及痴呆。

（7）异位GH综合征：表现为肥大性骨关节病多见于腺癌和未分化癌。

（8）抗利尿激素分泌异常综合征：由于癌组织分泌大量的抗利尿激素或具有抗利尿作用的多肽物质所致。其主要临床特点为低钠血症，伴有血清和细胞外液低渗透压（<270 mOsm/L）、肾脏持续排钠、尿渗透压大于血浆渗透压（尿比重>1.200）和水中毒。多见于小细胞肺癌。

3）其他表现

（1）皮肤病变：黑棘皮病和皮肤炎多见于腺癌，皮肤色素沉着是由于肿瘤分泌黑素细胞刺激素（MSH）所致，多见于小细胞癌。其他尚有硬皮病、掌跖皮肤过度角化症等。

（2）心血管系统：各种类型的肺癌均可凝血机制异常，出现游走性静脉栓塞、静脉炎和非细菌性栓塞性心内膜炎，可在肺癌确诊前数月出现。

（3）血液学系统：可有慢性贫血、紫癜、红细胞增多、类白血病样反应。可能为铁质吸收减少、红细胞生成障碍及红细胞寿命缩短、毛细血管性渗血性贫血等原因所致。此外，各种细胞类型的肺癌均可出现弥散性血管内凝血（DIC），可能与肿瘤释放促凝血因子有关。肺鳞癌患者可伴有紫癜。

5. 外侵和转移症状

1）淋巴结转移：最常见的是纵隔淋巴结和锁骨上淋巴结，多在病灶同侧，少数可在对侧，多为较坚硬，单个或多个结节，有时可为首发的主诉而就诊。气管旁或隆突下淋巴结肿大可压迫气管，出现胸闷、气急甚至窒息。压迫食管可出现吞咽困难。

2）胸膜受侵和/或转移：胸膜是肺癌常见的侵犯和转移部位，包括直接侵犯和种植转移。临床表现因有无胸腔积液及胸水的多寡而异，胸水的成因除直接侵犯和转移外，还包括淋巴结的阻塞以及伴发的阻塞性肺炎和肺不张。常见的症状有呼吸困难、咳嗽、胸闷与胸痛等，亦可完全无任何症状；查体时可见肋间饱满、肋间增宽、呼吸音减低、语颤减低、叩诊实音、纵隔移位等；胸水可为浆液性、浆液血性或血性，多数为渗出液，恶性胸水的特点为增长速度快，多呈血性。极为罕见的肺癌可发生自发性气胸，其机制为胸膜的直接侵犯和阻塞性肺气肿破裂，多见于鳞癌，预后不良。

3）上腔静脉综合征：肿瘤直接侵犯或纵隔淋巴结转移压迫上腔静脉，或腔内的栓塞，使其狭窄或闭塞，造成血液回流障碍，出现一系列症状和体征，如头痛、颜面部浮肿、颈胸部静脉曲张、压力增高、呼吸困难、咳嗽、胸痛以及吞咽困难，亦常有弯腰时晕厥或眩晕等。前胸部和上腹部静脉可代偿性曲张，反映上腔静脉阻塞的时间和阻塞的解剖位置。上腔静脉阻塞的症状和体征与其部位有关。若一侧无名静脉阻塞，头面、颈部的血流可通过对侧无名静脉回流心脏，临床症状较轻。若上腔静脉阻塞发生在奇静脉入口以下部位，除了上述静脉扩张，尚有腹部静脉怒张，血液以此途径流入下腔静脉。若阻塞发展迅速，可出现脑水肿而有头痛、嗜睡、激惹和意识状态的改变。

4）肾脏转移：死于肺癌的患者约35%发现有肾脏转移，亦是肺癌手术切除后1月内死亡患者的最常见转移部位。大多数肾脏转移无临床症状，有时可表现为腰痛及肾功能不全。

5）消化道转移：肝转移可表现为食欲减退、肝区疼痛，有时伴有恶心，血清 γ - 谷氨酰转肽酶（γ - GT）常呈阳性，碱性磷酸酶（AKP）呈进行性增高，查体时可发现肝脏肿大，质硬、结节感。小细胞肺癌好发胰腺转移，可出现胰腺炎症状或阻塞性黄疸。各种细胞类型的肺癌都可转移到肝脏、胃肠道、肾上腺和腹膜后淋巴结，临床多无症状，常在查体时被发现。

6）骨转移：肺癌骨转移的常见部位有肋骨、椎骨、髂骨、股骨等，但以同侧肋骨和椎骨较多见，表现为局部疼痛并有定点压痛、叩痛。脊柱转移可压迫椎管导致阻塞或压迫症状。关节受累可出现关节腔积液，穿刺可能查到癌细胞。

7）中枢神经系统症状

（1）脑、脑膜和脊髓转移发生率约10%，其症状可因转移部位不同而异。常见的症状为颅内压增高表现，如头痛、恶心、呕吐以及精神状态的改变等，少见的症状有癫痫发作、脑神经受累、偏瘫、共济失调、失语和突然晕厥等。脑膜转移不如脑转移常见，常发生于小细胞肺癌患者中，其症状与脑转移相似。

（2）脑病和小脑皮质变性脑病的主要表现为痴呆、精神病和器质性病变，小脑皮质变性表现为急性或亚急性肢体功能障碍、四肢行动困难、动作震颤、发音困难、眩晕等。有报道肿瘤切除后上述症状可获缓解。

8）心脏受侵和转移：肺癌累及心脏并不少见，尤多见于中央型肺癌。肿瘤可通过直接蔓延侵及心脏，亦可以通过淋巴管逆行播散，阻塞心脏的引流淋巴管引起心包积液，发展较慢者可无症状，或仅有心前区、肋弓下或上腹部疼痛。发展较快者可呈典型的心包填塞症状，如心急、心悸、颈面部静脉怒张、心界扩大、心音低远、肝肿大、腹水等。

9）周围神经系统症状：癌肿压迫或侵犯颈交感神经引起 Horner 综合征，其特点为病侧瞳孔缩小、上睑下垂、眼球内陷和颜面部无汗等。压迫或侵犯臂丛神经时引起臂丛神经压迫症，表现为同侧上肢烧灼样放射性疼痛、局部感觉异常和营养性萎缩。肿瘤侵犯膈神经时，可赞成膈肌麻痹，出现胸闷、气急，X 线透视下可见有膈肌矛盾运动。压迫或侵犯喉返神经时，可致声带麻痹出现声音嘶哑。肺尖部肿瘤（肺上沟瘤）侵犯颈 8 和胸 1 神经、臂丛神经、交感神经节以及邻近的肋骨，引起剧烈肩臂疼痛、感觉异常、一侧臂轻瘫或无力、肌肉萎缩，即所谓 Pancoast 综合征。

6. 转移

1）直接扩散：靠近肺外围的肿瘤可侵犯脏胸膜，癌细胞脱落进入胸膜腔，形成种植转移。中央型或靠近纵隔面的肿瘤可侵犯脏壁胸膜、胸壁组织及纵隔器官。

2）血行转移：癌细胞随肺静脉回流到左心后，可转移到体内任何部位，常见转移部位为肝、脑、肺、骨骼系统、肾上腺、胰等器官。

3）淋巴转移：淋巴转移是肺癌最常见的转移途径。癌细胞经支气管和肺血管周围的淋巴管，先侵入邻近的肺段或叶支气管周围淋巴结，然后到达肺门或隆突下淋巴结，再侵入纵隔和气管旁淋巴结，最后累及锁骨上或颈部淋巴结。

（二）辅助检查

1. X 线检查

X 线检查为诊断肺癌最常用的手段，其阳性检出率可在90%以上。肺癌较早期的 X 线表现有：①孤立性球形阴影或不规则小片浸润；②透视下深吸气时单侧性通气差，纵隔轻度移向患侧；③呼气相时出现局限性肺气肿；④深呼吸时出现纵隔摆动；⑤如肺癌进展堵塞段或叶支气管，则堵塞部远端气体逐渐吸收出现节段不张，这种不张部位如并发感染则形成肺炎或肺脓肿。较晚期肺癌可见：肺野或肺门巨大肿物结节，无钙化，分叶状，密度一般均匀，边缘有毛刺、周边血管纹理扭曲，有时中心液化，出现厚壁、偏心、内壁凹凸不平的空洞。倍增时间短，当肿物堵塞叶或总支气管出现肺叶或全肺不张，胸膜受累时可见大量胸液，胸壁受侵时可见肋骨破坏。

2. 生化检查

（1）痰脱落细胞学检查：简便易行，但阳性检出率在50%～80%，且存在1%～2%的假阳性。此方法适合于在高危人群中进行普查，以及肺内孤立影或是原因不明略血的确诊。

（2）经皮肺穿刺细胞学检查：适应于外周型病变且由于种种原因不适于开胸病例，其他方法又未能确立组织学诊断。目前倾向与 CT 结合用细针，操作较安全，并发症较少。阳性率在恶性肿瘤中为 74%～96%，良性肿瘤则较低，为 50%～74%。并发症有气胸（20%～35%，其中约 1/4 需处理），小量咯血（3%），发热（1.3%），空气栓塞（0.5%），针道种植（0.02%）。胸外科因具备胸腔镜检、开胸探查等手段，应用较少。

（3）胸腔穿刺细胞学检查：怀疑或确诊为肺癌的患者，可能会有胸腔积液或胸膜播散转移，胸腔穿刺抽取胸腔积液的细胞分析可明确分期，对于某些病例，还可提供诊断依据。对于伴有胸腔积液的肺癌来说，支气管肺腺癌有最高的检出率，其细胞学诊断的阳性率在 40%～75%。如果穿刺获得的胸腔积液细胞学分析不能作出诊断，可考虑选择进一步的检查手段，如胸腔镜等。

（4）血清肿瘤标志：已发现很多种与肺癌有关的血清肿瘤标志，这些标志物可能提示致癌因素增强，或解读某些致癌原的程度。肺癌血清肿瘤标志物可能成为肿瘤分期和预后分析的有价值的指标，并可用于评价治疗效果。肿瘤标志物检测结果必须综合其他检查结果，不能单独用于诊断癌症。

（5）单克隆抗体扫描：采用单克隆抗体普查、诊断和分期是目前的一个试验领域，用放射物质标记的抗 CEA 单克隆抗体的免疫荧光影像已有报告，分别有 73% 的原发肿瘤和 90% 的继发肿瘤吸收放射性标记的抗体，抗体的吸收还受肿瘤大小和部位的影响。

3. CT、MRI 等检查

（1）CT 检查：在肺癌的诊断与分期方面，CT 检查是最有价值的无创检查手段。CT 可发现肿瘤所在的部位和累积范围，也可大致区分其良、恶性。以往认为钙化是良性病变的影像学特征，但在 <3cm 的肺阴影中，7% 的恶性肿瘤也有钙化。CT 还可以清晰显示肺门、纵隔、胸壁和胸膜浸润，用于肺癌的分期。腹部 CT 对于观察腹内诸脏器如肝、肾、肾上腺等有无转移非常有帮助。

（2）MRI：MRI 在肺癌的诊断和分期方面有一定价值，其优点在于可以在矢状和冠状平面显示纵隔的解剖，无须造影清晰地显示中心型肿瘤与周围脏器血管的关系，从而判断肿瘤是否侵犯了血管或压迫包绕血管，如超过周径的 1/2，切除有困难，如超过周径的 3/4 则不必手术检查。肿瘤外侵及软组织时 MRI 也能清晰显示，对肺上沟瘤的评估最有价值。在检查肺门和纵隔淋巴结方面，MRI 与 CT 相似，可清晰显示肿大的淋巴结，但特异性较差。

（3）支气管镜检查：阳性检出率为 60%～80%，一般可观察到 4～5 级支气管的改变，如肿物、狭窄、溃疡等，并进行涂刷细胞学、咬取活检、局部灌洗等。这种检查，一般比较安全，也有报告 9%～29% 活检后并发出血。遇见疑似类癌并直观血运丰富的肿瘤应谨慎从事，最好避免活检创伤。

（4）ECT 检查：ECT 骨显像比普通 X 线片提早 3～6 个月发现病灶，可以较早地发现骨转移灶。如病变已达中期骨病灶部脱钙含量的 30%～50% 及以上，X 线片与骨显像都有阳性发现，如病灶部成骨反应静止，代谢不活跃，则骨显像为阴性 X 线片为阳性，二者互补，可以提高诊断率。

（5）纵隔镜检查：当CT可见气管前、旁及隆突下淋巴结肿大时应全麻下行纵隔镜检查。在胸骨上凹部做横切口，钝性分离颈前软组织到达气管前间隙，钝性游离出气管前通道，置入观察镜缓慢通过无名动脉的后方，观察气管旁、气管支气管角及隆突下等部位的肿大淋巴结，用特制活检钳解剖剥离取得活组织。临床资料显示总的阳性率为39%，死亡率约占0.04%，1.2%发生并发症如气胸、喉返神经麻痹、出血、发热等。

（6）PET检查：PET可以发现意料不到的胸外转移灶，能够使术前定期更为精确。胸外转移病例中无假阳性率，但是在纵隔内肉芽肿或其他炎性淋巴结病变中PET检查有假阳性发现需经细胞学或活检证实。

（三）诊断与鉴别诊断

1. 诊断

原发性支气管肺癌的诊断依据包括：症状、体征、影像学表现以及痰脱落细胞学检查。

2. 鉴别诊断

1）肺结核病

（1）肺结核球：易与周围型肺癌混淆。肺结核球多见于青年患者。病变常位于上叶尖、后段或下叶背段，一般增长不明显，病程较长，在X线片上块影密度不均匀，可见到稀疏透光区，常有钙化点，边缘光滑，分界清楚，肺内常另有散在性结核病灶。

（2）粟粒性肺结核的X线征象与弥漫型细支气管肺泡癌相似，粟粒性肺结核常见于青年，发热、盗汗等全身毒性症状明显，抗结核药物治疗可改善症状，病灶逐渐吸收。

（3）肺门淋巴结结核：在X线片上的肺门块影可能误诊为中央型肺癌。肺门淋巴结结核多见于青少年，常有结核感染症状，很少有咯血，结核菌素试验常为阳性，抗结核药物治疗效果好。

值得提出的是少数患者肺癌可以与肺结核合并存在，由于临床上无特殊表现，X线征象又易被忽视，临床医生常易满足于肺结核的诊断而忽略同时存在的癌肿病变，往往延误肺癌的早期诊断。因此，对于中年以上的肺结核患者，在肺结核病灶部位或其他肺野内呈现块状阴影，经抗结核药物治疗肺部病灶未见好转、块影反而增大或伴有肺段或肺叶不张、一侧肺门阴影增宽等情况时，都应引起结核与肺癌并存的高度怀疑，必须进一步做痰细胞学检查和支气管镜检查等。

2）肺部炎症

（1）支气管肺炎：早期肺癌产生的阻塞性肺炎易被误诊为支气管肺炎。支气管肺炎一般起病较急，发热、寒战等感染症状比较明显，经抗菌药物治疗后症状迅速消失，肺部病变也较快吸收。如炎症吸收缓慢或反复出现，应进一步深入检查。

（2）肺脓肿：肺癌中央部分坏死液化形成癌性空洞时，X线征象易与肺脓肿混淆。肺脓肿病例常有吸入性肺炎病史。急性期有明显的感染症状，痰量多，呈脓性，有臭味。X线片上空洞壁较薄，内壁光滑，有液平面，脓肿周围的肺组织或胸膜常有炎性病变。支气管造影时造影剂多可进入空洞，并常伴有支气管扩张。

3）其他胸部肿瘤

（1）肺部良性肿瘤：肺部良性肿瘤有时须与周围型肺癌相鉴别。肺部良性肿瘤一般不呈现临床症状，生长缓慢，病程长。在 X 线片上显示接近圆形的块影，可有钙化点，轮廓整齐，边界清楚，多无分叶状。

（2）肺部孤立性转移性癌：肺部孤立性转移性癌很难与原发性周围型肺癌相区别。鉴别诊断主要依靠详细病史和原发癌肿的症状和体征。肺转移性癌一般较少呈现呼吸道症状和痰血，痰细胞学检查不易找到癌细胞。

（3）纵隔肿瘤：中央型肺癌有时可能与纵隔肿瘤混淆。诊断性人工气胸有助于明确肿瘤所在的部位。纵隔肿瘤较少出现咯血，痰细胞学检查未能找到癌细胞。支气管镜检查和支气管造影有助于鉴别诊断。纵隔淋巴瘤较多见于年轻患者，常为双侧性病变，可有发热等全身症状。

### 五、治疗

（一）化疗

化疗对小细胞肺癌的疗效无论早期或晚期均较肯定，甚至有根治的少数报告；对非小细胞肺癌也有一定疗效，但仅为姑息，作用有待进一步提高。近年化疗在肺癌中的作用已不再限于不能手术的晚期肺癌患者，而常作为全身治疗列入肺癌的综合治疗方案。化疗会抑制骨髓造血系统，主要是白细胞和血小板的下降，联合中医中药及免疫治疗效果佳。

1. 小细胞肺癌的化疗

由于小细胞肺癌所具有的生物学特点，目前公认除少数充分证据表明无胸内淋巴结转移者外，应首选化疗。

1）适应证

（1）经病理或细胞学确诊的小细胞肺癌患者。

（2）KS 记分在 50 ~ 60 分及以上者。

（3）预期生存时间在一个月以上者。

（4）年龄≤70 岁者。

2）禁忌证

（1）年老体衰或恶病质者。

（2）心肝肾功能严重障碍者。

（3）骨髓功能不佳：白细胞在 $3 \times 10^9/L$ 以下，血小板在 $80 \times 10^9/L$（直接计数）以下者。

（4）有并发症和感染发热出血倾向等。

2. 非小细胞肺癌的化疗

对非小细胞肺癌虽然有效药物不少，但有效率低且很少能达到完全缓解。

1）适应证

（1）经病理学或细胞学证实为鳞癌、腺癌或大细胞癌但不能手术的Ⅲ期患者，以及术后复发转移者或其他原因不宜手术的Ⅲ期患者。

（2）经手术探查、病理检查有以下情况者：①有残留灶；②胸内有淋巴结转移；③淋巴管或血栓中有癌栓；④低分化。

（3）有胸腔或心包积液者需采用局部化疗。

2）禁忌证

同小细胞肺癌。

## （二）放疗

### 1. 治疗原则

放疗对小细胞癌最佳，鳞癌次之，腺癌最差。但小细胞癌容易发生转移，故多采用大面积不规则照射，照射区应包括原发灶、纵隔双侧锁骨上区，甚至肝脑等部位，同时要辅以药物治疗。鳞癌对射线有中等度的敏感性，病变以局部侵犯为主，转移相对较慢，故多用根治治疗。腺癌对射线敏感性差，且容易发生血行转移，故较少采用单纯放疗。

### 2. 放疗并发症

放疗并发症较多，甚至引起部分功能丧失。对于晚期肿瘤患者，放疗效果并不完好。同时患者体质较差，年龄偏大不适合放疗。

### 3. 放疗的适应证

根据治疗的目的分为根治治疗、姑息治疗、术前放疗、术后放疗及腔内放疗等。

1）根治治疗

（1）有手术禁忌或拒做手术的早期病例，或病变范围局限在 $150cm^2$ 的ⅢA病例。

（2）心、肺、肝、肾功能基本正常，白细胞计数大于 $3 \times 10^9/L$，血红蛋白大于 100g/L 者。

（3）事前要周密地制订计划，严格执行，不要轻易变动治疗计划，即使有放射反应亦应以根治肿瘤为目标。

2）姑息治疗

其目的差异甚大。有接近根治治疗的姑息治疗，以减轻患者痛苦、延长生命、提高生存质量；亦有仅为减轻晚期患者症状，甚至引起安慰作用的减症治疗，如疼痛、瘫痪、昏迷、气急及出血。姑息治疗的照射次数可自数次至数十次，应根据具体情况和设备条件等而定。但必须以不增加患者的痛苦为原则，治疗中遇有较大的放射反应或 KS 分值下降时，可酌情修改治疗方案。

## （三）手术治疗

肺癌的治疗方法中除ⅢB及Ⅳ期外应以手术治疗或争取手术治疗为主，依据不同期别和病理组织类型酌加放疗、化疗和免疫治疗的综合治疗。关于肺癌手术术后的生存期，国内有报道 3 年生存率为 40% ~ 60%；5 年生存率为 22% ~ 44%；手术死亡率在 3% 以下。

### 1. 手术指征

具有下列条件者一般可行外科手术治疗：

1）无远处转移者，包括实质脏器如肝、脑、肾上腺、骨骼、胸腔外淋巴结等。

2）癌组织未向胸内邻近脏器或组织侵犯扩散者，如主动脉、上腔静脉、食管和癌性胸液等。

3）无严重心肺功能低下或近期内心绞痛发作者。

4）无重症肝肾疾患及严重糖尿病者。

具有以下条件者一般应该慎做手术或需做进一步检查治疗。

1）年迈、体衰、心肺功能欠佳者。

2）小细胞肺癌除Ⅰ期外宜先行化疗或放疗，而后再确定能否手术治疗。

3）X线所见除原发灶外，纵隔亦有几处可疑转移者。

目前，学术界对于肺癌外科手术治疗的指征有所放宽，对于一些侵犯到胸内大血管以及远处孤立转移的患者，只要身体条件许可，有学者也认为可以手术，并进行了相关的探索和研究。

2. 剖胸探查术指征

凡无手术禁忌，明确诊断为肺癌或高度怀疑为肺癌者可根据具体情况选择术式，若术中发现病变已超出可切除的范围但原发癌仍可切除者宜切除原发灶，这称为减量手术，但原则上不做全肺切除以便术后辅助其他治疗。

3. 肺癌术式的选择

Ⅰ、Ⅱ和部分经过选择的ⅢA期的肺癌病例，凡无手术禁忌证者皆可采用手术治疗。手术切除的原则为：彻底切除原发灶和胸腔内有可能转移的淋巴结，且尽可能保留正常的肺组织，全肺切除术宜慎重。

1）局部切除术：是指楔形癌块切除和肺段切除，即对于体积很小的原发癌、年老体弱肺功能差或癌分化好恶性度较低者等均可考虑行肺局部切除术。

2）肺叶切除术：对于孤立性周围型肺癌、局限于一个肺叶内无明显淋巴结肿大可行肺叶切除术。若癌肿累及两叶或中间支气管可行上中叶或下中叶两叶肺切除。

3）袖状肺叶切除：这种术式多应用于右肺上中叶肺癌，如癌肿位于叶支气管且累及叶支气管开口者可行袖状肺叶切除。

4）全肺切除：凡病变广泛用上述方法不能切除病灶时可慎重考虑行全肺切除。

5）隆突切除和重建术：肺癌超过主支气管累及隆突或气管侧壁但未超过2cm时，可行隆突切除重建术或袖式全肺切除；若还保留一叶肺时，则力争保留。术式可根据当时情况而定。

4. 再发或复发性肺癌的外科治疗

手术固然能切除癌肿，但还有残癌，或区域淋巴结转移，或血管中癌栓存在等，复发转移概率非常高。

1）原发性肺癌的处理：凡诊断为多原发性肺癌者其处理原则按第二个原发灶处理。

2）复发性肺癌的处理：所谓复发性肺癌是指原手术瘢痕范围内发生的癌灶或是与原发灶相关的胸内癌灶复发，称为复发性肺癌。其处理原则应根据患者的心肺功能和能否切除来决定手术范围。

### 六、健康教育

**1. 压疮预防**

肺癌晚期患者营养状况一般较差，有时合并全身水肿，极易产生压疮，且迅速扩展，难以治愈，预防压疮发生尤为重要。减轻局部压力，按时更换体位，身体易受压部位用气圈、软枕等垫起，避免长期受压。保持皮肤清洁，尤其对于大小便失禁的患者，保持床铺清洁、平整，对已破溃皮肤应用烤灯照射，保持局部干燥。

**2. 缓解症状**

发热为肺癌的主要症状之一，应嘱患者注意保暖，预防感冒，以免发生肺炎；对于刺激性咳嗽，可给予镇咳剂；夜间患者持续性咳嗽时，可饮热水，以减轻咽喉部的刺激；如有咯血应给止血药，大量咯血时，立即通知医生，同时使患者头偏向一侧，及时清除口腔内积血防止窒息，并协助医生抢救。

**3. 病情观察及护理**

肺癌晚期患者常有肿瘤不同部位的转移，引起不同症状，应注意观察给予相应的护理。如肝、脑转移，可出现突然昏迷、抽搐、视物不清，护理人员应及时发现给予对症处理。骨转移者应加强肢体保护，腹部转移常发生肠梗阻，应注意观察患者有无腹胀、腹痛等症状，由于衰弱、乏力、活动减少等原因，患者常出现便秘，应及时给予开塞露或缓泻药通便。因营养不良、血浆蛋白低下均可出现水肿，应通过增加营养、抬高患肢等措施以减轻水肿。

**4. 术后护理**

肺癌手术后，要禁止患者吸烟，以免促进复发。有肺功能减退的，要指导患者逐步增加运动量。术后要经常注意患者恢复情况，若有复发，应立即到医院请医生会诊，决定是否行放疗或化疗。要经常注意患者有无发热、剧咳、痰血、气急、胸痛、头痛、视力改变、肝痛、骨痛、锁骨上淋巴结肿大、肝肿大等，发现上述症状，应及时去医院就诊。同时，患者应定期去医院做胸透视检查，并留新鲜痰液查癌细胞。

**5. 饮食护理**

1）肺癌患者无吞咽困难时：应自由择食，在不影响治疗的情况下，应多吃一些含蛋白质，碳水化合物丰富的食品，提高膳食质量，为手术创造良好的条件。如果营养状况较差，很难耐受手术的创伤，术后愈合慢，易感染，对手术康复不利。

2）要求饮食含有人体必需的各种营养素：在足够热量供应时，可以补充蛋白质营养，促进肌肉蛋白的合成，在热量供应不足时，支链氨基酸也能提供更多的热能。要素膳的种类很多，应用时，要从低浓度开始，若口服应注意慢饮，由于要素膳为高渗液，饮用过快易产生腹泻和呕吐。

3）术后饮食调配：术后根据病情来调配饮食。因为手术创伤会引起消化系统的功能障碍，所以在食物选择与进补时，不要急于求成。都要多吃新鲜蔬菜和水果，果蔬中含有丰富的维生素 C，是抑癌物质，能够阻断癌细胞的生成，另外大蒜也含有抗癌物质。养成良好的生活和饮食习惯，定期体格检查，及时诊断和治疗。

6. 心理疏导

晚期肺癌患者心理生理较脆弱，特别是刚刚确诊时，患者及家属难以接受，入院时护士应主动关心安慰患者，向其介绍病室环境，介绍主管医生、主管护士，消除患者的生疏感和紧张感，减轻患者对住院的惧怕心理，帮助患者结识病友，指导家属在精神上和生活上给予大力支持，及时把握患者的心理变化，采取各种形式做好患者心理疏导。

7. 预防与控制

肺癌是可以预防的，也是可以控制的。已有的研究表明：西方发达国家通过控烟和保护环境后，近年来肺癌的发病率和死亡率已明显下降。肺癌的预防可分为三级预防，一级预防是病因干预；二级预防是肺癌的筛查和早期诊断，达到肺癌的早诊早治；三级预防为康复预防。

（1）禁止和控制吸烟：国外的研究已经证明戒烟能明显降低肺癌的发生率，且戒烟越早，肺癌发病率降低越明显。因此，戒烟是预防肺癌最有效的途径。

（2）保护环境：已有的研究证明，大气污染、沉降指数、烟雾指数、苯并芘等暴露剂量与肺癌的发生率成正相关关系，保护环境、减少大气污染是降低肺癌发病率的重要措施。

（3）职业因素的预防：许多职业致癌物增加肺癌发病率已经得到公认，减少职业致癌物的暴露就能降低肺癌发病率。

（4）科学饮食：增加食物中蔬菜、水果的摄入量，多食富含胡萝卜素、维生素 C、维生素 E、叶酸、微量元素硒等食品，可以降低肺癌的发病率。同时，规律的生活、愉快的心情、劳逸结合的生活环境、持之以恒地锻炼身体，都能增加防病抗病的能力。中年以上市民应定期检查身体，当出现刺激性干咳、痰中带血丝等症状时，应及时到医院检查，如家中有人曾患肺癌，其他成员应引起注意，须定期检查。

（孟珂）

# 第三节　食管癌

食管癌系指由食管鳞状上皮或腺上皮的异常增生所形成的恶性病变。其发展一般经过上皮不典型增生、原位癌、浸润癌等阶段。食管鳞状上皮不典型增生是食管癌的重要癌前病变，由不典型增生到癌变一般需要几年甚至十几年。

食管癌是常见的消化道肿瘤，全世界每年约有 30 万人死于食管癌。其发病率和死亡率各国差异很大。我国是世界上食管癌高发地区之一，每年平均病死约 15 万人。男多于女，发病年龄多在 40 岁以上。食管癌典型的症状为进行性吞咽困难，先是难咽干的食物，继而是半流质食物，最后水和唾液也不能咽下。

食管癌在中国有明显的地理聚集现象，高发病率及高病死率地区相当集中。其发病率在河北、河南、江苏、山西、陕西、安徽、湖北、四川等省的各种肿瘤中高居首位，其中河南省病死率最高，以下依次为江苏、山西、河北、陕西、福建、安徽、湖北等省。年平均病死率在 100/10 万以上的县市有 21 个，最高的是河北省邯郸市（303.37/

10 万）。

对流行地区分布的深入分析发现，同一省的不同地区可以存在迥然不同的发病情况，高、低水平地区相距很近，而病死率水平却可相差几十倍到二三百倍。高病死率水平到低病死率水平常形成明显梯度，呈不规则同心圆状分布。主要的高病死率水平地区分布在：河南、河北、山西三省交界（太行山）地区，四川北部地区，鄂豫皖交界（大别山）地区；闽南和广东东北部地区，江苏北部以及新疆哈萨克族聚居地区。在世界范围内同样存在高发区，哈萨克斯坦的古里耶夫、伊朗北部的土库曼斯坦、南非的特兰斯瓦等，其发病率均超过 100/10 万。

## 一、病因

食管癌的确切病因尚未完全清楚，但某些理化因素的长期刺激和食物中致癌物质，尤其是硝酸盐类物质过多是食管癌的重要病因，同时食物中微量元素和无机盐的缺乏、酗酒、抽烟、基因突变、遗传因素等，也可能参与本病发生。

### 1. 亚硝胺类化合物和真菌毒素

现已知有近 30 种亚硝胺能诱发实验动物肿瘤，国内已成功地用多种硝酸盐代谢产物诱发了大鼠的食管癌；同时，我国学者通过降低我国食管癌高发区内食物和饮水中硝酸盐类物质的含量也降低了高发区内食管癌的发病率。真菌霉素的致癌作用早为人们所注意。我国林州食管癌的研究结果证明，当地居民喜食的酸菜中，含有大量白地霉和高浓度硝酸盐、亚硝酸盐和二级胺，其中包括亚硝胺，食用酸菜量与食管癌的发病率呈正相关。

### 2. 饮食习惯

流行病学调查发现，食物的物理性刺激如粗糙或过硬的食物、过热的食物或液体、食物酸菜、饮用浓茶、饮酒、咀嚼槟榔、吸烟等似与食管癌的发生有一定的关系。

### 3. 营养因素和微量元素

饮食中缺乏动物蛋白、脂肪、新鲜蔬菜和水果等，可引起必需营养成分（如维生素 A、维生素 B、维生素 C、维生素 E 等）的缺乏，与食管癌的发生有关。水及食物中的钼、钴、锰、铁、镍、锌、氟、铝、铜等缺乏，直接或间接地与食管癌的发病有关。

### 4. 霉菌及其毒素

已知食用被串珠镰刀霉、白地霉、圆弧青霉、黄曲霉、交链孢霉等污染的食物，可能与亚硝胺有协同的促癌作用。霉变食物的致癌作用已在动物实验中被证实。实验研究发现，黄曲霉毒素以及圆弧青霉、交链孢霉、串珠镰刀霉的代谢产物，可能与食管癌的发生有关。HPV 也可能是食管癌的病因。

### 5. 食管损伤、食管疾病及食物的刺激作用

在腐蚀性食管灼伤和狭窄、食管贲门失弛缓症、食管憩室或反流性食管炎患者中，食管癌的发病率较一般人群为高，这可能与食管黏膜上皮长期受炎症、溃疡及酸性、碱性反流物的刺激导致食管上皮增生及癌变有关。研究资料表明，反流性食管炎患者的食管下端鳞状上皮有时可被柱状上皮替代而形成 Barrett 食管，Barrett 食管的癌变危险平均为 0.01/年，其癌变率比同龄对照组高 30 ~ 125 倍。生活习惯与食管癌的发病也有

关，如新加坡华裔居民中讲福建方言者有喝烫饮料的习惯，其食管癌的发病率比无此习惯、讲广东方言者要高得多；哈萨克人爱嚼刺激性很强的含烟叶的"那司"，这也与其食管癌的高发有关；酗酒与食管鳞癌的发病有关，烈性酒的危险要大于葡萄酒和啤酒。

6. 遗传因素

食管癌的发病有明显的家族聚集现象，这与人群的易感性与环境条件有关。在食管癌高发区，连续 3 代或 3 代以上出现食管癌患者的家族屡见不鲜。在我国山西、山东、河南等省的调查发现，有阳性家族史的食管癌患者占 1/4 ~ 1/2，高发区内阳性家族史的比例以父系最高，母系次之，旁系最低。

7. 食管癌基因

近研究发现癌基因（如 c - myc、EGFR、cyclineD、int - 2、hst - 1 等）的激活和抑癌基因（如 P53、Rb、APC、MCC、DCC 等）的失活可能在食管癌的发病机制中起重要作用。

## 二、分型

食管癌可发生在下咽部到食管—胃接合部之间的食管任何部位。我国统计资料显示，食管中段最多，为 52.69% ~ 63.33%，下段次之，为 24.95% ~ 38.92%；上段最少，为 2.80% ~ 14.10%。

（一）临床病理分期及分型

1. 临床病理分期

根据食管癌的组织学特点，可将其分为鳞癌、腺癌（包括腺棘癌）、未分化癌及癌肉瘤等四型。其中以鳞癌最多见，约占 90%，腺癌次之，占 7%，其他均少见。鳞癌又根据癌细胞分化程度分为以下 3 级：

Ⅰ级：癌细胞有明显角化或癌珠形成，癌细胞体积较大，胞质较多，呈多角形或圆形，多形性不明显，不典型核分裂不多见。

Ⅱ级：癌细胞角化或癌珠形成现象比较少，癌细胞多呈圆形、卵圆形或多角形，多形性比较明显，常见核分裂。癌细胞角化虽明显，但多形性比较明显的病例也属Ⅱ级。

Ⅲ级：癌细胞大部分呈梭形、长椭圆形或不规则形。体积较小，胞质较少，核分裂常见，而不见角化或癌珠形成，癌细胞的多形性明显，排列不规则。

2. 病理形态分型

1）早期食管癌的病理形态分型：早期食管癌按其形态分为隐伏型、糜烂型、斑块型和乳头型。其中以斑块型为最常见。占早期食管癌的 1/2 左右，此型癌细胞分化较好。糜烂型占 1/3 左右，癌细胞的分化较差。隐伏型病变最早，均为原位癌，但仅占早期食管癌的 1/10 左右。乳头型病变较晚，虽癌细胞一般分化较好，但手术所见属原位癌者较少见。

2）中、晚期食管癌的病理形态分型：可分为髓质型、蕈伞型、溃疡型、缩窄型、腔内型和未定型，其中髓质型恶性程度最高，占中、晚期食管癌的 1/2 以上，此型癌肿可侵犯食管壁的各层，并向腔内外扩展，食管周径的大部或全部，以及管周围结缔组织均可受累，癌细胞分化程度不一。蕈伞型约占中、晚期食管癌的 1/6 ~ 1/5，癌瘤多呈圆形或卵圆形肿块，向腔内外呈蕈伞状突起，可累及食管壁的大部。溃疡型及缩窄型占中、晚期食管癌的1/10左右，溃疡型表面多有较深的溃疡，出血及转移较早，而发生梗阻较晚；缩窄型呈环行生长，且多累及食管全周，食管黏膜呈向心性收缩，故出现梗阻较早，而出血及发生转移较晚。腔内型和未定型比较少见。

3. 组织学分型

鳞癌最多见，约占90%；腺癌较少见，又可分为单纯腺癌、腺鳞癌、黏液表皮样癌和腺样囊性癌等4个亚型；未分化癌和癌肉瘤少见，但恶性程度较高。发生于食管上、中段绝大多数为鳞癌，而下段则多为腺癌。

4. 临床分期

对食管癌进行分期临床上采用的是最新版的食管癌 TNM 分期，T 是指原发肿瘤的分期、N 主要是淋巴结转移的问题、M 主要是指有无其他远处转移。根据 TNM 分期可将食管癌分为 0 期、Ⅰ 期、Ⅱ 期、Ⅲ 期、Ⅳ 期，其中，0 ~ Ⅰ 期为早期食管癌，Ⅱ ~ Ⅲ 期为中期食管癌，Ⅳ 期为晚期食管癌。

0 期：为早期食管癌，此时在食管最内层可以发现异形细胞，可能会发展成为癌细胞。

Ⅰ 期：为早期食管癌，此时的食管癌没有区域的淋巴结转移，也没有远处转移，肿瘤病变局限于黏膜和黏膜下层。

Ⅱ 期：为中期食管癌，此时的食管癌指的是肿瘤的病变侵犯到了食管肌层，但没有远处转移，有区域淋巴结转移。

Ⅲ 期：为中期食管癌，此时期的病变已经侵犯到食管外膜或食管外的周围组织，但还没有远处转移，有区域淋巴结转移。

Ⅳ 期：为晚期食管癌，此时期已发生远处转移的食管癌病变，包括淋巴结和周围器官。

食管癌的分期对食管癌的治疗以及预后有一定的提示作用，分期越早提示手术治疗、化疗、放疗、预后效果越好，分期越晚则提示治疗效果以及预后越差。因此如果怀疑有食管癌，进行胃镜检查后，同时应进行 CT 检查，需要进行全面的分期。

三、诊断

（一）临床表现

1. 症状

吞咽困难是大多数患者的第一个症状，吞咽疼痛也可能会发生。液体和软性食物通常可接受，而较硬的固体食物（如面包或肉类）就会困难许多。体重下降可能同时是营养不足合并癌症活动的一个表现。常见症状为疼痛，特别是灼烧样痛，可为剧痛伴随吞咽加重，或为阵痛。

癌肿可能扰乱正常的胃蠕动，导致恶心、呕吐和食物逆流。由此还会导致咳嗽和发生窒息的危险。肿瘤表面可能易破易出血，临床表现为呕血。晚期食管癌因癌肿压迫局部组织，还可能引发上腔静脉综合征等症状。另一个并发症是食管和气管之间发生瘘管。异物经瘘管入肺导致的肺炎常表现为咳嗽、发热或肺吸入。

已经远端转移的食管癌还会在转移部位引起其他症状，例如肝脏转移导致黄疸、腹水，肺转移导致呼吸困难等。

1）早、中期症状

（1）咽下哽噎感最多见，可自行消失和复发，不影响进食。常在患者情绪波动时发生，故易被误认为功能性症状。

（2）胸骨后和剑突下疼痛较多见。咽下食物时有胸骨后或剑突下痛，其性质可呈烧灼样、针刺样或牵拉样，以咽下粗糙、灼热或有刺激性食物为著。初时呈间歇性，当癌肿侵及附近组织或有穿透时，就可有剧烈而持续的疼痛。疼痛部位常不完全与食管内病变部位一致。疼痛多可被解痉剂暂时缓解。

（3）食物滞留感染和异物感，咽下食物或饮水时，有食物下行缓慢并滞留的感觉，以及胸骨后紧缩感或食物黏附于食管壁等感觉，食毕消失。症状发生的部位多与食管内病变部位一致。

（4）咽喉部干燥和紧缩感，咽下干燥粗糙食物尤为明显，此症状的发生也常与患者的情绪波动有关。

（5）其他症状：少数患者可有胸骨后闷胀不适、心前区痛和嗳气等症状。

2）晚期症状

（1）咽下困难：进行性咽下困难是绝大多数患者就诊时的主要症状，但却是本病的较晚期表现。因为食管壁富有弹性和扩张能力，只有当约2/3的食管周径被癌肿浸润时，才出现咽下困难。因此，在上述早期症状出现后，在数月内病情逐渐加重，由不能咽下固体食物发展至液体食物亦不能咽下。如癌肿伴有食管壁炎症、水肿、痉挛等，可加重咽下困难。阻塞感的位置往往符合癌肿部位。

（2）食物反流：常在咽下困难加重时出现，反流量不大，内含食物与黏液，也可含血液与脓液。

（3）其他症状：当癌肿压迫喉返神经可致声音嘶哑；侵犯膈神经可引起呃逆或膈神经麻痹；压迫气管或支气管可出现气急和干咳；侵蚀主动脉则可产生致命性出血。并发食管—气管或食管—支气管瘘或癌肿位于食管上段时，吞咽液体时常可产生颈交感神经麻痹征群。

2. 体征

早期体征不明显。晚期可出现呃逆、吞咽困难，并且由于患者进食困难可导致营养不良而出现消瘦、贫血、失水或恶病质等体征。当癌肿转移时，可触及肿大而坚硬的浅表淋巴结，或肿大而有结节的肝脏。还可出现黄疸、腹水等。其他少见的体征尚有皮肤、腹白线处结节，腹股沟淋巴结肿大。

3. 转移

（1）食管壁内扩散：食管癌旁上皮的底层细胞癌变是肿瘤的表面扩散方式之一。癌细胞还常沿食管固有膜或黏膜下层的淋巴管浸润。

（2）直接浸润邻近器官：食管上段癌可侵入喉部、气管及颈部软组织，甚至侵入甲状腺；中段癌可侵入支气管，形成食管—支气管瘘，也可侵入胸导管、奇静脉、肺门及肺组织，部分可侵入肺动脉，形成食管—主动脉瘘，引起大出血致死；下段癌可累及心包。受累脏器的频度依次为肺和胸膜、气管和支气管、脊柱、心及心包、主动脉、甲状腺及喉等。

（3）淋巴转移：中段癌常转移至食管旁或肺门淋巴结；下段癌常转移至食管旁、贲门旁、胃左动脉及腹腔等淋巴结，偶可至上纵隔及颈部淋巴结。淋巴转移的频度依次为纵隔、腹部、气管及气管旁、肺门及支气管旁。

（4）血行转移：多见于晚期患者。常见的转移部位依次为肝、肺、骨、肾、肾上腺、胸膜、网膜、胰腺、心、甲状腺和脑等。

食管壁因缺少浆膜层，因此食管癌的直接浸润方式很重要。另外，最近的资料显示，肿瘤一旦侵入黏膜下组织，56%的患者已有血行转移，32%的患者已有淋巴转移；还有资料显示，癌组织侵犯至黏膜固有层时已发现有12%的患者有血管内浸润，40%有淋巴结转移；癌组织一旦侵及黏膜下层时，73.3%的患者血管内有浸润，31.7%的患者有淋巴结转移。

（二）辅助检查

1. X线检查

X线检查方法简便，患者容易接受。由于早期食管癌的病变多局限于黏膜层，此种细微病变X线虽难查明，但仔细观察食管黏膜皱襞的改变和管腔的舒张度，对于确认早期食管癌具有重要意义；再辅以纤维食管镜或胃镜结合细胞学检查，对于提高早期食管癌的诊断率有帮助。早期食管癌中不易显示病变，检查时必须调好钡餐，令患者分次小口吞咽，多轴细致观察才不易漏诊。中晚期食管癌均可在食管X线钡餐检查发现明显充盈缺损等典型的X线征象。

利用食管X线造影检查、X线电视透视或录像可检查食管上端口咽部及食管下端贲门部的吞咽功能，食管腔内外病变，食管造影轴向变化，良恶性肿瘤鉴别及食管癌切除可能的估计。为使造影对比清晰，可将钡剂与发泡剂混合在一起检查，利于观察食管黏膜及舒张度的改变、食管癌形态及合并的溃疡。在贲门癌中显示食管、贲门端的舒张度，胃底是否有软组织肿块。在X线透视下用呃气检查，令患者在钡造影时自己呃气，使钡与气体在管腔内混合达到双重造影的目的。

1）常规钡餐检查：食管钡餐检查常规在空腹时进行，多采取立位多轴透视，必要时取卧位。服钡剂后，通过X线详细观察食管的充盈、通过及排空的情况，重点注意黏膜的改变。在显示病变最佳的位置摄片，可摄充盈像及黏膜像。检查前应详细询问病史，若梗阻严重，可用稀薄钡剂，以免造成堵塞影响检查；若梗阻较轻，可用较稠钡剂以利观察，如疑有食管—气管瘘，可用碘油或少量稀钡检查；如病变在颈部，为防止钡剂快速流过食管，可取头低脚高位，使钡剂在颈段食管停留时间延长。

（1）早期食管癌影像：X线钡餐检查在早期病例中的阳性率约70%。早期食管癌的病变为局限于黏膜固有层或已侵入黏膜下层，但食管肌层完好。故X线所见为浅表癌的表现。

①乳头状充盈缺损：X线显示食管乳头状或息肉状充盈缺损，肿块边界清楚，但不完整，肿块表面黏膜不整或消失，可有小龛影，但食管舒张度尚正常。

②局限浅在充盈缺损：食管壁可见小的充盈缺损或锯齿样改变。

③黏膜不整：食管黏膜皱襞不整，增粗，扭曲或中断，消失。在双对比造影片中见病变处有不规则的小斑片影或局部黏膜迂曲、增粗，或在不整的黏膜中见到小颗粒样、斑块样充盈缺损。

④小龛影及黏膜破坏：局部黏膜破坏、不整，有小龛影。

（2）中晚期食管癌影像：因癌组织已侵入肌层，甚至穿透食管纤维膜，累及食管周围组织和器官而有不同的表现。

①髓质型：病变显示为不规则的充盈缺损，有不同程度的管腔狭窄，病变的上、下缘与正常食管交界处呈斜坡状，病变区黏膜消失或破坏，常有大小不等的龛影，常见软组织肿物阴影，钡剂通过有梗阻，病变上部食管多有较明显的扩张。

②蕈伞型：有明显的充盈缺损，其上下缘呈弧形，边缘锐利，与正常食管分界清楚，可有浅表溃疡，病变区黏膜破坏、紊乱，伴明显软组织阴影者少见。钡流部分受阻，上部食管有轻度至中度扩张。

③溃疡型：显示大小和形状明显不同的龛影，在切线位可见龛影深入食管壁内，甚至突出于管腔轮廓之外。溃疡边缘隆凸者，X线显示半月征。钡剂通过无明显阻塞，或管腔仅呈轻度狭窄，上部食管亦多无扩张。

④腔内型：病变部位管腔明显增宽，呈梭形扩张。病变大多数呈大的息肉样充盈缺损。病变部位的食管边缘有缺损，不连贯。病变部位的黏膜不整齐，钡剂分布呈不规则斑片状，不均匀。少数病例有龛影。虽然多数病例肿块巨大，但管腔梗阻并不严重，故上部食管扩张不明显。

⑤缩窄型：病变为短的环状狭窄，通常累及全周，长度不超过 5cm，表面糜烂，多无溃疡，缩窄上方高度扩张。

以上分型以髓质型最常见，蕈伞型次之，其他各型较少见。此外还有少数病例从 X 线上不能分型。

2）腹部加压法：患者取仰卧位，用加压带紧压在左上腹部，使患者感到不能耐受时为止。颈段食管采取仰卧头低位，胸段食管取平卧位，腹段食管可用立位。因腹部加压，服钡剂后食管可显示极度扩张，钡剂下行缓慢，利于透视检查。对于甚小的病变亦能清晰可见。

3）纵隔充气造影：方法为在胸骨柄上气管旁注入氧气或空气 800～1 000mL，视纵隔内压力而定。注气后以气管隆突为中心，拍正位及矢状面断层，断层间隔越密越好。根据肿瘤周围气体的分布，来推测肿瘤周围有无粘连和粘连的轻重程度。本法对判断胸段食管癌能否手术切除有一定的帮助。

2. 生化检查

1）食管脱落细胞学检查：食管脱落细胞学检查，有确诊价值，方法简便，受检者痛苦小，假阳性率低。主要为拉网细胞学检查，检查者吞下双腔管带网气囊，当气囊通过病变后将空气注入气囊，逐步拉出气囊并使其表面细网与病变摩擦，直到距门齿15cm 刻度时抽尽空气取出网囊，去除网囊前端的黏液后将网囊表面的擦取物涂片并行巴氏染色细胞学检查。采用气囊拉网法采取脱落细胞标本直接涂片，用巴氏染色是普查时发现及诊断早期食管癌、贲门癌的重要方法，其诊断阳性率可在 95% 以上。为了避免发生误差，每例至少要获两次阳性才能确诊。若要确定肿瘤部位可行分段拉网。食管脱落细胞学检查结合 X 线钡餐检查可作为食管癌诊断依据，使大多数人免去食管镜检查。但全身状况较差，或有高血压、心脏病、晚期妊娠及出血倾向者不宜做此检查。若有食管狭窄不能通过脱落细胞采集器时，应行食管镜检查。

2）肿瘤标志物：食管鳞癌尚未发现此种具有一定准确性的标记物。最敏感的免疫标记物 SCC 在良性食管瘤中常为阴性，而在食管癌患者血清阳性率为 40% ~52%，并随病变的进一步侵袭、淋巴结转移、病期变晚，以及肿瘤体积加大而增高，可惜在早期癌中很少出现阳性，且不论何期的低分化癌中也是阴性。另一免疫指标为 EGF 受体。用 $^{125}$I EGF 结合测试发现高结合率者淋巴结转移多，预后差。其他肿瘤标记物如 CEA、CA50、CA19 - 9 等经过研究，无一能提供可靠的预后指标。

3）DNA 倍体：DNA 倍体与肿瘤的组织学关系密切，但与临床病期无关。在非整倍体患者中发现较高的淋巴结转移率及较多的食管外扩散，非整倍体与双倍体相比，在 12 个月内肿瘤复发率高达 83%（双倍体仅为 17%），中数生存较短，5 年生存率较低。但此种相关性仅适用于进展期病例。

3. CT、MRI 检查

1）CT 检查

（1）CT 检查方法：常规空腹检查。患者取仰卧位，连续扫描，在扫描时吞咽 1 ~2 口造影剂或空气，以便显示病变部位的食管腔。CT 检查前肌内注射解痉剂，有助于正常段的食管扩张及明确病变范围。再静脉注射造影剂行增强扫描，以显示纵隔血管及淋巴结。扫描范围从胸骨切迹到脐水平，以显示肝及腹部淋巴结。可照局部放大像以最好地显示食管和其周围组织。上段食管癌应自食管入口开始扫描，扫描间隔 1cm。

（2）食管癌 CT 影像：显示管壁呈环状或不规则增厚，可形成肿块突向腔内或腔外，管腔变小而不规则，或偏向一侧。CT 能发现气管、支气管、心包及主动脉有无受侵，CT 对判断纵隔器官受侵的灵敏度均很高，侵及主动脉检出率为 88%，气管支气管为 98%，心包为 100%。若管壁外轮廓不清，相邻组织脂肪层消失，表明肿瘤已蔓延到管壁之外；相邻的胸主动脉、气管或主支气管、肺静脉或心包与食管分界不清、变形，提示肿瘤广泛浸润。如 CT 见食管癌向腔外扩展，肿块与降主动脉、椎前软组织粘连在一起不能分开，或前壁与隆突及两侧主支气管后壁分界不清，则提示食管癌可能已侵及这些组织器官而不能手术切除。X 线钡餐造影怀疑不能手术切除的病例，可行 CT 检查以显示癌瘤与周围的关系，对估计能否手术有一定帮助。

2）MRI 检查：食管癌表现为软组织肿块，在 $T_1$ 加权图像上病变呈中等信号，$T_2$ 加权图像上信号有增强，内信号不均。因可做横断、冠状及矢状三维成像，故显示肿物的大小、外侵的程度、是否侵及邻近器官等十分清楚。能显示是否侵及气管、支气管、肺门、肺动脉、心包及降主动脉等。此外，显示纵隔淋巴结肿大较 CT 为优，因此 MRI 在食管癌的分期及估计癌瘤能否手术切除，以及随诊观察方面均很有用。但设备及检查费用昂贵，限制了它的使用。

4. 腔镜和 B 超

（1）胸腔镜：胸腔镜对于胸部淋巴结的评价有重要的作用，还可以观察癌肿有无穿透食管外膜或侵犯邻近脏器。与腹腔镜联用可以得到比较准确的 TNM 分期。但对于胸膜粘连严重、凝血机制障碍及心肺功能不全者不宜行此项检查。

（2）腹腔镜：腹腔镜与胸腔镜联合使用可以得到比较准确的食管癌分期。腹腔镜能够直接观察肝脏、腹膜有无转移性病灶，以及检查胃周淋巴结。Bryan 可在腹腔镜下进行腹腔灌洗用以判断患者的预后，方法是镜下用 200mL 生理盐水冲洗腹腔，然后回吸 100mL 行脱落细胞学检查，结果发现脱落细胞学检查阳性者平均存活时间为 122 天，而脱落细胞学检查阴性者平均存活时间为 378 天。Bryan 进一步指出脱落细胞学检查阳性者只宜做姑息治疗而不宜手术切除。

（3）其他：B 超对食管癌的诊断无帮助，但腹部 B 超检查能发现腹膜后淋巴结转移、肝转移等。如有颈部淋巴结肿大的病例可行摘除做病理检查，以确定有无远处转移。气管镜虽对诊断食管癌帮助不大，但在食管上中段是否可行手术切除的估计方面有一定意义，气管正常的病例食管切除率达 93%，而气管受压或固定者的切除率仅为 21%。

（三）诊断与鉴别诊断

1. 诊断

1）食管功能的检查

（1）食管运动功能试验：①食管压力测定，适用于疑有食管运动失常的患者；②酸清除试验，用于测定食管体部排除酸的蠕动效率。

（2）胃食管反流测定：①食管的酸灌注试验；②24 小时食管 pH 监测；③食管下括约肌（LES）测压试验。

2）影像学诊断

（1）X 线钡餐检查：是诊断食管及贲门部肿瘤的重要手段之一，可为研究早期食管癌提供可靠资料，结合细胞学和食管内镜检查，可以提高食管癌诊断的准确性。食管癌 X 线钡餐检查不但要确定病灶部位、长度及梗阻程度，还需判断食管病灶有无外侵及外侵范围。

（2）CT 检查：CT 检查可以清晰显示食管与邻近纵隔器官的关系，但难以发现早期食管癌。将 CT 与 X 线检查相结合，有助于食管癌的诊断和分期水平的提高。

3）食管脱落细胞学检查：食管脱落细胞学检查方法简便，操作方便、安全，患者痛苦小，准确率在 90% 以上，是食管癌大规模普查的重要方法。但对食管癌有出血及出血倾向者，或伴有食管静脉曲张者应禁忌行食管拉网细胞学检查；对食管癌 X 线片上见食管有深溃疡或合并高血压、心脏病及晚期妊娠者，应慎行食管拉网脱落细胞检查；对全身状况差，过于衰弱的患者应先改善患者一般状况后再行检查；合并上呼吸道及上消化道急性炎症者，应先控制感染再行检查。结合 X 线钡餐检查可作为食管癌的诊断依据，使大多数患者免受食管镜检查痛苦。但食管狭窄有梗阻时，不能使用此法，应进行食管镜检查。

4）食管镜检查：纤维食管镜已经广泛用于食管癌的诊断。食管镜检查可以直接观察肿瘤大小、形态和部位，为临床医生提供治疗的依据，同时也可在病变部位做活检或镜刷检查。食管镜检查与脱落细胞学检查相结合，是食管癌理想的诊断方法。

2. 鉴别诊断

（1）食管良性肿瘤：最常见为平滑肌瘤，可发生于食管的各个部位，以下段多见。病程较长，无特异的临床症状与体征。X线吞钡检查显示突向管腔内的光滑圆形的附壁性充盈缺损，表面无溃疡。局部管腔扩张度正常。其内镜表现常为一隆起型肿物，表面覆盖着光滑、完整的黏膜。偶尔在其中央由于没有充分的血供而有溃疡形成。触及肿物有滑动感。超声内镜检查术（EUS）特征有边界明确的均质低回声或弱回声，偶呈无回声病变，少数患者有不均质回声和小规则的边缘。表面为超声扫描正常表现的黏膜，其通常位于黏膜下固有肌层。平滑肌瘤可压迫，但不侵犯到周围组织。若伴有不均质回声、边缘不清晰或不规则的黏膜下肿瘤多考虑平滑肌肉瘤。CT征象有突入腔内或腔外的软组织密度的圆形肿块，有时呈新月状，表面光滑，内部密度均匀，管壁局灶性增厚，体积较大的肿块可使周围组织受压、移位。MRI多呈中等 $T_1$ 和 $T_2$ 的肌肉信号，边缘光整的肿块影。确诊需靠获得组织病理学证据。

（2）食管结核：比较少见，多为继发性，常位于食管中段。其缺乏特异性症状，临床表现主要取决于病理类型和侵犯的范围，可有不同程度的吞咽困难或疼痛、阻塞感、体重减轻等。病程进展慢，多见于青壮年，常有结核病史。X线吞钡造影无特异性表现，可见病变部位缩窄僵硬、黏膜溃疡充盈缺损或破坏、瘘管、食管旁淋巴结肿大、食管移位等。内镜可见浅表、不规则、基底灰白色的溃疡，边缘黏膜有黄色结核小结节。增殖型见黏膜水肿、增厚、管腔狭窄。粟粒型见黏膜黄色粟粒样结节。活检标本发现结核性肉芽肿和抗酸杆菌可确诊。

（3）贲门失弛缓症：病程较长，吞咽困难时轻时重，多呈间歇性发作，常伴胸骨后疼痛、反流症状，多在进餐后发作。服用硝酸甘油类、钙通道阻滞剂、解痉剂等常能使症状缓解。X线吞钡检查典型的表现为食管下段呈光滑鸟嘴状或漏斗状狭窄，食管体部不同程度的扩张。食管腔内压力测定发现患者LES压力升高，LES长度大于正常，吞咽后LES松弛障碍等。内镜可见食管腔呈同心圆狭窄，黏膜光滑，色泽正常或有充血、水肿、增厚，有时可见黏膜糜烂或浅小溃疡等。黏膜活检病理检查有助鉴别诊断。EUS可发现胃食管连接处和远端食管壁同心增厚，尤其是固有肌层增厚，但更常见所有组织层均有受累。若是肿瘤浸润引起的假性失弛缓症时，EUS表现为管壁偏心增厚，伴有不规则外缘与低回声不对称的病变，正常层次结构破坏，常侵犯邻近组织。

（4）食管静脉曲张：患者常有肝硬化、门脉高压症的体征和症状，诉有吞咽困难。X线吞钡检查可见食管下段黏膜皱襞增粗迂曲或呈串珠样充盈缺损、管壁柔软、管腔扩张不受限。内镜可见曲张的静脉，或呈直行、略迂曲，或呈蛇行迂曲、隆起于黏膜面，或呈串珠结节状隆起、部分阻塞管腔。EUS表现为圆形无回声、蛇行盘旋状管样结构，可行于壁内或壁外，多位于黏膜下层。

（5）Barrett食管：其主要症状是与反流性食管炎及其伴随病变有关。最常见的症状为吞咽不适、胸骨后疼痛、烧心、反胃等。X线吞钡检查可见滑动性裂孔疝，食管下段局限性环状狭窄、溃疡、黏膜网格状或颗粒状微细结构改变等。内镜是最常用、最可靠的方法，可见食管贲门交界的齿状线上移，呈全周型、舌型、岛型；黏膜充血水肿、糜烂、狭窄或溃疡。确诊靠组织学检查。从内镜活检孔向可疑部位喷洒卢戈碘液，柱状上皮不着色，在此取活检有助于提高诊断率。EUS 可显示食管壁局灶性增厚。由于 EUS 可获得食管壁高分辨率的影像，因此可能是在 Barrett 食管患者中发现早癌的有用方法。

（6）食管良性狭窄：多有化学灼伤史（吞服强碱、强酸、某些药物等）。患者常于吞服后立即发生严重的灼伤及不同程度的胸痛、吞咽困难、作呕与流涎。由瘢痕狭窄所致咽下困难，多有明确的诱因。X 线吞钡检查可见食管狭窄、黏膜消失、管壁僵硬等。内镜能在直视下评估食管灼伤的部位、范围及严重程度，但操作务必慎重，避免食管穿孔。

### 四、治疗

1. 治疗原则

应强调早期发现、早期诊断及早期治疗，其治疗原则是以手术为主的综合性治疗。主要治疗方法有手术、放疗、化疗、免疫治疗等。

2. 治疗方法

1）手术治疗

（1）大型手术治疗：外科手术是治疗早期食管癌的首选方法。食管癌患者一经确诊，身体条件允许即应采取手术治疗。根据病情可分姑息手术和根治手术两种。姑息手术主要对晚期不能根治或放疗后的患者，为解决进食困难而采用食管胃转流术、胃造瘘术、食管腔内置管术等。根治性手术根据病变部位和患者具体情况而定。原则上应切除食管大部分，食管切除范围至少应距肿瘤 5cm。下段癌肿手术切除率在 90%，中段癌在 50%，上段癌手术切除率平均在 56.3% ～92.9%。

手术的禁忌证为：①临床 X 线等检查证实食管病变广泛并累及邻近器官，如气管、肺、纵隔、主动脉等。②有严重心肺或肝肾功能不全或恶病质不能耐受手术者。

（2）小型手术治疗：一般临床建议晚期患者（几乎不能下咽的患者）放支架，这是一个小型手术，把一个很小的支架放入病灶部位，撑开，扩充食管（瞬间撑开会很疼），以达到能让患者可以进食，不过这个只能短期地延续生命，适合已经不能做手术切除的患者，这种方法能延长生命。

2）放疗：食管癌放疗的适应证较宽，除了食管穿孔形成食管瘘，远处转移，明显恶病质，严重的心、肺、肝等疾病外，均可行放疗。

（1）适应证

①患者一般情况在中等以上。②病变长度不超过 8cm 为宜。③无锁骨上淋巴结转移，无声带麻痹，无远处转移。④可进半流质或普食。⑤无穿孔前征象，无显著胸背痛。⑥应有细胞学或病理学诊断，特别是表浅型食管癌。

食管癌穿孔前征象：①尖刺突出，病变处尖刺状突出，小者如毛刺，大者如楔形；②龛影形成，为一较大溃疡；③憩室样变，形成与一般食管憩室相似，多发生在放疗后；④扭曲成角，食管壁失去正常走行，似长骨骨折后错位一样；⑤纵隔炎，纵隔阴影加宽，患者体温升高，脉搏加快，胸背痛。穿孔后预后很差，大部患者于数月内死亡。

（2）照射剂量及时间：通常照射肿瘤量为 60 ～70 Gy/6 ～7 周。

（3）外照射的反应

食管反应：照射肿瘤量在 10～20 Gy/1～2 周时，食管黏膜水肿，可以加重咽下困难，一般可不作处理，照射量在 30～40 Gy/3～4 周后，可产生咽下痛及胸骨后痛，宜对症处理。

气管反应：咳嗽，多为干咳，痰少。

（4）并发症

出血：发生率约为 1%。应在选择患者时，对那些有明显溃疡，尤其是有毛刺状突出的较深溃疡者，应特别谨慎，减少每次照射剂量，延长总治疗时间，在放疗过程中，应经常 X 线钡餐观察。

穿孔：发生率约为 3%，可穿入气管，形成食管—气管瘘或穿入纵隔，造成纵隔炎症。

放射性脊髓病：放射性脊髓病是头、颈、胸部恶性肿瘤放疗的严重并发症之一。潜伏期多在照射后 1～2 年。

3）综合治疗

（1）术前放疗：常规法 40～50 Gy/4～5 周，结束后 2～4 周手术。

（2）术前放化疗：临床分期Ⅲ期有潜在可能切除肿瘤的患者。

4）中医治疗

中医认为，食管癌病机的根本为阳气虚弱，机体功能下降，治疗宜温阳益气，扶助正气，提高机体功能，所以治疗主要体现这一中医治疗原则。关于食管癌的分证各有不同，立法用药亦随之而异。但治法总不离疏肝理气、活血化瘀、软坚散结、扶正培本、生津润燥、清热解毒、抗癌止痛、温阳益气等。

**五、健康教育**

1. 心理护理

患者有进行性吞咽困难，日益消瘦，对手术的耐受能力差，对治疗缺乏信心，同时对手术存在着一定程度的恐惧心理。因此，应针对患者的心理状态进行解释、安慰和鼓励，建立充分信赖的护患关系，使患者认识到手术是彻底的治疗方法，使其乐于接受手术。

加强情志护理，安慰患者，消除紧张、恐惧、抑郁、颓丧等心理，耐心做好治疗解释工作。如有脱发者，可配置发套，病情允许的情况下，可以组织患者散步及参加娱乐活动，尽量使患者在接受化疗过程中处于最佳身心状态。

2. 加强营养

尚能进食者，应给予高热量、高蛋白、高维生素的流质或半流质饮食。不能进食者，应静脉补充水分、电解质及热量。低蛋白血症的患者，应输血或血浆蛋白给予纠正。

3. 重视饮食调护

治疗期间应给予清淡、营养丰富、易于消化的食物，并应注重食物的色、香、味、形，以增进食欲，保证营养；治疗间歇阶段则宜多给具有补血、养血、补气作用的食品，以提高机体的抗病能力。

1）当患者出现哽噎感时，不要强行吞咽，否则会刺激局部癌组织出血、扩散、转移和疼痛。在哽噎严重时应进流质或半流质。

2）避免进食冷流质，放置较长时间的偏冷的面条、牛奶、蛋汤等也不能喝。因为食道狭窄的部位对冷食刺激十分明显，容易引起食管痉挛，发生恶心、呕吐，疼痛和胀麻等感觉。所以进食以温食为好。

3）不能吃辛、辣、臭、腥的刺激性食物，因为这些食物同样能引起食管痉挛，使患者产生不适。对于完全不能进食的食管癌患者，应采取静脉高营养的方法输入营养素以维持患者机体的需要。

4. 术后护理

食管癌术后并发症的处理在食管癌治疗中具有重要的意义，食管癌术后往往会伴有不同程度的并发症，除吻合口瘘外，患者还可出现腹泻、反流性食管炎、功能性胸胃排空障碍及呼吸道感染等，对于食管癌术后并发症的处理主要表现在以下几个方面。

1）功能性胸胃排空障碍：食管癌切除术后，常易出现胃运动失常，引起功能性胸胃排空障碍而导致大量胃内容物潴留，这也是食管癌术后的并发症之一。

处理措施：根据具体情况积极予以倒置胃管引流、胃管胃肠减压、空肠造瘘或胃液回输等治疗，并给予肠内、肠外营养支持和药物调理胃肠道功能等处理，改善恶心、呕吐症状，促进患者胸胃功能的恢复，提高生存质量。

2）反流性食管炎：是食管癌术后常见的并发症，主要表现为每餐后身体前屈或夜间卧床睡觉时有酸性液体或食物从胃食管反流至咽部或口腔，伴有胸骨后烧灼感或疼痛感、咽下困难等症状。

处理措施：食管癌术后患者饮食应取半卧位或坐位，可选用流质、半流质，宜少量多餐，吞咽动作要慢，更要忌烟酒、辛辣等刺激性较强的食物；避免餐后即平卧，卧时床头抬高 20～30cm，裤带不宜束得过紧，避免各种引起腹压过高的行为。

3）食管癌术后呼吸道感染：表现为咳嗽、胸闷、呼吸困难等症状，为食管癌术后最常见的并发症之一。

4）严重腹泻：食管癌切除术后胃肠功能紊乱导致腹泻，目前临床多认为与迷走神经切断、胃泌素浓度增高有关。

5. 预防与控制

预防食管癌的发生无疑是控制食管癌的最根本措施，根据食管癌发生发展的多阶段性，即启动、促进、演进阶段，从病因学、发病学和临床医学演进的观点出发，预防食管癌的发生发展分为三级：

1）一级预防：一级预防即病因学预防，是降低食管癌发病率的根本途径，与流行病学研究和病因学研究的进展密切相关，这是最理想的方法，但困难很大，目前还很难全面开展。

（1）改变喜食霉变食物的习惯：目前已有充分证据说明食用霉变食物特别是酸菜、霉窝窝头和鱼露是食管癌发病的重要因素之一，因此应大力宣传这类食品对人体健康的危害，使群众少吃或不吃，同时鼓励多吃蔬菜和水果，以补充维生素 C。霉变的食物，一方面产生霉菌毒素或代谢产物，一方面促进亚硝胺的内合成，是导致食管癌的主要病因，多吃新鲜蔬菜或补充维生素 C 可阻断体内亚硝胺的合成，可使胃内亚硝胺含量降低，从而降低了胃内亚硝胺的暴露水平。另外，林县的营养预防试验发现，补充核黄素和烟酸能降低食管癌的发病率。同时也应积极研究科学的酸菜制作和保存方法，以满足当地居民世代以来养成的传统饮食习惯。

改变不良饮食习惯，不吃霉变食物，少吃或不吃酸菜。改良水质，减少饮水中亚硝酸盐含量。推广微量元素肥料，纠正土壤缺钼等微量元素状况。应用中西药物和维生素 $B_2$ 治疗食管上皮增生，以阻断癌变过程。积极治疗食管炎、食管白斑、贲门失弛缓症、食管憩室等与食管癌发生相关的疾病。易感人群监视，普及防癌知识，提高防癌意识。

（2）粮食的防霉：霉变的粮食含有多种致癌的毒素，因此，积极开展粮食的防霉去毒工作非常重要，特别是应宣传家庭储粮的防霉的重要性。一般粮食的含水量在 13% 以下可达到防霉的要求，一旦发现粮食已经霉变，应采取勤晒，食用时挑拣，多次清洗并加碱处理，可有效减少霉菌毒素的摄入。

（3）加强饮用水的卫生管理：现已发现食管癌高发区水中的亚硝胺含量明显高于低发区。因此，搞好环境卫生，防止水源污染十分重要，逐渐减少饮用沟塘水的地区，推广自来水。对食用的沟塘水也应进行漂白粉消毒，可明显降低水中亚硝胺含量和杀灭其他传染病菌。

（4）遗传致病因素的预防：食管癌具有较普遍的家族聚集现象，表明食管癌家族史的患癌易感性确实存在，应加强同代人群的监测工作。患者为男性，就加强男性监测，特别是 49 岁前的人群，若患者是女性，应加强女性监测，特别是 50～69 岁的人群，并且应把 3 代人中发生过 2 例或 2 例以上食管癌死亡的家庭，当作危险家庭，对这些家庭中 40～69 岁的成员当作风险人群，定期体检，提供预防性药物或维生素，劝导改变生活习惯等，对降低食管癌发病具有一定的积极意义。

2）二级预防：对于食管癌，当前要完全做到一级预防是不可能的。由于食管癌的发生、发展时间较长，如能做到早期发现、早期诊断并予以及时治疗，特别是阻断癌前病变的继续发展，是当前现实可行的肿瘤预防方法。

（1）普查：将高发区年龄在 35 岁以上，有食管癌家族史，或存在食管上皮增生的患者定为高危人群，予以重点监测，并且对食管癌高发区 35 岁以上居民尽量予以普查。普查以食管拉网细胞学检查为主，发现可疑患者，应尽快进行内镜检查，以达到早期诊断的目的。对食管癌的早期表现，如"吞咽不适感"应使高发区广大人群所熟知，可使患者的就诊时间提前，以便早日诊断和治疗。

（2）癌前病变的药物预防：食管癌的癌前病变主要指食管上皮重度增生，用抗癌乙Ⅲ片（山豆根、败酱草、白鲜皮、黄药子、夏枯草、草河车六味药组成的抗癌乙片内加 2mg 5 - FU）、抗癌乙片和太洛龙治疗食管上皮重度增生，未治疗组癌变率为 7.4%；治疗组癌变率，抗癌乙Ⅲ组为 2.5%，抗癌乙片组为 1.4%，太洛龙组为 2.3%，均较未治疗组有显著差异且恢复正常者亦多于未治疗组。

（孟珂）

# 第四节　胃　癌

胃癌是我国常见的恶性肿瘤，在我国其发病率居各类肿瘤的首位。在胃的恶性肿瘤中，腺癌占95%，这也是最常见的消化道恶性肿瘤。早期胃癌多无症状或仅有轻微症状。当临床症状明显时，病变多已属晚期。

胃癌是消化系统最常见的恶性肿瘤之一。男性发病率为10/22万，女性为10.4/10万，在男性肿瘤中，胃癌位于第三位，死亡率位于第二位。女性肿瘤中，胃癌位于第五位，死亡率位于第四位。胃癌可发生于任何年龄，但总的趋势是发病率随着年龄的增长而上升。青年人所患的胃癌，其恶性程度相对于中老年患者往往更为突出，应予以高度重视。由于胃癌在我国极为常见，危害性大，有关研究认为其发病原因与饮食习惯、遗传因素、胃部疾病等有关。

胃癌起源于胃壁最表层的黏膜上皮细胞，可发生于胃的各个部位（胃窦幽门区最多、胃底贲门区次之、胃体部略少），可侵犯胃壁的不同深度和广度。癌灶局限在黏膜内或黏膜下层的称为早期胃癌，侵犯肌层以深或有转移到胃以外区域者称为进展期胃癌。肉眼或胃镜观察胃癌有多种形态，如表浅型、肿块型、溃疡型、浸润型、溃疡癌（为慢性胃溃疡癌变）。显微镜放大观察癌细胞有多种类型（组织学分类），如腺癌（约占95%，包括乳头状腺癌、管状腺癌、黏液腺癌、印戒细胞癌）、腺鳞癌、鳞癌、未分化癌、类癌。更细微的癌细胞内部的分子结构也有很多差异，因此，虽都称为胃癌，即使肉眼和显微镜下所见类型是相同的，但个性仍有很大差异，目前并不知晓究竟有多少个性独特的胃癌。

中国的胃癌发病率以西北最高，东北及内蒙古次之，华东及沿海又次之，中南及西南最低，每年约有17万人死于胃癌，几乎接近全部恶性肿瘤死亡人数的1/4，且每年还有2万以上新的胃癌患者产生，胃癌确实是一种严重威胁人民身体健康的疾病。胃癌可发生于任何年龄，但以40~60岁多见，男多于女约为2:1。

中国胃癌死亡率为25.2/10万，占全部恶性肿瘤死亡的23.2%，占恶性肿瘤死亡的第一位。男性是女性的1.9倍。中国胃癌的世界人口调整死亡率：男性为40.8/10万，女性为18.6/10万，分别是欧美发达国家的4.2~7.9倍和3.8~8.0倍。中国胃癌发病有明显的地区差异和城乡差别。全国抽样调查263个点，胃癌调整死亡率在2.5~153.0/10万，城市地区和农村地区分别为15.3/10万和24.4/10万，后者是前者的1.6倍。

## 一、病因

目前认为下列因素与胃癌的发生有关：

（一）环境因素

不同国家与地区发病率的明显差别说明与环境因素有关，其中最主要的是饮食因素。摄入过多的食盐、高盐的盐渍食品、熏制鱼类、亚硝胺类化合物的食物是诱发胃癌的相关因素，另外还有发霉的食物含有较多的真菌毒素，大米加工后外面覆有滑石粉。此外也有研究表明胃癌与营养素失去平衡有关。

（二）遗传因素

某些家庭中胃癌发病率较高。

（三）免疫因素

免疫功能低下的人胃癌发病率较高。

（四）癌前期变化

所谓癌前期变化是指某些具有较强的恶变倾向的病变，这种病变如不予以处理，有可能发展为胃癌。癌前期变化包括癌前期状态与癌前期病变。

1. 胃的癌前期状态

1）慢性萎缩性胃炎：慢性萎缩性胃炎与胃癌的发生率呈显著的正相关。

2）恶性贫血：恶性贫血患者中 10% 发生胃癌，胃癌的发生率为正常人群的 5 ~ 10 倍。

3）胃息肉：腺瘤型或绒毛型息肉虽然占胃息肉中的比例不高，癌变率却为 15% ~ 40%。直径大于 2cm 者癌变率更高。增生性息肉多见，而癌变率仅 1%。

4）残胃：胃良性病变手术后残胃发生的癌瘤称残胃癌。胃手术后尤其在术后 10 年开始，发生率显著上升。

5）良性胃溃疡：胃溃疡本身并不是一个癌前期状态，而溃疡边缘的黏膜则容易发生肠上皮化生与恶变。

6）巨大胃黏膜皱襞症（Menetrier 病）：血清蛋白经巨大胃黏膜皱襞漏失，临床上有低蛋白血症与浮肿，约 10% 可癌变。

2. 胃的癌前期病变

1）异形增生与间变：前者亦称不典型增生，是由慢性炎症引起的可逆的病理细胞增生，少数情况不可发生癌变。胃间变则癌变机会多。

2）肠化生：有小肠型（完全型）与大肠型（不完全型）两种，小肠型具有小肠黏膜的特征，分化较好。大肠型与大肠黏膜相似，又可分为 2 个亚型：Ⅱa 型，能分泌非硫酸化黏蛋白；Ⅱb 型能分泌硫酸化黏蛋白，此型与胃癌发生关系密切。

## 二、分型

（一）按胃癌的发生部位

胃癌可发生于胃的任何部位，半数以上发生于胃窦部、胃小弯及前后壁，其次在贲门部，胃体区相对较少。

（二）按具体形态分型

1. 早期胃癌

不论范围大小，早期病变仅限于黏膜及黏膜下层。可分三型：Ⅰ 型为隆起型（息肉型）、Ⅱ 型为浅表型（胃炎型）和 Ⅲ 型为凹陷型（溃疡型）三型。Ⅱ 型中又分 Ⅱa（隆起表浅型），Ⅱb（平坦表浅型）及 Ⅱc（凹陷表浅型）三个亚型。以上各型可有不同的组合。如 Ⅱc + Ⅱa，Ⅱc + Ⅱb 等。早期胃癌中直径在 5 ~ 10mm 者称小胃癌，直径<5mm称微小胃癌。早期胃癌和进展期胃癌均可出现上消化道出血，常为黑便。少部分早期胃癌可表现为轻微的上消化道出血症状，即黑便或持续大便隐血阳性。

2. 中晚期胃癌

中晚期胃癌也称进展型胃癌，癌性病变侵及肌层或全层，常有转移。

1) 蕈伞型（或息肉样型）：约占晚期胃癌的1/4，癌肿局限，主要向腔内生长，呈结节状、息肉状，表面粗糙如菜花，中央有糜烂、溃疡，亦称结节蕈伞型。癌肿呈盘状，边缘高起，中央有溃疡者称盘状蕈伞型。

胃窦小弯后壁有一肿物突出胃腔，略呈分叶状，表面不平呈颗粒状，并见有糜烂。肿物基部稍狭小，呈亚蒂型，周围黏膜未见明显浸润。

2) 溃疡型：约占晚期胃癌的1/4。又分为局限溃疡型和浸润溃疡型，前者的特征为癌肿局限，呈盘状，中央坏死，常有较大而深的溃疡，溃疡底一般不平，边缘隆起呈堤状或火山口状，癌肿向深层浸润，常伴出血、穿孔。浸润溃疡型的特征为癌肿呈浸润性生长，常形成明显向周围及深部浸润的肿块，中央坏死形成溃疡，常较早侵及浆膜或发生淋巴转移。

3) 浸润型：此型也分为两种，一种为局限浸润型，癌组织浸润胃壁各层，多限于胃窦部，浸润的胃壁增厚变硬，皱襞消失，多无明显溃疡和结节。浸润局限于胃的一部分者，称局限浸润型。另一种是弥漫浸润型，又称皮革胃，癌组织在黏膜下扩展，侵及各层，范围广，使胃腔变小，胃壁厚而僵硬，黏膜仍可存在，可有充血水肿而无溃疡。

4) 混合型：同时并存上述类型的两种或两种以上病变者。

5) 多发癌：癌组织呈多灶性，互不相连。如在萎缩性胃炎基础上发生的胃癌即可能属于此型，且多在胃体上部。

（三）组织分型

1. 根据组织结构可分为四型

1) 腺癌：包括乳头状腺癌、管状腺癌与黏液腺癌，根据其分化程度分为高分化、中分化与低分化3种。

2) 未分化癌。

3) 黏液癌（即印戒细胞癌）。

4) 特殊类型癌：包括腺鳞癌、鳞癌、类癌等。

2. 根据组织发生方面可分为两型

1) 肠型：癌起源于肠腺化生的上皮，癌组织分化较好，具体形态多为蕈伞型。

2) 胃型：癌起源于胃固有黏膜，包括未分化癌与黏液癌，癌组织分化较差，具体形态多为溃疡型和弥漫浸润型。

三、诊断

（一）临床表现

1. 各期症状

1) 早期症状：早期胃癌70%以上无明显症状，随着病情的发展，可逐渐出现非特异性的、类同于胃炎或胃溃疡的症状，包括上腹部饱胀不适或隐痛、泛酸、嗳气、恶心，偶有呕吐、食欲减退、消化不良、黑便等。

2）中期症状：胃癌的中晚期症状常因肿瘤的生长部位、类型、大小，病程的早晚，有无并发症或转移病灶等条件不同而有所不同。多数患者在病程的早期可以毫无症状。

（1）疼痛部位以心窝部为主，有时仅为上腹部不适或隐痛。较典型的疼痛是痛而无规律，进食也不缓解。

（2）食欲减退，体重减轻，逐渐消瘦，或食后饱胀嗳气，厌恶肉食等，是比较常见的症状。

（3）恶心、呕吐由于大部分位于幽门窦部，故幽门梗阻症状颇为多见。不典型的早期梗阻可引起食后膨胀感、轻度恶心、反胃等，典型的机械性幽门梗阻则引起胃扩张、呕吐。呕吐物多为在胃内停留过久的隔夜宿食，故有腐败酸臭味。弥漫性常无梗阻、呕吐症状。

（4）上早期即可出现出血，常表现为柏油样便。晚期出血量大，若合并有幽门梗阻时，常在呕吐物中混杂咖啡色或暗红色的血液。大便隐血试验呈阳性反应。

（5）其他症状有低热、水肿、全身衰竭。癌肿破溃，或引起胃壁穿孔时，可出现大出血等并发症。

（6）因癌肿增殖而发生的能量消耗与代谢障碍，导致抵抗力低下、营养不良、维生素缺乏等，表现为乏力、食欲减退、恶心、消瘦、贫血、水肿、发热、便秘、皮肤干燥和毛发脱落等。

（7）胃癌溃烂而引起上腹部疼痛、消化道出血、穿孔等。胃癌疼痛常为咬啮性，与进食无明确关系或进食后加重。有的像消化性溃疡的疼痛，进食或抗酸剂可缓解，这种情况可维持较长时间，以后疼痛逐渐加重而持续。癌肿出血时表现为粪便隐血试验阳性、呕血或黑便，出现大出血，甚至有因出血或胃癌穿孔等急腹症而首次就医者。

（8）胃癌的机械性作用引起的症状，如由于胃充盈不良而引起的饱胀感、沉重感，以及无味、厌食、疼痛、恶心、呕吐等。胃癌位于贲门附近可侵犯食管，引起呃逆、咽下困难，位于幽门附近可引起幽门梗阻。

（9）癌肿扩散转移引起的症状，如腹水、肝大、黄疸及肺、脑、心、前列腺、卵巢、骨髓等的转移而引起相应症状。

3）晚期症状

（1）消瘦和贫血：有关专家统计约有九成患者患有消瘦，往往消瘦3 kg以上才引起重视，随即进行性消瘦更加明显，有的可在5 kg以上。专家还发现约有一半的患者伴有贫血、四肢乏力等症状。

（2）晚期胃癌患者多以上腹疼痛明显且持续时间较长，不易缓解为主要症状。也因患者的个体差异，疼痛程度也轻重不一，重者可有胀痛、水肿、钝痛、锐痛等表现，进食后不能缓解，且症状多有加重。有的患者还伴有食欲减退、恶心、呕吐、饱胀、吞咽困难等症状，这些症状有逐渐加重的趋势。

（3）晚期胃癌的转移概率比较大，一般可直接蔓延至邻近的胰腺、肝脏、横结肠等，也可经淋巴转移至胃周围淋巴结及远处淋巴结，有的在左锁骨上可触及质硬不活动的淋巴结。还可通过血液循环转移至肝、肺、脑、骨骼、卵巢等处，从而出现腹水、黄疸、肝脏肿大等症状。癌肿本身的增大还可引起胃穿孔、出血、坏死、梗阻等并发症。晚期胃癌的症状还有呕血、黑便或大便隐血阳性。

2. 体征

绝大多数胃癌患者无明显体征，部分患者有上腹部轻度压痛。位于幽门窦或胃体的进展期胃癌有时可扪及肿块，肿块常呈结节状、质硬，当肿瘤向邻近脏器或组织浸润时，肿块常固定而不能推动，女性患者在中下腹扪及肿块，常提示为库肯勃瘤的可能。当胃癌发生肝转移时，可在肿大的肝脏触及结节状块物。当腹腔转移肿块压迫胆总管时可发生梗阻性黄疸。有幽门梗阻者上腹部可见扩张的胃型，并可闻及震水声，癌肿通过胸导管转移可出现左锁骨上淋巴结肿大。晚期胃癌有盆腔种植时，直肠指检于直肠子宫陷凹内可扪及结节。有腹膜转移时可出现腹水。小肠或系膜转移使肠腔缩窄可导致部分或完全性肠梗阻。癌肿穿孔导致弥漫性腹膜炎时出现腹肌板样僵硬、腹部压痛等腹膜刺激症状，亦可浸润邻腔道脏器而形成内瘘。

3. 蔓延与转移

（1）直接蔓延：癌肿向胃壁四周或深部浸润，可直接侵入腹壁，邻近器官或组织（肝、胰、大网膜、横结肠等）。癌细胞也可沿黏膜下层蔓延，向上侵犯食管下段，向下侵及十二指肠。

（2）淋巴转移：淋巴转移是最主要的转移方式，早期胃癌淋巴转移率可达 10%，进展期胃癌淋巴结转移率可达 70%，癌细胞侵入淋巴管后，形成栓子，随淋巴液转移至全身淋巴结。一般按淋巴引流顺序，即由近及远，由浅及深地发生淋巴转移。胃癌淋巴转移率与病期密切相关。在进展期胃癌中，胃周淋巴转移与预后显著相关。

（3）血行转移：血行转移多发生于晚期，癌细胞通过血行播散到肝、肺、骨、脑等处。亦可经脐静脉转移到脐周围皮肤。

（4）腹腔种植转移：肿瘤侵及胃浆膜后，癌细胞脱落种植于腹腔和盆腔引起广泛性腹膜、肠系膜的转移。可出现腹水，做肛门指检时，于直肠子宫陷凹处可触及转移结节。

4. AJCC/UICC 胃癌 TNM 分期

（1）原发肿瘤（T）

$T_x$：原发肿瘤无法评估。

$T_0$：无原发肿瘤的证据。

$T_{is}$：原位癌，上皮内肿瘤，未侵及固有层，高度不典型增生。

$T_1$：肿瘤侵犯黏膜固有层、黏膜肌层或黏膜下层。

$T_{1a}$：肿瘤侵犯固有层或黏膜肌层。

$T_{1b}$：肿瘤侵犯黏膜下层。

$T_2$：肿瘤侵犯食管肌层。

$T_3$：肿瘤侵犯食管外膜。

$T_4$：肿瘤侵犯食管周围结构。

$T_{4a}$：肿瘤侵犯胸膜、心包、奇静脉、膈肌或腹膜。

$T_{4b}$：肿瘤侵犯其他邻近器官，如主动脉、椎体或气管。

（2）区域淋巴结（N）

$N_x$：区域淋巴结无法评估。

$N_0$：区域淋巴结无转移。

$N_1$：1～2个区域淋巴结转移。

$N_2$：3～6个区域淋巴结转移。

$N_3$：7个或7个以上区域淋巴结有转移。

$N_{3a}$：7～15个区域淋巴结有转移。

$N_{3b}$：16个或16个以上区域淋巴结有转移。

（3）远处转移（M）

$M_0$：无远处转移。

$M_1$：有远处转移。

（4）组织学分级（G）

$G_x$：分级无法评估。

$G_1$：高分化。

$G_2$：中分化。

$G_3$：低分化。

（二）辅助检查

1. 胃肠 X 线检查

X 线为胃癌的主要检查方法，包括不同充盈度的投照以显示黏膜纹，如加压投照力双重对比等方法，尤其是钡剂、空气双重对比方法，对于检出胃壁微小病变很有价值。

1）早期胃癌的 X 线表现

在适当加压或双重对比下，隆起型常显示小的充盈缺损，表面多不光整，基部稍宽，附近黏膜增粗、紊乱，可与良性息肉鉴别。

（1）浅表型：黏膜平坦，表面可见颗粒状增生或轻微盘状隆起。部分患者可见小片钡剂积聚，或于相对充盈处呈微小的突出。病变部位一般蠕动仍存在，但胃壁较正常略僵。

（2）凹陷型：可见浅龛影，底部大多毛糙不齐，胃壁可较正常略僵，但蠕动及收缩仍存在。加压或双重对比时，可见凹陷区有钡剂积聚，影较淡，形态不规则，邻近的黏膜纹常呈杵状中断。

2）中晚期胃癌的 X 线表现：蕈伞型为突出于胃腔内的充盈缺损，一般较大，轮廓不规则或呈分叶状，基底广阔，表面常因溃疡而在充盈缺损中有不规则龛影。充盈缺损周围的胃黏膜纹中断或消失。胃壁稍僵硬。

（1）溃疡型：主要表现为龛影，溃疡口不规则，有指压迹征与环堤征，周围皱襞呈结节状增生，有时至环堤处突然中断。混合型者常见以溃疡为主，伴有增生、浸润性改变。

（2）浸润型：局限性者表现为黏膜纹异常增粗或消失，局限性胃壁僵硬，胃腔固定狭窄，在同一位置不同时期摄片，胃壁可出现双重阴影，说明正常蠕动的胃壁和僵硬胃壁轮廓相重。广泛浸润型的黏膜皱襞平坦或消失，胃腔明显缩小，整个胃壁僵硬，无蠕动波可见。

2. 内镜检查

内镜可直接观察胃内各部位，对胃癌，尤其对早期胃癌的诊断价值很大。

（1）早期胃癌：隆起型主要表现为局部黏膜隆起，突向胃腔，有蒂或广基，表面粗糙，有的呈乳头状或结节状，表面可有糜烂。表浅型表现为边界不整齐，界限不明显的局部黏膜粗糙，略为隆起或凹陷，表面颜色变淡或发红，可有糜烂，此类病变最易遗漏。凹陷型有较为明显的溃疡，凹陷多超过黏膜层。上述各型可合并存在而形成混合型早期胃癌。

（2）中晚期胃癌：中晚期胃癌常具有胃癌典型表现，内镜诊断不难。隆起型的病变直径较大，形态不规则，呈菜花或菊花状。

3. 胃液检查

约半数胃癌患者胃酸缺乏。基础胃酸中乳酸含量可超过正常（100 μg/mL）。但胃液分析对胃癌的诊断意义不大。

4. 生物学与生物化学检查

生物学与生物化学检查包括癌的免疫学反应、体内特殊化学成分的测定及酶反应等。如血清胃蛋白酶原Ⅰ及胃蛋白酶原Ⅰ/Ⅱ之比，CEA、CA19 - 9、CA125 等抗原及单克隆抗体的检测等，但这些检查假阳性与假阴性均较高，特异性不强。

5. 大便隐血试验

持续性大便隐血阳性，对胃癌的诊断有参考价值，可以为发现胃癌提供线索，大便隐血试验在早期表浅型胃癌的阳性率可达 20%，随着病程的进展，其阳性率可在 80% 以上，其中以胃体癌的阳性率最高，贲门癌次之。

6. CT、MRI

CT 与 MRI 可以清楚地显示淋巴结及腹腔脏器受侵或转移情况，对早期胃癌诊断无价值。螺旋 CT 对于分期的准确率较高。

（三）诊断与鉴别诊断

1. 诊断

（1）实验室检查：早期可疑胃癌，游离胃酸低或缺，如红细胞比容、血红蛋白、红细胞下降，大便潜血（＋）。血红蛋白总数低，白/球倒置等。水电解质紊乱，酸碱平衡失调等化验异常。

（2）X 线检查：气钡双重造影可清楚显示胃轮廓、蠕动情况、黏膜形态、排空时间，有无充盈缺损、龛影等。检查准确率近 80%。

（3）纤维内镜检查：纤维内镜检查是诊断胃癌最直接、准确、有效的诊断方法。

（4）脱落细胞学检查：有的学者主张在临床和 X 线检查可疑胃癌时行此检查。

（5）B 超检查：B 超检查可了解周围实质性脏器有无转移。

（6）CT 检查：CT 检查了解胃肿瘤侵犯情况，与周围脏器关系，有无切除可能。

2. 鉴别诊断

胃癌须与胃溃疡、胃内单纯性息肉、良性肿瘤、肉瘤、胃内慢性炎症相鉴别。有时尚需与胃皱襞肥厚、巨大皱襞症、胃黏膜脱垂症、幽门肌肥厚和严重胃底静脉曲张等相鉴别。鉴别诊断主要依靠 X 线钡餐造影、胃镜和活检。

（1）胃原发性恶性淋巴瘤：胃原发性恶性淋巴瘤占胃恶性肿瘤的 0.5%～8%，多见于青壮年，好发胃窦部，临床表现与胃癌相似，30%～50% 的霍奇金淋巴瘤患者呈持续性或间歇性发热，X 线钡餐检查病灶的发现率可为 93%～100%，但能诊断为胃恶性淋巴瘤仅占 10%。X 线征为弥漫胃黏膜皱襞不规则增厚，有不规则地图形多发性溃疡，溃疡边缘黏膜形成大皱襞，单个或多发的圆形充盈缺损，呈"鹅蛋石样"改变。胃镜见到巨大的胃黏膜皱襞，单个或多发息肉样结节，表面溃疡或糜烂时应首先考虑为胃淋巴瘤。

（2）胃平滑肌肉瘤：胃平滑肌肉瘤占胃恶性肿瘤的 0.25%～3%，占胃肉瘤的 20%，多见于老年人，好发于胃底胃体部，肿瘤常 >10cm，呈球形或半球形，可因缺血出现大溃疡。按部位可分为：①胃内型（黏膜下型），肿瘤突入胃腔内；②胃外型（浆膜下型），肿瘤向胃外生长；③胃壁型（哑铃型），肿瘤同时向胃内外生长。

（3）胃癌的自我诊断：早期胃癌多数无明显症状，仅有上腹不适及食后腹胀、食欲减退。这些症状常与普通的消化不良、胃炎或胃溃疡相似，但有一些早期隐痛者亦可出现出血与黑便。若反复出现上腹部隐痛不适、食后饱胀、食欲减退，按普通胃病治疗无效并且有进行性加重、消瘦、贫血等症状。

另外，原有溃疡病及胃炎病史，但症状反复发作，治疗无效，并且日益加重，有时呕吐宿食或有呕血及黑便倾向（包括大便隐血试验阳性），均应想到胃癌的可能。一般来说，若肿瘤长在胃的入口处（贲门部）时，有下咽困难，吞咽食物时胸骨后有疼痛、食物摩擦感、停滞感；若肿瘤长在胃的出口处（幽门部）时，可引起饭后上腹胀满不适，朝食暮吐、暮食朝吐，出现梗阻症状。

**四、治疗**

胃癌是我国最常见的恶性肿瘤，发生于胃的任何部位，半数以上发生于胃窦部、胃小弯及前后壁，其次在贲门部，胃体区相对较少。胃癌的治疗主要有手术、放疗、化疗和中医药治疗。

胃癌治疗至今仍以手术为主，术后根据不同的病理检查结果，辅以药物治疗。胃癌的治疗原则是：

1. Ⅰ、Ⅱ期胃癌根治性手术后，病理检查癌细胞分化良好，可以免化疗，Ⅱ期患者术后应做化疗。

2. Ⅲ期胃癌根治性手术后应该化疗，必要时辅以放疗。

3. Ⅳ期胃癌，只要原发病灶允许，患者一般情况能承受麻醉和手术，应争取做姑息性切除术，以提高患者的生存质量，术后辅以中药或化疗。

（一）手术治疗

由于胃癌诊断和治疗水平的提高，手术适应证较前相应扩大。目前除了原发灶巨大，固定，腹内脏器广泛转移，伴血性腹水呈恶病质者外，只要患者全身情况许可，即使有锁骨上淋巴结转移、肝脏有转移结节等，均应争取剖腹探查，切除原发病灶，减轻症状。根据国内 1 1734 例胃癌手术的统计，手术率为 81.8%，总切除率为 49.7%。近年来，癌瘤切除率已提高至 75% 左右，主要是 Ⅱ、Ⅲ 期胃癌切除率的提高。

1. 根治性切除术

根治性切除手术有根治性切除和扩大根治性切除两种术式。

1）根治性切除范围应包括原发病灶，连同胃远端的 2/3 或 4/5，全部大、小网膜，十二指肠第一部分和区域淋巴结以及局部受浸润的脏器整块切除，胃或十二指肠断端无癌细胞残留。

2）扩大根治性切除范围除了上述内容外，还要切除全胃或邻近受侵犯的横结肠、肝左叶、脾脏，胰体尾和贲门左、脾脉管旁的淋巴结等。

以上两种手术方式的选择直至目前尚无统一意见，主要分歧点是胃切除范围和淋巴结清除的范围。

为了提高胃癌治愈率，应根据具体病情来选择手术式，不能硬性规定。如癌瘤位于胃窦部及远端小弯侧，行根治性胃切除为宜；当病期晚伴有深部淋巴结转移或胃体部癌、弥漫浸润性癌时应考虑行扩大根治术。扩大根治性手术虽然能提高一定的疗效，但手术死亡率，术后并发症仍较根治术为高。此术式不能取代根治术。

区域淋巴结清除：日本胃癌研究会提出的胃淋巴结分组、分站较为适用。该会将胃周围淋巴分为 16 组。根据原发肿瘤位于胃的上、中、下 3 个不同部位将淋巴结分出 3 个站，$N_1$，$N_2$，$N_3$ 亦随其相应而异，手术清除每站淋巴结的范围以 "R" 表示，清除第 1 站淋巴结的手术称为 $R_1$（根 1）手术，清除第 2 站淋巴结者称为 $R_2$（根 2）手术，清除第三站淋巴结者称为 $R_3$（根 3）手术。例如胃窦部癌，清除第一站的 3、4、5、6 组淋巴结时，所行的胃切除术定为 $R_1$ 式手术，若同时切除第 2 站的 1、7、8、9 组淋巴结则为 $R_2$ 式手术。若同时切除 2、10、11、12、13、14、15、16 组淋巴结则定为 $R_3$ 式手术，又称扩大根治术。其他部位的胃癌清除淋巴结范围以此类推。一般临床工作者认为 $R_2$ 式手术是胃癌根治术最常用的术式，$R_3$ 式手术为多器官联合切除，应慎用。

2. 姑息性切除术

凡胃癌已有腹膜或淋巴结广泛转移时，而原发肿瘤可以切除，患者一般情况能耐受手术者，可以行姑息性胃切除术。这种手术可以减轻患者中毒症状，消除因癌瘤引起的梗阻、出血或穿孔等并发症。术后再辅以化疗，可以延长患者的生存期。

3. 短路手术

短路手术适用于晚期胃癌不能手术切除，同时伴有梗阻的患者。如幽门窦部癌合并幽门梗阻者可行结肠前或结肠后胃空肠吻合术。胃贲门癌伴有梗阻时可行空肠食管侧侧吻合术，后者常需开胸才能完成手术，手术适应证应严于前者。一般捷径手术不能提高疗效，但能减轻患者痛苦，提高其生存质量。

手术固然能切除癌肿，但还有残癌，或区域淋巴结转移，或血管中癌栓存在等，复发转移概率非常高。

（二）放疗

放疗并发症较多，甚至引起部分功能丧失。对于晚期肿瘤患者，放疗效果并不完好。同时体质较差、年龄偏大的患者，继续放疗只能导致虚弱的生命更加垂危，加速了患者死亡，一般采取中药进行治疗。胃腺癌放射敏感性低，单独放疗或与化疗综合治疗后肿瘤缩小50%以上的只占60%，肿瘤完全消失者仅10%，因此，胃癌不能单独用放疗来根治，放疗在胃癌治疗中的作用主要是辅助性的或姑息性的，多用于综合治疗，放疗的主要形式有术前放疗、术中放疗、术后放疗和姑息性放疗等四种。据文献报道术前放疗可使根治手术切除率提高20%左右，使中晚期胃癌5年生存率提高10%～25%。

（三）化疗

胃癌切除术后除少数患者外，大多需行术后化疗。其原因系术后可能残存有癌细胞，或者有的胃癌手术难以完全清除，或者通过淋巴或血液系统存在转移病灶。实践证明胃癌术后配合化疗与单纯性手术比较，前者生存期要长，术后复发较少。

晚期胃癌不能手术切除，或仅有一部分可以行姑息性切除术，因此，化疗已成为晚期胃癌的主要治疗方法，临床多采用联合化疗方案。

（四）中医药治疗

中晚期胃癌手术的可能性不大，即便能够手术也仅为姑息性的局部切除，临床上，中晚期胃癌的治疗多采用放化疗联合中医药治疗的综合手段，以充分结合各治疗方法的优势。放化疗对癌细胞均有较为直接的抑制作用，但二者也会对人体免疫系统造成损伤，多数患者在进行一段时期的放疗或化疗后，会出现白细胞减少，骨髓抑制，脱发，乏力等一系列症状，身体功能严重下降，对治疗的顺利进行不利。因此，中晚期胃癌患者应结合中药进行治疗，其治疗胃癌的优势在于一方面可以增强放化疗的治疗效果，提高其敏感性，一方面能减轻放化疗对人体功能的损伤，使得治疗得以顺利进行，效果比单纯西医治疗为好，患者生存质量更高，生存时间也更长。配合服用人参皂苷Rh2，人参皂苷Rh2对癌细胞起到控制、抑制生长，诱导凋亡和分化作用。人参皂苷Rh2又是人参精华中提取出的具有抗肿瘤和提高免疫力功效的物质，也是目前临床上治疗癌症常用的辅助治疗药物，临床反馈效果很好。

（五）细胞治疗

机体内具有杀伤作用的淋巴细胞有NK细胞、杀伤性T细胞等，它们本身就能够对抗胃癌细胞的产生。根据实验观察，一个胃癌细胞需要上百个淋巴细胞对付它。而1cm³大小的瘤块中约有10亿个瘤细胞。因此，如果有大量的淋巴细胞，就能够有效地消灭胃癌细胞，对抗胃癌细胞的生成，这就是细胞免疫疗法的基本理念。

近年来，细胞免疫疗法一直是胃癌生物治疗中最活跃的领域。细胞免疫疗法对细胞免疫功能低下的患者，如大剂量化疗、放疗、骨髓移植后及病毒感染损伤免疫细胞数量和功能的患者，尤其是血液/免疫系统受累的胃癌患者更为适合。

在各种癌症免疫治疗方法中，细胞免疫疗法因具有以下的优点而受到人们的重视，为近十多年癌症免疫治疗中十分活跃的研究领域：

1. 免疫细胞在体外处理，可绕过体内癌症免疫障碍的种种机制，从而选择性地发挥抗癌症免疫反应。如新鲜分离的癌症浸润性淋巴细胞（TIL）往往缺乏抗癌症效应，而在体外一定条件下培养一段时间后可恢复特异性抗癌症作用；在体外培养条件下，癌症抗原特异性耐受的免疫细胞可被逆转。

2. 免疫细胞的活化及效应过程往往由一些细胞因子介导，而目前基因工程可大量克隆不同的细胞因子，也可大量克隆癌症抗原或多肽，这使体外活化扩增大量的抗癌症免疫细胞更为可行方便。

3. 免疫细胞的体外活化扩增可避免一些制剂体内大量应用带来的严重毒副作用，如：IL－2、TNF－α、IL－4、IL－7、IL－12 等具有抗癌症作用，抗 CD3 单克隆抗体的体内应用可激活 T 细胞，但这些制剂由于其复杂的多种作用，在体内大量应用可导致严重的，甚至致死性副作用，这也是这些因子难以被批准临床使用的重要原因，而在体外操作可避免这些副作用。

4. 目前已能在体外大量扩增自体或异基因的抗癌症免疫细胞，其数量大于癌症疫苗在体内激活的效应细胞数，一些体外培养的免疫细胞已进入临床治疗。实验显示癌症疫苗在体内应用可增加体内的癌症特异性细胞毒性 T 细胞（CTL）数量，但到一定时候，体内的 CTL 到达平台期而不再增加，这主要由体内存在的特异性及非特异性免疫调节网络限制了 CTL 克隆的扩增。而在体外培养可突破此调节网络，大量扩增免疫效应细胞。

### 五、健康教育

1. 心理护理

对胃癌患者，在护理工作中要注意患者的情绪变化，护士要注意根据患者的需要程度和接受能力提供信息，要尽可能采用非技术性语言使患者能听得懂，帮助分析治疗中的有利条件和进步，使患者看到希望，消除患者的顾虑和消极心理，增强对治疗的信心，能够积极配合治疗和护理。

2. 营养护理

胃癌患者要加强营养护理，纠正负氮平衡，提高手术耐受力和术后恢复的效果。能进食者给予高热量、高蛋白、高维生素饮食，食物应新鲜易消化。对于不能进食或禁食患者，应从静脉补给足够能量、氨基酸类、电解质和维生素，必要时可实施全肠外营养（TPN）。对化疗的患者应适当减少脂肪、蛋白含量高的食物，多食绿色蔬菜和水果，以利于消化和吸收。

3. 术前注意患者的营养与进食情况

按病情给予高蛋白、高热量、高维生素少渣软食、半流质或流质。纠正水电解质紊乱，准确记录出入量，对重度营养不良、血浆蛋白低、贫血者，术前补蛋白质或输血。有幽门梗阻者，术前 3 日每晚用温盐水洗胃，消除胃内积存物，减轻胃黏膜水肿。严重幽门梗阻者，应于术前 1~3 天行胃肠减压，使胃体积缩小。于术日晨放置胃管，抽尽胃液后留置胃管。

4. 术后严密观察生命体征

硬膜外麻醉 4~6 小时或全麻清醒，血压、脉搏平稳后半坐卧位。注意保持卧位要正确，以利呼吸和腹腔引流。鼓励深呼吸、咳痰、翻身及早期活动，预防肺部感染及其他并发症。注意口腔卫生，预防腮腺炎。

5. 腹腔引流

腹腔引流管接无菌瓶，每 3 天更换 1 次，以防逆行感染。必须严密观察引流液的颜色、性质、量，并准确记录。一般在 24 小时内量多，为血浆样渗出液，以后逐渐减少。如引流液为鲜红色，且超过 500mL，应考虑有出血。要勤巡视，随时观察引流管是否通畅以及有无扭曲、脱落。

6. 持续胃肠减压

保持胃管通畅，以减少胃内容物对吻合口的刺激，预防吻合口水肿和吻合口瘘。每 2 小时用生理盐水冲洗胃管 1 次，每次量不超过 20mL 并相应吸出，避免压力过大、冲洗液过多而引起出血。注意引流液的性质及量，并准确记录引流量。如有鲜血抽出，必须及时报告医生处理。胃管应妥善固定，不可随意移动，并注意有无脱落或侧孔吸胃壁，使胃肠减压停止。

7. 术后饮食

术后 3 日禁食、禁水，静脉补液，每日 3 000mL 左右。在停止胃肠减压后，可饮少量水。次全胃切除术和全胃切除术的术后饮食要求有一定的区别。

8. 健康指导

相关人群在平时的饮食方面应注意，平时应以新鲜的瓜果蔬菜、粗粮为主食，少吃肉类，做到饮食搭配合理，防止体液偏酸，摄入的饮食应该做到"二酸八碱"使体液达到弱碱性。食品中的许多食物对癌细胞都有抑制的作用，如食物中钙离子及含巯基的蒜、葱及绿茶，其中大蒜的作用颇受重视。

改变饮食结构，多食蔬菜、水果，适当增加豆类食物和牛奶。减少食盐摄入量。少食或不食熏腌食品，减少亚硝胺前身物质的摄入，提倡食用大蒜、绿茶。食品保藏以冰箱冷藏为好。对于癌症的高发人群可以适当地服用一些抗癌防癌的产品，如人参皂苷 Rh2、香菇多糖等预防癌症。

改变不良饮食习惯：避免暴饮暴食，三餐不定；进食不宜过快、过烫、过硬。

9. 不良嗜好

吸烟、饮酒等不良的嗜好要改变。

10. 心理方面因素

现在社会人们在日常生活中的压力过大，当这种压力过大又得不到释放的时候，便会对身体造成伤害。

11. 其他注意

1）认真做好粮食的防霉去霉工作，保护食用水的卫生。
2）积极治疗癌前病变，有慢性胃病的患者要及时治疗，定期观察。
3）积极保护环境，减少环境污染。
4）对高发区及高危人群进行胃癌及癌前病变的普查普治。

（焦美凤）

# 第五节　胰腺癌

胰腺癌是常见的胰腺肿瘤，是一种恶性程度很高，诊断和治疗都很困难的消化道恶性肿瘤，主要表现为腹痛、黄疸和消化道症状。

胰腺癌最早由 Mondiare 及 Battersdy 描述。1888 年 Bard 和 Pis 在文献上做了临床报道。1935 年，美国著名外科学家 Whipple 首先报道了胰、十二指肠切除术成功，从而确立了手术治疗胰、十二指肠和壶腹部恶性肿瘤的方式。1943 年，Rockeg 首先实行了全胰切除术。国内余文光于 1954 年首先报道胰头、十二指肠切除的病例。20 世纪 70 年代与 20 世纪 60 年代相比，加拿大、丹麦和波兰的标准化发病率增加了 50% 以上。在我国，胰腺癌已成为我国人口死亡的十大恶性肿瘤之一。近年来，发病率在国内外均呈明显的上升趋势。胰腺癌半数以上位于胰头，约 90% 是起源于腺管上皮的管腺癌。

本病发病率男性高于女性，男女之比为（1.5~2）∶1，男性患者远较绝经前的妇女多见，绝经后妇女的发病率与男性相仿，而且据北京地区 7 家医院 354 例病例分析，患者中 41~70 岁者占 80%。

## 一、病因

胰腺癌的病因尚不十分清楚。胰腺癌发生与吸烟、饮酒、高脂肪和高蛋白饮食、过量饮用咖啡、环境污染及遗传因素有关；近年来的调查报告发现糖尿病患者群中胰腺癌的发病率明显高于普通人群；也有人注意到慢性胰腺炎患者与胰腺癌的发病存在一定关系，发现慢性胰腺炎患者发生胰腺癌的比例明显增高；另外还有许多因素与此病的发生有一定关系，如职业、环境、地理等。

1. 吸烟

动物试验已证明用烟草酸水饲喂动物可以引起胰腺癌，一组大样本调查结果显示吸烟者发生胰腺癌的机会较不吸烟者高出 1.5 倍，吸烟量越大，发生胰腺癌的机会越高，如每日吸烟 1 包者胰腺癌发生在男女两性各高出不吸烟者 4 倍、2 倍。以上资料说明，在一部分人中吸烟可诱发胰腺癌发生。

2. 不适当的饮食

近年来，有学者把胰腺癌发生增多归因于饮食结构不当。动物试验证明，用高蛋白、高脂肪饮食饲养的动物，可使动物胰腺导管细胞更新加速且对致癌物质敏感性增强。国内学者沈魁等明确提出：饮食结构与胰腺癌发生关系密切，食肉食多者易发生本病。日本学者指出，近年来日本胰腺癌发病率增加与日本人饮食结构欧洲化有关，即进食高蛋白、高脂肪过多。还有学者认为食用咖啡者发生胰腺癌机会较多，但未得到进一步证实。

3. 糖尿病与胰腺癌

有糖尿病者易患胰腺癌早已为人所知，但近年来的研究指出，糖尿病患者发生胰腺癌者为无糖尿病患者的 1 倍，且有增加的趋势；也有人认为其为正常人群的 2~4 倍，甚至有资料报道其发病率可达消化系统恶性肿瘤的 12.4%，但两者之间的真正关系不明确。

4. 慢性胰腺炎与胰腺癌

慢性胰腺炎和糖尿病可能和胰腺癌的发生有一定关系。慢性胰腺炎常和胰腺癌同时存在，据 Mikal 等报道 100 例尸体解剖的资料，49% 在显微镜下有慢性胰腺炎的表现，84% 有胰腺间质纤维化。由于胰腺癌可使胰管梗阻，从而导致胰腺炎的发生，所以两者孰为因果很难确定。有人认为，伴有陈旧性钙化的慢性胰腺炎，其钙化灶有致癌作用。有学者报道，只有胰腺钙化患者，胰腺炎才和胰腺癌同时存在。但在 White 报道的胰腺炎病例中，有原发性钙化者，只有 3% 合并癌，此外，胰腺癌也偶可发生钙化。至于胰腺癌和糖尿病的关系，也不十分明确。胰腺癌患者 5% ~20% 伴有糖尿病，其中有 80% 的患者是在同一年中先后发现糖尿病和胰腺癌的。大量病例也证明，糖尿病患者如发生癌，有 5% ~19% 位于胰腺，而非糖尿病患者只 4% 的癌发生在胰腺，说明糖尿病患者似乎倾向于发生胰腺癌。Sommers 等报道，28% 的糖尿病患者有胰管增生，而对照组只 9% 有胰管增生，设想在胰管增生的基础上可发生癌。Bell 报道 40 岁以上男性的尸体解剖共 32 508 例，糖尿病患者的胰腺癌发生率较非糖尿病患者高一倍以上。但也有一些证据说明，胰腺癌的发病和糖尿病并无明显关系。据 Lemass 报道，胰腺癌合并糖尿病的患者，并无胰岛细胞受到破坏的病理变化。一些胰腺癌患者的糖代谢可以受到一定程度的损害，这可能是由于胰岛细胞尽管没有病理变化，但胰岛素的释放受到了某种干扰的缘故。也有人认为，胰腺癌合并糖尿病并无其特殊性。在一般居民中糖尿病的发生率也达 10%。

5. 基因异常表达与胰腺癌

关于胰腺癌发生的基因学研究较多，基因异常表达与胰腺癌的发生密切相关，各种肿瘤的发生与细胞基因的关系是目前研究癌症发生原因的热点，在各基因家族中，K-ras 基因 12 位点的突变和胰腺癌的发生有密切关系，而抑癌基因 P53，以及最近克隆出来的 MTSl 等的失活也有影响。由于癌的发生是一个多因素过程，可能存在多种癌基因或抑癌基因的激活与失活，而且和家族遗传也不无关系。

Tada 等对 12 例已确诊的胰腺癌患者、6 例慢性胰腺炎患者，用 PCR 检验技术进行检测，发现 12 例胰腺患者癌细胞 c-ki-ras12 位密码子全部有癌基因突变，该作者进一步指出 c-ki-ras 第 12 位密码子的变化主要是碱基的突变。Tada 等通过动物试验后又提出 c-ki-ras 的突变位置与致癌因素的不同而有所区别，吸烟者可诱发 c-ki-ras-tx 第 12 位点碱基突变，而其他一些致癌物如二甲基苯并蒽则引起 H-ras 基因 61 位点密码子突变。Tada 对胰腺癌患者的临床情况分析后认为 c-ki-ras 基因突变与肿瘤分化程度无明显关系，而与肿瘤的大小有关，从而提出 c-ki-ras 基因突变后主要促进肿瘤的进展。Lemocene 研究发现变化，说明胰腺导管上皮细胞中 c-ki-ras 基因变化在先，即 c-ki-ras 基因改变导致胰腺腺管上皮细胞发生癌变，而后癌细胞再向外浸润。有关胰腺癌的发生和基因改变研究资料尚少，许多问题有待进一步研究。

6. 内分泌紊乱

胰腺癌的发生也可能和内分泌有关，其根据是男性发病率较绝经期前的女性为高，女性在绝经期后则发病率增高，与男性相似。有自然流产史的妇女发病率也增高。

7. 胆汁的作用

多年来有人认为，胆汁中含有致癌因素，因胆汁可逆流至胰管，而胰腺组织较胆管对致癌因素更为敏感，所以胰腺癌远较胆管癌多见。同时，在胰腺癌中，接触胆汁机会更多的胰头部分，癌发生率更高，而癌又多起源于导管而非腺泡，也说明这种看法有一定根据。

## 二、分型

胰腺癌的病理分期有助于治疗方案的选择和预后评估。常用的是 AJCC TNM 分期。

1. 原发肿瘤（T）

$T_x$：原发肿瘤不能确定。

$T_0$：无原发肿瘤证据。

$T_{is}$：原位癌。

$T_1$：肿瘤最大直径≤2cm。

$T_2$：肿瘤最大直径＞2cm 且≤4cm。

$T_3$：肿瘤最大直径＞4cm。

$T_4$：肿瘤侵犯腹腔干、肠系膜上动脉和（或）肝总动脉，无论肿瘤大小。

2. 区域淋巴结（N）

$N_x$：区域淋巴结转移不能确定。

$N_0$：无区域淋巴结转移。

$N_1$：有区域淋巴结转移数目 1～3 个。

$N_2$：区域淋巴结转移数目≥4 个。

3. 远处转移（M）

$M_x$：远处转移不能确定。

$M_0$：无远处转移。

$M_1$：有远处转移。

## 三、诊断

（一）临床表现

1. 症状

胰腺癌无特异的初期症状，没有十分特异的体征。临床表现取决于癌瘤的部位、病程早晚、有无转移以及邻近器官累及的情况。其临床特点是整个病程短、病情发展快和迅速恶化。最多见的是上腹部饱胀不适、疼痛，若是 40 岁以上中年人主诉有上腹部症状除考虑肝胆、胃肠疾病外，应想到胰腺癌的可能性。虽然有自觉痛，但压痛并不是所有患者都有，如果有压痛则和自觉痛的部位是一致的。

（1）腹痛：疼痛是胰腺癌的主要症状，而且不管癌瘤位于胰腺头部或体尾部均有。60%～80%的患者表现为上腹部疼痛，而这些表现出疼痛的患者有 85% 已不能手术切除或已是进展期。疼痛一般和饮食无关，起初多数较轻，呈持续性疼痛逐渐加重，由于癌瘤的部位和引起疼痛机制不一，腹痛可呈多样表现。其程度有饱胀不适、钝痛乃至剧痛。有放射痛，胰头癌多向右侧，而体尾癌则大部向左侧放射。腰背部疼痛则预示着较晚期和预后差。胰腺癌者可因癌肿使胰腺增大，压迫胰管，使胰管梗阻、扩张、扭曲及压力增高，引起上腹部持续性或间歇性胀痛。有时还同时合并胰腺炎，引起内脏神经痛。神经冲动经内脏神经传入左右 $T_6 \sim T_{11}$ 交感神经节再上传，故病变早期常呈中上腹部范围较广泛但不易定位而性质较模糊的饱胀不适、隐痛或钝痛等，并常在进食后 1～2 小时加重，因而拒食来减少因进食而加重的疼痛。较少见者为阵发性剧烈的上腹痛，并进行性加重，甚至难以忍受，此多见于早期胰头癌伴有胰胆管阻塞者，由于饮酒或进食油腻食物诱发胆汁和胰液排泌增加，从而使胆道、胰管内压力骤升所致。胰腺血管及神经十分丰富，又与腹膜后神经丛相邻，故当病变扩展、转移影响腹膜时，胰头癌可引起右上腹痛，胰体尾部癌则偏左，有时亦可涉及全腹。腰背痛常见，进展期病变腰背痛更加剧烈，或限于双季肋部束带状，提示癌肿沿神经鞘向腹膜后神经丛转移所致。典型胰腺癌的腹痛常在仰卧时加重，特别在夜间尤为明显，迫使患者坐起或向前弯腰、屈膝以求减轻疼痛，有时常使患者夜间辗转不眠，可能是由于癌变浸润压迫腹腔神经丛所致。

除中腹或左上腹、右上腹部疼痛外，少数病例主诉为左、右下腹或脐周或全腹痛，甚至有睾丸痛，易与其他疾病相混淆。当癌瘤累及内脏包膜、腹膜或腹膜后组织时，在相应部位可有压痛。

（2）黄疸：黄疸是胰腺癌，特别是胰头癌的重要症状。黄疸属于梗阻性，伴有小便深黄及陶土样大便，是由于胆总管下端受侵犯或被压所致。黄疸为进行性，虽可以有轻微波动，但不可能完全消退。黄疸的暂时减轻，在早期与壶腹周围的炎症消退有关，晚期则由于侵入胆总管下端的肿瘤溃烂腐脱之故，壶腹肿瘤所产生的黄疸比较容易出现波动。胰体尾癌在波及胰头时才出现黄疸。有些胰腺癌患者晚期出现黄疸是由于肝转移所致。约 1/4 的患者合并顽固性的皮肤瘙痒，往往为进行性。虽然目前认为梗阻性黄疸时瘙痒的发生可能和皮肤胆酸的积存有关，但少数无黄疸或轻度黄疸的患者也可以有皮肤瘙痒的症状。

近半数的患者可触及肿大的胆囊，这可能与胆道下段梗阻有关。临床上有梗阻性黄疸伴有胆囊肿大而无压痛者称为 Courvoisier 征，对胰头癌具有诊断意义，但阳性率不高。如原有慢性胆囊炎，则胆囊可不肿大，剖腹手术及腹腔镜检查常可见胆囊已有肿大，但无临床体征。故未扪及无痛性肿大胆囊决不能排除胰头癌。约 50% 患者因胆汁淤积、癌变转移而有肝大。

过去诊断胰腺癌常以无痛性黄疸为胰腺癌的首发或必发症状，以出现黄疸作为诊断胰腺癌的重要依据，因此也常常失去早期诊断和手术的机会。但无痛性黄疸仍然是胰腺癌最常见的症状，有此症状的患者，约 50% 有实行根治手术的机会。黄疸出现的早晚和癌瘤的位置关系密切，胰头癌常常出现黄疸。黄疸可有波动，表现为完全性或不完全性梗阻性黄疸。体尾部或远离胆胰管的癌瘤，由于淋巴转移压迫肝外胆管或因胆管附近的粘连、屈曲等也可造成黄疸。

（3）消化道症状：最多见的为食欲减退，其次有恶心、呕吐，可有腹泻或便秘甚至黑便，腹泻常常为脂肪泻。食欲减退和胆总管下端及胰腺导管被肿瘤阻塞，胆汁和胰液不能进入十二指肠有关。胰腺的梗阻性慢性胰腺炎导致胰腺外分泌功能不良，也必然会影响食欲。少数患者出现梗阻性呕吐，是因为肿瘤侵入或压迫十二指肠和胃所致。由于经常进食不足，约10%患者有严重便秘。此外有15%左右的患者，由于胰腺外分泌功能不良而致腹泻；脂肪泻为晚期的表现，是胰腺外分泌功能不良时特有的症状，但较罕见。胰腺癌也可发生上消化道出血，表现为呕血、黑便或仅大便潜血试验阳性，发生率约10%。发生消化道出血的原因为邻近的空腔脏器如十二指肠或胃受侵犯破溃，壶腹癌本身腐脱更易发生出血。脾静脉或门静脉因肿瘤侵犯而栓塞，继发门静脉高压症，导致食管胃底静脉曲张破裂大出血也偶见。

（4）消瘦、乏力：胰腺癌和其他癌瘤不同，常在初期即有消瘦、乏力。这种症状与癌瘤部位无关。在消化道肿瘤中，胰腺癌造成的体重减轻最为突出，发病后短期内即出现明显消瘦，体重减轻可在15 kg以上，伴有衰弱乏力等症状。一些患者在其他症状还没有出现以前，首先表现为进行性消瘦。体重下降的原因是食欲减退，进食减少，或虽有食欲，但因进食后上腹部不适或诱发腹痛而不愿进食。此外，胰腺外分泌功能不良或胰液经胰腺导管流出受阻，影响消化及吸收功能，也有一定的关系。

（5）腹块：胰腺深在于后腹部难摸到，腹块系癌肿本身发展的结果，位于病变所在处，如已摸到肿块，已多属进行期或晚期。慢性胰腺炎也可摸到肿块，与胰腺癌不易鉴别。胰腺癌可造成肝内外胆管和胆囊扩张以及肝脏的胆汁淤积性肿大，所以可摸到肿大的肝脏和胆囊。癌肿形态不规则，大小不一，质坚固定，可有明显压痛。因胰头部病变常在肿块出现前就有其他明显的症状，故本病引起的腹块相对地多见于胰体尾部癌。当癌变压迫腹主动脉或脾动脉时，可在脐周或左上腹听到吹风样血管杂音。有时腹部肿块为肿大的肝脏和胆囊，还有胰腺癌并发胰腺囊肿。

（6）症状性糖尿病：少数患者起病的最初表现为糖尿病的症状，即在胰腺癌的主要症状如腹痛、黄疸等出现以前，先患糖尿病，以至伴随的消瘦和体重下降被误为是糖尿病的表现，而不去考虑胰腺癌；也可表现为长期糖尿病的患者近来病情加重，或原来长期能控制病情的治疗措施变为无效，说明有可能在原有糖尿病的基础上又发生了胰腺癌。因此，若糖尿病患者出现持续性腹痛，或老年人突然出现糖尿病，或原有糖尿病而近期突然病情加重时，应警惕发生胰腺癌的可能。

（7）血栓性静脉炎：晚期胰腺癌患者出现游走性血栓性静脉炎或动脉血栓形成。如有下肢深静脉血栓形成时可引起患侧下肢水肿。尸检资料示动脉和静脉血栓症的发生率占25%左右，似更多见于胰体、尾部癌。Spain认为癌肿可能分泌某种促使血栓形成的物质。如门静脉血栓形成可引起食管下端静脉曲张或腹水，脾静脉血栓形成可致脾肿大，这些患者易致急性上消化道大出血。

（8）精神症状：部分胰腺癌患者可表现焦虑、急躁、抑郁、个性改变等精神症状。其发生机制尚不明确，可能由于胰腺癌患者多有顽固性腹痛、不能安睡以及不能进食等症状，容易对精神和情绪产生影响。

（9）其他：此外，患者常诉发热、明显乏力。可有高热甚至有寒战等类似胆管炎的症状，故易与胆石症、胆管炎相混淆。当然有胆道梗阻合并感染时，亦可有寒战、高热。部分患者尚可有小关节红、肿、痛、热、关节周围皮下脂肪坏死及原因不明的睾丸痛等。锁骨上、腋下或腹股沟淋巴结也可因胰腺癌转移而肿大发硬。

2. 蔓延与转移

胰腺癌由于其生长较快，胰腺位于腹膜后，周围有重要器官，加之胰腺血管、淋巴管较为丰富，胰腺又无包膜，往往早期发生转移，或者在局部直接向胰周侵犯，或经淋巴管和（或）血管向远近器官组织转移，其中最常侵犯的部位有胆总管、十二指肠、肝、胃、横结肠及上腹部大血管。此外，胰腺癌还可沿神经鞘向外转移，而胰腺恰巧横卧于上腹部许多神经丛之前，以致癌肿往往较早期侵犯到这些神经组织，尤以后腹壁神经组织最易受累。正是由于胰腺癌极易在局部直接蔓延，或经淋巴、血管以及神经向外扩散转移，从而构成了其多样化的临床表现。故临床上对进展期或晚期患者，或因脏器、血管、神经浸润，或因有淋巴转移，多无法根治性切除，即使可姑息性切除，术后短期内也多因复发而死亡。胰腺癌的转移主要通过以下几种方式：

（1）胰内扩散：胰腺癌早期即可穿破胰管壁，以浸润性导管癌的方式向周围胰组织浸润转移。显微镜下，癌组织浸润多局限于距肉眼判定肿瘤边缘的 $2.0 \sim 2.5cm$，很少超过 $3.0cm$，因解剖学上的关系，约 70% 的胰头癌已侵及钩突。

（2）胰周组织、器官浸润：胰腺癌可向周围组织浸润蔓延，胆总管下端被压迫浸润即是一种表现。此外，十二指肠、胃、横结肠、脾脏等也可被累，但不一定穿透胃肠道引起黏膜溃疡。胰体尾癌一旦侵及后腹膜，可以发生广泛的腹膜移植。据中华医学会胰腺外科学组对 621 例胰头癌的统计，胰周组织、器官受侵的频率依次为：胰后方 50.9%，肠系膜上静脉 39.8%，门静脉 29.3%，肠系膜上动脉 23.8%，十二指肠 21.1%，胆管 15.3%，横结肠 8.9%，胃 8.7%，脾静脉 5.6%。

（3）淋巴转移：淋巴转移是胰腺癌早期最主要的转移途径。胰头癌的淋巴结转移率为 65% ~72%，多发生在幽门下、胰头后、胰头前、肠系膜上静脉旁、肝动脉旁、肝十二指肠韧带淋巴结。淋巴结转移率与肿瘤大小及胰周浸润程度无直接的关系，约 30% 的小胰腺癌已发生淋巴结转移，少数可发生第 2 站淋巴结转移。Nagai 等研究了 8 例早期胰腺癌的尸体标本发现 4 例 $T_1$ 期中 2 例已有淋巴结转移，4 例 $T_2$ 期均已有淋巴结转移。胰头癌各组淋巴结转移率依次为：$N_0$、13a、13b 为 30% ~48%，$N_0$、17a、17b 为 20% ~30%，$N_0$、12 为 20% ~30%，$N_0$、8、14a、14b、14c、16 为 10% ~20%。胰体尾癌主要转移到胰脾淋巴结群，也可广泛侵及胃、肝、腹腔、肠系膜、主动脉旁，甚至纵隔及支气管旁淋巴结，但锁骨上淋巴结不常累及。

（4）神经转移：在进展期或晚期胰腺癌常伴有胰腺后方胰外神经丛的神经浸润，沿神经丛扩散是胰腺癌特有的转移方式，癌细胞可直接破坏神经束膜，或经进入神经束膜的脉管周围侵入神经束膜间隙，并沿此间隙扩散；或再经束膜薄弱处侵至神经束膜外，形成新的转移灶。胰头癌的神经转移多发生于胰头前和后、腹腔干、肝总动脉、脾动脉及肠系膜上动脉周围，构成了腹膜后浸润的主要方式，亦成为腹膜后肿瘤组织残留的主要原因。腹膜后神经周围的淋巴管被浸润而引致持续性背痛，临床上有一定的重要性。神经丛转移与胰后方组织浸润及动脉浸润程度平行，且与肿瘤大小密切相关。据统计，$T_1$ 肿瘤见不到胰外神经丛浸润，而 $T_3$ 肿瘤胰外神经丛浸润率达 70%。

（5）血行转移与种植转移：血行转移与种植转移为大多数晚期胰头癌主要的转移模式，而胰腺体、尾癌早期即可有脾血管侵蚀，血运转移最常见的是通过门静脉转移到肝，自肝又经静脉到肺，然后再到肾上腺、肾、脾及骨髓等组织。尸检时约2/3的病例有肝转移，尤以胰体及尾部癌易有广泛转移。胰腺癌也常播散于腹腔大、小网膜，为种植转移。

（6）胰腺癌晚期：胰腺癌至晚期虽已有胰腺组织广泛破坏，但并发糖尿病的甚为罕见，因胰岛细胞可以在很长的时间内保持完好，甚至可较正常地增生。偶尔，来源于胰腺腺泡的癌可以分泌大量脂肪酶，后者可致皮下或骨髓内的脂肪组织发生广泛坏死。有时胰腺癌还可伴有体内广泛的血栓性静脉炎。

恶性肿瘤发生是多因素参与并经历了多个阶段的复杂病理过程，近年来分子生物学技术发展深化了对恶性肿瘤发生及演变分子机制的认识，促使人们从分子水平去探求胰腺癌发生的本质，并逐步形成了肿瘤分子病理学科。现有研究发现胰腺癌发生涉及原癌基因激活与抑癌基因失活，其中原癌基因 K-ras 激活在胰腺癌中高达90%，认为是导致胰腺癌发生独立的分子事件，其他基因如抑癌基因 P53、P16、PTEN、BRCA2 等在胰腺癌组织中均有不同程度失活。

（二）辅助检查

1. 实验室检查

血清胆红素明显升高，有时可超过342mmol/L，其中以结合胆红素（直接胆红素）升高为主。胰腺癌患者 AKP 浓度升高亦很显著。其尿胆红素试验呈阳性或强阳性。血淀粉酶测定，在少数早期胰腺癌，因胰管梗阻可有一过性升高；后期胰腺组织萎缩，血淀粉酶值不会有变化。胰腺癌患者可能有空腹血糖浓度升高，糖耐量试验阳性率高。CEA 测定，约70%胰腺癌患者可升高，但亦无特异性。消化道癌相关抗原 CA19-9 被认为是诊断胰腺癌的指标。

2. B超检查

胰腺癌的直接 B 超检查可见到低回声的肿瘤；间接的所见往往成为发现小胰腺癌的线索，如扩张的胰管、胆管等。除主胰管外，还要仔细观察胰管的分支。有些小胰腺癌可首先引起胰管分支的局限性扩张，如钩突部胰管扩张。超声内镜因超声探头仅隔胃、十二指肠壁对胰腺体、尾和头部摄影，不受胃肠道气体干扰。所以，可清晰地描出胰腺内结构，发现早期病变。

3. CT 检查

CT 检查可以显示胰腺肿块的正确位置、大小及其与周围血管的关系，但最长径小于2cm 的胰腺肿块约1/3 不能发现影像学改变。CT 检查为目前诊断胰腺癌的主要方法。胰腺癌的 CT 图像特点为：①胰腺肿块呈普遍性或局限性肿块，肿块中心可有不规则的轮廓模糊的低密度区。若低密度区较大，可为肿瘤坏死或液化表现。肿瘤侵入或压迫胆管或胰管时可使其扩张。②肿瘤可侵及胰背脂肪层和包绕肠系膜上血管或下腔静脉。

4. MRI 检查

MRI 检查可显示胰腺轮廓异常，根据 $T_1$ 加权像的信号高低，可以判断早期局部浸润和转移。对判断胰腺癌，尤其是局限在胰腺内的小胰癌以及有无胰周扩散和血管侵犯方面，MRI 检查优于 CT 检查。MRI 检查是胰腺癌手术前预测的较好方法，但价格昂贵。

（三）诊断与鉴别诊断

1. 诊断

1）进行性加重的中或左上腹部疼痛与闷胀，放射至腰背部。仰卧与侧卧时疼痛加重，前俯时疼痛可减轻。可有进行性梗阻性黄疸及严重消瘦等。

2）上腹深部肿块，肝脏、胆囊肿大。

3）血清 CEA 阳性。

4）实验室检查

（1）B 超检查有胰头或体尾部肿块的表现。

（2）CT 检查显示胰腺癌表现。

（3）内镜逆行胰胆管造影显示胰管狭窄变形、阻塞、造影剂漏出管外等。

（4）X 线检查：平片见有钙化且十二指肠低张造影见十二指肠圈扩大，胃幽门部或十二指肠受压、狭窄、充盈缺损或胃体后壁受压移位；横结肠、空肠受压向下移位。

（5）选择性腹腔及肠系膜上动脉造影见围绕胰腺的动静脉变形及移位。

（6）$^{75}$Se 标记蛋氨酸或$^{67}$Ca 胰腺扫描有占位性病变。

具有本病症状、体征，CEA 阳性，影像检查符合或经皮胰腺穿刺细胞学检查找到癌细胞可确诊；或手术探查及活检确诊。

2. 鉴别诊断

胰腺癌应与胃部疾病、黄疸型肝炎、胆石症、胆囊炎、原发性肝癌、急性胰腺炎、壶腹癌、胆囊癌等病进行鉴别。

（1）各种慢性胃部疾病：胃部疾患可有腹部疼痛，但腹痛多与饮食有关，黄疸少见，利用 X 线钡餐检查及纤维胃镜检查不难作出鉴别。

（2）黄疸型肝炎：初起两者易混淆，但肝炎有接触史，经动态观察，黄疸初起时血清转氨酶增高，黄疸多在 2~3 周逐渐消退，血清 AKP 多不高。

（3）胆石症、胆囊炎：腹痛呈阵发性绞痛，急性发作时常有发热和白细胞增高，黄疸多在短期内消退或有波动，无明显体重减轻。

（4）原发性肝癌：常有肝炎或肝硬化病史、血清 AFP 阳性，先有肝肿大，黄疸在后期出现，腹痛不因体位改变而变化，超声和放射性核素扫描可发现肝占位性病变。

（5）急慢性胰腺炎：急性胰腺炎多有暴饮暴食史，病情发作急骤，血白细胞、血尿淀粉酶升高。慢性胰腺炎可以出现胰腺肿块（假囊肿）和黄疸，酷似胰腺癌，而胰腺深部癌压迫胰管也可以引起胰腺周围组织的慢性炎症。腹部 X 线平片发现胰腺钙化点对诊断慢性胰腺炎有帮助，但有些病例经各种检查有时也难鉴别，可在剖腹探查手术中用极细穿刺针行胰腺穿刺活检，以助鉴别。

（6）壶腹周围癌：壶腹周围癌比胰头癌少见，病起多骤然，也有黄疸、消瘦、皮痒、消化道出血等症状。而壶腹癌开始为息肉样突起，癌本身质地软而有弹性，故引起的黄疸常呈波动性；腹痛不显著，常并发胆囊炎，反复寒战、发热较多见。但两者鉴别仍较困难，要结合超声和 CT 来提高确诊率。壶腹癌的切除率在 75% 以上，术后 5 年生存率较胰头癌高。

上述症状均需与消化道的其他疾病相鉴别，尤其是慢性胰腺炎，特别是腹痛的鉴别，因为二者均有腹痛及消瘦、乏力等。已有将胰腺的慢性炎症当作癌症诊断和治疗，也有反过来将癌症误诊为炎症，所以要结合其他检查来鉴别这些症状。

### 四、治疗

迄今胰腺癌这一难治性肿瘤依然困扰着肿瘤学家和外科学家，围绕这一疾病，有关医学的各个学科均在寻找新的治疗手段，但目前根本的治疗原则仍然是以外科手术治疗为主结合放化疗等综合治疗。

（一）手术治疗

手术是唯一可能根治的方法。手术方式包括胰头十二指肠切除术、扩大胰头十二指肠切除术、保留幽门的胰十二指肠切除术、全胰腺切除术等。但因胰腺癌的早期诊断困难，手术切除率低，术后5年生存率也低。

对梗阻性黄疸又不能切除的胰腺癌，可选择胆囊或胆管空肠吻合术，以减轻黄疸，提高患者的生存质量。也可在内镜下放置支架，缓解梗阻。

1. 手术治疗

手术前良好或适当的心肺及肾脏功能是必需的。尽管患者手术前常有体重减轻，但其营养状态必须保证手术的安全。当白蛋白小于30g/L或在手术前等候时间里，应进行肠内营养。当肿瘤发生在胰头或有胰管梗阻时，可适当补充胰酶。梗阻性黄疸会使肝脏、肾脏及免疫功能受损。对于手术前是否进行胆管的支撑或引流还存在争论。有调查表明，手术前常规地行胆管支撑以减少黄疸并没有减少并发症和病死率，因此不推荐手术前的内镜或其他方式的减黄，只要在早期黄疸发生时能尽早手术治疗就及早手术，以争取早期治疗的机会。但是，为降低胆道压力和减少胆管炎发生的机会，以及为保证减少手术后并发症的发生，特别是肾衰竭，适当地应用内镜胆道支撑是必要的。这种支撑最好采用10 F或更大一点的塑料支架，而扩张的金属支架对肿瘤不能切除患者的治疗是较好的，但对估计可手术的患者则不应采用，金属支架可引发严重的炎症反应并最终渗入到胆管壁内，造成手术的复杂。进展期肿瘤和较大体积的肿瘤不应作为根治手术的禁忌证。事实上，在美国主要的医学中心，多数Whipple手术所切除的瘤体均在3~5cm，我国的情况还未见完整的统计。患者的年龄因素则要结合患者具体情况和手术医生的技术及医护条件来综合考虑，并不是高龄就不能进行根治手术。

2. 外科姑息手术治疗

对于胰腺癌，姑息治疗是重要的。因为大约88%的患者由于肿瘤局部扩散和转移而不能实施根治性手术，当原发肿瘤不能切除时，外科医生必须决定采取何种姑息性措施来减轻胆道或十二指肠的梗阻。此外，还需要内外科配合以处理黄疸、疼痛、体重丢失、胰腺功能不足，甚至抑郁和衰竭等。还有就是内科放胆道支架或引流失败，或放入支架后重新梗阻甚至发生胆管炎等情况，亦需要外科处理。选择姑息减黄手术，不仅在手术前要作出判断，而且在开腹后应详细探查腹腔，探查的方法及顺序同胰头十二指肠切除术。通常如肿瘤侵犯肠系膜根部或门静脉即认为不适合做根治性切除，而行姑息手术，必要时还需细针穿刺细胞学或活检证实后方能实行。对于不适合做根治性手术的病例，常常需要解除梗阻性黄疸，一般采用胆囊空肠吻合术，无条件者可做外瘘（胆囊造瘘或胆管外引流）减黄手术，多数患者能够短期内减轻症状，改善周身状态，一般生存时间在半年左右。姑息减黄手术主要有以下几种：

1）胆囊空肠襻式吻合术：胆囊空肠襻式吻合术是将胆囊与空肠吻合后，为预防胆道上行感染，在 Treitz 韧带下方 15cm 常规行空肠两侧间侧侧吻合（Braun 吻合）。此种胆囊空肠吻合术具有容易显露、吻合方便、手术时间短、并发症少等优点，可作为首选术式。

2）胆囊空肠 Roux – en – Y 吻合术：胆囊与空肠 Roux – en – Y 吻合术是距 Treitz 韧带下方 15cm 切断空肠，将远端空肠经结肠前或结肠后拉到胆囊附近。空肠与胆囊间的吻合方法为将空肠断端缝合闭锁，行胆囊空肠端侧吻合，亦可采用端端吻合。此法虽然操作稍复杂，但术后发生上行胆道感染的机会较少。

手术中如见胆囊不扩张时，说明胆汁不能进入胆囊，此时应选择空肠与肝总管或空肠与胆总管吻合术。如确实采取胆囊空肠吻合术时，应同时加胆囊管与肝总管或胆总管间的侧侧吻合，确保胆汁引流通畅。若合并胆道感染，胆囊炎症水肿严重，宜行胆囊造瘘术。

3）胆总管空肠吻合术：胆囊空肠吻合虽然简单，但疗效不及胆总管空肠吻合术。一般胆囊空肠吻合术后平均生存时间为 4.7～6.7 个月，复发黄疸与胆管炎为 1.5%～64.0%，平均为 20%；而胆总管空肠吻合术后平均生存时间为 5.7～9.2 个月，复发黄疸与胆管炎为 7.3%～16.6%，平均 8%。上述情况表明，胆总管空肠吻合较胆囊空肠吻合效果要好一些。胆管（胆总管或肝总管）与空肠吻合可采用 Roux – en – Y 形侧侧或端侧吻合，如胆总管有扩张（一般大于 2cm）则最好选择端侧吻合。应常规放置胆道引流，起到胆道及吻合部位的减压作用。

4）胃肠、胆肠双重吻合术：胰头癌常致十二指肠第二段梗阻，体部癌则易致第四段梗阻。胰腺癌合并梗阻性黄疸及十二指肠梗阻时，适合行胃肠、胆肠双重吻合术。手术前应进行内镜或胃肠 X 线检查，以明确有无梗阻情况。在患者有梗阻症状或体征，或内镜等所见有梗阻，或手术中见十二指肠有狭窄或受压时，方采用此双重吻合。一般不主张在无明显体征时进行预防性胃肠吻合。有时胰腺癌侵及腹膜后的胃肠运动神经，将导致胃肠蠕动麻痹，临床上表现的梗阻症状为功能性梗阻，若行胃肠吻合，不仅不必要，而且还是无效的。手术方法有在胆肠吻合的基础上再加胃空肠襻式或 Roux – en – Y 式吻合。还有的情况是在胆肠吻合后又行二期胃肠吻合，以解决患者的进食问题。

（二）放疗

胰腺癌是对放疗敏感性较低的肿瘤。由于胰腺位置深在，周围的胃肠、肝肾、脊髓等对放射线耐受性较低，不利于胰腺癌的放疗。但近年来，随着术中放疗及在 CT 精确定位下制订治疗计划和多野体外放疗的开展，放疗已成为胰腺癌治疗中的主要手段之一。术后和不能手术切除的晚期胰腺癌，单纯放疗对患者的生存期无显著影响。联合放、化疗则可有效地缓解症状，减轻疼痛，改善生存质量，并使生存期延长。术中放疗能够在直视情况下确定靶区，使照射部位更加精确，从而最大限度地保护周围正常组织，但需要特殊的设备，并且只能做单次照射。近年来，有主张在术前进行放、化疗，以控制肿瘤的转移。

1. 术中放疗

术中放疗用 10~20 MeV X 线，在充分显露肿瘤组织，移开周围胃肠等正常组织，将限光筒准确地对准瘤床，术中一次大剂量 15~25 Gy，照射时间 4~6 分钟。术中放疗应包括腹主动脉、腹腔动脉旁及肠系膜上动脉在内的区域。根据国内外报道，术中放疗止痛效果为 60%~98%，中位生存期为 3~11 个月。

2. 术后外部放疗

手术后 2 周开始外部放疗，10 MeV X 线，腹前加腹两侧野等多中心照射，每次 1.8~2 Gy，每周 3 次，4~6 周剂量 40~60 Gy，可连续治疗，也可分段治疗。术中加术后放疗，可以减轻患者疼痛，使瘤体缩小。患者中位生存期为 4~16 个月。

3. 精确放疗

近年来，随着计算机技术和 CT 等影像技术的飞速发展，对肿瘤可进行精确的三维定位，由计算机控制的放射技术可准确照射到靶组织而对周围组织无明显损害。这一最先开始应用于神经外科的 SRS，也应用到了胰腺组织。在 SRS 技术中，首先发展出了三维适行放疗（3D-CRT），3D-CRT 能够使高剂量区的剂量分布在三维方向上并与靶区的实际形状相一致。最新发展起来的是调强放疗（IPMT）。IPMT 是通过改变靶区内的放射强度，使靶区内任何一点都能达到理想的剂量，实际上它是不均匀照射。步骤是：患者选择，患者固定，CT/MRI 检查，靶区和敏感组织确定，逆向计算系统，资料库，治疗计划验证，照射剂量验证，治疗实施，总结随访。由于胰腺位于腹膜后，位置相对固定，所以适用于这种精确放疗。因为 IPMT 只对要照射的肿瘤组织起作用，而照射不到周围的胃肠等组织，所以极大地改善了原来放疗所造成的胃肠道炎症，其放疗后的不良反应也较传统放疗要小得多，而且还随时根据 CT 情况调整治疗计划。由于这仅是 20 世纪 90 年代末期开展的技术，所以还未见完整的有关患者生存率等临床分析报告，但目前应用已取得良好开端，并将是今后放疗的发展方向。其缺点是费用较一般放疗昂贵，设备要求高。但随着技术的进一步发展，IPMT 会越来越普及。为取得这一治疗的良好效果，需有一定的前提支持。特别是有黄疸的患者，应先行内科或外科减黄治疗，并予以适当营养支持后，再进行此项疗法。

（三）化疗

对不能手术切除的胰腺癌，或者为预防术后复发，均可进行化疗。对胰腺癌的化疗是期望着能降低术后癌复发与转移的发生率。

1. 单药化疗

1）5-FU：10~12mg/kg，静脉滴注，每日 1 次，连用 3~5 天后改为 5~10mg/kg，总剂量 8~12g 为 1 个疗程。因 5-FU 的半衰期（$T_{1/2}$）短，认为使用较低剂量，并延长滴注时间可提高疗效，减少毒副反应。

2）MMC：每次 4~6mg，静脉注射，1 次/周。疗效与 5-FU 相近。骨髓抑制是其主要副作用。

3）链佐星：为亚硝脲类。每日 15mg/kg，静脉注射，连续 5 天，每 2~4 周为 1 个疗程。有效率为11%。

4）ADM和表柔比星（EADM）：30～50mg/m²，静脉注射，3～4周重复1次。主要副反应为心肌毒性和骨髓抑制，严重者可发生心力衰竭。EADM对心肌的毒性较轻。

5）紫杉醇：是一种新型的抗微管剂，作用于M期和$G_2$期细胞。最近有人试用于治疗胰腺癌。175mg/m²，3小时内静脉滴注完毕，每3周重复，共5个周期。为预防过敏反应，需在用药前12小时和6小时口服地塞米松10～20mg，以及30分钟前静脉滴注苯海拉明50mg。紫杉醇为人工半合成品，效用较紫杉醇约高2倍。

6）吉西他滨：为双氟脱氧胞苷，在细胞内活化后，通过抑制核苷酸还原酶和掺入DNA链中阻止其继续延长引起细胞凋亡。主要作用于S期细胞。剂量为1 000mg/m²（体表面积），于30分钟内静脉滴注，1次/周，连续3周。每4周重复。初步结果显示可使症状改善，生存期延长，值得进一步研究。

2. 联合化疗

胰腺癌对化疗不敏感，单药治疗效果不佳。联合化疗可减少肿瘤的耐药性，提高疗效。但对延长生存期仍不理想。

1）FAM方案：5－FU 600mg/m²，第2，5，6周各1次静脉注射；ADM 20mg/m²，第1，5周静脉注射各1次；MMC 10mg/m²，第1周静脉注射。

2）SMF方案：链脲佐菌素（STZ）1.0mg/m²，第1，8，29，36天各1次，静脉注射；MMC第1天静脉注射；5－FU 600mg/m²，第1，8，29，36天静脉滴注。8周后重复。

3）FAD方案：5－FU 500mg/m²，第1～5天静脉滴注；EADM 40mg/m²，第1天静脉滴注；DDP 20mg/m²，第1～5天静脉滴注。

3. 介入化疗

动脉插管灌注化疗可大大提高肿瘤组织中的药物浓度，减轻全身用药的毒副反应。并可将导管长期留置于体内，与植入皮下的灌注泵连接，通过灌注泵反复给药，提高疗效。

（四）中医治疗

对于无法手术切除的患者或短路旷置术后的患者可进行中医药治疗，主要按辨证与辨病相结合、扶正与祛邪相结合的原则予以施治。

## 七、健康教育

1. 病情观察

严密观察意识、体温、脉搏、呼吸、血压及腹部体征，监测血糖，及早发现术后并发症，如出血、胰瘘、多器官功能衰竭等，配合医生处理。

2. 饮食

胰十二指肠切除术后的患者按胃大部切除术后饮食原则进行饮食恢复。

3. 中心静脉高营养者

执行中心静脉插管护理常规。

4. 引流管

如胆肠吻合引流、胰肠吻合引流、空肠造瘘护理。

1）准确观察、记录每个引流管的颜色、量及性质，并保证引流通畅。

2）待肠蠕动恢复后空肠造瘘管可给予要素饮食，2～3周恢复饮食，无恶心、呕吐、腹胀等不适时，即可拔除空肠造瘘管。

3）胰引流管待2周后引流液转为无色透明，量逐日渐少，胰液培养无细菌生长，腹部无阳性体征，切口愈合好可予以拔除胰引流管。遵医嘱查引流液淀粉酶，如升高提示胰瘘。

5. 皮肤的护理

如有胰瘘者（胰液为清澈无色水样渗液），对引流管周围皮肤应用氯化锌软膏保护。

6. 鼓励患者早期活动

早期活动以促进胃肠功能的恢复。

7. 饮食

应多食新鲜水果和新鲜蔬菜，日常饮食需注意保持谷类、豆类、甘薯等粗粮。多喝水补充水分，不吃辛辣食物，少喝酒；适当补充维生素，多吃胡萝卜、绿叶蔬菜、水果等。

8. 预防与控制

目前，对胰腺癌的预防尚缺乏特异性预防措施。因此，一级预防的重点在于针对可能病因和危险因素的预防和提高机体健康素质两个方面。

流行病学调查资料提示：胰腺癌的发生率增高与吸烟、饮食中脂肪和蛋白质摄入过多、酗酒等不良生活方式和不合理营养有密切关系。因此，为避免或减少胰腺癌发生应做到：

（1）戒酒：尽管目前对饮酒是否会引起胰腺癌尚无定论，但是减少饮酒，尤其少饮和不饮高酒精含量饮料可避免发生胰腺炎，也可能会避免或减少发生胰腺癌的可能性。此外，要避免吸烟、饮酒和摄入高脂肪、高蛋白质饮食的综合作用。

（2）戒烟：尤其要教育青少年不吸烟。每日吸烟量和烟龄长短与胰腺癌发生成正相关，从少年时期即开始吸烟者更易患胰腺癌。

（3）提倡低脂肪、低蛋白质、高纤维素和高维生素饮食：Gold 等发现新鲜水果和蔬菜可预防胰腺癌的发生。Correa 等在洛杉矶所做的调查也表明：水果或橘汁（含维生素 C）能显著减少胰腺癌发生率。Farrow 和 Davis 的研究则认为，水果、蔬菜和维生素 A、维生素 C 与胰腺癌的发病率无关，而增加钙的摄入则可减少发生胰腺癌的概率，尤其是对 65 岁以上的男性作用更明显。有资料表明：大量增加饮食中糖类的比重所致的高热量饮食与胰腺癌的发生成正相关，而长期进高纤维素饮食则与胰腺癌的发生成负相关。

此外，要减少咖啡的消耗量，尤其要避免饮用去咖啡因咖啡。

（4）减少环境致病因素：良好的环境因素对预防胰腺癌具有重要作用。应减少或避免接触放射性物质，对从事放射性工作的人员应采取良好的防护措施。应减少病毒感染的机会，尤其是流行性病毒感染。避免长期接触与胰腺癌发生有关的物质，如某些金属、焦炭、煤气、石棉、祛脂剂、萘酚胺、联苯胺、甲基胆蒽、N-亚硝基甲胺、乙酰氨基芴和烃化物等，并尽可能采取良好的防护措施。

（5）减少或防止相关性疾病发生：为减少胰腺癌的发生，应采取相应措施防止发生糖尿病、慢性胰腺炎和胆石症。提高妇女卫生保健工作，避免多次流产、卵巢切除和子宫内膜增生等疾病。及时纠正各种内分泌紊乱。

（6）早期诊断：对 40 岁以上正常人群普查可以早期发现胰腺癌。普查手段日前可依靠 CA19-9 单克隆抗体，其特点为敏感性高，胰腺癌的阳性率可在 90% 以上，故对 CA 19-9 单克隆抗体阳性患者应予定期复查。首先行 B 超诊断，必要时行经内镜逆行胆胰管成像（ERCP）、超声内镜检查术（EUS）等深入检查，发现胰腺肿块者可行 B 超引导下经皮细针穿刺活检，常规检查阴性者行 EUS 常可发现小胰腺癌。对有胰腺癌家族史者，更应定期查 CA19-9 和 B 超。

（7）早期治疗：早期手术是目前治疗胰腺癌的主要方法，与此同时，应积极采用中西医综合治疗。

（焦美凤）